疾病薬学

百瀬弥寿徳
橋本敬太郎
………………［編］

みみずく舎

執筆者一覧

*橋 本 敬太郎	横浜薬科大学	
	山梨大学名誉教授	
原 　 千 高	第一薬科大学	
森 山 峰 博	第一薬科大学	
清 水 典 史	第一薬科大学	
*百 瀬 弥寿徳	東邦大学薬学部	
櫨 　 　 彰	愛知学院大学薬学部	
赤 木 正 明	徳島文理大学薬学部	
佐 藤 卓 美	日本薬科大学	
角 南 明 彦	国際医療福祉大学薬学部	
柴 崎 敏 昭	共立薬科大学	
弓 田 長 彦	東邦大学薬学部	
猟 山 一 雄	青森大学薬学部	
吉 田 　 真	高崎健康福祉大学薬学部	

*印は編集者　　　　（2007年10月31日現在，配列は執筆順）

はじめに

　薬学教育六年制がスタートした現在，なぜ 2 年間の年限延長がなされたかを考えるとき医療薬学教育の充実にあったことは異論のない事実である．今後，薬剤師には，医師からも患者からも信頼され，適性かつ最良の薬物治療を行うことができうる高い知識と優れた技能を身につけることが求められる．そして，このような優れた薬物治療を遂行するためにはまず疾患を理解することが極めて重要となる．

　今日，疾患の概念，症状，検査値，疫学，また各学会が公表しているガイドラインなどの知識は多様なメディアを介して容易に入手でき，時に医師が驚くほど病気に詳しい知識を持ち合わせる患者に出会うことも稀ではないともいわれる．こうした臨床医ですら患者の断片的な話に振り回される現実があることを考えると，薬剤師にどの程度まで疾患を理解する必要があるかは議論の余地があろうが，薬剤師が患者に信頼されるためには病気を病態生理学など学問的立場から捉えることが大切である．

　処方された薬の服用により自身の病気がどのように改善するかを患者に納得させるためにはより詳細な病態生理学の知識の必要性がこの薬学教育六年制で実現したと考えられる．信頼される薬剤師の条件の一つに「病気に詳しい薬剤師」があげられる．事実，薬局に来た患者の多くは自身の病気について「どうなのか」といった疑問や悩みを薬剤師に訴えることが多々ある．「あの薬剤師は病気について全然知らない」といった評価が下されては，薬剤師の医学的知識に対する評価が低下し，患者からの信頼を失い，医療薬学教育の意義がなくなりかねない．疾病と薬物治療は裏表の関係にあり，「なぜこの薬剤を服用されたのか」，「この薬の服用によって病気がどう改善されるのか」，「いつまでこの薬を飲まなければいけないのか」といった疑問に答える際，病態生理学を通した疾病の理解は重要となる．

　北米の教科書では疾病解析や薬物治療学に関する著書の多くが Pharmacy Doctor によって執筆されており，その内容は極めてレベルの高いものである．この事実は，薬剤師も場合によっては医師と同等の臨床医学の知識を持つことが可能になることを示しているともいえよう．いずれは薬剤師に処方権が与えられる時代が来るとしても，今日，学問としての臨床医学を疾病薬学として捉え学ぶ重要性を感じる．医療に携わる医師，看護師，検査技師，栄養士など多くの医療人から薬剤師は臨床医学に精通しているといった評価が持たれることがスムーズに臨床現場に入りやすい環境づくりになる．

はじめに

　本書は，薬学教育六年制がスタートした今日，薬学教育の課題ともなった疾患の理解と知識を「疾病薬学」として学ぶために編集した企画である．薬学生はもとより多くの薬剤師がこの教科書を通じて臨床医学に精通することになれれば編者としては望外の喜びである．

　最後に本著の出版に多大なご苦労をいただいたみみずく舎ならびに医学評論社の方々へ感謝を申し上げる．

平成 19 年 10 月 31 日

編　者　百瀬　弥寿徳
　　　　橋本　敬太郎

目 次

1 総 論……橋本敬太郎 …………………………………1

1.1 医学概論 …………………………………1
ヒポクラテスの誓い (1)　ヘルシンキ宣言 (1)　薬剤師, 薬学研究者の役割 (2)

1.2 EBM (Evidence Based Medicine) …………………………………3

1.3 症 候 …………………………………4
気分, 調子 (4)　痛 み (4)　消化管症候 (5)　呼吸症候 (6)　心臓症候 (7)　泌尿器症候 (7)　中枢神経症候 (8)　皮膚症候 (10)　出 血 (10)　家庭内検査 (10)

演習問題 …………………………………11

2 中枢神経疾患, 感覚器疾患, 運動機能性疾患
……原 千高・森山峰博[*]・清水典史[†]…………………………………13

総 論 13

2.1 脳血管障害 …………………………………13
●脳梗塞 (13)　●脳出血 (17)　●クモ膜下出血 (19)

2.2 統合失調症 (精神分裂病)[*] …………………………………22
＜概念と病態＞ (22)
＜分 類＞ (23)
＜診 断＞ (23)
＜治療指針＞ (23)

2.3 気分 (感情) 障害[*] …………………………………24
＜概念と病態＞ (24)
＜DSM-IVによる分類＞ (27)
＜診 断＞ (27)
＜治療指針＞ (28)

2.4 アルツハイマー病, アルツハイマー型痴呆[*] …………………………………29
＜概念と病態＞ (29)
＜病相による分類＞ (31)

＜診　断＞（31）
　　　＜治療指針＞（32）
　2.5　パーキンソン病，パーキンソン症候群 ……………………………32
　　　＜病態生理＞（33）
　　　＜症　状＞（33）
　　　＜診断基準＞（33）
　　　＜治　療＞（34）
　2.6　てんかん ……………………………………………………………41
　　　＜概　念＞（41）
　　　＜原　因＞（41）
　　　＜てんかんの国際分類＞（41）
　　　＜診　断＞（43）
　　　＜治　療＞（43）
　　　＜てんかん重積症の治療＞（50）
　　　＜各薬物の副作用の特徴＞（50）
　　　＜抗てんかん薬の臨床使用上の注意点＞（51）
　2.7　不安障害（神経症）* …………………………………………………52
　　　＜概念と病態＞（52）
　　　＜分　類＞（52）
　　　＜診断・治療指針＞（54）
　2.8　眼疾患† ………………………………………………………………55
　　　●緑内障（55）　●白内障（58）　●結膜炎（59）
　2.9　メニエール病，めまい，片頭痛，ナルコレプシー† …………………61
　　　●メニエール病，めまい（61）　●片頭痛（62）　●ナルコレプシー（63）
　2.10　重症筋無力症，進行性筋ジストロフィー† …………………………64
　　　●重症筋無力症（64）　●進行性筋ジストロフィー（65）
　演習問題 ……………………………………………………………………67

3　循環器疾患……百瀬弥寿徳・橋本敬太郎* ……………………71

　総　論　71
　3.1　心不全 ………………………………………………………………71
　　　＜概　念＞（72）
　　　＜症　候＞（72）
　　　＜病態生理と分類＞（72）
　3.2　不整脈* ………………………………………………………………75
　　　●心筋の興奮・収縮連関（75）　●不整脈（78）　●抗不整脈薬の作用機序と分類（81）　●Naチャネル抑制薬（83）　●β遮断薬（87）　●Kチャネル抑制薬（87）　●Ca拮抗薬（87）　●アデノシン，ATP（88）　●ジギタリス（88）
　3.3　虚血性心疾患 …………………………………………………………88

<概念と病態生理> (88)
　●狭心症 (89)　●心筋梗塞 (91)

<診断と治療ガイドライン> (91)

3.4 深部静脈血栓症，大動脈瘤 ………………………………………………92
　●深部静脈血栓症 (92)　●大動脈瘤 (93)

3.5 高血圧・低血圧 …………………………………………………………94
　●高血圧症 (94)　●低血圧症 (95)

演習問題 ………………………………………………………………………96

4 呼吸器疾患……櫨　彰 …………………………………………………99

総　論　99

4.1 呼吸器感染症 ………………………………………………………………100
　<概　念> (100)
　●感　冒 (100)　●肺　炎 (101)　●肺結核 (104)

4.2 アレルギー・免疫疾患 …………………………………………………105
　●気管支喘息 (105)

4.3 間質性肺疾患 ………………………………………………………………108
　●間質性肺炎 (108)　●塵　肺 (111)　●薬剤性間質性肺炎 (112)

4.4 肺塞栓症 ……………………………………………………………………114
　●肺梗塞・肺塞栓症 (114)　●肺水腫 (115)　●肺高血圧症 (115)

演習問題 ………………………………………………………………………117

5 免疫疾患……赤木正明 ……………………………………………………119

総　論　119

5.1 アレルギー …………………………………………………………………119
　●Ⅰ，Ⅱ，Ⅲ，Ⅳ型アレルギー (119)　●アナフィラキシー (123)　●じんま疹 (124)　●食品アレルギー (126)　●アトピー性皮膚炎 (127)　●薬剤過敏症 (128)
　●花粉症 (129)

5.2 免疫不全症 …………………………………………………………………131
　<概念と病態生理> (131)
　<診断と治療ガイドライン> (132)

5.3 膠原病 ………………………………………………………………………133
　●慢性関節リウマチ (RA) (133)　●シェーグレン症候群 (134)　●全身性エリテマトーデス (SLE) (135)　●川崎病 (140)

演習問題 ………………………………………………………………………142

6 血液疾患……佐藤卓美……143

総論 *143*

- 6.1 赤血球の異常……143
  - ●鉄欠乏性貧血（*143*）　●溶血性貧血（*145*）
- 6.2 白血球の異常……146
  - ●白血病（急性白血病・慢性骨髄性白血病・慢性リンパ性白血病）（*146*）　●悪性リンパ腫（ホジキン病/ホジキンリンパ腫・非ホジキンリンパ腫）（*150*）　●無顆粒球症（*151*）
- 6.3 出血性疾患……152
  - ●アスピリン様障害（*154*）　●血小板無力症（*155*）　●血友病（*155*）　●ビタミンK欠乏症（*156*）

演習問題……156

7 消化器疾患……赤木正明……159

総論 *159*

- 7.1 食道疾患……159
  - ●食道アカラシア（*159*）　●食道胃静脈瘤（*160*）　●逆流性食道炎（*161*）
- 7.2 胃・十二指腸・小腸・大腸疾患……162
  - ●胃・十二指腸潰瘍（*162*）　●慢性胃炎（*165*）　●クローン病（*166*）　●潰瘍性大腸炎（*167*）　●急性虫垂炎（*168*）　●イレウス（*169*）　●痔疾患（*170*）
- 7.3 肝疾患……171
  - ●ウイルス性肝炎（*171*）　●劇症肝炎（*174*）　●薬剤性肝障害（*176*）　●アルコール性肝障害（*178*）　●肝硬変（*180*）　●門脈圧亢進症（*182*）
- 7.4 胆嚢・胆道疾患……183
  - ●胆石症（*183*）　●胆道炎（*184*）
- 7.5 膵疾患……186
  - ●急性・慢性膵炎（*186*）

演習問題……187

8 内分泌疾患……角南明彦……189

総論 *189*

- 8.1 甲状腺疾患……189
  - ＜概念と病態生理＞（*189*）
  - ●バセドウ病（*190*）
- 8.2 視床下部・下垂体疾患……191
  - ＜概　念＞（*191*）
  - ●尿崩症（*191*）　●下垂体小人症（*192*）
- 8.3 副腎皮質・副腎髄質疾患……192

＜概　念＞（192）
　　　●クッシング症候群（193）　●アルドステロン症（195）　●アジソン病（195）
　　　●褐色細胞腫（196）
　8.4　性腺疾患 ···197
　　　●男性性腺機能低下症（197）　●女性性腺機能低下症（199）
　演習問題 ··200

9　代　謝　疾　患 ──角南明彦 ·······················203

　総　論　203
　9.1　骨粗鬆症 ···203
　　　＜病態生理＞（203）
　　　＜臨床症状＞（204）
　　　＜検査・診断＞（204）
　　　＜治　療＞（205）
　9.2　糖質代謝異常 ··205
　　　●糖尿病（205）　●低血糖（210）
　9.3　高脂血症 ···212
　　　＜病態生理＞（212）
　　　＜臨床症状＞（212）
　　　＜検査・診断＞（212）
　　　＜治　療＞（214）
　9.4　肥　満 ··215
　　　＜病態生理＞（215）
　　　＜臨床症状＞（216）
　　　＜検査・診断＞（217）
　　　＜治　療＞（217）
　9.5　高尿酸血症・痛風 ···218
　　　＜病態生理＞（218）
　　　＜臨床症状＞（218）
　　　＜検査・診断＞（219）
　　　＜治　療＞（219）
　演習問題 ··220

10　感染症 ──柴崎敏昭 ····································221

　総　論　221
　10.1　細菌感染症 ···222
　　　＜概念と病態生理＞（222）

<症　状＞（223）
<原　因＞（224）
<診断と治療＞（226）

注目すべき細菌感染症
●レジオネラ感染症（227）　●嫌気性菌感染症（228）　●ミコバクテリア感染症（228）　●マイコプラズマ感染症（228）

10.2　ウイルス　…………………………………………………………………229
<概念と病態生理＞（229）
<症　状＞（230）
<診断と治療＞（230）

特殊なウイルス感染症
●トリインフルエンザ（231）　●伝染性単核症（233）　●帯状疱疹（233）　●西ナイル熱（233）　●SARS（234）

10.3　真菌感染症　………………………………………………………………234
<概念と病態生理＞（234）
<症　状＞（235）
<診断と治療＞（235）

代表的な真菌感染症
●カンジダ症（237）　●アスペルギルス症（237）　●クリプトコッカス症（237）

10.4　原虫・寄生虫感染症　……………………………………………………237
<概念と病態生理＞（237）
<症　状＞（238）
<診断と治療＞（239）

代表的な寄生虫感染症
●エキノコックス症（240）　●マラリア（241）　●アメーバ症（241）　●トキソプラズマ症（241）　●住血吸虫症（242）

演習問題　…………………………………………………………………………242

11　皮　膚　疾　患……柴崎敏昭　………………………………………………243

総　論　243

11.1　アトピー性皮膚炎　…………………………………………………………243
<概念と病態生理＞（243）
<症　状＞（243）
<原　因＞（245）
<検査値＞（246）

11.2　じんま疹　……………………………………………………………………246
<概念と病態生理＞（246）
<症　状＞（248）
<原　因＞（248）

<検　査>（249）
11.3　光線過敏症 ………………………………………………………………… 250
<概念と病態生理>（250）
<症　状>（251）
<原　因>（251）
<検　査>（252）
演習問題 …………………………………………………………………………… 252

12　婦人科疾患……弓田長彦 ………………………………………… 253

総　論　253

12.1　月経異常 …………………………………………………………………… 253
<概　念>（253）
<原　因>（253）
●無月経（255）　●月経周期の異常（258）　●月経持続日数および月経血量の異常（258）　●月経随伴症状の異常（258）　●月経開始・閉止の異常（259）

12.2　更年期障害 ………………………………………………………………… 259
<概　念>（259）
<定　義>（260）
<診　断>（261）

12.3　子宮筋腫 …………………………………………………………………… 263
<概　念>（263）
<定義・病態>（263）
<診　断>（264）

演習問題 …………………………………………………………………………… 266

13　がん・悪性腫瘍……猟山一雄 ………………………………… 269

総　論　269

13.1　頭頸部がん ………………………………………………………………… 275
●喉頭がん（275）　●咽頭がん（278）

13.2　消化器のがん ……………………………………………………………… 280
●食道がん（280）　●胃がん（283）　●大腸がん（287）　●肝がん（292）

13.3　肺がん ……………………………………………………………………… 294
●肺がん（294）

13.4　女性のがん ………………………………………………………………… 298
●乳がん（298）　●子宮がん（302）

13.5　その他のがん ……………………………………………………………… 306
●膀胱がん（306）　●前立腺がん（308）　●腎がん（311）　●膵臓がん（313）

13.6　脳腫瘍 ……………………………………………………………………… 317

●脳腫瘍（317）
演習問題 …………………………………………………………………… *321*

14 救急・救命医療……吉田 真 …………………………………… ***323***

総 論 *323*

14.1 ショック ………………………………………………………… *323*
   ＜概　念＞（323）
   ＜分類と病態生理＞（325）
   ＜臨床症状＞（326）
   ＜治　療＞（326）

14.2 熱　傷 ………………………………………………………… *327*
   ＜概念と原因＞（327）
   ＜病態生理＞（328）
   ＜重症度評価＞（329）
   ＜治　療＞（330）

14.3 急性中毒 ……………………………………………………… *332*
   ●急性アルコール中毒（332）　●急性薬物・農薬中毒（333）　●有害動物による中毒（毒ヘビ／ハチ／クモ）（335）

演習問題 …………………………………………………………………… *337*

参考書 ……………………………………………………………………… *339*
演習問題解答 ……………………………………………………………… *343*
索　引 ……………………………………………………………………… *355*

1 総　　論

1.1 医　学　概　論

　医学は病めるヒト，生命を助けるという目的をもった科学である．病気の発生機序を解明し，治療法を模索し，薬物を開発するなどが，多分人類の発生とともに，往時の文化水準で行われたと思われ，その数千年にわたる進歩を，現代人は享受し，病気を克服し，寿命を延ばしてきた．ヒトは動物と異なり，高度の精神的な機能をもち，多様な宗教や人生観を育ててきているので，医学の目的である生命，その障害に対するとらえ方は異なり，延命処置，臓器移植，遺伝子治療，輸血，社会からの隔離などの問題では，正解のない議論も多い．基本的には薬剤師，医師，看護師をふくめた医療人は，患者またはその家族などの意図を尊重し，現時点で得られる最良の治療をすべきで，疾患に対してはできるだけの，科学的な根拠に基づいた治療を行うべきであるが，現実には患者の貴賤や，経済力，医用資源の有限さにより，医療に差が出ていることも現実である．また病気は必ずしも身体的な疾患に対する治療だけでは軽快しない場合もあり，心のケアー，精神的な励ましや不安除去も非常に重要で，親しみ，笑い，同情などで患者の，満足度だけでなく，治癒の確率が変わってくる可能性があり，医療人は全人的な治療を，各患者にあわせて行うことが重要である．医学とは何か，医療とは何かは，学問として論議するより，各医療に携わる個人が，自分の責務を果たす折々に，思い起こせばよいことで，その職業としての基盤になる2つの原則を提示しておく．

＜ヒポクラテスの誓い＞

　ギリシャの医学者であるヒポクラテスが紀元前にすでに医師に対する倫理的な指針となっている「誓い」を著しており，現在でも日本医師会をはじめ医療機関，大学などでの医師，または医療人の根源の基本的事項として尊重されている．そのうち，たとえば以下の項目は，現代でも守るべきであろう．

　　患者のため，わが能力と判断力の及ぶ限りのことをします
　　患者の必要と利益のためのみ医術を行い，患者に害になることは行いません
　　患者の秘密は堅く守り，これを口外しません

＜ヘルシンキ宣言＞

　また近代臨床医学において，ナチスや日本軍によるユダヤ人や捕虜を用いた人

体実験が行われたことを受け，ヒトの尊厳と臨床試験の重要性を両立させるべく世界医師会で宣言されたヘルシンキ宣言は近代医学，後述のEBMにも関連している．最新版は30項目以上からなるが，重大な点は以下のようなものであろう．

　人類の健康を向上させ，守ることは，医師の責務である．医師の知識と良心は，この責務達成のために捧げられる．

　医学の進歩は，最終的にはヒトを対象とする試験に一部依存せざるを得ない研究に基づく．

　ヒトを対象とする医学研究においては，被験者の福利に対する配慮が科学的および社会的利益よりも優先されなければならない．

　ヒトを対象とする医学研究の第一の目的は，予防，診断および治療方法の改善ならびに疾病原因および病理の理解の向上にある．最善であると証明された予防，診断および治療方法であっても，その有効性，効果，利用しやすさおよび質に関する研究を通じて，絶えず再検証されなければならない．

　ヒトを対象とする医学研究は，一般的に受け入れられた科学的原則に従い，科学的文献の十分な知識，他の関連した情報源および十分な実験ならびに適切な場合には動物実験に基づかなければならない．

　ヒトを対象とする研究はすべて，それぞれの被験予定者に対して，目的，方法，資金源，起こり得る利害の衝突，研究者の関連組織との関わり，研究に参加することにより期待される利益および起こり得る危険ならびに必然的に伴う不快な状態について十分な説明がなされなければならない．対象者はいつでも報復なしに，この研究への参加を取りやめ，または参加の同意を撤回する権利を有することを知らされなければならない．対象者がこの情報を理解したことを確認したうえで，医師は対象者の自由意志によるインフォームド・コンセントを，望ましくは文書で得なければならない．文書による同意を得ることができない場合には，その同意は正式な文書に記録され，証人によって証明されることを要する．

＜薬剤師，薬学研究者の役割＞

　医療人の中心は医師，看護師，薬剤師であるが，日本では医師にその責任，権利が大きく与えられているが，医療が多様化し，薬物治療の種類，適応が拡大するのは間違いなく，将来的には薬剤師の薬物療法における専門性が要求されるとともに，責任についても拡大する可能性が高い．日本では3万種類もの薬物が承認されており，それらを暗記して，患者の服薬指導や医師に対する助言をすることは不可能である．発展しつつある情報社会において，最新の薬物情報，相互作用，患者情報を組み合わせ，薬物の最良の効果を発現させ，副作用を早期発見，最小に抑えることが薬剤師には必須であり，それを怠ると患者に害を与えるとともに，自らを含め医療人として失格になる．薬理学の最新情報に目を向け，疾病を理解し，患者の心を読みながら，書物，コンピュータを駆使して最良の薬物療法を患者に行う誇りをもった薬剤師にならなければならない．

　また薬学研究は創薬，薬物治療の基礎を与えるもので，科学の進歩に則した技

術，知識を駆使して医療人の基盤情報を与えるものである．各種の治療法が選択される現在でも，また将来を見ても，薬による治療は医学の中心であり，多くの場合，患者に優しい治療である．多くの叡智が薬学研究に興味をもち，薬物治療の研究に参加できる体制，法律の基盤が整備されるべきであろう．

1.2 EBM（Evidence Based Medicine）

　言葉どおり医学は，まずは経験または実験・研究に基づいた事実，エビデンスを基本にした科学であるべきで，きわめて当然ではあるが，狭い意味では臨床試験での推計学，統計学に基づいた有意差のある成績から得られた医学上の治療選択をさすことが多い．このようにして検討する目的は，新しい治療法や治療薬が従来のものに比較してヒトでの臨床的な指標で検討して，より良いか，悪いか，同等であるかを知ることで，通常はかなりの患者，医療者，企業および行政にかかわる人の数を揃え，多額の費用と数年以上かかる年月を必要とするもので，明白な優位性，有害性があるものは対象外である．

　すなわち，現在話題になる EBM に基づいた優位な成績とは，たくさんの患者のうちのわずか数人が今までの治療に比べて救助や延命がはかれることを証明するものが多く，必ずしも画期的な医療技術を証明するものでなく，使用量や投与法が変われば，優位性が証明できないようなものも多い．ヘルシンキ宣言を基盤として行われる臨床研究の問題点は整理されてきているが，臨床研究の目的，動機が医療の改善，改良をしっかりと謳ったものである必要がある．医師が主導で行われるものも最近増えてはいるが，大部分は企業主導で行われており，いずれも臨床研究の主導者の意図が証明された場合，その結果が絶対的なもの，きわめて意味のあるものとして企業により宣伝されることが多い．しかし，薬物などの臨床試験では，同じ作用機序，薬理学的性質をもつ薬物の間での臨床的優劣を比較するエビデンスが得られることは少なく，同じ疾患に対する異なった作用機序の薬物療法の優劣が証明される程度が関の山である．ほぼ同じ意図での臨床試験が推計学での優位水準の取り方，症例数，研究デザインの差で，あるものはエビデンスに基づいて優劣が得られても，あるものではエビデンスが得られないことなどはよくあることで，医療従事者は EBM とはいっても，その内容を理解し，正当な判断をすべきである．

　本来の意味のエビデンスは，数少ない症例報告などから，新規治療や薬害を発見すること，正当な動物実験から臨床効果を予想することも含まれるべきで，エビデンスを応用する患者や医療人の叡智が求められる．

1.3 症　　候

　症候とは病気が患者に与える自覚的な発現形であり，同じ疾患があっても発現される訴えは異なってくるし，患者の先天的な感受性や日常の変動によりその程度や性質が変わるので，医療担当者がその症候から他覚的な症状を捉え，疾患を見つけだし，治療経過や治療効果を判定する作業は簡単でない場合がある．薬剤師は市中にあれば患者やその家族の症候を初めて聞く医療従事者になることが多いし，また薬物療法で期待した作用，副作用の発現，持続経過などを専門家として症候の質的および量的変化として判断する必要があり，素人の訴えを，医学専門の言葉に翻訳できる能力が要求される．疾患の予測，診断確定の検査，治療の方針決定は医師の手にゆだねられているが，薬剤師を含めたパラメディカルの役目は患者の病識を的確に判断し，早期発見の助けをするとともに，不必要な医療を減らし医療行政にも資することであり，症候，症状の的確な理解が求められる．薬剤師は病態，薬物の作用機序を熟知し，病態改善で，また副作用発現でどのような症候の変化が起こるかを理解し，予測できなければならない．

＜気分，調子＞

　気分が悪いという漠然とした訴えはしばしば医療を受けるきっかけになり，何らかの疾患が発見されることもあるが，病気が存在し，医師の診断を受ける必要があるか，ないかの判断は難しいことが多い．倦怠感，眠気，嘔気，めまい，鈍痛などの感覚異常があるのか，身体の不快な部位が特定できるかの判断をし，安静や休養で自然に消滅すれば心配することはないし，改善しない場合にどのような別の症候として，患者が訴えるかを見極める必要がある．

＜痛　　み＞

　痛みは傷害があることを知らせ，適切な処置を行わせる生体防御機構の重要なものであるが，持続的であり，簡単な処置で解除できない場合には苦痛となるので，その除去は古くから医療の原点ともいえる．知覚神経の刺激，血管の拡張，平滑筋の強い収縮など異なった原因で痛みが発生することを頭に入れ，痛みの種類，持続時間，消長の程度，運動機能や，内臓機能との関連を知る必要がある．痛みは傷害の部位を特定させるので，他に発熱や発赤腫脹などの炎症が存在しないかを確かめる必要がある．頭痛や胸痛，腹痛などの程度が強ければ，何らかの疾患から起こっていることを予測し，診断，治療が行える機関に患者を送らなければならない．軽度のものや原因の明白なものはアスピリンなどの非ステロイド系鎮痛薬や内臓痛には副交感神経遮断薬などで軽快することがあるが，それらで消失しない場合は精査が必要になる．痛みはモルヒネ系の鎮痛薬を使えば強いものでも抑制できるので，外傷，疝痛，がんによるような痛みに対しては積極的に使用すべきで，日本では患者に我慢をさせるという批判がある．しかし痛みは患者の自覚的なもので，他覚的に痛み自身は測定できないことが多く，患者の訴えのみでは信用できない場合もありうる．

<消化管症候>
嘔気

　胃・消化管の症状として「ムカムカ」するという訴えは多い．消化管の動きを止める胃腸薬や，逆に運動を亢進する薬物で軽快することも多いが，食事，飲水の履歴，他の消化管症状，たとえば下痢，腹痛の有無，中枢神経症状，めまいなどを伴っていれば医師の診断が必要になる場合もある．また多くの薬物，たとえば抗がん剤，モルヒネ系鎮痛薬，交感神経抑制薬，抗不整脈薬，ジギタリス薬などで起こりうるので服薬の履歴も聞く必要がある．器質的な原因がないときには，中枢作用性の鎮吐薬の服用が有効である．妊娠可能な女性ではつわりの可能性があり，問診または妊娠検査が必要な場合がある．

嘔吐

　胃の内容物を吐いた場合は，その内容を知る必要があり，吐血，薬物，汚染食物などが認められたら緊急の診断治療を受けさせる必要がある．生体に有害な異物の排泄機構であるので，その目的が達せられたと考えられる場合は，安静にし，嘔気が消失後には水分補給などを行う．他の症状，腹痛，下痢，副交感神経刺激症状である流涎，徐脈，瞳孔縮小，頻尿などがあればムスカリン受容体の遮断が緊急に必要であり，器質的な疾患や腸閉塞の疑われる場合は緊急治療が必要である．炎症を伴う場合には発熱や悪寒戦慄を伴う場合もあり，十分な抗菌療法が必要になるが，薬物投与の前に汚染検体の採取を忘れてはならない．

腹痛，仙痛

　非常に訴えの多いもので，軽度のもので消化管平滑筋の運動過多や胃液の酸度上昇によるものは整腸薬で軽快する場合もある．嘔気，嘔吐，下痢を伴うこともあるし，排便後に軽快することもある．急性のもので，食物汚染によるものも，腹痛とともに，嘔吐，下痢を伴うことが多い．発熱を伴うかも，調べる必要がある．薬物の副作用としても起こりうるので，服薬歴が原因究明に役立つ場合もある．腸閉塞による場合は，痛みが増強し，嘔吐を伴うこともあり，緊急に消化器専門医の診察が必要である．消化性潰瘍，胆石などでは七転八倒するほどのきわめて強い腹部痛（疝痛）を訴え，モルヒネ系の鎮痛薬でないと軽快しない場合がある．救急治療が必要である．血尿，吐血などがあるかを確かめる．

下痢

　水様の便や極端な軟便が一般に下痢とよばれるが，食事，アルコール，汚染腐敗食物などの原因が思い当たる場合もあるが，不明な場合は腸管の刺激状況であり，原因の追究が必要になるし，回数，量によっては脱水状態になり口渇，小児では眼球陥凹，乾燥肌などを伴い急性に衰弱状態になることがあり，水分補給を非経口的に行う必要が生じることも多い．水洗トイレでの便の性状で，血性，粘液性などがわかれば，精査が必要になろう．交感神経遮断性の抗高血圧薬の使用や，パーキンソン病などで使われる副交感神経刺激薬などでは薬物誘発性のものもあり，その場合は対症療法薬を用いればよい．発熱や嘔気，嘔吐を伴う消化管炎症によるものと思われる場合には抗菌薬治療が必要になるが，投薬前の検体採

取が重要である．抗菌薬でグラム陰性菌にも有効なものは大腸細菌叢を変えて下痢を起こすことがあり，薬物による下痢も念頭に入れておく必要がある．

便　秘

排便が数日以上ない場合，便が硬化することによる傷害を含め患者の訴えになることがある．副交感神経の機能低下を起こす薬物によることや，体質的な場合もあり，下剤を必要とすることもある．

便着色

健康な便はおおむね茶色であるが，濃い緑色になったり，白色に近い場合は胆汁が多すぎたり，少なすぎることが考えられる．また黒色であれば慢性出血，赤色であれば急性出血などの可能性があるが，食事の色も関係するので，一回以上続くか，他の腹痛などの症候を伴うかなどをあわせて病的であるかの判断が必要になる．貧血用の鉄剤や検査用造影剤などでは一時的に便の色が変わることがあるので，患者に対する服薬指導が必要である．

＜呼吸症候＞

咳

咳は呼吸筋の強い収縮によるもので，気道内の分泌物を排出する防御機構（湿性咳嗽(がいそう)）であるが，程度が強い場合，気道の異物や炎症がなければ（乾性咳嗽），薬の変更や，鎮咳薬などで抑制しないと呼吸機能や睡眠に重大な障害を起こす．気管支喘息，発熱を伴う呼吸器感染症によるもの，心臓の収縮力の急激な低下による肺うっ血によるものは，精査が必要であり，熱，痰の有無，胸痛，動悸，皮膚のチアノーゼ，呼吸困難を伴うかなどを問診する必要がある．高血圧に用いるアンジオテンシン変換酵素阻害薬の副作用としても有名で，その場合はアンジオテンシン受容体拮抗薬に切り替えればよい．

痰

咳などと一緒に気道内分泌物が痰として排出される．気管支炎や肺炎などでは原因病原体の検索に必要な場合がある．血性であれば肺・気管支がんなども疑う必要がある．慢性閉塞性呼吸器疾患では痰を軟化し排出させる薬物（去痰薬(きょたんやく)）が有用な場合もある．

呼吸困難

喘息発作時などは他人が聴けるほどの笛を吹いたような呼吸音，喘鳴(ぜいめい)，が聞こえることがあり，気管支平滑筋が収縮していることを示す．吸入剤により喘息発作の消失が認められない場合は医療機関での緊急な集中治療が必要になる．睡眠中のいびきは，本人より他人により発見されることがあるが，咽頭・喉頭の病変，中枢抑制による咽頭・喉頭筋の弛緩や中枢性の無呼吸症候群などの場合もあり，精査が必要なこともある．

喘鳴を伴い，肺を介するガス交換が低下すると口唇紫色などのチアノーゼを伴う呼吸不全状態になっていることを示し，酸素吸入を確保する気管内挿管や気管切開を含む処置が必要になることがある．

＜心臓症候＞

動　　悸

　心拍数の増加や心拍動を強く感じることを含めた心臓の症候で，実際に頻脈があるかを確かめる必要がある．頻脈が当然起こる運動負荷後や短時間のものであれば心配はないが，持続性のものは器質的な心臓病がある可能性もあり，専門家の診断治療が必要になる場合があり，緊急時には医療機関への到達時間が予後を決める場合もある．軽度なものは交感神経の緊張が薬物で起こることもあり，喘息，うつ病などの治療時には薬物履歴を検討すべきである．

胸　　痛

　胸郭内の痛みは肺，心臓，大動脈などの疾患から起こることがあり，専門医の医療を受けるべきであるが，左胸部に限局するか，左腕にも放散すると心臓や冠動脈の疾患の疑いがあり，安静でも消失しない場合には専門医療機関に直ちに送るべきである．胸痛と同時に血圧の変化や脈拍の乱れである不整脈の有無が家庭用の機器で認められた場合も同様である．心筋梗塞では，発症後6時間以内の冠動脈内インターベンション（PCI）が行われれば，治療成績がよいので，迅速な医療機関への輸送が勝負になる．持続的な胸痛は，発熱や呼吸症候を伴えば炎症が疑われ，軽快しない場合には動脈瘤破裂の場合もあり，強力，緊急な治療を受けさせなければならない．いわゆるエコノミークラス症候群で大きな静脈血栓が肺栓塞を起こしたときも強い胸痛を両側の胸部に起こしうる．

不 整 脈

　期外収縮が左心室の拍出量を変化させ，脈圧などを変えることで，敏感なヒトはめまいを感じ，脈のばらつきを直接自覚する場合がある．不整脈は投薬の必要のないものから，意識消失，失神を起こし，場合により突然死に至るトルサードポアンツや心室細動の場合があるので専門医の検査，診断が必要である．近くに自動的体外型除細動器（AED）があれば，医療人でなくても安全に不整脈突然死を回避できることがある．脈の間隔や血管を圧排して触れる脈がきわめて不整でも，比較的安全で多くの高齢者に認められる心房細動も，血栓症による脳血管障害などを起こすので，専門医による評価が必要である．不整脈のある薬物服用患者で，自覚的，または脈拍測定や家庭用心電計で不整脈の頻度が増加したときには，薬物の投与不足か過量かを血中濃度測定などを含めて専門医による確認が必要になる場合がある．また副作用として抗不整脈薬，精神病治療薬，その他抗菌薬や抗ヒスタミン薬，腸管運動調整薬などでも不整脈の増悪の可能性がある．

＜泌尿器症候＞

頻　　尿

　排尿の回数が夜間にとくに多いのは高齢男性の前立腺肥大症によるもの，痛みがあれば性病を含む尿道の炎症，糖尿病などで起こりうるので，その発症の時間経過，夜間だけか，排尿痛を伴うか，尿量，尿の色などを問う必要がある．いずれにしても，原因を明らかにし，それに応じた治療が必要である．頻尿とともに口渇があれば糖尿病の場合があるので注意すべきである．最近は前立腺肥大など

の尿道狭窄に対しては，薬物（交感神経α遮断薬）による治療が進歩しており，適切な服用で軽快する．心不全の治療の経過中，尿量の増加は心臓収縮力増加，交感神経緊張の解除など軽快していることを示す徴候になる．高齢女性に多い尿の失禁などに対しても最近は薬物が開発されている．

尿着色
　尿は通常は淡黄色で透明なはずであるが，トイレなどで混濁，着色に気づくことがある．尿道炎，膀胱炎では排尿痛とともに膿状の尿になり，性病では接触感染を避けるためにも専門医の診察の下で完治させなければならない．尿管，膀胱結石では赤色の血尿や結石がみられることがある．強い痛み，場合により疝痛発作の既往を確かめる．また薬物により，ビタミン剤，貧血治療鉄剤などでは着色するので，服薬指導で事前の教育が必要である．

勃　起
　男性性器の勃起は交感神経の支配を受けており，糖尿病による神経障害，高血圧治療薬，精神病治療薬などで勃起不全を起こすことがあり，慢性長期薬物治療の場合には，患者の薬物コンプライアンス（服薬不履行）を悪くする場合がある．精神的，年齢によるものもあり，またシルデナフィル（バイアグラ®）などホスホジエステラーゼ阻害薬で治療可能になっているので，専門医の診察を受けさせるべきである．シルデナフィルなどは患者が服用を隠す傾向があり，狭心症治療薬と併用すると，高度の血圧低下を起こすこともある．

＜中枢神経症候＞

めまい
　水平線が揺れる感覚や立ちくらみのような意識状態の消失感のようなものまで含むので，一日何回も起こるものや立位の維持が難しい場合は，メニエール病のような耳鼻科的な疾患から，脳虚血，低血圧など神経内科，脳神経外科，循環器科などの診察が必要である．薬物治療中にめまいが起こった場合は，血圧低下，催眠，凝固能亢進による脳血栓，トルサードドポワンツなど一過性の不整脈などの副作用が発生した可能性もある．

頭　痛
　軽度の頭痛や頭重感は多い愁訴である．感冒などでよく経験されるものは，非ステロイド系鎮痛薬などで軽快するが，それらが無効な拍動性の血管拡張による頭痛や脳圧亢進によるものもあり，重度な頭痛は神経内科や脳神経外科の診断を仰ぐ必要がある．血圧の急激な上昇に伴うこともあり，家庭での血圧値が参考になる場合もある．軽度の頭痛や頭重感は副鼻腔や上顎から起こることもあり，耳鼻科や歯科の診察が必要な場合もある．

振　戦
　指，腕，頭部の無意識な反復運動があれば，パーキンソン病などを初めとする運動失調症を検査する必要がある．薬物が有効な場合があり，専門医の診断，処方，投与計画を理解させ，患者のコンプライアンスを高める必要がある．薬物の副作用として，抗てんかん薬，抗不整脈薬などで起こることもある．

けいれん

四肢の強度の伸展収縮や反復性の収縮が意識消失とともに起これば，てんかんの大発作と考えてよい．神経内科で脳波検査を含む診断に基づき，適切な薬物療法が必要である．理想的に抗てんかん薬を使用すれば正常な神経機能はほとんど変化させないので，発作を予防するための数十年にわたる長期服薬は，血中濃度測定や副作用監視など難しい点はあるが，医師，薬剤師が患者と協力して行う共同作業である．

意識消失

てんかん，心停止，低血圧など重篤な疾患によることが多いので，一過性で回復しても，精査を受けるべきである．薬物服薬中に発生した場合は重篤な副作用と考え原因，起因薬物の同定を行う必要がある．

認知障害

現状を正確に認知できない場合や，幻聴，幻覚などによる行動異常は速やかに精神神経科医の診療を受けさせるべきで，正しい診断ができれば，完治はできなくとも進行を遅らせる薬物療法がある．

視覚障害

水晶体などの眼の器質的な疾患，緑内症などの眼圧亢進による神経障害，高血圧や糖尿病による網膜傷害や中枢神経系など多彩な原因で視野，視力，視野の色などが変わることがある．薬物でも自律神経の瞳孔支配を介して多くの薬物が視野，視力，調節傷害を起こすし，ジギタリスの中毒時には視野が黄色になることも知られている．

睡眠

睡眠障害は高齢者の訴えとして非常に多い．現在催眠性のある薬物をOTCとして得ることは難しいので，病的な不眠症に対しては精査し，作用発現時間，作用持続時間などに応じた薬物選択をすべきである．睡眠薬は中枢抑制薬であり，大量では死亡に至る可能性もあり，患者の未服用薬の貯めこみや，自殺使用などに注意がいる．昼間の睡眠または傾眠は，中枢神経疾患の可能性があり，精査が必要である．多くの薬物の副作用として眠気を起こすものは多く，中枢神経作用薬である抗てんかん薬，抗精神病薬，抗不安薬などは自動車運転禁止などの注意が必要である．

夢

睡眠中の夢，とくに悪夢がβ遮断薬などで起こることは有名であり，代替薬が多数あるので，その場合には薬の変更が必要である．

異常行動

統合失調症などでの幻聴，幻覚に基づき異常な行動や自殺的行為などが薬物で起こる可能性がある．幻覚剤や覚せい剤，麻薬などではよく起こるが，中枢神経薬以外でも起こる可能性があり，高血圧治療薬，抗インフルエンザ薬などでも服薬指導が必要な場合がある．

＜皮膚症候＞
かゆみ

　湿疹などの皮膚疾患，急性皮膚アレルギー，虫刺されなど広範な疾患でかゆみが起こり，OTC外用薬で抗ヒスタミン，副腎皮質ステロイド剤を配合するもので軽快する．難治性のものは専門家の診断が必要であるし，黄疸を伴う肝臓・胆道疾患で起こることもある．薬物でも皮膚血管拡張作用を有する抗コレステロール薬のニコチン酸剤では副作用として起こり，不眠に結びつくこともあり，全身投与による薬物治療が必要な場合もある．

変　色

　赤色の血管腫や皮下出血は持続の既往や持続時間などから一時的なものであるかを確かめる必要がある．ビリルビンの増加は黄疸を起こすので，疝痛の有無などを参考に，胆道・膵臓系の悪性疾患も考慮に入れる必要がある．貧血の場合は口唇などの蒼白化なども参考になる．皮下への薬物漏出でも着色するが，毒性が高く皮膚壊死の可能性のあるものでは専門家による吸収促進などをはかる必要がある．

脱毛・多毛

　頭毛の減少は加齢とともに進行するが，遺伝的な素因も多い．血管拡張薬の副作用として多毛症が起こったことから，薬物による発毛が期待されるようになった．また精神的な原因でも円形の脱毛が起こる．薬物の作用として抗がん剤では脱毛は副作用である．ほかに多毛が抗てんかん薬，副腎皮質ステロイド剤内服で起こる．

＜出　血＞

　血液は血管内に存在して機能するので，基本的に出血は病的である．外傷，炎症，微小および大血管の障害などを診断して，迅速な治療方針の決定が必要なことが多い．すでに述べた皮下出血，下血，吐血，血尿などに加え，検査で見つかる出血，たとえば顕微鏡的血尿，便の潜血反応は重篤な腎障害や腸管悪性腫瘍などの場合があり，無症状でも精査が必要になる．

　女性では性器出血が月経として起こるが，その時期をずれた出血や極端な出血量の増減，また妊娠中に起こった場合は病的なものとして精査を受ける必要がある．

＜家庭内検査＞
体　重

　体重計は家庭内に普及しており，飽食の時代でもあり，体重への関心は高い．増加は，その時間経過が急速であれば，水分によるか，脂肪によるかを想定し，場合により精査が必要になる．心不全では尿量の増加より，体重の減少で改善を評価できる．体重絶対値より，最近のメタボリック・シンドローム（p.217）の定義では，腹囲（男性85 cm，女性90 cm以上）の方が成人病発生の危険のマーカーになるとされている．体重が極端に少ないのは内分泌病，神経疾患，消化管疾患などを予測した精査が必要になる．やせ薬や食品には甲状腺ホルモンや交感神経

刺激薬，覚せい剤などが含まれている可能性もあり，注意が必要である．精神病治療薬や副腎皮質ステロイド剤服用で体重増加が起こることがある．

体　温

家庭内でよく行われる検査で，発熱すなわち正常体温からの上昇があれば，炎症や感染が疑われるので，精査が必要になる．感染症などでの薬物療法では治療効果の指標にも使えるが，概日リズムや月経周期などで変化することを知っておく必要がある．実際の体温の変化はなくても，全身性，または局所性に熱感を訴えることもあり，局所の炎症やホルモン異常，急激な血管拡張が薬物で起こることもある．

血　圧

日本では家庭内に血圧計が普及しており，白衣性高血圧症を補正し，有効な高血圧治療の観察などに使われている．いつも使っている機器で血圧の急劇な上昇や低下があれば病的で，精査が必要になろう．同時に脈拍も測れるので，不整脈に気づくこともある．

心電図

不整脈患者や狭心症患者の家庭内でのモニターとして家庭用心電計が使われるようになってきた．心電図は基本形が繰り返すのが普通なので，頻脈，徐脈とともに，不整脈があれば患者や家族が発見できる．ファックス，電話などで伝送し，専門医の指示を受けるべきである．十分な服薬指導で心電図異常の教育もしてあれば，治療効果の患者自身の判定にも使えるが，専門医の相談が必要な範囲も充分に教育しておく必要がある．

演習問題

問1　医療にかかわる倫理的問題として，誤った記述を選べ．
 a　薬剤師の医療行為は迅速に診療録に記載しなければならない．
 b　患者の病気を診断するために知り得た秘密は他人に漏らしてはいけない．
 c　患者の病名は，必ず正確に告知しなければならない．
 d　病院の診療録から患者の服薬歴を自分のパソコンに患者名とともに記憶させるのは，漏洩の恐れがあるのですべきではない．

問2　医療の目的として，正しい記述を選べ．
 a　病気の予防を考えるとメタボリック・シンドロームを治療するのは心循環疾患による死亡は抑制しないので，意味がない．
 b　QOL（quality of life，生活の質）を改善することは医療の目的の一部である．
 c　末期がんの患者の痛みを除去する場合でも，麻薬であるモルヒネはなるべく使用を控えるべきである．

d 医療の目的の一つは疾病の治療であるが，現代は EBM で証明された治療をしなければならない．

問3 ヘルシンキ宣言の内容で正しくないものを選べ．
a ヒトを対象とする医学研究においては，目的が正しければ，患者の強制的に治療を行うことが許される場合がある．
b ヒトを対象とした研究では，参加者にはいつでも報復なしに参加を取りやめられる権利が与えられなければならない．
c ヒトを対象とした医学研究では，できるだけ文書による同意が必要とされる．
d 医学の進歩のために，ヒトを対象にした試験は許される．

問4 頭痛の原因として鑑別を必要としない疾患を選べ。
a 片頭痛
b 脳血管障害
c 髄膜炎
d アルツハイマー認知症

問5 胸痛の原因として鑑別を必要としない疾患を選べ．
a 狭心病
b 急性心筋梗塞
c 急性膵炎
d 胸部大動脈瘤破裂

問6 呼吸困難の原因として鑑別を必要としない疾患を選べ．
a 肺梗塞（エコノミークラス症候群）
b 右心不全
c 気胸
d 気管支喘息

問7 頻尿の原因として鑑別を必要としない疾患を選べ．
a 急性淋菌性膀胱炎
b 抗コリン薬の過剰投与
c 糖尿病
d 前立腺肥大

2 中枢神経疾患，感覚器疾患，運動機能性疾患

【総　論】
　本章では，中枢神経疾患，感覚器疾患，骨格筋疾患について解説する．これらの疾患に共通している点は，神経機能と深く関わっている点にある．したがって，これらの疾患には，何らかの原因で発生した神経変性が原因の器質的疾患と，神経機能の調節異常に基づく機能的疾患に分けることができる．器質性疾患の代表的なものは，アルツハイマー病，パーキンソン病であり，機能性疾患のそれは精神疾患である．

2.1　脳血管障害

　脳血管障害には，**脳梗塞**（のうこうそく），**脳出血**があげられる．これらの疾患の発症には，脳の動脈硬化に基づく血管障害が深く関わっていることから，これらの疾患は脳血管障害と総称される．これらはまた，**脳卒中**（cerebral apoplexy）ともよばれる．脳卒中とは『卒然（そつぜん）として邪風（じゃふう）に中（あた）る』（「突然，悪い風にあたって倒れる」，「今まで元気だった人が突然理由も無く倒れてしまう」，との意），からきている．原因を知らなかった昔の人は，脳梗塞，脳出血の患者さんの状態から，これらの疾患このよう印象をもっていたと思われる．いずれにしても，脳梗塞は血管障害により発生した血栓が原因であり，脳出血は動脈硬化によりもろくなった血管が裂けて出血したものである．

● 脳 梗 塞

　脳梗塞（brain infarction）は，動脈硬化などで発生した血栓が脳血管を閉塞するもので，これには**脳血栓症**と**脳塞栓症**がある．脳血栓症は，主として脳血管内で発生した血栓による梗塞である．脳塞栓症は，多くは不整脈などにより心臓で発生した大きな血栓（塞栓）が脳へ飛び，脳底部に近い大きな脳動脈を閉塞するものである．脳血栓症には，高血圧症を主たる要因とする**ラクナ梗塞**とアテローム動脈硬化による**アテローム血栓性脳梗塞**がある．
＜分　類＞
ラクナ梗塞
　ラクナとは，"小さい孔（あな）"という意味で，ラクナ梗塞とは，脳の細い血

管がつまる，小さな梗塞をさす．高血圧などで血管壁に強い圧力がかかり続けると血管壁が徐々に厚くなり，最終的につまってしまう．いつでも発症する可能性があるが，とくに睡眠中に多くみられる．

アテローム血栓性脳梗塞

脳の太い血管がつまって起こる脳梗塞である．高脂血症，糖尿病，高血圧などの生活習慣病が原因となる．血液中のコレステロールが増えすぎると，血管壁にコレステロールが入り込み，**アテローム**とよばれるおかゆ状のかたまりをつくる．このアテロームをおおう膜が破れると，そこをふさぐために血小板が集まってきて血栓をつくり，最終的に血管をつまらせる．脳の血管に血栓ができてつまることもあれば，頸動脈にできた血栓が脳に流れていき，血管をつまらせることもある．いつでも発症するが，とくに睡眠中に多くみられる．

心原性脳塞栓症

心臓病が原因で起こるタイプの脳梗塞である．原因でとくに多いのが心房細動である．心房細動によって，心臓の中にできた血栓が脳に向かって流れていき，脳の血管をつまらせる．心臓でできた血栓は，フィブリンが主体となっている．これは血小板が主体の血栓に比べ，大きくて溶けにくい性質の血栓である．したがって，脳の動脈硬化の程度にかかわらず，梗塞が起こる可能性がある．脳の太い血管を突然つまらせるため，重症化することも少なくない．日中，活動時に起こることが多いのが特徴である．

＜症　状＞

脳梗塞が発症した脳部位の機能に関係した症状が発現する．一般的には運動障害，感覚障害，バランス感覚障害，言語障害，視覚障害がみられる．重症例では，意識障害を引き起こす．

脳梗塞は，本格的な発作を起こす前に一時的な軽い脳梗塞を起こすことがある．これが"前ぶれ発作"といわれている TIA（transient ischemic attack，一過性脳虚血発作）である．この症状は30分以内に消失する一過性発作であるためにみすごされやすく，本格的発作を起こすことが多い．

TIA の症状で多いのが運動障害である．顔や手足を含めた体の片側が動かせなくなったり，力が入らなくなったりする．運動障害と並んで多いのが感覚障害である．こちらも体の片側がしびれたり，感覚が鈍くなったりする．運動障害や感覚障害の大きな特徴は，どちらも"体の片側に起こる"という点である．つまり，脳の左側は右半身を，脳の右側は左半身の機能をコントロールしているため障害が起こった脳梗塞部位と反対側の半身に症状が現れる．

血管がつまった部位によっては，バランス感覚が障害され，めまいが起こることがある．TIA の症状として起こるめまいは，一般に「グルグルと目がまわる」というよりも「フラフラしてうまく歩けない」，「足元がおぼつかない」「立っていられない」といっためまいが，多くみられる．

血管がつまった部位によっては，その他の症状が現れることもある．その一つが言語障害である．言語機能を支配する部位が障害されると，例えば「ろれつが

まわらなくなる」「うまくしゃべれなくなる」などの症状が現れる．また，相手の話している内容がわからなくなったり，自分の話している内容がわからなくなることもある．一方，視覚をつかさどる部位が障害されると視覚障害が起こる．視野の片側半分が欠ける「同名半盲（はんもう）」や片側の目の視力が落ちる「一過性黒内障」などがある．一過性黒内障は，頸動脈に動脈硬化が起こった場合によくみられる．

＜診断と治療＞

診　断

　　MRI，CT などの画像診断により，梗塞部位や脳組織障害の程度を診断する．

治　療

　　治療は，発症から 1〜2 週間の急性期治療と 2 週間目以降の慢性期治療に分けられる．急性期治療の目的は梗塞部の血流の再開と合併症の管理であり，慢性期治療は再発防止と後遺症の対策である．

a．急性期の治療

　　急性期では，脳の血管がつまった結果，血流が途絶えてその先の脳細胞は酸素不足となり，早くて数十分，遅くとも数時間以内に，脳細胞の一部が死んでしまう．死んでしまった部分を梗塞部とよび，二度と再生させることはできない．梗塞部の周囲は，**ペナンブラ**とよばれ，血流は低下しているものの完全には死んでいない部分である．ペナンブラも放置すれば，やがて梗塞部に取り込まれ，梗塞部が拡大する．そして梗塞部が広がるほど，後遺症が重くなる．脳梗塞の治療は，後遺症を軽減するという意味で，途絶えた血流をできるだけ早く再開し，ペナンブラを救う急性期の治療が最も重要になる．

　　さらに，血流の停止により生じたフリーラジカルなどの血管障害性物質により，脳微小血管の血漿漏出が起こり，脳浮腫，脳圧の亢進を引き起こす．この結果，脳底動脈圧迫による脳血流の停止を引き起こし，致命的となる．

　　したがって，急性期の治療は，1）血栓溶解療法・抗血栓療法，2）脳保護療法，3）抗脳浮腫療法，の三つからなる．

1）血栓溶解療法・抗血栓療法

　　血栓溶解療法では，強力な血栓溶解作用を有する t-PA (tissue plasminogen activator) を発症後 3 時間以内に投与する．通常，成人には体重（kg）当たり**アルテプラーゼ（遺伝子組換え）**として 34.8 万国際単位（0.6 mg/kg）を静脈内投与する．ただし，投与量の上限は 3,480 万国際単位（60 mg）までとする．投与は総量の 10％を急速投与（1〜2 分間）し，その後残りを 1 時間で投与する．なお，本薬の投与は発症後できるだけ早期に行う．投与にさいしては，添付の溶解液に溶解し，必要に応じて日局生理食塩液にて希釈する．

　　5 日以内の急性期脳血栓症，CT で出血が認められないものに，血栓溶解薬**ウロキナーゼ**の低用量（6 万単位/日）点滴静注を考慮してもよいが，十分な科学的根拠はない．また，血栓溶解目的の大量使用は認められていない．さらに，出血性脳梗塞の発生が報告されており，脳塞栓症には禁忌である．

抗血栓療法は脳の血流を改善し，新たな血栓ができるのを防ぐ治療法である．すでにつまった血栓を溶かすことはできないが，早期に治療を開始するほど症状を改善して再発を防ぐことができる．抗血栓療法には**抗血小板療法**と**抗凝固療法**の2種類がある．抗血小板療法はおもにラクナ梗塞とアテローム血栓性脳梗塞に対して，抗凝固療法は主としてアテローム血栓性脳梗塞に対して行われる．抗凝固療法としては，発症48時間以内の超早期例に**ヘパリン**が使用されることがある．また，**アルガトロバン**（抗トロンビン薬）が発症48時間以内の脳血栓症で病変が1.5 cmを超える脳梗塞に用いられる．抗血小板療法では，**オザグレル**（抗血小板薬）が発症5日以内の急性期脳血栓症に，また，**アスピリン**が48時間以内の発症早期脳梗塞患者に用いられる．

　脳塞栓症では，急性期は出血性脳梗塞へ移行しやすいので，薬物使用は慎重に行わなければならない．

2）脳保護療法

　脳梗塞が起こった部位の周辺には，活性酸素などのフリーラジカルという有害物質が発生して，脳細胞の壊死を促進する．このフリーラジカルの働きを抑えて脳細胞を守るのが脳保護療法である．脳保護療法では，**エダラボン**（**フリーラジカル捕捉薬**, free radical scavenger）が用いられる．発症後24時間以内に行えば，脳細胞を守り，後遺症を軽減することが可能である．発症後24時間以内に使用を開始し，約2週間継続使用する．抗血小板薬や抗トロンビン薬と併用使用される．

　脳梗塞のすべてのタイプが対象となるが，急性腎不全を起こす可能性があるため，重い腎臓病のある人には禁忌である．また，腎機能が低下している人やお年寄りに対しても，注意が必要である．

3）抗脳浮腫療法

　脳梗塞が発症して1〜2日ほどたつと，脳が浮腫により肥大し，周囲の正常な脳細胞を圧迫するようになる．抗脳浮腫療法は，浸透圧性利尿薬を点滴して浮腫を改善し，周囲の正常な脳細胞を守る治療法である．一般に，梗塞部が大きくなりやすい心原性脳塞栓症やアテローム血栓性脳梗塞に対して行われる．

　脳浮腫治療薬としては，浸透圧性利尿薬のグリセリン，イソソルビド，マンニトールが適応をもつが，主としてグリセリンが点滴・静注される．マンニトールは，中止後のリバウンド現象のために緊急時以外は用いられない．また，イソソルビド，マンニトールは，急性頭蓋内出血には禁忌となっている．

b．慢性期の治療

　慢性期治療の目的は，再発予防，後遺症の治療，危険因子の治療である．

1）再発予防

　脳梗塞は再発率の高い病気である．急性期の治療が終わったら，再発を防ぐための対策をとることが必要である．再発予防の第一のポイントは，薬物療法である．抗血小板薬や抗凝固薬を使って，血栓ができるのを防ぐ．抗血小板薬は血小板が固まるのを防ぐ薬で，ラクナ梗塞やアテローム血栓性脳梗塞の再発予防に有

効である．治療に使われる薬にはアスピリン，塩酸チクロピジン，シロスタゾールの3種類があり，効果や副作用に違いがある．抗凝固薬は心原性脳梗塞症の再発予防に効果がある．治療にはワルファリンカリウムが使われる．治療中は血液検査を定期的に行って，服用量を調節していく．なお，納豆のようにビタミンKを多く含む食品は，薬の効果を弱めるので避ける．

血圧コントロール不良や高齢者，副作用などのために抗血小板薬が使用できない場合は，脳循環改善薬のイフェンプロジル，イブジラストが用いられる．

2）後遺症の治療

運動機能の回復にはリハビリテーションが行われる．めまいやしびれなどの自覚症状や情緒障害などの精神症状には，脳循環・代謝改善薬が用いられるが，概して速効性はなく，通常使用後2週間頃より効果が出現し，4～8週間頃に明確になる．したがって，4～8週間をめどに継続投与して効果を判定する．8週間投与しても効果がない場合は他薬に切り替える．一般的に，自覚症状には脳循環・代謝改善薬のイフェンプロジル，イブジラストが，精神症状には脳代謝改善薬のアマンタジンが用いられる．

抗パーキンソン病治療薬でもあるアマンタジンは，意欲，自発性の低下に有用で，作用発現も比較的早いとされるが，維持量と副作用発現量との差が狭いために用量に注意が必要である．麦価アルカロイドの脳循環代謝改善薬ニセルゴリンは，代謝認知障害や自発性低下の改善が認められている．

脳血管障害によるうつ症状には，三環系抗うつ薬では副作用の問題があり，選択的セロトニン再取込み阻害薬（SSRI）やセロトニン・ノルアドレナリン再取込み阻害薬（SNRI）を用いることが推奨される．

3）危険因子の除去（合併症の治療）

再発予防の第二のポイントは，危険因子のコントロールである．まず，脳梗塞の原因となる高血圧や高脂血症，糖尿病などの管理を行う．とくに血圧は「収縮期血圧が10 mmHg下がると，脳卒中の発症率が約30%減る」といわれている．ふだんから血圧管理に努める．降圧薬としては，基本的には脳循環を低下させない薬物を選択すべきで，Ca拮抗薬のニカルジピン，ニルバジピンやACE阻害薬が適している．心臓病がある場合は，その治療も行う．生活習慣にも気をつける．動脈硬化を防ぐためにも，低脂質・低エネルギーの食事，適度な運動，禁煙を心がける．脱水状態になると血栓ができやすくなるので，汗をかいたときや就寝時・起床時には，十分水分をとる．

●脳出血

脳内の血管が切れて出血することである．その原因および出血する場所によって脳内出血（単に脳出血とよぶこともある）と，クモ膜下出血に分けられる．

脳内出血（脳出血, cerebral hemorrhage）

脳の細い血管が裂けて，脳の組織の中に直接出血することである．出血した血液は固まって，**血腫**（hematoma）となる．この血腫は，直接脳の細胞を破壊した

り，周囲の脳を圧迫したりして，その部分の脳の働きを傷害する．

　出血の原因は，高血圧あるいは動脈硬化によって，もろくなった血管が裂けることが最も多いと報告されている．これは，**高血圧性脳内出血**とよばれている．以前は生命の危機にかかわるような大出血が多かったが，最近では出血そのものの数が減少しているなかで，比較的小さな出血が増加している．

　出血した場所によって，また出血量すなわち血腫の大きさによって，さまざまな症状が出現する．症状だけでは脳梗塞と区別がつかないこともある．脳内出血は，クモ膜下出血ほど生命の危険性は高くはないが，半身麻痺や言語障害などの重度な後遺症が残ることが多く，社会復帰を困難にさせ，日常生活でも介助が必要とされる場合が多いのが大きな問題点である．大脳基底核部（被殻や視床とよばれるところ）という大脳深部の細い血管からの出血が，約80％を占める．この部位に出血すると，出血側と反対側の半身麻痺が出現する．その他には，小脳や脳幹部にも出血が起こる．

＜脳内出血の治療＞

　脳内出血は，出血の原因，出血を起こした部位とその大きさ，患者さんの年齢および合併した病気などによって，症状はさまざまで，治療方法も異なってくる．出血によって破壊された脳組織自体は，どんな治療によっても，もと通りに回復させることはできない．そこで脳内出血の治療は，再出血による血腫の増大を防ぐこと，血腫による脳内の圧（頭蓋内圧）の上昇を防ぐこと，さらに血腫周囲の脳浮腫の進行を抑えることなどが重要となる．ここでは，最も頻度の高い高血圧性脳内出血の治療について解説する．

　治療の基本は，手術をしない内科的な保存的治療とよばれるものである．出血部位とその大きさ，そして患者さんの状態によっては，外科的手術を選択する場合がある．

　a．内科的保存療法

　手術を行わず，点滴や内服薬で治療する方法である．

　1）再出血の予防のための治療

　血腫の増大は，発症後数時間まで，長くても6時間程度と考えられている．血圧が高い場合には平常時の血圧にまで下げる必要がある．ただし急激な降圧は，脳の血液循環を悪化させるので，20％以内の緩徐な降圧がよいとされている．

　2）脳浮腫に対する治療

　血腫周囲に出現する脳浮腫は，脳のはたらきを悪化させ，生命に危険を及ぼすこともある．脳浮腫は，脳出血の発症から数時間後に出現し，3〜6日後に最大となり，2〜3週間持続する．治療としては，抗浮腫薬（グリセリン，マンニトール）の点滴を，浮腫の程度にあわせて，1日に数回施行する．

　3）全身性合併症に対する治療

　脳内出血に伴う合併症としては，肺炎，胃腸管出血（胃潰瘍），尿路感染症などが多いとされる．

b．外科的治療

脳内出血に対する手術の適応は比較的限られており，血腫の部位と大きさ，および意識の状態による．出血によって破壊された脳組織自体は，手術によっても回復させることはできない．すなわち手術によって，半身不髄などの神経症状を直ちにもと通りに改善させることは不可能である．手術には以下の種類がある．

1）開頭による血腫除去術

全身麻酔下に，頭蓋骨を一部はずして脳を露出させ顕微鏡下に脳内血腫を除去する治療である．直接的に出血している血管を処理することができる．

2）定位的脳内血腫吸引術

局所麻酔下に，定位脳手術装置に頭部を固定し，CT にて 3 次元的に血腫の位置を計測する．そして，頭蓋骨に小さな穴をあけ，穿刺針を挿入して血腫を吸引する方法である．

3）脳室ドレナージ術

血腫を除去する手術ではない．出血が脳室に大量に流れ込むと，脳脊髄液の循環を障害する急性の水頭症になり，脳内の圧が急激に上昇する．このときの脳室内の血腫の除去と脳圧のコントロールのために脳室内に細い管を挿入する手術である．局所麻酔下に，頭蓋骨に小さな穴をあけ，細い管を脳室に挿入する．視床出血の場合に行われることが多い．

●クモ膜下出血

脳内の主要な血管は，脳とその表面にあるクモ膜とよばれる薄い膜の間を走行している．そのため，血管が裂けて出血した場合には，血液は脳とクモ膜との間のすきま，すなわち，**クモ膜下腔**，に急激に広がる．クモ膜の下のすきまに広がる出血という意味で，**クモ膜下出血**（subarachnoid hemorrhage）とよばれる．

＜原　因＞

脳内の主要血管のおもに分岐部に発生した**脳動脈瘤**が，何らかの原因で裂けて出血するのが最も多いクモ膜下出血の原因である．脳動脈瘤ができる原因は不明だが，先天的なものに，高血圧や動脈硬化などが加わって発生すると考えられる．その他には，**血管奇形（脳動静脈奇形）**からの出血もある．ここでは，脳動脈瘤の破裂によるクモ膜下出血について解説する．

＜発生頻度＞

年間発生頻度は，人口 10 万人当たり約 6～16 人と報告されている．日本およびフィンランドの発生率はとくに高いと報告されている．40～50 歳台に最も多く発生するが，最近は高齢者にも多いと報告されている．小さな脳動脈瘤は，ほとんどのものが無症状で，裂けて出血してはじめて症状が出現する．

＜経　過＞

発症すると約 40％の人は死亡，治療がうまくいって助かっても重大な後遺症が残る人は約 30％，社会復帰できる人は約 30％とされている．いったん裂けて出血した脳動脈瘤は，再び出血しやすく，2 度目の出血によって死亡したり，重い

後遺症が残る可能性は高くなる．そこで，2度目の出血が起こる前に，早急に再出血を予防する治療が必要である．一度出血した脳動脈瘤が，再出血する頻度が一番高いのは，はじめの24時間で3〜4％である．その後1ヵ月までは1〜2％/日（つまり1ヵ月以内に30〜60％が再出血する），3ヵ月以降は3％/年と報告されている．

＜症　　状＞

典型的な症状は，今まで経験したことのない激しい頭痛と嘔吐が突然起こることである．しかし，症状の程度ははじめの出血量と関連しており，いきなり大出血をきたすと突然死あるいは昏睡状態となり，少量の出血だと軽い頭痛だけで，かぜ（風邪）と間違われることもある．いずれにしても，早急に脳神経外科での診断，治療が必要である．

＜検　　査＞

まず必要な検査は，頭部CT検査である．これでほとんどの場合診断できるが，出血量の少ない軽症例や出血後何日もすぎた場合には，診断できないこともある．その場合によっては**腰椎穿刺**が必要である．次に必要な検査は，脳血管撮影検査である．脳内の血管を調べ，出血源となる脳動脈瘤を探す．

＜重大な合併症＞

脳血管攣縮

クモ膜下出血を起こして3日目から2〜3週間までの間に起こる現象で，脳の血管が収縮して血液の流れが悪くなった状態である．攣縮とは，血管が縮んで細くなることで，スパスムともよばれる．その結果，意識状態が悪くなったり，手足のマヒや言語障害が悪化する．脳血管攣縮はその程度によって症状はさまざまで，軽い人は無症状であり，ひどくなると脳梗塞を起こして死に至ることもある．最近では，それを予防する治療が行われているため，実際に脳血管攣縮によって症状が悪くなる頻度は減少してきている．

水　頭　症

脳内でつくられ脳および脊髄を循環している脳脊髄液の流れや吸収が，クモ膜下出血によって障害されて，脳内（脳室や脳の外側）に脳脊髄液が過剰にたまる状態である．クモ膜下出血直後から生じる**急性水頭症**と，1ヵ月ぐらいしてから起こる**遅発性水頭症**がある．

急性水頭症は，急激に意識状態が悪くなり，緊急処置が必要である．遅発性の水頭症では，何となくボーとして意識がはっきりしないとか，ふらふらして歩きにくくなったとか，尿失禁をするようになったとか，そのような症状がゆっくり現われて，だんだん悪くなっていく．

＜治療（破裂脳動脈瘤）＞

ここでは，クモ膜下出血を起こす疾患の中で，最も重要である破裂脳動脈瘤の治療について解説する．この病気の治療は，**外科的治療**が必要となるので，脳神経外科で行われる．脳動脈瘤は，脳の最も深部の主要な脳血管の分岐部にできる．通常は細い枝にはできない．脳動脈瘤の発生部位は，内頸動脈に40％，前交通動

脈に30%，中大脳動脈に20%，椎骨あるいは脳底動脈に10%とされている．脳動脈瘤の破裂する原因はまだよくわかっていない．脳血管自身の加齢現象と血圧が関与しているのではと考えられている．また，実際に破裂する状況を調べた報告によると，睡眠時には少なく，何らかのストレスがかかったときに起こる場合が43〜70%であったとされている．クモ膜下出血の急性期の治療においては，以下の項目が重要な課題である．1) 再出血の予防のための治療，2) 脳血管攣縮の治療，3) 脳浮腫の治療，4) 水頭症の治療，5) 全身性合併症の治療，である．

再出血の予防

破裂脳動脈瘤によるクモ膜下出血の治療においてまずすべきことは，脳動脈瘤の再度の破裂による再出血を防ぐことである．再出血は，初回出血から24時間後，あるいは1〜2週間後といった早期に発生することが多いと報告されている．また，初回出血時は軽症でも，再出血を来すと死亡率は高く，命が助かっても重篤な後遺症を残す場合も多くなる．破裂脳動脈瘤の再出血を防ぐ治療として，最も広く行われている方法は，外科的開頭術である脳動脈瘤の**クリッピング術**である．また最近では，脳血管内治療として，脳動脈瘤内の**コイル塞栓術**も行われるようになってきている．

脳血管攣縮の治療

一般的な治療としては，まず十分な量の栄養と水分を与えて血管内の血液成分の量を十分に保つことが重要である．さらに，血圧をやや高めに維持して脳血流を増やすことも効果がある．脳内にたまったクモ膜下の血腫を排除するために，手術のときにクモ膜下腔に留置した細い管（脳槽ドレナージ）から，血腫を溶かす薬物や血管を拡張させる薬物を注入することが有用であると報告されている．

血管攣縮の治療薬として，**カルシウム拮抗薬**が経口および点滴静注で使用され，その効果は科学的な臨床試験で証明されている．また，術後の血管攣縮とこれに伴う虚血症状改善にファスジル，オザグレルが用いられる．**ファスジル**は，ミオシン軽鎖リン酸化酵素の活性化を阻害して血管収縮を抑制する．トロンボキサンA_2合成阻害薬である**オザグレル**は，脳血管攣縮および脳虚血症状を改善するとともに急性期運動障害の改善作用を有する．

また，脳血管攣縮によって細くなった血管を直接広げる治療薬としては，血管拡張薬**塩酸パパベリン**があり，脳血管撮影検査を行って細くなった血管に直接的に注入する．さらに，バルーンカテーテルとよばれる先端に風船のついたカテーテルで血管を広げる方法も効果があるとされている．

その他，**ニゾフェノン**は，プロスタグランジン生成促進，抗酸化作用などにより脳保護作用が期待でき，虚血による脳障害に用いられる．

脳浮腫の治療

前述した浸透圧性利尿薬を用いて，脳圧の亢進に対処する．

水頭症の治療

急性水頭症に対しては，脳室ドレナージといって，頭蓋骨に直径1cmほどの穴をあけて，脳室に細い管を入れ，余分にたまった脳脊髄液を体外に排出する処

置を行う．通常は，クリッピング術と同時に行う．

遅発性の水頭症（正常圧水頭症ともいう）に対しては，余分にたまった脳脊髄液を脳以外の別の体内に排泄する短絡（シャント術）を行う．シャント術の中で最も広く行われている方法は，脳室腹腔短絡術（VP シャント）という方法である．これは，脳室内に挿入した細い管を，皮下を通してお腹までつなぎ，腹腔内に先端を挿入する手術法である．この管の途中には，脳脊髄液の流量を調節するためのバルブがついており，脳内の圧を調整することができる．

全身性合併症に対する治療

脳内出血と同様に合併症としては，肺炎，胃腸管出血（胃潰瘍），尿路感染症などが多くみられる．感染症には抗菌薬を予防的に使用する．また，出血に伴うストレスによる消化管出血には，ヒスタミン H_2 受容体拮抗薬ファモチジンなどが用いられる．

2.2　統合失調症（精神分裂病）

＜概念と病態＞

統合失調症とは，おもに青年期に発病し，特有の思考や行動，感情を統合する能力が長期間低下する症状を呈し，放置すれば末期には人格欠陥や荒廃を招く内因性の精神疾患である．罹患率は 1％前後で性差はなく，多くは急性期から進行性に慢性的に経過する．治療により回復あるいは不全寛解（神経症性症状が継続する）はするが，再発率は高く，予後は良好ではない．

その症状は，おもに急性期にみられる幻覚（幻聴），妄想，思考障害等を基本とする陽性症状とおもに慢性期にみられる無感情，感情の平板化，意欲・自発性の低下などを基本とする陰性症状に大別されるが，認知障害などが認められる患者も多くその症状は多種多様である．また，数年から数ヵ月にわたる前駆症状として，精神衰弱，離人，抑うつ状態や社会適応力の低下（欠勤・不登校）などを呈することが多い．

発病機序は明らかではないが，母体内のインフルエンザ感染，産科的合併症や遺伝的素因による神経発達障害により生じた脆弱性に加えて，青年期・成人期における心理的・社会的ストレス暴露が発症に関与するという「ストレス―脆弱性」仮説が有力視されている．脳神経伝達物質の変化に関する知見では，1) ドパミン D_2 受容体拮抗薬が陽性症状に有効であること，2) ドパミン作用薬が陽性症状様を引き起こすことなどから，陽性症状の発現には中脳-皮質系および中脳-辺縁系ドパミン神経系の機能亢進の関与が考えられている．また，1) セロトニン類似の構造を有するリセルグ酸ジエチルアミド（LSD）が幻覚・妄想などの症状を引き起こすこと，2) セロトニン 5-HT_2 受容体拮抗薬が有効であることから，セロトニン神経系の機能亢進の関与も想定されている．さらに，グルタミン酸 NMDA

受容体拮抗薬であるフェンサイクリジンが，統合失調症の陽性症状および陰性症状様の精神症状を引き起こすことから NMDA 受容体の機能低下も推測されている．

＜分　　類＞

統合失調症は，発症，症状，経過により次の三つに分類されるが，これらの病型にあてはまりにくい鑑別が不可能な型もある．

妄想型

30 歳前後に発症することが多い．比較的固定した妄想が優勢であり，通常，幻覚は幻聴を伴う．感情，意欲，会話障害などの症状は顕著ではない．

破瓜型

思春期（15～25 歳）までに発病する．陰性症状（感情の平板化，意欲の低下，自閉）や思考・会話障害（まとまりがない，一貫性を欠く）が顕著にみられる．

幻覚妄想は一時的かつ断片的である．

緊張型

20 歳前後までに発症する．精神運動興奮が主徴で，昏迷，興奮，奇異な姿勢保持，拒絶症などの緊張症状がみられる．

統合失調症後抑うつ

罹患後 12 ヵ月以内に生じる抑うつ性エピソードで，急性期に入院治療を受けた患者の約 25% にみられる．

＜診　　断＞

診断に有用な身体的症状，検査所見のような客観的指標がなく，また統合失調症でみられる精神症状は他の身体疾患や乱用物質（覚せい剤・アルコール）などにおいても出現する．そのため，診断は統合失調症以外の可能性を念頭におき，精神症状や経過を注意深く観察するとともに，既往歴や生活環境・状態などについても詳細な問診を行い総合的に診断する．場合によっては，脳波，頭部 CT，MRI などによる除外診断を行う必要がある．現在，国際的な通用する診断基準として DSM-IV（Diagnostic and Statistical Manual of Mental Disorders, Fourth Edition）および ICD-10（International Statistical Classification Diseases and Related Health Problems, the 10th revision）が用いられている．DSM-IV を表 2.1 に示す．

DSM-IV では，基本的に幻覚，妄想，強い思考障害，行動障害，陰性症状のうち，少なくとも二つが 1 ヵ月以上続くことにより診断が下される．

＜治療指針＞

統合失調症の治療は，患者の症状を改善し最終的には日常生活に必要な社会的

機能を回復させることを目標とする．そのため，治療には抗精神病薬などの物理的治療の他心理社会的なリハビリテーション，社会復帰のための福祉・地域の支援体制の利用など多面的からのアプローチが重要である．現在，薬物療法が統合失調症の治療の中心に位置づけられている．

1950年代にクロルプロマジンが，1960年代にはハロペリドールが開発され，薬物療法は統合失調症治療の基本となった．表2.2に現在用いられている代表的薬物を示す．従来の定型抗精神病薬は，ドパミン D_2 受容体遮断作用を有し長年急性期や増悪期の陽性症状によく用いられてきたが，陰性症状には効果が少ない．また，副作用として初回投与時や増量時に急性錐体外路障害（パーキンソン症候群，アカシジア，ジストニア）が出現しやすく，長期服用後には遅発性ジスキネジア（TD）が認められる．

1996年のリスペリドンに始まり，2001年にはクエチアピン，ペロスピロン，オランザピンと次々に発売された新規薬物群は，非定型抗精神病薬とよばれ，近年繁用されている．これらの薬物は，中脳-辺縁系のドパミン D_2 受容体の選択的遮断作用とセロトニン $5-HT_2$ 受容体の選択的遮断作用を有し，陽性症状および陰性症状に有効である．さらに，錐体外路形障害が少ないという特徴をもつが，耐糖能異常，脂質代謝異常や心伝達系への異常（QT延長）などの副作用には注意しなければならない．

2.3 気分（感情）障害

＜概念と病態＞

1899年 Kraepelin（クレペリン）が提唱した躁うつ病は，「感情（気分）の異常を主症状とし，周期的または単発的に発症するが人格荒廃を来たさない疾患」と

表 2.1 統合失調症の診断基準（DSM-IV要約）

A	以下の特徴的症状のうち，二つ（またはそれ以上）が，それぞれ1ヵ月間ほとんど毎日存在する場合 (1) 妄想　(2) 幻覚　(3) 解体した会話（頻繁な脱線・滅裂） (4) ひどく解体した，または緊張病性の行動 (5) 陰性症状：感情の平坦化・思考の貧困・意欲の欠如
B	社会的または職業的機能の低下 仕事・対人関係・自己管理などの面で一つ以上が著しく低下している場合
C	障害の持続的な兆候が少なくとも6ヵ月間存在している場合
D	統合失調感情障害と気分障害の除外
E	物質（乱用薬物・投薬）や一般身体疾患の除外
F	自閉症性障害や他の広汎性発達障害の既往歴があり，顕著な幻覚・妄想が少なくとも1ヵ月存在する場合

〔高橋三郎，大野　裕，染谷俊幸　訳（2002）：DSM-IV-TR 精神疾患の分類と診断の手引，医学書院〕

表 2.2 統合失調症の治療薬

分類	薬物名		備考
定型抗精神病薬 A 高力価	1．ブチロフェノン系	ハロペリドール スピペロン チミペロン	・急性期治療薬の第一選択薬である． ・急性錐体外路障害が起こりやすい．
	2．フェノチアジン系	フルフェナジン ペルフェナジン	
	3．ベンズアミド系	ネモナプリド	
B 低力価	1．フェノチアジン系	クロルプロマジン レボメプロマジン チオリダジン	・鎮静作用が強く，錐体外路障害が起こりにくい． ・自律神経・循環器，代謝系副作用が起こりやすい．
	2．ブチロフェノン系	フロロピパミド	
C 中間・異型	1．ブチロフェノン系	ブロムペリドール ピモジド	・鎮静作用や錐体外路障害が比較的弱い． ・回復期，慢性期の維持療法に使用される．
	2．チエピン系	ゾテピン	
	3．イミノジベンジル系	カルピプラミン クロカプラミン	
	3．ベンズアミド系	スルピリド スルトプリド	
非定型抗精神病薬 SDA	ベンズイソキサゾール系	リスペリドン	・陽性症状，陰性症状に有効． ・錐体外路障害，過鎮静などの副作用が少ない．
	ベンズイソチアゾール系 ベンゾチアゼピン系	ペロスピロン クエチアピン	
MARTA	チエノベンゾジアゼピン系	オランザピン アリピプラゾール	

＊1　SDA：serotonin-dopamine antagonists
＊2　MARTA：multi-acting-receptor-targeting-antipsychtics

いう内因性の病因を重視した疾患概念であった．しかし近年，躁うつ病の二大症状であるうつ状態の定義が不明瞭であること，内因性うつ病だけではなく多くの外因性うつ病が存在し診断が不確実であることなどから，DSM-IVやICD-10ではうつ状態の基本症状が気分や感情の障害にあることに注目し，気分（感情）障害（mood disorders）とよぶことを正式に採用し，現在では世界的に幅広く通用する一般的な疾患名になっている．気分（感情）障害とは，「基本的に生気・感情の障害が中心で，気分や感情が普段と比較して明らかに逸脱した状態に変化する疾患」であると定義されている．すなわち気分障害は，従来の躁うつ病，うつ病，躁病，外因性うつ病を包括するものである．

　気分障害の主症状は，気分の抑うつ（うつ状態）と高揚（躁状態）であり，うつ状態では抑うつ気分，興味・意欲の低下，精神運動抑制，不安感自責感などの心理的・精神的症状とともに不眠，食欲低下，疲労・倦怠感などの多彩な身体症状が生じ，特に不眠は，患者の約90％に認められるといわれる．うつ状態で注意すべきことはしばしば自殺念慮がみられることで，自殺は極期より回復期に起こ

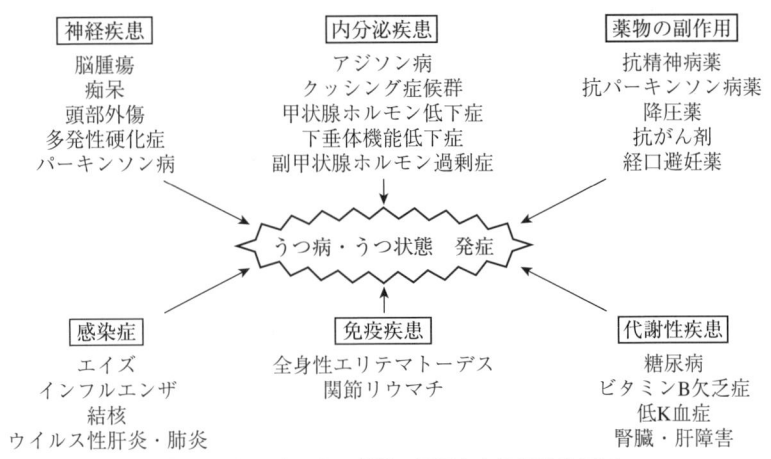

```
┌─神経疾患─┐      ┌─内分泌疾患─┐       ┌─薬物の副作用─┐
   脳腫瘍           アジソン病           抗精神病薬
   痴呆             クッシング症候群     抗パーキンソン病薬
   頭部外傷         甲状腺ホルモン低下症 降圧薬
   多発性硬化症     下垂体機能低下症     抗がん剤
   パーキンソン病   副甲状腺ホルモン過剰症 経口避妊薬
              ↘          ↓          ↙
                 うつ病・うつ状態　発症
              ↗          ↑          ↖
┌─感染症─┐    ┌─免疫疾患─┐      ┌─代謝性疾患─┐
   エイズ        全身性エリテマトーデス  糖尿病
   インフルエンザ 関節リウマチ           ビタミンB欠乏症
   結核                                  低K血症
   ウイルス性肝炎・肺炎                  腎臓・肝障害
```

図 2.1　うつ病・うつ状態の原因となる身体的要因

りやすい．これに対して躁状態では，気分が異常に高揚して意気軒昂・気分爽快となり，楽観的・誇大妄想的思考とともに，活動性の亢進，脱疲労感，早朝覚醒などの症状が生じる．この二つの症状の出現の仕方により，うつ状態だけを示す単極性障害（うつ病），うつ状態と躁状態が交互に繰り返し出現する双極性障害（躁うつ病）の二つに分けられる．わが国の罹患率は，双極型は1％以内と低く男女の差はないが，単極型うつ病の罹患率は13〜17％と非常に高く，女性の方が男性より2倍高い．最近のわが国の疫学的調査では，単極型うつ病の罹患率は6.5％〜14.0％と増加しており，これまで以上にごく一般的な疾患となっている．

　その発病機序については，まだ十分解明されていない．神経伝達物質の側面では，抗うつ薬が脳内ノルアドレナリン（ノルエピネフリン，NE）やセロトニン（5-HT）の再取り込みを阻害し，シナプス間隙のモノアミン量を増加させることから，うつ病はこれらの神経系の機能低下によるとする「モノアミン仮説」が提唱されているが，うつ病を説明するには必要十分ではない．最近の知見では，抗うつ薬が$5-HT_{1A}$受容体の発現量の減少（down regulation）を起こすことから「受容体の増加（up regulation）」説が推測されている．また，うつ状態と心理社会的ストレスとの関連から，視床下部-下垂体-副腎（hypothalamic-pituiatry-adrenal：HPA）系を含む中枢神経系-内分泌系の機能異常が発症に深く関与しているとの報告もある．また，発症には病前性格や心理社会的要因が関与すること，身体的要因などでも起こること（図2.1）が知られている．一方，躁うつ病である双極性障害がより強い遺伝要因との関連が認められることから，遺伝学的研究も進められているが現在まで一致した見解は得られていない．いずれにしろ，これらが相互に関係して各々の気分障害が発病すると考えられるが，図2.2にうつ病発症モデルを示す．

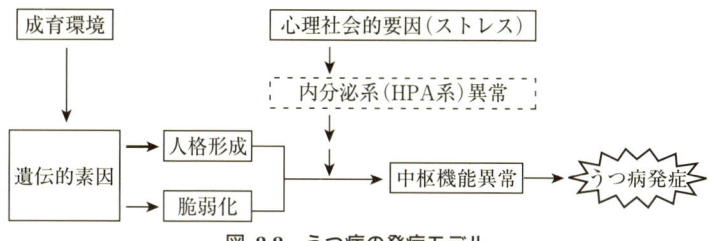

図 2.2　うつ病の発症モデル
〔「病気と薬の説明ガイド」，薬局 58 巻 4 号，増刊号，p.481 を引用改変〕

表 2.3　気分障害の分類（DSM-IV）

1．うつ病性障害	大うつ病性障害：単一エピソード 大うつ病性障害：反復性 気分変調性障害 特定不能のうつ病性障害： 　①月経前不快気分障害 　②小うつ病性障害 　③統合失調症の精神病後のうつ病性障害
2．双極性障害	双極 I 型障害 双極 II 型障害 気分循環性障害 特定不能の双極性障害
3．他の気分障害	一般身体疾患による気分障害 物質誘発性気分障害 特定不能の気分障害

＜DSM-IVによる分類＞

DSM-IVによる分類（表2.3）では，従来のうつ病は大うつ病性エピソードに，躁うつ病は双極性障害に分類され，また外因性うつ病（身体疾患や薬物によるうつ病）は，一般身体疾患による気分障害および物質誘発性気分障害に分類される．

＜診　断＞

最近では，DSM-IVやICD-10などの国際基準が用いられ，補助的に心理テストも使用されることがある．診断は，この診断基準のみに頼るのではなく，臨床経過の特徴，心理的社会的要因，さらには各々の疾患の特性を十分理解した上で総合的に診断を下すことが重要である．まず，身体障害による気分障害を除外する目的で内分泌検査や脳CT・MRIを行い，薬物誘発性気分障害を排除するために薬剤服用歴をチェックする必要がある．

大うつ病

大うつ病の診断基準（1）〜（9）の項目を表2.4に示す．

この症状のうち，（1）と（2）を必ず含む五つ以上がみられ，かつ2週間以上持続する場合に大うつ病と診断される．大うつ病は，社会的障害の程度により軽

表 2.4　大うつ病エピソードの診断基準（DSM-IV要約）

(1) 本人自身の言明あるいは他者の観察による抑うつ気分
(2) ほとんどの活動に対する興味，喜びの著しい減退
(3) 著しい体重減少（食欲減退），あるいは体重増加（食欲増加）
(4) 睡眠障害（不眠または睡眠過多）
(5) 精神運動性の焦燥または抑制
(6) 疲労感（易疲労性）または気力の減退
(7) 無価値観または過剰・不適切な罪悪感
(8) 思考力や集中力の減退または決断困難
(9) 死についての反復思考や反復的な自殺念慮

表 2.5　躁病エピソードの診断基準（DSM-IV要約）

(1) 自尊心の肥大または誇大
(2) 睡眠欲求の減少
(3) 多弁または会話心迫（喋り続けようとする気持ち）
(4) 観念奔逸または思考の競合
(5) 注意散漫（注意があまりにも容易に重要ではない，あるいは関係のない外的刺激に転導される．）
(6) 目標志向性の活動性の増加または精神運動性の焦燥
(7) 無謀な行為（まずい結果になる可能性の高い快楽的活動に熱中する）

症，中等症，重症に分類される．

躁病

躁状態は，双極性障害（躁うつ病）の一環として起こる．躁病の診断基準の(1)〜(7)項目を表 2.5 に示す．気分の高揚が 1 週間持続し，かつ表の症状が三つ以上認められ場合躁病，また，気分の高揚が 4 日以上持続し，かつ入院を要するほどの重症度がない場合は軽躁病と診断される．

気分変調性障害

大うつ病エピソードを二つ以上満たし，軽症の状態が 2 年以上継続する場合に診断される．

双極性障害

躁病エピソード三つ以上が 1 週間以上持続する場合を I 型，三つ以上の症状が 4 日以上持続する場合を II 型と診断される．

＜治療指針＞

うつ病の治療では，原則として治療開始前に病名を本人や家族に告げ，病気と治療について十分説明し，うつ病が性格的問題ではなく病気であることを理解させることが重要である．また，家族に叱咤・激励は禁物であることおよび自殺には十分注意するように伝えることが大切である．

現在，一般的にうつ病患者の治療には精神療法，生活指導（休息），薬物療法の三つを単独であるいは併用する治療が行われる．図 2.3 にうつ病（軽症・中等症）の治療アルゴリズムを示すが，これによりうつ病の標準的治療が行われる．

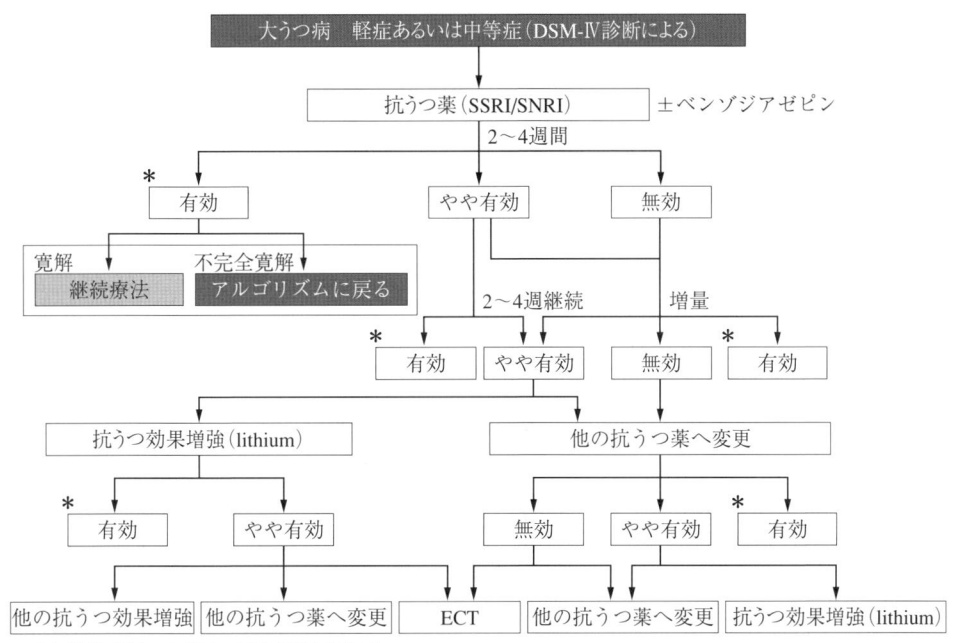

図 2.3 うつ病（軽症・中等症）の治療アルゴリズム
〔精神科薬物療法研究会（2003）：気分障害の薬物治療アルゴリズム，じほう〕

＊「有効」と判定した場合は「寛解」を評価する．
軽症あるいは中等症のうつ病に対する第一選択薬は SSRI あるいは SNRI である．効果が現れるまで少なくとも 2 週間程度を要するため，その間の不安や焦燥に対処するために，ベンゾジアゼピン系抗不安薬を併用することもある．

　さまざまな治療法のうち，薬物療法がまず選択される中心的治療法である．気分障害に用いられる治療薬を表 2.6 に示した．現在，軽症〜中等症では SSRI（選択的セロトニン再取り込み阻害薬）や SNRI（選択的セロトニン・ノルアドレナリン再取り込み阻害薬）が第一選択薬として推奨されている．重症例では，三環性抗うつ薬（TCA），SSRI，SNRI のいずれでもよいとされるが，一般的に抗うつ作用の確かな三環系うつ薬が使用される．また，睡眠障害が強い症例には睡眠薬（ベンゾジアゼピン系）が併用され，不安症状や精神様症状を併発している場合には抗不安薬や抗精神病薬が併用される．自殺念慮が強いあるいは難治症例には電気けいれん療法を用いることがある．
　躁うつ病の治療でも薬物療法が基本であり，いずれの病相においても気分安定薬（抗躁病薬）が第一選択薬である．

2.4 アルツハイマー病，アルツハイマー型痴呆

＜概念と病態＞

　アルツハイマー病（Alzheimer disease）とは，アルツハイマー型老人性痴呆を

表 2.6 気分障害の治療薬

抗うつ薬	薬物名	備考
【第一世代】 三環系抗うつ薬	イミプラミン アミトリプチリン クロミプラミン デシプラミン ノルトリプチリン	・抗コリン性副作用（尿閉・便秘）・循環系副作用（心毒性）が強い． ・作用発現が遅い（10〜14日）
【第二世代】 三環系抗うつ薬 四環系抗うつ薬	アモキサピン ミアンセリン セチプチリン マプロチリン トラゾドン	・抗コリン性副作用が第一世代より少ない． ・鎮静・催眠作用が強い． （ミアンセリン，トラゾドン）
【第三世代】 SSRI	フルボキサミン パロキセチン	・抗コリン性副作用が少ない． ・うつ病のほか，強迫神経症やパニック障害に適応がある．
【第四世代】 SNRI	ミルナシプラン	・抗コリン性副作用が少ない． ・CYP阻害作用がない．
抗躁薬（気分安定薬）	炭酸リチウム バルプロ酸ナトリウム カルバマゼピン	・炭酸リチウムが第一選択薬であるが，治療用量の幅が狭い． ・バルプロ酸は，抗躁作用は強いが，抗うつ作用は弱い．

含む進行性の神経変性性疾患である．最近わが国では痴呆は行政用語で認知症とよばれるよう変更され，「後天性な脳の病気により正常に発達した知的機能が全般的かつ持続的に低下し日常生活に支障を生じた状態」と定義されている．表2.7に認知症の原因となる疾患を示す．アルツハイマー病は，2000年にはこの認知症の発病原因の約60%を占めることから21世紀の超高齢化時代を迎えてアルツハイマー病患者の増大は深刻な社会問題となっている．一般に40歳後半から50歳前半の早期に発症するものをアルツハイマー病，65歳以上で発症し老齢化に伴って罹患率が増加するものをアルツハイマー型老人性痴呆というが，その病理学的所見はほぼ同一とされる．また，アルツハイマー病は，遺伝が関与する家族性（10%）と原因不明の孤発性（90%）に大別されている．

その症状は，すべての患者にみられる中核症状として認知機能障害（失認，失語，失行），記憶障害，見当識障害（時間，場所）などが，また周辺症状として幻覚・妄想，睡眠障害，抑うつ，攻撃性，徘徊，食行動異常などが認められる．

両疾患における病理学的所見では，脳神経の萎縮，神経原線維の変性，大脳皮質への老人斑（アミロイドβタンパク）の蓄積が観察されている．また神経化学的知見では，脳の各種神経伝達物質の低下が認められており，とくに大脳基底核のアセチルコリン神経系の機能低下が認知障害や記憶障害関係していると考えられている．

2.4 アルツハイマー病，アルツハイマー型痴呆

表 2.7 認知症の原因疾患

老年期痴呆 変性疾患 皮質下痴呆 血管性	アルツハイマー病，レビー小体型痴呆，前頭側頭型痴呆 パーキンソン病，進行性核上性麻痺，ハンチントン舞踏病 血管性痴呆
精神科領域	うつ病，アルコール依存症
脳外科領域	脳腫瘍，慢性硬膜下血腫
神経内科領域	中枢神経系感染症，脱髄性疾患
内科領域	内分泌疾患，ビタミン欠乏症，代謝疾患など

*1 脳神経の萎縮：脳神経の細胞死による脱落により生じ，海馬，大脳皮質に著明である．
*2 神経原線維の編成：神経細胞を構成する微小管に結合するタウ（τ）タンパクのリン酸化物．
*3 老人斑：アミロイドβタンパクとよばれ，脂質やタンパク質の酸化物が複雑に絡み合った物質．

その発病機序については不明であるが，家族性アルツハイマー病の遺伝的研究から，原因遺伝子および危険因子として染色体 21（アミロイド前駆体タンパク），染色体 19（アポプロテイン E），染色体 14（プレセニン 1），染色体 1（プレセニン 2）などが発見され，これらの遺伝子に突然変異があると必ずアルツハイマー病を引き起こすことが明らかにされている．現在，アミロイドβタンパクがアルツハイマー病のさまざまな病理学的変化を引き起こすことから「アミロイド仮説」が提唱されている．

＜病相による分類＞

アルツハイマー病は，経過とともに進行し緩徐に重症化していく．

初期	物忘れなどの認知機能障害が目立つ段階
中期	日常生活の自立度が低下していく段階
後期	言語疎通が困難となり，寝たきりの状態で全介助が必要な段階

＜診　断＞

認知症の診断には DSM-IIIR や ICD-10 の診断基準が用いられる．表 2.8 に DSM-IIIR の診断基準の要約を示す．診断においてとくに重要なのは早期にできると原因に対する治療が可能な認知症の存在である．アルツハイマー病の診断は，家族や介護者からの病歴聴取および経過中の行動と心理状態（behavioral and psychological symptoms of dementia：BPSD）評価，認知機能の評価，重傷度・日常生活の評価，画像診断などにより行う．画像診断では，CT・MRI では脳萎縮・脳室拡大などの形態的異常が，SPECT・PET では脳血流量・酸素消費量・ブドウ

表 2.8 認知症の診断基準（DSM-ⅢR 要約）

A	記憶（短期・長期）の障害
B	次のうち少なくも1項目以上
	(1) 抽象的思考の障害
	(2) 判断の障害
	(3) 高次皮質機能の障害（失語・失行・失認・構成障害）
C	A・Bの障害により仕事・社会活動・人間関係が損なわれる．
D	意識障害のときには診断しない（せん妄の除外）
E	病歴や検査から脳器質の存在が推測できる

糖消費量などの脳機能異常が判断できる．まず，身体疾患を除外するための一般検査（血液検査，尿検査，心電図，脳波検査）を行うことが必要である．

＜治療方針＞

原因・病態が不明な疾患であるため，その根本的な治療法は存在しないのが現状である．認知症は一度発病すると完治不可能な疾患であるため，治療は心理療法，介護，ケアなどの非薬物療法や薬物療法など多方面から考え計画する必要がある．中核症状の軽減・進行抑制，周辺症状の予防・治療により患者のQOLの向上をめざすとともにグループホームやデイケアサービスなどの医療・福祉サービス利用などによる家族や介護者の負担の軽減を十分考慮したものでなければならない．

現在，薬物療法として軽症や中等症の中核症状の改善に塩酸ドネペジル（アリセプト）が用いられている．この薬物は，中枢性コリンエステラーゼ阻害薬で，病状の進行を遅延させる．また，他の周辺症状に対してはそれぞれ対処療法薬が用いられ，うつ状態には抗うつ薬，不安・焦燥には抗不安薬，幻覚・妄想・徘徊には抗精神病薬が用いられる．そのさい，服薬指導は患者本人にはもちろんであるが，家族や介護者への説明がより重要である．

2.5 パーキンソン病，パーキンソン症候群

パーキンソン病は，中年期以降に発症し，安静時振戦，筋固縮，無動，姿勢反射障害を主症状とする神経変性疾患である．病理学的には，黒質－線条体ドパミン神経の変性ならびに広汎な神経細胞にレビィー（Lewy）小体という特徴的な細胞内構造物の出現が特徴である．

本症以外の変性疾患，薬物，脳血管障害などでパーキンソン病様の症状がみられる疾患をパーキンソン症候群とよんでいる．特に，スルピリド，ドンペリドンなど消化管運動改善薬投与中に気づかれることが多く，治療薬としては抗コリン性パーキンソン病治療薬が用いられる．ここでは，原発性のパーキンソン病につ

いて，記述する．

＜病態生理＞

黒質-線条体ドパミン神経系の神経細胞が存在する黒質に何らかの原因で変性が起こり，結果的に運動神経の錐体外路系に属する線条体にドパミン不足が生じ，線条体の介在神経であるアセチルコリン神経が過活動状態となり，これが誘引となって錐体外路症状が発生すると考えられている．

＜症　　状＞

特徴的な症状としては次のものがあげられる．
1) 歩行障害：腕の振りが小さい，小股で加速する，すくみ足
2) 仮面様顔貌：表情がなく瞬きが少ない．
3) 言語障害：小声でぼそぼそ話す．聞き取りにくい．
4) 書字障害：だんだん字が小さくなる．
5) 突進運動：押されると自分で止まれず小走りになる．
6) 精神症状：うつ，自発性低下，神経質，不安焦燥（7割近くにみられる）．

上記以外に，次のような自律神経症状が認められる．
1) 脂顔：顔が脂ぎる
2) 唾液分泌亢進：よだれ
3) 嚥下障害：食べ物の飲み込みが悪くなる．
4) 発汗異常：異常に汗をかいたりかかなかったりする．
5) 膀胱障害：尿が出にくくなったり漏れたりする．
6) 便秘
7) 起立性低血圧：立ちくらみ
8) インポテンツ

＜診断基準＞

わが国では，厚生労働省特定疾患・神経変性疾患調査班が作成した診断基準がある．海外ではCalneの診断基準，英国のBrain Bankの診断基準などがよく使用されている．診断の要点は，次のようにまとめることができる．また，発生頻度は，神経変性疾患ではアルツハイマー病に次いで2番目に高い．

> **診断の要点**
> ① 前期の症状（安静時振戦，筋固縮，無動，姿勢反射障害）のうち少なくとも二つが存在する．
> ② 頭部 CT または MRI 所見に原則として明らかな異常を認めない．
> ③ 感染，薬物，中毒などによるパーキンソン症候群を除外できる．
> ④ L-ドーパまたはドパミンアゴニストで明らかな症状の改善を認める．

＜治　療＞

1）治療の目標

パーキンソン病の症状の評価には，Hoehn and Yahr の重症度分類が用いられる．公費医療の対象として「特定疾患」に認定されるには，stage Ⅲ 以上の状態であることが条件である．治療目標は，Hoehn and Yahr の重症度分類の stage Ⅰ，Ⅱ まで改善させることである．

Hoehn and Yahr（ヤール）の重症度分類	
Ⅰ	片側の手足等の障害．運動機能障害は軽度かなし．
Ⅱ	両側の手足等の障害．平衡障害なし，姿勢障害あり．
Ⅲ	中等症．立ち直り反射障害あり，日常生活での活動制限あり．
Ⅳ	重症．辛うじて歩行立位可能，日常生活での機能障害著明で介助も必要．
Ⅴ	起立・歩行不能．臥床または車椅子生活．

2）日本神経学会パーキンソン病治療ガイドライン 2002 に基づく薬物療法

パーキンソン病の治療の中心は，黒質-線条体ドパミン神経系の変性によって生じた線条体のドパミン低下を補うことを目的とした L-ドーパによるドパミンの補充療法である．しかし，長期 L-ドーパ服用に伴うジスキネジア発症の問題点が認識され，現在他の抗パーキンソン病薬と併用療法が中心になってきている．パーキンソン病は神経変性疾患であるため，その神経変性を改善する方法は発見されていない．したがって，病状は徐々に進行し，線条体のドパミン神経受容体は過感受性状態（受容体の up-regulation）となり，L-ドーパ投与によるドパミンに受容体が過剰に反応した結果，いわゆる**ドーパ誘発性ジスキネジア**が発生する．症状は，口周囲の不随意運動で，抗精神病薬長期投与の副作用として知られる遅発性ジスキネジアに類似している．

「日本神経学会のパーキンソン病治療ガイドライン 2002」は，このジスキネジアの発症を回避し，患者の長期予後や QOL（quality of life）を良好に保つために，どのような薬物療法が最適であるかをエビデンスに基づいて導き出した治療指針である．このガイドラインでは，パーキンソン病を**発症早期のパーキンソン病**と**進行期のパーキンソン病**に分けて記載している．前者は，L-ドーパ，ドパミンア

表 2.9 抗パーキンソン病薬

一般名	副作用・禁忌*
ドパミン前駆物質	
L-ドーパ	禁忌：妊婦 副作用：悪心，嘔吐，食欲不振，便秘，浮腫，ジスキネジア，幻覚，妄想，興奮，起立性低血圧，溶血性貧血，血小板・白血球減少，GOT・GPT 上昇
L-ドーパ・カルビドーパ合剤	
L-ドーパ・ベンセラジド合剤	
ドパミン受容体アゴニスト	
ブロモクリプチン	禁忌：妊婦，産褥期高血圧，薬剤過敏症 副作用：食欲不振，悪心，胸水，肺線維性変化，間質性肺炎，後腹膜線維症，胃・十二指腸潰瘍悪化，皮疹，白血球減少，血小板減少，幻覚，妄想，興奮，眠気，めまい，起立性低血圧
ペルゴリド	
タリペキソール	
カベルゴリン	
抗コリン薬	
トリヘキシフェニジル	禁忌：閉塞隅角緑内障，前立腺肥大 副作用：めまい，ふらつき，口渇，尿路閉塞性障害，眼調節障害，錯乱，妄想，興奮，排尿困難，肝機能障害
ピロヘプチン	
ビペリデン	
プロフェナミン	
メチキセン	
マザチコール	
モノアミン酸化酵素阻害薬	
セレギリン	禁忌：三環系抗うつ薬，SSRI との作用 副作用：幻覚，妄想，錯乱，狭心症，悪心，GOT・GPT 上昇，白血球減少，めまい
ノルアドレナリン前駆物質	
ドロキシドパ	禁忌：狭隅角緑内障，妊婦 副作用：食欲低下，吐き気，頭痛，幻覚，妄想，白血球減少，血圧上昇
ドパミン遊離促進薬	
アマンタジン	禁忌：妊婦 副作用：幻覚，網状青斑，口渇，肝機能異常，食欲不振

* 副作用・禁忌は，それぞれのカテゴリーに共通の副作用を示す．ドパミン受容体アゴニストのうち，タリペキソールのみ非麦角系で，麦角過敏症がある場合も使用可
〔パーキンソン病治療ガイドライン 2002 を改変〕

ゴニストの未使用患者で，後者は，L-ドーパを必要とし，それによる種々の問題を生じている患者である．本稿では，このガイドラインに基づきパーキンソン病の薬物療法を解説する．ちなみに，現在わが国で使用されているパーキンソン病治療薬を表 2.9 にまとめたので参照されたい．

a．早期パーキンソン病の薬物療法

高齢者（一つの目安として 70～75 歳以上）および痴呆の合併患者以外はドパミンアゴニストから開始する．70 歳以上では，L-ドーパによるジスキネジアの発現頻度が低いため，高齢者には，L-ドーパと芳香族 L-アミノ酸脱炭酸酵素阻

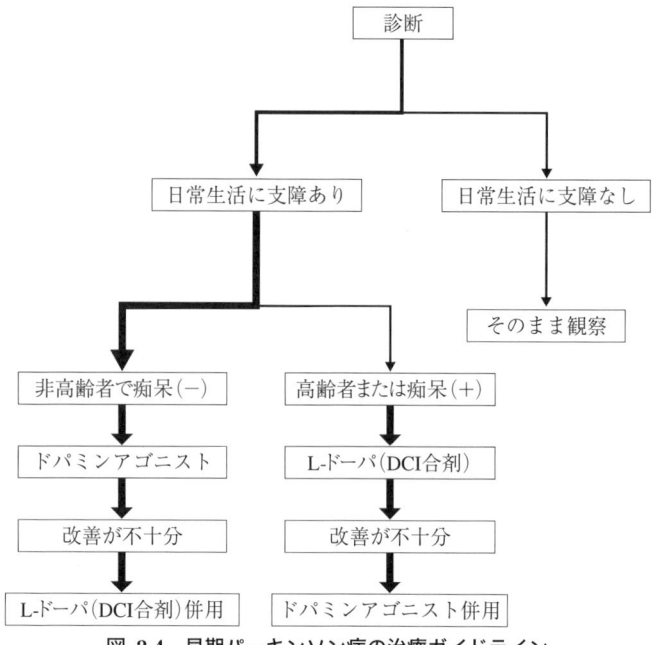

```
                    ┌──────┐
                    │ 診断 │
                    └──┬───┘
           ┌───────────┴───────────┐
   ┌───────▼────────┐      ┌───────▼────────┐
   │ 日常生活に支障あり │      │ 日常生活に支障なし │
   └───────┬────────┘      └───────┬────────┘
                                   │
                                   ▼
                             ┌──────────┐
                             │そのまま観察│
                             └──────────┘
   ┌──────────────┬──────────────┐
   ▼              ▼
┌──────────────┐ ┌──────────────┐
│非高齢者で痴呆(−)│ │高齢者または痴呆(+)│
└──────┬───────┘ └──────┬───────┘
       ▼                ▼
┌──────────────┐ ┌──────────────┐
│ドパミンアゴニスト│ │L-ドーパ(DCI合剤)│
└──────┬───────┘ └──────┬───────┘
       ▼                ▼
┌──────────────┐ ┌──────────────┐
│ 改善が不十分 │   │ 改善が不十分 │
└──────┬───────┘ └──────┬───────┘
       ▼                ▼
┌──────────────┐ ┌──────────────┐
│L-ドーパ(DCI合剤)併用│ │ドパミンアゴニスト併用│
└──────────────┘ └──────────────┘
```

図 2.4 早期パーキンソン病の治療ガイドライン
〔パーキンソン病治療ガイドライン 2002〕

害薬（DCI：カルビドパ，ベンセラジド）の合剤で治療を開始する．また，認知症の患者では，ドパミンアゴニスト製剤によりその精神症状が増悪されるため，L-ドーパとDCIの合剤を用いる．

　治療効果判定は，ドパミンアゴニストの場合は厚生省により許可されている最高維持量まで，L-ドーパの場合は600 mg（DCI併用）まで，副作用がない限り使用した後に行うのが原則である．ドパミンアゴニストで悪心が強い場合や十分な効果が得られない場合はL-ドーパを併用する．この二者においても症状の改善が不十分な場合は抗コリン薬または塩酸アマンタジンを併用する．

　ドパミンアゴニストを使用するさいは，ドンペリドン30 mg（分3，毎食前）を併用すると導入がスムースにゆく．

　L-ドーパで開始する場合，B型モノアミン酸化酵素（MAO_B）阻害薬を同時に併用するとwearing off現象の発生がある程度抑制され，またL-ドーパの維持量を抑えることができるメリットがある．

　抗コリン薬または塩酸アマンタジンを第一選択薬として使用することも可能である．ただし，抗コリン薬は，種々の副作用のため使用しないですめば使用しないでおきたい薬物という評価が国際的になされつつある．特に高齢者への抗コリン薬の使用は，認知症とのかかわりでできるだけ避けることが望ましい．塩酸アマンタジンは，効果のある人とない人が判然としているので，効果のない人に漠然と使用すべきではない．

　治療期間が長くなる若年者の場合，抗コリン薬あるいは塩酸アマンタジンで数年間の治療が可能であればL-ドーパ開始を遅らせることができる．これらの薬

```
              ┌─────────────────────────────┐
              │ wearing off現象・on-of現象  │
              └──────────────┬──────────────┘
           ┌─────────────────┴─────────────────┐
           ▼                                   ▼
  ┌─────────────────┐                ┌─────────────────┐
  │  ジスキネジアなし │                │  ジスキネジアあり │
  └────────┬────────┘                └────────┬────────┘
           ▼                                   │
  ┌─────────────────┐                          │
  │  MAOB阻害薬追加  │                          │
  └────────┬────────┘                          │
           └─────────────────┬─────────────────┘
                             ▼
              ┌─────────────────────────────┐
              │      L-ドーパの頻回投与       │
              │           および              │
              │ ドパミンアゴニスト開始・増量・変更 │
              └──────────────┬──────────────┘
                             ▼
                 ┌───────────────────────┐
                 │    塩酸アマンタジン追加   │
                 └──────────┬────────────┘
                            ▼
                 ┌───────────────────────┐
                 │ これらに不応の著明な日内変動 │
                 └──────────┬────────────┘
                            ▼
                 ┌───────────────────────┐
                 │ 視床下核刺激術・淡蒼球内節刺激術 │
                 └───────────────────────┘
```

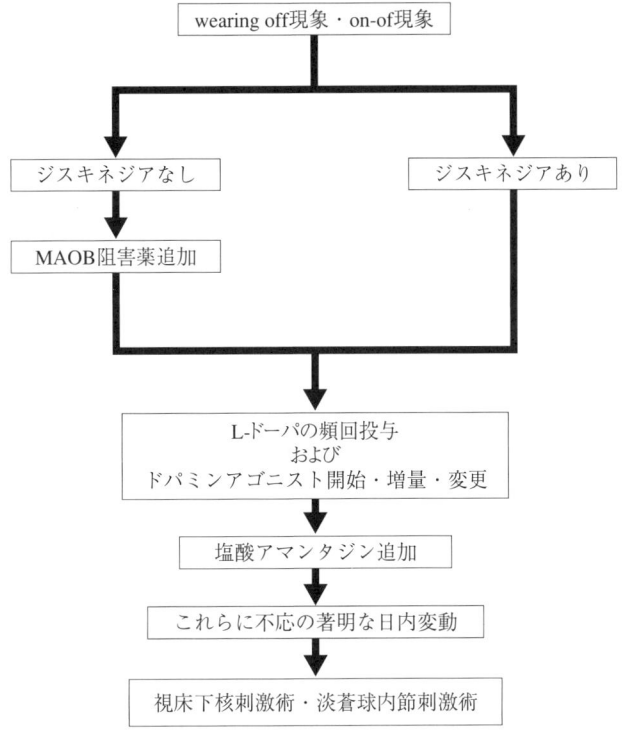

図 2.5　進行期パーキンソン病の治療ガイドライン：wearing off 現象・on-off 現象

1) ジスキネジアのない wearing off, on-off 症例で, モノアミン酸化酵素 B 阻害薬追加のかわりに, COMT 阻害薬を使用してもよいが本邦では未発売 (治験中).
2) ジスキネジアを伴う wearing off, on-off 症例でやむをえず MAO_B 阻害薬, COMT 阻害薬を服用する場合は L-ドーパの減量を試みる.
3) 外科療法の術式は, 各施設の経験, 専門的意見, 患者の特性を勘案して, 最終的に決定されるべき性質のものである.

物で不十分な場合は, 図 2.4 に従い, まずドパミンアゴニストを追加し, 最後に L-ドーパを追加する.

b．進行期パーキンソン病の治療

進行期パーキンソン病は, すでに L-ドーパを服用, 長期使用に伴う諸問題が出現している状態である. 長期使用の問題点としては, 不随意運動 (ジスキネジア) などの副作用の発生, 薬効の不安定性があり, ① 薬効持続時間の短縮 (wearing-off), ② 症状のコントロール困難 (no-on 現象), ③ 効果発現に時間を要する (delayed on 現象), ④ 症状の日内変動 (on-off 現象), ⑤ 中枢性副作用 (幻覚, 妄想), があげられる.

Wearing-off 現象 (図 2.5 参照)：L-ドーパの薬効時間が短縮し, L-ドーパ服用後数時間を経過すると L-ドーパの効果が消退する現象をいう. 患者は薬が切れるのを自覚する. ジスキネジアを伴っていない場合は, 薬物が病状に比して足

りない状態であるため，MAO_B阻害薬の上乗せを試みる．MAO_B阻害薬を併用してジスキネジアが出現する場合はL-ドーパ減量を試みる．減量でパーキンソン症状が悪化する場合はもとに戻すか，ドパミンアゴニストの追加または増量を行う．L-ドーパ投与によりジスキネジアが出現するwearing-offの場合，L-ドーパ投与によるジスキネジアであり，MAO_B阻害薬の追加は見合わせ，L-ドーパの頻回投与とドパミンアゴニストの追加または増量を行う．L-ドーパの1回投与量は，できるだけ少なくする（100 mgまたはそれ以下）．特にやむなくMAO_B阻害薬を使用しなければならない場合は，L-ドーパの1回服薬量を極力少なくする．これらの治療にもかかわらずwearing off現象が著明でL-ドーパ投与時に著明なジスキネジアを伴う場合は手術療法を考える．

No-on, delayed-on 現象：no-on現象は，L-ドーパを服用しても効果発現がみられない現象，delayed on現象は効果発現に時間を要する現象をいい，いずれも末梢におけるL-ドーパの吸収障害がおもな原因と考えられる．副次的要因としてL-ドーパの血液から脳への移行の障害も関与している可能性がある．L-ドーパはおもに空腸上部で吸収されるが，吸収を妨げる因子として，胃液酸度の低下，胃における大量の食物の存在，胃排出時間の遅延があげられる．L-ドーパの脳への移行を妨げる因子としては，L-ドーパから生じた3-O-メチルドーパと食物から生じた中性アミノ酸があげられる．

L-ドーパの吸収を高める方法を考える．L-ドーパは空腹時の方が吸収がよいので，食前・空腹時の服用にきりかえる．胃酸を中和したり，胃酸分泌を抑制する薬物は，L-ドーパの吸収を抑制するのでできるだけ中止する．次にL-ドーパを水やレモン水に溶かして服用することも吸収を促進する．さらにドンペリドン，クエン酸モサプリドは消化管の蠕動運動を高め胃からの排出時間を短縮し，L-ドーパの吸収を促進させる作用が期待できる．

No-on/delayed onは，昼食後のL-ドーパ服用時に出現しやすいので，昼のL-ドーパの増量を試みてもよい．

次にL-ドーパの脳への移行の改善をはかる（COMT阻害薬の使用）．摂取したタンパク質が分解すると血中でアミノ酸が増加し，L-ドーパの血液・脳関門の通過と競合してL-ドーパの脳への移行を抑制する．日中のタンパク質摂取を極力制限（7 g）し，夕食時に必要分のタンパク質（約60 g）を摂取する．ただし，栄養不足にならないよう配慮することが必要である．

On-off 現象：on-off現象はL-ドーパの服薬時間に関係なく症状がよくなったり（on），突然悪くなったり（off）する現象をいう．1日に何回も繰り返すこともあり，onのときにはジスキネジアを伴うことが多い．機序はよくわかっていないが，中枢性機序と末梢性機序の相互作用で出現する可能性がある．これといったよい対策はないが，wearing off現象に対する対策とno-on/delayed on現象に対する対策をあわせて試みる．また，MAO_B阻害薬の有効性を示唆する報告がある．

不随意運動：L-ドーパに関連した不随意運動としてはドパミンの血中濃度が高いときに出現する **peak-dose dyskinesia** とL-ドーパの血中濃度の上昇期と下降

期に2相性に出現する **diphasic dyskinesia** があり，いずれも薬物の過剰を示す症状である．Diphasic dyskinesia の発現機序はよくわかっていない．対策についても，よくわかっておらず peak-dose dyskinesia と同じような対策がとられているのが現状である．抗パーキンソン病薬の消退期に出現する **off period dystonia** は，線条体におけるドパミン不足の症状であり，一種の wearing off 現象である．したがって，対策は wearing off 現象の対策に準じたものを行う．

Peak-dose dyskinesia と diphasic dyskinesia は，おもに舞踏運動を主とするが，アテトーゼ，ジストニア，ミオクローヌスなどが混じった複雑な不随意運動を呈することも少なくない．顔面，頸部，体幹，四肢いずれにも出現しうる．

Peak-dose dyskinesia また diphasic dyskinesia を示す場合，L-ドーパの減量を行う．また，減量により症状の増悪がみられる場合，1日の投与量は変更せず少量の頻回投与を試みる．ドパミンアゴニスト，アマンタジン，チアプリドの使用も考慮する．

Off period dystonia は，早朝に起きることが多く足趾の底屈を呈することが多い．痛みを伴うことが多く，かなり苦痛を伴うものである．線条体におけるドパミン不足の症状で日中起きることもある．治療は wearing off 現象に準じて行う．治療の原則は，ドパミンアゴニストまたは L-ドーパを増量し，できるだけ薬物が切れないようにすることである．早朝起きる early morning dystonia に対しては，就寝前にドパミンアゴニストを追加するか，早朝 L-ドーパを追加する．タリペキソールのような催眠作用のあるドパミンアゴニストを使用するのがよい．

すくみ足症状：歩行開始時に足がスムーズにでない start hesitation を代表とするすくみ現象が経過の長い症例にしばしば認められる．ここではおもに歩行時のすくみ現象を代表とする運動症状のすくみ現象について述べる．すくみが L-ドーパの切れている時間帯，すなわち off 時におもにでるのか，それとも on 時にもでるのかの区別が大切である．

Wearing off 現象の off 時に，パーキンソン病症状の悪化に伴って「すくみ足」がでることがしばしばある．これは抗パーキンソン病薬の不足を示す症状であるから，wearing off 現象の治療に準じた治療を行う．

薬物がきいているにもかかわらず「すくみ足」がでるのは，おもに進行例である．経過の長い症例ではノルアドレナリンの合成能も低下するためにすくみ現象がでると考えられ，ノルアドレナリンの前駆物質であるドロキシドパの投与が行われる．推計学的に有意差はあるが改善率は低い．したがって，すくみ足に試みる価値はあるが著効を期待できる薬物ではないことを認識して使用すべきであろう．

精神症状：

●幻覚・妄想：頻繁に出現する幻覚・妄想，幻覚・妄想に導かれた異常行動を伴う場合，興奮を伴う場合は治療の対象となる．ドパミン神経のうち中脳-辺縁系，中脳-皮質系に対する抗パーキンソン病薬の作用と考えられる．

対策としては，抗パーキンソン病薬を順次中止してゆき，処方を単純化し，最

終的にはL-ドーパのみによる治療に工夫をすることが原則である．L-ドーパの減量が困難な場合は非定型抗精神病薬を少量使用する．主としてセロトニン・ドパミン拮抗薬（SDA）を用いる．特に，クエチアピンは運動障害を悪化することなく，精神症状を改善する．非定型抗精神病薬は，いずれも保険適応は統合失調症のみである．従来の抗精神病薬は黒質-線条体のD_2ドパミン受容体遮断のためパーキンソニズムが出やすかったのに対し，非定型抗精神病薬はより中脳-辺縁系ドパミン受容体に選択性が高く，また$5HT_{2A}$受容体遮断作用があり，比較的パーキンソニズムを悪化しにくいといわれる．

　●興奮・錯乱：パーキンソン病でみられる興奮・錯乱の対処法としてエビデンスの高いものはない．進行例であれば脱水症や感染症などの合併症がないかを検討する．頻度として多いのはL-ドーパをはじめとする抗パーキンソン病薬の副作用であり順次減量を試みる．L-ドーパの減量が困難な場合は非定型抗精神病薬，ベンゾジアゼピン系鎮静薬，催眠作用のある抗ヒスタミン薬を使用する．ハロペリドールの使用は極力避けた方がよいが，やむをえず使用するときは，悪性症候群の発生に注意する．

　●うつ症状：パーキンソン病患者の約50％にうつの合併がみられ，それらは生活の質低下の一因となるという結果がでている．薬物治療の前に，うつの誘因となる家庭環境，社会的環境，経済的環境などがないか調べる必要がある．三環系抗うつ薬はパーキンソン病の悪化を起こすことがあるので，最近は選択的セロトニン再取込み阻害薬（SSRI）が用いられる．わが国ではSSRIのフルボキサミン，パロキセチンが使用可能である．しかし，これらの使用によりパーキンソン病の悪化の報告もある．なお，SSRIとセレギリンとの併用はセロトニン症候群を来す可能性があり，併用は禁忌とされている．

　c．薬物療法の注意点

　L-ドーパは長期投与における問題から，原則，他の治療薬で症状をコントロールできなくなってから用いるのがよい．急に投薬の中止や勝手な量の調節は，症状の急激な悪化や悪性症候群を起こす原因になるため極力避ける．悪性症候群は重篤な副作用で，発熱，意識障害，筋強直（体がこわばる）や振戦が起こり，重症になると体温や血圧の調節ができなくなり死亡することもある．予防には，正しい服薬が最も重要である．

　すべて，薬物は徐々に増量し，維持量（長期間続ける量）は最大効果を得る量の1〜2割減とされている．危険な副作用は少ないので，必ず生活を改善できる有効量まで増量する．

　副作用として，ドパミンによる腸管運動抑制に基づく便秘が多く発現する．5日程度以上の便秘は麻痺性腸閉塞を起こす原因になるため，便通の状態には注意する必要がある．抗パーキンソン薬全般にわたり，特に抗コリン薬は便秘を悪化させるので要注意である．

2.6 てんかん

<概　念>

　WHOでは，「てんかんは種々の病因によって起こる慢性脳障害であり，大脳ニューロンの過剰発射の結果生じる反復性発作（**てんかん発作**；epileptic seizure）を主徴とする」と定義している．特に，脳の限局した部位に異常興奮が発生し，それが引き金となっててんかん発作が起こる場合，その部位を**てんかん焦点**とよぶ．神経細胞の興奮の結果，脳の機能が障害され，体の強直やけいれん，脱力，異常感覚，記憶障害などとともに，発作が広がるともうろう状態となったり，意識を失う．発作はおおむね数秒から数分続き，発作後症状が残ることもあるが，回復すると平常通りの生活にもどることができる．

　一時的な脳の機能障害で起こる発作，例えば乳児の熱性けいれん，アルコールなど薬物の禁断症状に伴うけいれん発作や，脱水など体液バランスの異常によって起こるけいれん発作はてんかんではない．てんかんでは，患者ごとにほぼ決った部位の脳が機能障害に陥り，繰り返し同じような症状の発作を起こす．

　てんかん発作が押えられず，慢性化すると，脳の機能が障害される．特に小児のてんかんは脳の発達に重大な影響を及ぼし，1/3の患者に精神・発育・学習の遅れが生じ，重度の場合には脳機能が荒廃する．成人でも記憶障害，認知障害，精神障害，運動障害といった神経症状を伴うことがあり，発作のみならずこれらの脳機能障害のため，就労に支障をきたすことが問題となっている．

<原　因>

　多くのてんかんで原因は解明されていない．しかし，小児の場合，分娩あるいは新生児期の仮死や外傷，脳血管障害，先天性疾患，代謝疾患が重要であり，成人の場合，脳血管障害，頭部外傷，薬物またはアルコール中毒が重要である．その他，脳炎・髄膜炎，脳腫瘍，遺伝が共通して原因となる．てんかん患者の3/4では発作が18歳以前に始まっており，遺伝素因（体質など），脳の未熟さや周産期（出産前後）の障害が重要な原因と考えられる．

<てんかん発作の国際分類（表2.10）>

　神経細胞の異常興奮が脳の局所から生じるか，最初から両側大脳半球を巻き込むかによって部分発作と全般発作に分けられる．

部分発作

　部分発作は，さらに意識障害のない**単純部分発作**と意識障害をきたす**複雑部分発作**に分けられる．これらは，症状と脳波によって診断される．単純部分発作か

表 2.10 てんかん発作の国際分類

A．部分（焦点，局所）発作
  1．単純部分発作（意識障害はない）
    ・運動徴候を有するもの
    ・体性感覚あるいは特殊感覚徴候をもつもの（単純幻覚，すなわちピリピリ感，ピカピカ感，ブンブン感）
    ・自律神経症状あるいは徴候をもつもの（心窩部不快感，顔面蒼白，発汗，紅潮，立毛，瞳孔散大を含む）
    ・精神症状を持つもの（高位大脳機能の障害）
  2．複雑部分発作（意識障害を伴う：ときに単純部分発作症状で始まりうる）
    ・単純部分発作で始まり，意識障害がこれに続くもの
    ・単純部分発作で始まり，意識障害がこれに続くもの
    ・自動症を伴うもの
    ・意識障害で始まるもの
    ・意識障害のみを伴うもの
    ・自動症を伴うもの
  3．部分発作から二次性全般発作に進展するもの（全般強直・間代性，強直性，間代性発作がありうる）
    ・単純部分発作から全般発作に進展するもの
    ・複雑部分発作から全般発作に進展するもの
    ・単純部分発作から複雑部分発作へさらに全般発作へと進展するもの

B．全般発作（けいれん性あるいは非けいれん性）
  1．①欠神発作
    ②非定型欠神発作
  2．ミオクロニー発作
  3．間代性発作
  4．強直性発作
  5．強直性間代性発作
  6．脱力発作（失立）

C．未分類てんかん発作（不十分か不完全なデータのため）

〔国際てんかん連盟 1981〕

ら複雑部分発作に移行することや，さらに二次性全般化といって，強直間代けいれんに発展することがある．

単純部分発作では，脳の異常興奮部位に由来する運動症状，感覚症状，自律神経症状，精神症状などの神経症状が発現する．運動症状で一般的なのは間代性けいれんで，これは筋肉の攣縮と弛緩を律動的に繰り返すものである．けいれん発作後には一時的に麻痺症状が出現することもある．その他の症状として巻き込まれる脳の機能により，体のしびれ感，閃光がみえるもの，耳鳴，幻聴，めまい，発汗，吐き気，記憶障害，認知障害など，患者により，発作型により，さまざまな症状が体験される．

複雑部分発作では，患者の意識は障害されており，多くの場合，発作中のことを記憶していない．発作中，患者はしばしば放心したようにみえ，自動症を伴うことがある．自動症とは，患者の自覚なしに引き起こされる多少とも協調的な不随意行為で，ときに幼稚なあるいは反社会的なふるまいがみられ，周囲からは奇異に感じられる．てんかん焦点が脳の局所にある場合，単純部分発作と同様，さまざまな局所に関連した症状が出現する．例えば，前頭葉てんかんのなかには，大声を発したり，手足を激しくばたばたさせる特徴的な発作が，認められる．

全般発作

　全般発作は，欠神発作（小発作），ミオクロニー発作，強直発作，脱力発作，間代発作，強直間代発作（大発作）に分類される．突然の意識障害を特徴とし，特に，強直発作，脱力発作，間代発作，強直間代発作は突然転倒して重度の外傷や事故をきたすことがあり，危険な発作である．

　てんかん発作とまぎらわしい症状として，振戦など不随意運動，脳虚血発作，心血管系失神発作，片頭痛発作，低血糖発作，ヒステリー発作，メニエール病，チック，舞踏病などがある．心因性の発作は「疑似発作」とよばれ，適切に診断されるべきであるが，実際には難しいこともあり，誤って難治てんかんとして抗けいれん薬で長年治療される患者も存在する．

＜診　　断＞

　てんかんの診断は，まず患者が本当にてんかんであるかどうかを決めることから始まる．そのため，発作の症状ならびに脳波が診断には重要となる．さらに神経画像検査（CTやMRI）により発作の原因やてんかん焦点の解析も必要となる．てんかんの原因や発作の原因を加味し，治療方針の決定にも有用な「てんかんおよびてんかん症候群の国際分類」（表2.11）が定められている．例えば，症候性局在関連性てんかんでは，てんかん焦点が脳のどこにあるのか正確に診断できれば，焦点を外科手術で摘出することで，てんかん発作を抑えることができる．

＜治　　療＞

　主たるてんかんの治療法は，**抗てんかん薬**による薬物治療である．てんかんの発作型あるいは病態に応じた薬があり，正しい診断に基づいた最適な薬物選択によって治療すべきである．しかし，患者の体質や体調の変化，てんかんへの耐性などのため効果は変動する．したがって，てんかんへの効果と薬の副作用の兼ね合いでこまめな調整が必要である．ふつう定期的に薬物の血中濃度を検査し，有効血中濃度内か中毒量に達していないかをチェックする．

　しかし，薬物治療をつくしてもてんかん発作が続くとき難治てんかんと診断される．一般的には3種類以上の抗てんかん薬を試みた後も発作が持続する場合とされいる．

　てんかん患者の60％は薬物治療で発作が消失し，20％程度は発作が1/4以下に減少する．したがって，薬物治療を受けるてんかん患者の約20％が難治てんかんとなる．発作によって日常生活への支障が大きい場合には外科治療が効くかどうかを検討した方がよい．最近の手術成績は非常に良好であり，難治性てんかんの10～20％は手術が有効と考えられている．また，内側側頭葉てんかんなど難治てんかんの種類によっては，手術が奏功することが知られており，このような場合，薬物療法にこだわって期を逸することなく手術治療を行うことがすすめられる．

表 2.11 てんかんおよびてんかん症候群の国際分類

A 局在関連性（焦点性，局所性，部分性）てんかんおよびてんかん症候群
    1．特発性（年齢関連性に発症する）
      ・中心・側頭部に棘波をもつ良性小児てんかん
      ・後頭部に突発波をもつ小児てんかん
      ・原発性読書てんかん
    2．症候性
      ・小児慢性進行性持続性部分てんかん
      ・特異な発作誘発様式をもつてんかん
      ・側頭葉てんかん
      ・前頭葉てんかん
      ・頭頂葉てんかん
      ・後頭葉てんかん
    3．潜因性（症候性であるが病因不明のもの）

B 全般てんかんおよびてんかん症候群
    1．特発性（年齢関連性に発症するもので年齢順に列挙）
      ・良性家族性新生児けいれん
      ・良性新生児けいれん
      ・乳児期良性ミオクローヌス性てんかん
      ・小児期欠神てんかん（ピクノレプシー）
      ・若年性ミオクローヌス性てんかん（衝撃小発作）
      ・覚醒時大発作てんかん
      ・上記以外の特発性全般てんかん
      ・特異な発作誘発様式をもつてんかん
    2．潜因性あるいは症候性（年齢順に列挙）
      ・West 症候群（infantile spasms，電撃・点頭・礼拝けいれん）
      ・Lennox-Gastaut 症候群
      ・ミオクローヌス性失立発作てんかん
      ・ミオクローヌス性欠神てんかん
    3．症候性
      1．非特異的病因
        ・早期ミオクローヌス脳症
        ・suppression-burst を伴う早期乳児期てんかん性脳症
        ・上記以外の症候性全般てんかん
      2．特異的症候群

C 焦点性か全般性か決定できないてんかんおよびてんかん症候群
    1．全般発作と焦点発作を併せもつてんかん
      ・新生児発作
      ・乳児期重症ミオクローヌス性てんかん
      ・徐波睡眠中に持続性棘徐波をもつてんかん
      ・獲得性てんかん性失語症（Landau-Kleffner 症候群）
      ・上記以外の未決定てんかん
    2．全般あるいは焦点発作の明確な特徴をもたないてんかん

D 特殊症候群
    1．状況関連性発作（機会発作）
      ・熱性けいれん
      ・弧発性発作あるいは弧発性てんかん重積
      ・アルコール，薬物，子かん，非ケトン性高グリシン血症などの急性代謝性あるいは中毒性障害のある場合にのみみられる発作

〔国際てんかん連盟 1989〕

表 2.12 発作型による薬剤選択

発作型		第一選択	第二選択・その他	無効薬
部分発作	単純部分発作	PHT CBZ	PB, VPA, PRM ZNS, ST, CZP	ESM TMO
	複雑部分発作	PHT CBZ	PB, VPA, CZP PRM, ST, APT ZNS, NZP, AZA	ESM TMO
	二次性全般化	PHT CBZ	ZNS, PB, VPA CZP, ST, PRM AZA, 芍薬, 甘草	ESM
全般発作	欠神 定型	VPA ESM	AZA TMO	PB, PHT CBZ, PRM
	欠神 非定型	VPA	CZP, CBZ AZA, ESM	TMO, PB PRM, PHT
	ミオクロニー	VPA ESM CZP	PB, PHT DZP, NZP	CBZ
	強直間代発作	PB PHT VPA	CBZ, CZP, PRM ZNS, ST, AZA	ESM
	脱力発作	VPA CZP	PB, PHT, CBZ ESM, ZNS DZP, NZP	
その他	ウェスト症候群	VPA, CZP, NZP, 大量 VB_6, ACTH		
	レノックス・ガストー症候群	VPA (+PHT, +CZP, +ESM, +NZP)		
	複雑部分発作の幻覚妄想	ハロペリドール (セレネース)		
	衝動行為	プロペリシアジン (ニューレプチル)		

略称 フェニトイン：PHT, カルバマゼピン：CBZ, バルプロ酸：VPA, エトスクシミド：ESM, トリメタジオン：TMO, フェノバルビタール：PB, プリミドン：PRM, クロバザム：CLB, ゾニサミド：ZNS, クロナゼパム：CZP, ジアゼパム：DZP, ニトラゼパム：NZP, スルチアム：ST

〔今日の治療薬 2007〕

てんかんの薬物療法の原則
(1) 治療薬の選択

現在，一般に本邦で使用可能な抗てんかん薬は，フェニトイン（PHT），カルバマゼピン（CBZ），バルプロ酸（VPA），エトスクシミド（ESM），トリメタジオン（TMO），フェノバルビタール（PB），プリミドン（PRM），クロバザム（CLB），ゾニサミド（ZNS），クロナゼパム（CZP），ジアゼパム（DZP），ニトラゼパム（NZP），スルチアム（ST）である．治療にさいしての薬物選択の原則は，発作型の国際分類に応じて行うことである．これについては，日本神経学会によるてんかん治療ガイドライン（2002 年）が公表されており，本稿ではこれに基づいて解説する．ちなみに，各薬物のてんかん発作型への適応を表 2.12 に示す．

(2) 患者および家族への説明

抗てんかん薬は元来てんかんを根治させるものではないので，薬物療法の主たる目的は発作の予防である．したがって，治療効果を高めるために患者本人だけでなく患者家族にも，① 長期にわたる服薬が必要であること，② 勝手に服薬量の変更，服薬中止を行わないこと，③ 妊娠の可能性のある女性へのリスク，④ 日常生活上の注意事項（危険な場所での作業や交通機関の運転の禁止）を説明しておく必要がある．発作が長期抑制されれば，投薬量の減量，投薬中止が可能である．

抗てんかん薬の使い方

治療開始時は，診断に基づいた発作型に応じて薬物を選択し，単剤投与を原則とする．単剤投与の利点は，元来有害作用が多い抗てんかん薬であるので，単剤投与により副作用発現を抑えることができることであり，また，服薬のコンプライアンス，薬物相互作用の点からも有利である．

まず，単剤投与で発作の抑制を試みる．少量より漸増し，血中濃度を測定して有効血中濃度で発作の抑制がみられた量を維持量とする．

有効血中濃度の上限を超えても発作抑制がみられない場合は，多剤への変更を行う．多剤へ変更する場合は，まず第一選択薬の投与量を保持したまま，第二選択薬を漸増し，定常状態で有効性が確認できたら，第一選択薬を漸減していく．

2〜3種類の薬物を変更しても抑制できない場合は，併用療法を考える．多剤併用で注意すべきことは，薬物相互作用による血中濃度の変化で，小脳失調や過度な鎮静作用が出現することがある．

2剤併用から単剤に変更する場合は，第一選択薬を有効濃度上限にまで上げてから，第二選択薬を漸減してようすをみる．

治療開始時の抗てんかん薬の選択（第一選択薬）

(1) 部分発作

カルバマゼピン，バルプロ酸，フェニトインが有効である．カルバマゼピンは単純・複雑部分発作には，バルプロ酸よりも有効である．短期服用時の副作用（皮疹）の頻度は，カルバマゼピンの方が多いが，長期服用時の副作用では，カルバマゼピンが有利である．これらの観点から，バルプロ酸よりもカルバマゼピンが治療薬として優れている．これに対し，フェニトインは，バルプロ酸より有用である根拠はなく，フェノバルビタールと比較しても効果に差はない．フェノバルビタールは中途服用中止例が多く，副作用のためと考えられる．フェニトインは副作用の多い薬物であり，眠気，記銘力障害，運動失調，霧視，複視，歯肉増殖，ニキビ，容貌変化，肝障害などが見られる．特に若い女性では美容上の配慮が必要である．

以上のことから，日本神経学会ガイドラインでは，部分発作の第一選択薬として**カルバマゼピン**が推奨されている．カルバマゼピンで望ましくない副作用が発現した場合は，**バルプロ酸**か**フェニトイン**を用いる．

(2) 全般発作

バルプロ酸は，すべての全般発作に有効であり，ガイドラインでは第一選択薬として推奨している．

一方，カルバマゼピン，フェニトインは，欠神発作，ミオクローヌス発作に無効で，若年性ミオクローヌス性てんかんの全般性強直間代発作に効果が少ない．エトスクシミドは，欠神発作に効果的だが，強直性間代発作に無効である．クロナゼパムは，ミオクローヌス発作と強直性間代発作に有効だが，鎮静効果や薬物耐性が出現しやすい．

若年性ミオクローヌス性てんかんの約80％は，処方された抗てんかん薬の治療効果の有無にかかわらず，バルプロ酸で発作が消失する．しかし，フェニトインとバルプロ酸のメタ解析では，バルプロ酸を全般性強直性間代性発作に使用すべきとする根拠はみられていない．

以上の点から，ガイドラインは全般発作の第一選択薬として**バルプロ酸**を推奨している．副作用で使用困難な場合には，第二選択薬は発作型，てんかん症候群により決定する．

欠神発作には，**エトスクシミド**が，ミオクローヌス発作，脱力発作には，**クロナゼパム**が推奨されている．

(3) 未分類てんかん発作

特発性全般てんかんは，25歳以降ではわずかしかみられない．したがって，25歳未満で発症した分類不能の発作は全般発作として治療し，25歳以降で発症した分類不能の発作は部分発作として治療する．

ガイドラインは，未分類のてんかん発作には，25歳未満で発症したものはバルプロ酸を，25歳以降で発症したものにはカルバマゼピンを使用することを推奨している．

(4) 若い女性における抗てんかん薬の選択

若い女性の患者には投薬にあたり，特段の考慮が必要である．カルバマゼピン，フェニトインを使用するさいは，経口避妊薬の用量を増加させる．カルバマゼピン，フェニトイン，バルプロ酸には，すべてある程度の胎児催奇作用があることを念頭におくべきである．

抗てんかん薬追加の原則

(1) 単剤療法で効果がない場合

変更を行う前に，① 用量は適当であったか，② 薬物選択は適切であったか，③ 患者のコンプライアンスはよかったか，④ 診断は正しかったか，をまず確認して，該当しない場合に追加投与を行う．

単剤療法で発作コントロールができない患者に対する治療法としては，他の単剤あるいは多剤による治療法がある．しかし，他の単剤との交換療法とadd-on多剤療法とを比較した報告，あるいは既発売薬のadd-on多剤療法と最近開発された新抗てんかん薬add-on多剤療法の比較対照治験などに方法論からして満足できる報告はない．そこでバルプロ酸，カルバマゼピン，フェニトインはすべて

同等な抗てんかん作用があり，このうち2剤を併用したときに，その効果が異なる場合は両者の相乗効果であると考えることができる．そのさい，発作抑制には十分な量の薬物を，種類をできるだけ少なくして維持するよう努める．患者の症状が，add-on治療で十分コントロールされたら，前から使用していた薬物を中止するよう心掛ける．

(2) 部分発作の追加投与について

すでに述べたように，カルバマゼピン，バルプロ酸，フェニトインは，いずれも二次性全般発作のある部分発作患者には同等の効果があり，カルバマゼピンは単純部分発作，複雑部分発作をもつ患者にはバルプロ酸より効果的である．

単剤でコントロールできない場合の追加薬物として用いる抗てんかん薬は，カルバマゼピン使用時もフェニトイン使用時も**バルプロ酸**を用いる．

追加薬物のバルプロ酸が副作用で使用できない場合は，フェニトインで代用する．発作がコントロールされたら第一選択薬を中止する．

(3) 全般発作の追加投与について

バルプロ酸で十分な発作コントロールができない場合，欠神発作にはエトスクシミドを上乗せする．ミオクローヌス性発作，脱力発作にはクロナゼパムを，バルプロ酸が副作用のため服用できず，第二選択薬のエトスクシミドでも発作コントロールができない患者では，そのかわりの抗てんかん薬としてクロナゼパムを使用する．

投薬の減量・中止

英国Medical Research Councilの多施設ランダム化試験の結果，てんかん発作が過去2年間起こらなかった成人てんかん患者で，抗てんかん薬を徐々に減量・中断した場合，治療を持続した場合よりも12ヵ月以内の発作再発は有意に多かったと報告されている．

(1) 投薬中止の目安

2年間発作のない場合，服用中止の可能性を考慮して，患者と話し合う．

(2) 服用中止検討時の考慮すべき点

① 患者の就労および車運転の必要性
② 患者の発作に対する嫌悪感と抗てんかん薬治療の長期化に対する感じ方
③ 多剤療法では，一度に2剤あるいはそれ以上を中止してはならない．

(3) 中止の速度

漸減のスピードはまだ十分検討されていない．ガイドラインでは参考までに次のように記載している．

① 2～4週間毎に減量する薬量：カルバマゼピン100 mg，フェニトイン50 mg，バルプロ酸200 mg
② 48週間毎に減量する薬量：クロバザム10 mg，クロナゼパム0.5 mg，エトスクシミド250 mg，フェノバルビタール30 mg，プリミドン125 mg

抗てんかん薬の減量・中止の方法としては，次のような記載もみられる（今日の治療薬2007）．発作消失，脳波の正常化が3年以上持続した場合に，1回量を

表 2.13 治療中止時に発作が再発しやすい患者，しにくい患者

起こりやすい患者：
- 16歳以上の患者
- 一次性あるいは二次性でも全般性強直性間代性発作の病歴をもつ患者
- 2剤以上の多剤の抗てんかん薬を服用している患者
- 治療開始後にも発作があった患者
- ミオクローヌス性発作の既往のある患者
- 中止前年の脳波に何らかの異常がある患者
- 部分発作で，今まで一度も全般化したことがない患者
- 新生児てんかん発作の既往のある患者

発作再発が起こりにくい患者：
- 発作のなかった期間が5年あるいはそれ以上と長い患者
- 発作のなかった期間が3〜5年の患者

1/10ずつ減量し観察する．急がない場合は，1年ごとに減量，数年かけて中止する．急ぐ場合は，3〜4ヵ月毎に減量し，1〜2年かけて中止する．まず，減量した量で1〜2ヵ月使用し，脳波検査で異常がなければその量を維持，これを毎年繰り返す．成長期の小児では，1日量を変えずに継続し，成長に伴い自然減量していることとなる．

しかし，発作の内容により減量の時期や方法は異なる．全般性強直間代発作を再発する可能性のある患者では，慎重な判断が必要である．フェノバルビタール，ベンゾジアゼピン類は減量に伴う発作が多い．予後良好な発作（欠神発作）は，比較的早く中止できる（表2.13）．

血中濃度モニタリング（TDM）

ガイドラインでは，フェニトイン，カルバマゼピン，バルプロ酸のモニタリングについては必要性を推奨している．その目的は，フェニトイン用量の調節，見かけ上難治発作がある患者のコンプライアンスを知るため，薬物中毒の可能性の確認，治療抵抗性患者のコンプライアンスの確認（十分量の服用，フェニトイン用量の決定および中毒症状が疑われる場合），抗てんかん薬を服用し十分な治療域にあることの確認，である．

また，一般に使用されている治療域の意味については，おおよその目安としてのみ使用すべきある．フェニトインは，肝臓での代謝が変動しやすいので定期的にモニタリングの必要があり，バルプロ酸の薬効は必ずしも血中濃度と相関しない．これらは，コンプライアンス，中毒の可能性，服用量の確認診断にのみ有用といえる．また，エトスクシミドの血中濃度は臨床的に有用であるが，成人患者での使用頻度は低い．多剤服用時の相互作用には有用で，カルバマゼピン，フェニトイン，バルビタールには薬物代謝酵素誘導作用があり，バルプロ酸には薬物代謝酵素阻害作用がある．

血中濃度の測定は，血中濃度が平衡状態に達した時期に行う．例えば，カルバマゼピンでは，投与後3〜4日，フェニトインでは4〜5日で平衡状態に達する．

＜てんかん重積症の治療＞

　全般性てんかん重積症は，30分以上けいれんが持続している状態，または断続的にけいれんが30分以上出現し，その間意識が消失している状態をいう．生命の危険を伴う場合もあるので注意を要する．原因としては，多くは怠薬によるが，初発のものは脳変化によるものが多い．

　全般性強直間代発作に発現しやすく，その重積の治療には一般的な救急処置として気道確保，換気，血圧維持，静脈路確保を行い，血液ガス，低血糖の有無などの検査，抗てんかん薬治療中の患者では，その薬物の血中濃度をまず測定する．薬物治療としては，米国ではロラゼパムが第一選択薬であるが，本邦では注射薬がないため，ジアゼパムを使用する．ジアゼパムは10 mgずつ20 mgまで静注で使用する．ジアゼパムで発作が抑制されない場合は，4～5 mg/h，12～24時間持続点滴を行う．そのさい，海馬血流減少に注意が必要である（フルニトラゼパム，ミダゾラムも使用可）．

　通常，ジアゼパムは有効時間が約15分と短く，多くの患者で再発がみられるため，ジアゼパムに次いで長時間有効なフェニトイン15～20 mg/kgを毎分50 mg以下の速度で静注する．フェニトインが無効な場合は，フェニトインの5 mg/kgを2回まで追加投与する．

　重積症が持続する場合，人工呼吸器の適宜使用下にフェノバルビタール100 mgを筋注し，その後2～3回/日筋注後，経口投与に切り換える．

　フェニトイン投与後，40～60分経過しても，発作が止まらない場合は，ペントバルビタールで静脈麻酔し，ハロタン麻酔下に全身管理を行う．

＜各薬物の副作用の特徴＞

① フェノバルビタール：小児，精神障害患者では第一選択薬としない．また，急激な減量で発作を誘発しやすいので減量・中止にあたっては慎重に行う．
② プリミドン：代謝により15～25％フェノバルビタールとなる．したがって，フェノバルビタールとの併用避ける．
③ フェニトイン：血中濃度調節が困難で，眼振が中毒の指標となる．
④ カルバマゼピン：初期に複視，めまいを起こしやすいので少量から投与を開始する．
　特異な副作用として，抗利尿作用による水中毒がある．また，三環構造ためてんかん以外にも適応症を有する．
⑤ エトスクシミド：幻覚・妄想をきたしやすく，消化器症状が強い．
⑥ バルプロ酸：併用時の増量でふらつき，振戦などがでやすい．また，肝障として，2歳以下の乳幼児への投与や多剤併用時にReye症候群類似の病像を呈する重症肝障害が発現する．前駆症状として腹部不快感，食思不振，嘔吐がある．

⑦ トリメタジオン：特異な副作用として羞明がある．催奇形性が最も強く，妊娠可能な女性には禁忌である．
⑧ アセタゾラミド：大量で四肢のしびれ，振戦，食思不振を発現する．長期連用で耐性を生じる
⑨ スルチアム：漸増を原則とする．大量で過呼吸，四肢末端の知覚異常を生じる．
⑩ ゾニサミド：フェニトイン，カルバマゼピンに類似し，漸増を原則とする．尿路結石の発生があり，定期的尿検査が必要である．

＜抗てんかん薬の臨床使用上の注意点＞

フェニトイン

肝でおもに CYP2C9，一部 CYP2C19 で代謝される．飽和現象を示し，定常状態の濃度は投与量に比例しない．定常状態に達するまで3週間（治療濃度範囲で）を要し，増量は少量ずつ，十分な期間をおいて臨床効果を判断する必要がある．剤形による吸収率の相違があるので，原末散剤は錠剤，細粒剤に比し濃度が低い．

カルバマゼピン

CYP3A4 で代謝で代謝され，CYP3A4 の誘導作用がある．肝臓で一部活性代謝産物のエポキシド体（毒性が強く，消失半減期が遅い）となる．単剤服用時はカルバマゼピン血中濃度の 1/10 程度であるが，連続使用時にはそれが治療域濃度でも中毒発現の可能性がある．

他の抗てんかん薬との併用時（フェニトイン，フェノバルビタールなど）は，カルバマゼピンの代謝促進が促進され，血中濃度低下することがある．また，代謝産物エポキシド体が増加し，カルバマゼピンの投薬量を増加したときは中毒発現の危険性がある．

フェノバルビタール

単剤投与では，定常状態の血中濃度は投薬量に比例する．フェニトイン，バルプロ酸との併用では，代謝阻害に基づく血中濃度上昇がみられる．フェニトインとフェノバルビタールの配合錠剤では，錠剤数を増やすと急激な血中濃度上昇が発現し，中毒を引起すことがある．

バルプロ酸

吸収が速やかな通常の製剤と緩徐な徐放性製剤がある．通常の製剤は，吸収が速く，消失半減期は 6〜12 時間と短い．

他の抗てんかん薬との併用（フェニトイン，フェノバルビタール，カルバマゼピン）時は，これらの代謝酵素誘導作用により，血中濃度が 1/3〜1/2 に低下する．

ゾニサミド

その血中濃度は服用量に比例する．他の抗てんかん薬との併用（フェニトイン，フェノバルビタール，カツバマゼピン）では，これらの代謝酵素誘導により血中

濃度が低下する．
エトスクシミド
　CYP3A4で代謝されるので，この代謝酵素にかかわる相互作用に配慮すべきである．

2.7　不安障害（神経症）

＜概念と病態＞

　不安障害（anxiety disorders）とは，DSM-ⅣやICD-10により定義された疾患概念で，不安症状とその回避行動を基本する症状を呈する病態を示し，従来の神経症（neurosis）とよばれていた疾患などを含む神経疾患群の総称である．従来の神経症は，心因性の機能障害により精神的および身体的症状を引き起こした状態で，身体症状は非器質的であり可逆性であると定義されていた．その症状の中核をなすのは不安であり，焦燥感，恐怖，強迫症状などの症状がみられるが，幻覚，妄想などは認められず，身体症状はあくまで心理的要因による自律神経，内分泌系，免疫系などの変調に伴うものと考えられていた．

　しかし最近，多くの疾患が，患者の心理社会的な要因に大きく影響を受けること，神経症の病因としては心理的因子だけではなく，遺伝などの生物学的因子が関与することが判明し，実際にある症状を重視した診断基準が必要となった．そこで，DSM-ⅣやICD-10では，心因性疾患の意味の強い神経症という用語を廃止し，不安障害と名づけたのである．その症状は，不安を中核とするが各疾患により異なる．

　不安の発症機序については，生理・形態学的には，PETやMRIによる研究から，大脳皮質前頭葉や大脳辺縁系各部位の形態異常（萎縮），機能異常などが報告されている．一方，神経伝達物質に関する知見では，ノルアドレナリン（ノルエピネフリン）とドパミンは不安を促進する方向に，γ-アミノ酪酸（GABA）は不安を抑制する方向に作用するが，セロトニンは受容体のサブタイプ，脳部位などの違いにより不安に対して抑制的あるいは促進的に作用することが示唆されている．以上のように不安の発症機序はまだ不明な点が多いが，大脳皮質前頭前野や大脳基底核（扁桃体・海馬）の発症危弱性に心理的・社会環境的要因が加わり，脳内の不安恐怖回路の機能調節異常（過敏状態）を起こしていると推定されている．

＜分　　類＞

　日本においてはまだ従来の神経症が使用されている現状から，表2.14に従来の神経症の各病型とDSM-Ⅳ・ICD-10分類による対応表を示す．

2.7 不安障害（神経症）

表 2.14 病型と DSM-Ⅳ，ICD-10 分類による対応表

神経症の各病型	DSM-Ⅳ	ICD-10
不安神経症	不安障害：全般性不安障害・パニック障害	他の不安障害：パニック障害
恐怖症	不安障害：広場恐怖・特定の恐怖・社会恐怖	恐怖性不安障害：広場恐怖・特定の恐怖・社会恐怖
強迫神経症	不安障害：強迫性障害	強迫性障害
心気症	身体表現性障害：心気症	身体表現性障害：心気障害
ヒステリー	身体表現性障害：転換性障害 解離性障害：解離性健忘症・解離性遁走	解離性障害
離人神経症	解離性障害：離人性障害　解離性同一性障害	他の神経症障害：離人・現実感喪失症候群
抑うつ神経症	気分障害・大うつ病性障害・単一エピソード・気分変調性障害	

　以上に示したように，従来神経症とよばれているものの大部分は DSM の分類においては不安障害のカテゴリーに入れられたが例外もみられる．現在，不安障害の罹患率は，社会不安障害が 5〜10％，全般性不安障害が 3〜5％，パニック障害および強迫性障害ともに 2〜3％とされ，罹患率の低い病気ではない．

全般性不安障害

　さまざまな活動やできごとについて過剰な不安や心配が生じ，この状態がほぼ毎日 6 ヵ月以上持続する病態である．

パニック障害

　パニックとは急に発生する非常に強い一時的な不安で，身体症状を伴う．このパニック発作は各障害で起こる可能性があり，通常各障害の主要な特徴ある状況に応じて生じるが，理由なしに内発的なパニック発作が起こる場合をパニック障害と定義されている．

恐怖性障害

　恐怖症とは，特定の外的状況に対して非現実的な激しい不安や恐怖を生じる病態で広場恐怖，社会恐怖，特定の恐怖症がある．

強迫性障害

　自分でもばかばかしい，変だと思いながらも無意識に繰り返し頭の中にその考え，イメージ，衝動が割り込んでくる（強迫観念）を特徴とし，その強迫観念によって起こる不快感を取り除こうとする（強迫行為）を伴う病態である．

心的外傷後ストレス障害

　耐え難い心の傷となるできごとに直面することによって引き起こされる不安障害で，類似したできごとにより恐怖を惹起する．回避的行為はトラウマ体験の中の特定部分の記憶喪失（健忘）という形で現れる．感情の麻痺，無感情，覚醒反応亢進が生じるとともに抑うつ状態や罪悪感もよくみられる症状である．

表 2.15 抗不安薬一覧

(1) ベンゾジアゼピン系薬物

作用型	力　価	薬　物　名
短期作用型 (6時間以内)	A 高力価群	エチゾラム
	B 低力価群	クロチアゼパム，フルタゾラム
中期作用型 (12〜24時間)	A 高力価群	ロラゼパム，アルプラゾラム フルジアゼパム
	B 中力価群	ブロマゼパム
長期作用型 (24時間以上)	A 高力価群	メキサゾラム
	B 中力価群	ジアゼパム，クロキサゾラム
	C 低力価群	クロルジアゼポキシド，クロラゼプ酸二カリウム，メダゼパム，オキサゾラム
超長期作用型 (90時間以上)	A 高力価群	フルトプラゼパム，ロフラゼプ酸エチル
	B 低力価群	プラゼパム

(2) 非ベンゾジアゼピン系薬物

5-HT$_{1A}$受容体作用薬	クエン酸タンドスピロン
ジフェニールメタン誘導体	ヒドロキシジン

急性ストレス障害

恐ろしいできごと（トラウマ）を体験した後に起こり，本人は頭の中で再体験を繰り返すごとに不安は増大する．体験後から4週間以内に始まり，通常は数日から4週間程度で治まる．

＜診断・治療方針＞

診断は，多くは国際的診断基準であるDSM-ⅣやICD-10に基づいて行われるが，不安障害の種類によってその治療法が異なるため正確な初期診断が重要である．しかしながら，周囲の人々から患者の性格や気持ちの問題として片づけら受診しない例や患者自身が病気であることに気づきながら劣等感や自己否定のため受診しない例が多く，治癒の機会を逸しているあるいは遅らしているのが現状である．

治療には，心理的アプローチとしての精神療法（心理療法）と生理的アプローチとしての薬物療法があるが，これらを併用して行うのが一般的である．

薬物療法に用いられる抗不安薬を表2.15に示す．ベンゾジアゼピン系薬物は，作用発現が速やかで副作用や耐性・依存性も少なく，安全性も高いので繁用されている．近年，登場したセロトニン作動性抗不安薬タンドスピロンは，作用発現は遅いが副作用・依存性がほとんどなく長期投与可能な薬剤として期待されている．また，抗うつ薬のSSRIであるフルボキサミンは強迫性障害や社会不安障害に，パロキセチンは強迫性障害やパニック障害に単独あるいはベンゾジアゼピン系薬物と併用される．

2.8 眼疾患

●緑内障

＜概念と病態生理＞

緑内障は，日本眼科学会が 2003 年に発表した緑内障の診療ガイドラインにおいて，「視神経乳頭，視野の特徴的変化の少なくとも一つを有し，通常，眼圧を十分に下降させることにより視神経障害の改善あるいは進行を阻止し得る眼の機能的構造的異常を特徴とする疾患」と定義されている．

＜分類＞

緑内障の分類としては，眼圧上昇の原因を他に求めることのできない原発緑内障，種々の眼疾患（eye disease），全身疾患や薬物使用などに続発する続発緑内障，胎生期の隅角発育異常による発達緑内障がある．原発緑内障は原発開放隅角緑内障と原発閉塞隅角緑内障に大別される．また，原発開放隅角緑内障のうち，眼圧が正常値の範囲内であっても緑内障と同じ症状を呈するものを正常眼圧緑内障という（表 2.16，図 2.6）．

＜診断＞

緑内障の診断は，問診，眼圧検査，隅角検査などの種々の検査所見を総合的に判断して行われる．

緑内障では，視力の低下や視野異常が生じるが，視野異常は自覚されにくい．したがって，視野異常を自覚した時点では，視神経障害がかなり進行していることが多い．急性緑内障発作などで眼圧が著明に上昇した場合は，眼痛や，吐気や嘔吐を伴った頭痛が発現する．

＜治療＞

薬物療法はおもに眼圧下降を目的として行われる．急性発作の原発閉塞隅角緑内障では，最も即効性で眼圧下降作用の強い高浸透圧薬が使用される．D-マンニトールや濃グリセリンは点滴静注し，イソソルビドは内服する．一方，原発開放隅角緑内障では，房水産生抑制作用または房水流出促進作用をもつ薬物を使用する．房水産生抑制を目的として，β 遮断薬や炭酸脱水酵素阻害薬が使用される．房水流出促進を目的として，プロスタグランジン関連薬，α_1 遮断薬，副交感神経刺激薬が使用される．また，交感神経刺激薬および $\alpha\beta$ 受容体遮断薬は，房水産生抑制作用と流出促進作用を併せもつ（表 2.17）．

現在は，β 遮断薬やプロスタグランジン関連薬が頻用されているが，副作用などのために使用できない場合は，眼圧下降効果と副作用の状況を判断して最も有用な治療薬を個々に決める．

薬物療法で眼圧コントロールが得られない場合はレーザー治療を行い，房水の流出を改善する．薬物治療やレーザー治療によっても十分な眼圧下降が得られない場合は，観血的手術が適応となる．

表 2.16 緑内障の分類

I．原発緑内障（primary glaucoma）
　1．原発開放隅角緑内障（広義）
　　A．原発開放隅角緑内障（primary open-angle glaucoma）
　　B．正常眼圧緑内障（normal-tension glaucoma, normal-pressure glaucoma）
　2．原発閉塞隅角緑内障（primary angle-closure glaucoma）
　　A．原発閉塞隅角緑内障
　　B．プラトー虹彩緑内障
　3．混合型緑内障
II．続発緑内障（secondary glaucoma）
　1．続発開放隅角緑内障
　　A．線維柱帯と前房の間に房水流出抵抗の主座のある続発開放隅角緑内障（secondary open-angle glaucoma：pretrabecular form）
　　　　例：血管新生緑内障，虹彩異色性虹彩毛様体炎による緑内障，前房内上皮増殖による緑内障，など
　　B．線維柱帯に房水流出抵抗の主座のある続発開放隅角緑内障（secondary open-angle glaucoma：trabecular form）
　　　　例：ステロイド緑内障，落屑緑内障，原発アミロイドーシスに伴う緑内障，ぶどう膜炎による緑内障，水晶体に起因する緑内障，外傷による緑内障，硝子体手術後の緑内障，ghost cell glaucoma，白内障手術後の緑内障，角膜移植後の緑内障，眼内異物による緑内障，眼内腫瘍による緑内障，Schwartz 症候群，色素緑内障，色素散布症候群，など
　　C．Schlemm 管より後方に房水流出抵抗の主座のある続発開放隅角緑内障（secondary open-angle glaucoma：posttrabecular form）
　　　　例：眼球突出に伴う緑内障，上大静脈圧亢進による緑内障，など
　　D．房水過分泌による続発開放隅角緑内障（secondary open-angle glaucoma：hypersecretory form）
　2．続発閉塞隅角緑内障
　　A．瞳孔ブロックによる続発閉塞隅角緑内障（secondary angle-closure glaucoma：posterior form with pupillary block）
　　　　例：膨隆水晶体による緑内障，小眼球症に伴う緑内障，虹彩後癒着による緑内障，水晶体脱臼による緑内障，前房内上皮増殖による緑内障，など
　　B．水晶体より後方に存在する組織の前方移動による続発閉塞隅角緑内障（secondary angle-closure glaucoma：posterior form without pupillary block）
　　　　例：悪性緑内障，網膜光凝固後の緑内障，強膜短縮術後の緑内障，眼内腫瘍による緑内障，後部強膜炎・原田病による緑内障，網膜中心静脈閉塞症による緑内障，眼内充填物質による緑内障，大量硝子体出血による緑内障，など
　　C．瞳孔ブロックや水晶体虹彩隔膜の移動によらない隅角癒着による続発閉塞隅角緑内障（secondary angle-closure glaucoma：anterior form）
　　　　例：前房消失あるいは浅前房後の緑内障，ぶどう膜炎による緑内障，角膜移植後の緑内障，血管新生緑内障，ICE 症候群，虹彩分離症に伴う緑内障，など
III．発達緑内障（developmental glaucoma）
　1．早発型発達緑内障
　2．遅発型発達緑内障
　3．他の先天異常を伴う発達緑内障
　　A．無虹彩症
　　B．Sturge-Weber 症候群
　　C．Axenfeld-Rieger 症候群
　　D．Peters' anomaly
　　E．Marfan 症候群
　　F．Weill-Marchesani 症候群
　　G．ホモシスチン尿症
　　H．神経線維腫症
　　I．風疹症候群
　　J．Pierre Robin 症候群
　　K．染色体異常
　　L．第一次硝子体過形成遺残
　　M．先天小角膜
　　N．Lowe 症候群
　　O．Rubinstein-Taybi 症候群
　　P．Hallermann-Streiff 症候群
　　Q．先天ぶどう膜外反
　　R．その他
IV．小児の続発緑内障（secondary glaucomas in childhood）
　　未熟児網膜症による緑内障，網膜芽細胞腫による緑内障，若年性黄色肉芽腫による緑内障，など

〔日本眼科学会雑誌 107 巻 3 号（2002）〕

2.8 眼疾患

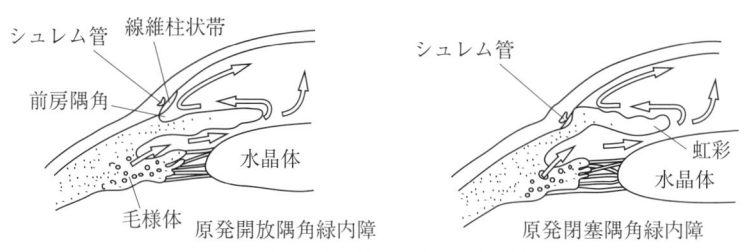

図 2.6 開放隅角緑内障と閉塞隅角緑内障

表 2.17 緑内障治療薬

一般名	作用機構
交感神経刺激薬	
アドレナリン（エピネフリン）	房水産生抑制 房水流出促進（Schlemm 管を介する経路）
ジピベフリン	同上
副交感神経刺激薬	
ピロカルピン	房水流出促進（Schlemm 管を介する経路）
ジスチグミン	同上
α_1遮断薬	
ブナゾシン	房水流出促進（ぶどう膜強膜流出路）
β遮断薬	
チモロール（非選択的β遮断）	房水産生抑制
カルテオロール（非選択的β遮断）	同上
ベフノロール（非選択的β遮断）	同上
ベタキソロール（選択的β_1遮断）	同上
ニプラジロール（$\alpha\beta$遮断薬）	房水産生抑制 房水流出促進（ぶどう膜強膜流出路）
レボブノロール（$\alpha\beta$遮断薬）	同上
プロスタグランジン関連薬	
イソプロピルウノプロストン	房水流出促進（ぶどう膜強膜流出路）
ラタノプロスト	同上
炭酸脱水酵素阻害薬	
アセタゾラミド	房水産生抑制
ドルゾラミド	同上
ブリンゾラミド	同上
高浸透圧薬	
D-マンニトール	硝子体容積の減少
濃グリセリン	同上
イソソルビド	同上

図 2.7 白内障

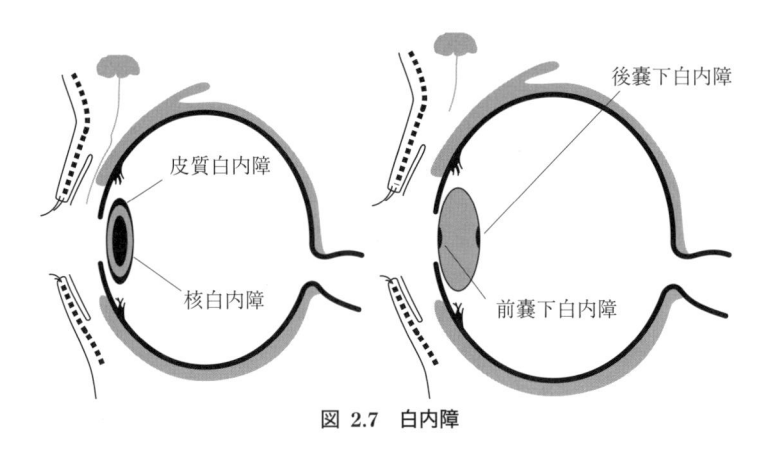

●白内障

＜概念と病態生理＞

白内障は，水晶体を構成するタンパクの変性によって水晶体が混濁する疾患である．

白内障の原因としては，先天性，老人性，外傷性，続発性，代謝性，薬物性などに分けられるが，加齢によって生じる老人性が最も多い．濁る部位によって核白内障，皮質白内障，前囊下白内障，後囊下白内障に分類される（図2.7）．

白内障の有所見率は加齢に伴い増加する．初期混濁は早い例では50歳代から発症し，中等度以上のある程度進行した白内障は70歳代で約半数，80歳以上では70～80％にみられる．女性は男性に比べ罹患率が高い．

白内障発生の代表的な危険因子として，糖尿病，ステロイド薬の投与，喫煙，紫外線などがあげられる．先天性白内障は母親の妊娠初期3ヵ月以内の風疹感染により発生する．

白内障が進行して瞳孔の部分までに混濁が及ぶと視力が低下する．初期の白内障では明るいところでまぶしさを感じる（羞明）ため，物体を見分けにくくなる．

＜治療＞

現在まで，混濁した水晶体を透明化させる薬物は開発されていない．白内障の進行を遅らせる目的で，点眼薬（グルタチオン，ピレノキシン）や内服薬（唾液腺ホルモン，チオプロニン）の投与を考慮するが，これらの薬物の有効性は明確でない．混濁が進行し，日常生活に不自由するようになった場合には手術が行われる．

白内障手術として，現在，超音波水晶体乳化吸引術によって水晶体の核および皮質を吸引除去した後，水晶体囊内に人工眼内レンズを挿入する方法が多く行われている．手術後，水晶体後囊の濁りのため生じる後発白内障に対しては，Nd：YAGレーザー後囊切開術が行われる．

2.8 眼疾患

図 2.8 結膜

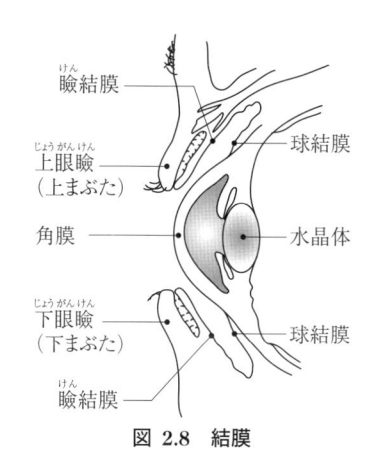

●結膜炎

＜概念と病態生理＞

結膜は外部にさらされているので，外因性刺激を受けやすく，感染やアレルギーによる炎症を起こしやすい（図 2.8）．

結膜炎の原因として，細菌，クラミジア，ウイルスなどによる感染，花粉やハウスダストによる I 型アレルギー反応などがあげられる．

結膜炎のおもな症状は，充血，目脂，異物感などである．瘙掻痒感はアレルギー性結膜炎では強いが，感染性結膜炎では自覚しないことが多い．

細菌性結膜炎

細菌性結膜炎には，ニューキノロン系薬やアミノグリコシド系薬の点眼や眼軟膏が有効である．クラミジア結膜炎では，必要に応じて内服治療を行う．

ウイルス性結膜炎

ウイルス性結膜炎には，流行性角結膜炎（EKC），咽頭結膜熱（PCF），急性出血性結膜炎（AHC）がある．流行性角結膜炎の原因であるアデノウイルス 8，19，37 型は，非常に感染力が強く，おもに手を介した接触によって広がっていく．咽頭結膜熱はアデノウイルス 3，7，11 型などの感染で起こり，咽頭痛や発熱を伴う．夏にプールで感染することからプール熱ともよばれる．急性出血性結膜炎は，エンテロウイルス 70 型やコクサッキーウイルス A24 変異株によって起こる．

ウイルスそのものに直接有効な点眼薬として現在臨床的に使用できるものがないため，治療は対症療法が中心となる．また，ウイルス性結膜炎は，特別な治療をしなくても通常数週間で完治するので，過剰な投薬は慎むべきである．しかし，炎症所見が強く，角膜に炎症および混濁がみられるときはステロイド薬を点眼する．また，アデノウイルス結膜炎にかなりの率で細菌感染の合併が認められることから，マクロライド系やニューキノロン系抗菌薬の点眼を行う．ウイルス性結膜炎は感染力が非常に強いので，手洗いや手指の消毒を徹底させるなどの注意が肝要である．

```
                アレルギー性結膜疾患
                    (ACD)
    ┌──────────┬──────────┼──────────┬──────────┐
アレルギー性結膜炎   アトピー性角結膜炎   春季カタル    巨大乳頭結膜炎
   (AC)           (AKC)          (VKC)       (GPC)
┌──────┴──────┐
季節性アレルギー性結膜炎  通年性アレルギー性結膜炎
   (SAC)              (PAC)
```

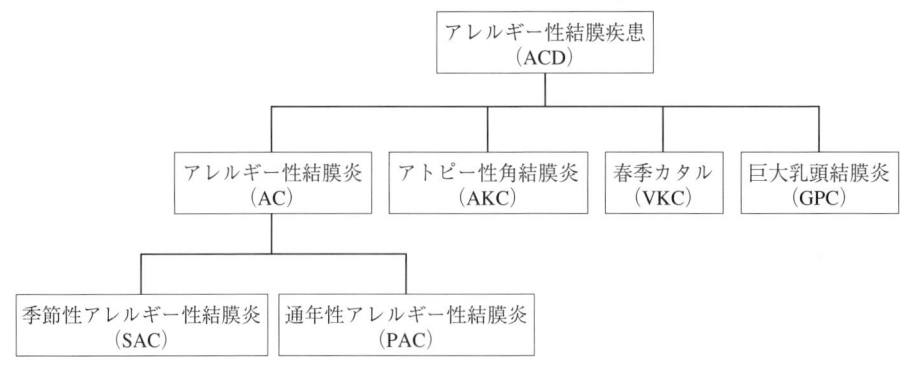

図 2.9 アレルギー性結膜疾患の分類.

アレルギー性結膜疾患は，① 増殖性変化のないアレルギー性結膜炎，② アトピー性皮膚炎に合併して起こる AKC，③ 増殖性変化のある VKC，④ 異物の刺激によって惹き起こされる GPC，に分類される．アレルギー性結膜炎は症状の発現時期により SAC と PAC に細分化される．
〔日本眼科学会：「アレルギー性結膜炎疾患診療ガイドライン」，日本眼科学会雑誌 110 巻 2 号（2005）〕

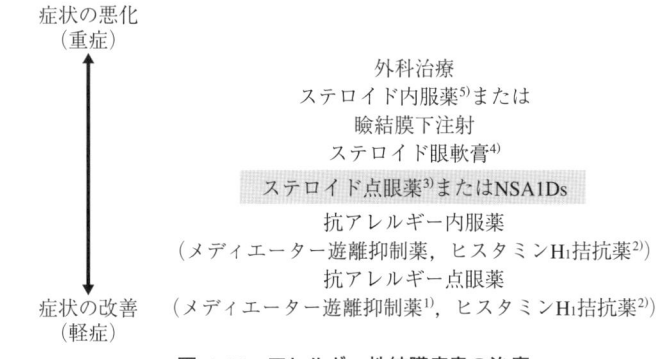

```
症状の悪化
 (重症)
  ↑                外科治療
  │          ステロイド内服薬[5]または
  │              瞼結膜下注射
  │             ステロイド眼軟膏[4]
  │         ステロイド点眼薬[3]またはNSAIDs
  │            抗アレルギー内服薬
  │   （メディエーター遊離抑制薬，ヒスタミンH₁拮抗薬[2]）
  │            抗アレルギー点眼薬
  ↓   （メディエーター遊離抑制薬[1]，ヒスタミンH₁拮抗薬[2]）
症状の改善
 (軽症)
```

図 2.10 アレルギー性結膜疾患の治療
1）第一選択，2）鼻症状や痒感が強い場合，
3）ステロイド点眼薬は低力価のものから使用，
4）眼瞼保湿や夜間就眠時の効果を期待，5）ステロイド内服薬は 2 週間程度を目安とする
〔日本眼科学会：「アレルギー性結膜炎疾患診療ガイドライン」，日本眼科学会雑誌 110 巻 2 号（2005）〕

アレルギー性結膜炎

I 型アレルギー反応が関与する結膜の炎症性疾患は，アレルギー性結膜疾患と称され，アレルギー性結膜炎，アトピー性角結膜炎，春季カタルおよび巨大乳頭結膜炎が含まれる（図 2.9）．

アレルギー性結膜疾患では，アレルゲンが明確な場合は，できるだけそれを避けることで症状が軽減する．薬物治療における第一選択薬はメディエーター遊離抑制薬であるが，鼻症状や瘙痒感が強い場合は抗ヒスタミン薬を使用する．重症例ではステロイド点眼薬が必要となるが，眼圧上昇（緑内障）や白内障を引き起こしたり，感染症のリスクが高まるため，使用期間をなるべく短くする．さらに，症状がコントロールできない難治性重症アレルギー性結膜疾患（アトピー性角結膜炎や春季カタル）に対しては，免疫抑制薬の点眼，ステロイドの内服または瞼結膜下注射，そして，即効性のある乳頭切除術などの外科的治療も検討する（図

2.10).

2.9 メニエール病，めまい，片頭痛，ナルコレプシー

●メニエール病，めまい

＜概念とその病態生理＞

メニエール病（Meniere disease）は，耳鳴りや難聴などの蝸牛症状を伴う発作性のめまいを反復する内耳性のめまい疾患である．めまいは回転性であることが多く，一般的には十数分から数時間持続する．発作時には，悪心，嘔吐，冷汗，頻脈などの自律神経症状を伴うことが多い．難聴は低音障害型であり，めまいに連動して変動するが発作後には軽快する．しかし，発作を繰り返すうちに全周波数にわたって聴力が悪化し不可逆となることがある．メニエール病の本体は内リンパ水腫と考えられているが，内リンパ水腫が発症する原因は不明である．

発作期は心身の安静を保ち，制吐薬のジフェンヒドラミン，ペルフェナジン，クロルプロマジンの投与や低分子デキストランLや7%重曹液の点滴静注を行う．

発作後はめまい発作を予防し，発作の間隔を延長させる対策を講じる．慢性期の不定愁訴には，抗ヒスタミン薬のジメンヒドリナート，抗めまい薬のベタヒスチンやジフェニドール，抗不安薬などを使用する．内リンパ水腫には，内リンパ圧低下作用のある浸透圧利尿薬のイソソルビドが有効である．めまいが治まってもすぐに投薬を中止せず，抗不安薬，制吐薬と循環改善薬などの頓用薬を常時携帯させ，耳閉感，耳鳴りなどの前駆症状があれば早めに内服する．メニエール病のめまい発作は，精神的緊張の持続，過労，睡眠不足などが誘因となる場合が多いので，これらをできるだけ避けるようライフスタイルを見直すことも重要である．以上のような治療にもかかわらずめまい発作がコントロールできない場合には，内リンパ嚢解放術，前庭神経切断術，迷路破壊術などの手術療法を考慮する．

その他，めまいを起こすおもな疾患として，良性発作性頭位めまい症，前庭神経炎，突発性難聴がある．

良性発作性頭位めまい症

特定の頭の位置の変化によって起こる回転性のめまいである．就寝時，起床時，寝返りにより出現し，めまいの持続時間は数十秒程度で，耳鳴りや難聴などの蝸牛症状は伴わない．頭の位置や直線加速の感知に関与している耳石が卵形嚢から三半規管に迷入することによって生じると考えられている．Epley法（頭の運動によって耳石の位置をもとに戻す）が効果を示す．

前庭神経炎

前庭神経炎では，激しい回転性のめまいが数日から数週間続く．上気道感染に引き続くことが多く，ウイルス感染が原因と考えられている．発作時の治療はメニエール病と同じであるが，何もしなくとも自然に治癒していく．

表 2.18　国際頭痛分類第 2 版（ICHD-Ⅱ）による片頭痛の分類

1　前兆のない片頭痛（Migraine without aura）
2　前兆のある片頭痛（Migraine with aura）
　2.1　典型的前兆に片頭痛を伴うもの（Typical aura with migraine headache）
　2.2　典型的前兆に非片頭痛様の頭痛を伴うもの（Typical aura with non-migraine headache）
　2.3　典型的前兆のみで頭痛を伴わないもの（Typical aura without headache）
　2.4　家族性片麻痺性片頭痛（Familial hemiplegic migraine：FHM）
　2.5　孤発性片麻痺性片頭痛（Sporadic hemiplegic migraine）
　2.6　脳底型片頭痛（Basilar-type migraine）
3　小児周期性症候群（片頭痛に移行することが多いもの）（Childhood periodic syndromes that are commonly precursors of migraine）
　3.1　周期性嘔吐症（Cyclical vomiting）
　3.2　腹部片頭痛（Abdominal migraine）
　3.3　小児良性発作性めまい（Benign paroxysmal vertigo of childhood）
4　網膜片頭痛（Retinal migraine）
5　片頭痛の合併症（Complications of migraine）
　5.1　慢性片頭痛（Chronic migraine）
　5.2　片頭痛発作重積（Status migrainosus）
　5.3　遷延性前兆で脳梗塞を伴わないもの（Persistent aura without infarction）
　5.4　片頭痛性脳梗塞（Migrainous infarction）
　5.5　片頭痛により誘発されるけいれん（Migraine-triggered seizure）
6　片頭痛の疑い（Probable migraine）
　6.1　前兆のない片頭痛の疑い（Probable migraine without aura）
　6.2　前兆のある片頭痛の疑い（Probable migraine with aura）
　6.5　慢性片頭痛の疑い（Probable chronic migraine）

突発性難聴

　特別な原因がなく突然発症する一側性の難聴で，発作は 1 回のみである．突発性難聴の約半数がめまいを伴う．特定の治療法はないが，血管拡張剤，代謝賦活剤，ビタミン剤，副腎皮質ホルモン剤のなどを用いた薬物療法のほか，高気圧酸素療法，星状神経節ブロックが行われる．

●片 頭 痛

＜概念と病態生理＞

　片頭痛（migraine）は，片側性，拍動性の頭痛発作を長年にわたり繰り返すのが特徴で，日本人の約 8％が罹患している．有病率は女性が高く，男性の約 4 倍である．また，家計内発症例が高いことから，発症における遺伝因子の存在が示唆されている．頭痛発作時は，中等度〜高度の痛みが 4〜72 時間持続し，悪心・嘔吐や光・音過敏を伴うことが多い．

　片頭痛の病態生理は解明されていないが，セロトニンや CGRP（calcitonin gene-related peptide）が重要な役割を担っていると考えられている．特に，近年のトリプタン系薬剤（5-HT 1B/1D 受容体刺激薬）の開発により，片頭痛とセロトニン受容体との関連が重要視されている．

　現在，片頭痛の分類と診断は，国際頭痛分類第 2 版（International Classification of Headache Disorders 2nd Edition（ICHD-Ⅱ））に準拠して行われる（表 2.18）．

表 2.19 片頭痛の急性期治療

Group 1 (確実な有効性)	Group 2 (ほぼ確実)	Group 3 (不確実)	Group 4 (無効)	Group 5 (不明)
特異的治療 スマトリプタン（皮下注，点鼻，経口） ゾルミトリプタン（経口・口腔内速溶錠） エレトリプタン（経口）	クロルプロマジ（静注） ジクロフェナク（経口） メトクロプラミ（静注） ナプロキセン（経口） プロクロルペラジ（筋注，坐薬）	エルゴタミン（経口） エルゴタミン＋カフェイン（経口） メトクロプラミド（筋注，坐薬） クロルプロマジン（筋注） アセトアミノフェン（経口）		デキサメタゾン（静注） ヒドロコルチゾン（静注）
非特異的治療 アセトアミノフェン＋アスピリン＋カフェイン（経口） アスピリン（経口） イブプロフェン（経口） ナプロキセンナトリウム（経口） プロクロルペラジン（静注）				

日本神経学会（2007）：http://www.neurology-jp.org/guideline/headache/1-01bl.html（表 7）

　片頭痛を完治させることは困難であるが，薬物療法により片頭痛発作の治療と予防が可能である．

　片頭痛発作の治療は，重症度に応じた層別治療が推奨される．すなわち，軽症例ではアスピリンなどの NSAIDs，中等度以上の片頭痛発作ではトリプタン系薬剤がすすめられる．エルゴタミン／カフェイン製剤は，トリプタン系薬剤が無効な患者や，発作初期に用いて満足な効果が得られている患者に使用される．頭痛に伴う悪心・嘔吐には，メトクロプラミなどの制吐薬が有効であり，発作治療薬と併用される（表 2.19）．

　急性期治療のみでは不十分な場合には予防療法を行う．予防療法の目的は，1) 頭痛発作の軽減（発作頻度の減少，頭痛の程度の軽減，持続時間の短縮）2) 急性期治療の反応の改善，3) 日常生活への影響を最小限にして活動性を改善することにある．片頭痛予防薬として，カルシウム拮抗薬，β遮断薬，エルゴタミン，抗てんかん薬，抗うつ薬，NSAIDs などが使用される．

　本邦で片頭痛治療薬として健保適用が認められているものは，ロメリジン，ジヒドロエルゴタミン，ジメトチアジンなどに限られている．

●ナルコレプシー

＜概要と病態生理＞

　ナルコレプシー（narcolepsy）は睡眠障害の一つで，日中反復する居眠り（睡眠発作）がほとんど毎日，3 ヵ月以上持続する．また，強い情動によって誘発される姿勢筋の両側性の突然の緊張低下（情動脱力発作）を生じる．その他，入眠時幻覚や睡眠麻痺がみられることもある．10 歳代で発症することが多く，14〜16

歳にピークを示す．わが国での有病率は0.16〜0.18％と推定されている．病院は解明されていないが，日本人のナルコレプシー患者では，HLA（ヒト主要組織適合抗原）のDR2とDQ1がほぼ全例で陽性を示す．また最近では，視床下部から分泌されるオレキシンの低下がナルコレプシーの発症に関係していることが指摘されている．

睡眠発作，情動脱力発作，入眠時幻覚，睡眠麻痺が四大症状である．

睡眠発作では通常10〜20分くらい眠り，爽やかに目覚めるが，また2〜3時間後には眠気が襲ってくる．襲ってくる眠気は非常に強く，会話中，食事中，歩行中，運転中など時と場所に関係なく突然生じるため，日常生活に支障をきたすことが多い．

情動脱力発作では，笑う，興奮する，怒るなど感情の動きによって姿勢筋が両側性に突然脱力する．このため，首や膝の力が抜けたり，倒れてしまうこともある．発作中でも意識は明瞭で，呼吸困難は生じない．

入眠時幻覚は，入眠直後に起こる強い現実感のある幻覚で，不安や恐怖を伴う．睡眠麻痺は，意識はあるが全身の脱力により体が自由に動かない状態で，一般的に金縛りとよばれている．

睡眠ポリグラフィーでは睡眠潜時の短縮（平均10分以下）と入眠期レム睡眠（sleep-onset REM period：SOREMP）が出現することが特徴的である．入眠期レム睡眠期に入眠時幻覚や睡眠麻痺を引き起こしやすい．その他の症状として，夜間熟眠困難，自動症，複視，頭痛，頭重などが現れることがある．

ナルコレプシーの治療では，まず夜間の睡眠を十分とることが重要である．また，規則正しい昼寝の習慣を身につけることも症状の改善につながる．

薬物療法としては，日中の居眠りに対しては，精神賦活剤のメチルフェニデートやペモリンを使用する．このさい，夜間の睡眠を妨げないように朝と昼に服用することが原則である．情動脱力発作，入眠時幻覚，睡眠麻痺に対してはクロミプラミンなどの三環系坑うつ薬が有効である．夜間の熟眠困難にはブロチゾラムなどのベンゾジアゼピン系薬物が用いられる．

2.10 重症筋無力症，進行性筋ジストロフィー

●重症筋無力症

＜概念と病態生理＞

重症筋無力症は（myasthenia gravis），神経筋接合部の筋肉側に存在するアセチルコリンレセプター（AChR）に対する自己抗体により神経筋伝達が障害される自己免疫疾患である．胸腺異常と密接な関連があり，約8割の患者で何らかの胸腺異常があり，胸腺腫が20〜30％の症例にみられる．1987年の全国調査では，本症の有病率は人口10万人当たり5.1人である．男女別では，女性は男性の約2倍である．重症筋無力症の分類にはOssermanの分類（表2.20）がよく用いら

表 2.20 Osserman 分類

Ⅰ型：眼筋型（ocular form），眼瞼下垂，複視のみ（眼輪筋には筋力低下がみられることがある）
ⅡA型：軽症全身型（mild generalized），球筋，または四肢筋の易疲労性を伴う，抗コリンエステラーゼ薬によく反応
ⅡB型：中等全身型（moderate generalized），ⅡA型より重症で抗コリンエステラーゼ薬に対する反応は不十分，しかし，クリーゼには至っていない．
Ⅲ型：急性劇症型（acute fulminating），急性に全身症状進行，呼吸困難，クリーゼを伴う
Ⅳ型：晩期重症型（late sebere），Ⅰ型またはⅡ型で発症し，2年以内にⅢ型にいたるもの

れており，症状が眼筋障害に限局した眼筋型と，全身の筋に脱力をきたす全身型に大別される．

重症筋無力症の診断は，易疲労性，眼瞼下垂，複視などの特徴的な自覚症状や，エドロホニウム（テンシロン）試験陽性，反復誘発筋電図（Harvey-Masland 試験）での漸減現象（waning），血中抗 AChR 抗体陽性といった検査所見から，比較的容易なことが多い．しかし，患者全体の 10〜15％は抗 AChR 抗体が陰性であり，この場合は他の疾患の可能性を注意して除外しなければならない．

運動の反復により骨格筋の筋力が著明に低下するが（易疲労性），しばらく休息すると回復するのが特徴である．筋無力症状は日内変動があり，朝方は軽く夕方に悪化する．ほとんどの患者に眼筋の障害が現れ，眼瞼下垂や眼球運動障害による複視を訴える．ほかに，顔面・咀嚼・咽頭・舌・喉頭・頸部・四肢近位筋が侵されやすく，咀嚼・嚥下障害，構音障害，頭部挙上困難，上肢挙上困難，歩行困難などの症状を呈する．急性増悪のクリーゼでは，全身の筋力低下や呼吸不全をきたす．

成人の全身型では胸腺腫の有無にかかわらず，なるべく早期に胸腺摘除術を行う．術後は症状の改善までに数ヵ月〜数年を要するため，その間の症状の改善に，血液浄化療法，ステロイド薬，免疫抑制薬を用いる．小児では，胸腺摘除により発育阻害や免疫機能異常を生じることが懸念されるため，11歳以下の発症例ではコリンエステラーゼ阻害薬や免疫抑制薬でようすをみる．

眼筋型ではコリンエステラーゼ阻害薬とステロイド薬を中心に治療を行う．ステロイド薬を含む免疫抑制薬に抵抗性を示す例や全身型への進展例では胸腺摘除術を考慮する．

クリーゼには，筋無力症が悪化した筋無力症クリーゼと抗コリンエステラーゼ薬過剰によるコリン作動性クリーゼがある．臨床的に両者の判別は難しいが，治療方針に違いはない．すなわち，どちらも呼吸管理が最も重要で，発症早期に気管内挿管・人工呼吸器管理を施行する必要がある．

●進行性筋ジストロフィー

＜概念と病態生理＞

進行性筋ジストロフィー（progressive muscular dystrophy）は，「筋線維の変性・壊死を主病変とし，進行性の筋力低下をみる遺伝性疾患である」と定義されてい

表 2.21 筋ジストロフィーの分類

疾病・表現型	遺伝形式	遺伝子座	遺伝子産物
性染色体劣性遺伝型			
デュシェンヌ型	X染色体・劣性	Xp21.2	dystrophin
ベッカー型	X染色体・劣性	Xp21.2	dystrophin
先天性筋ジストロフィー			
福山型	常染色体・劣性	9p31	fukutin
メロシン欠損症	常染色体・劣性	6q22-q23	laminin α2（merosin）
インテグリン欠損症	常染色体・劣性	12q13	integrin α7
ウォーカーワールブルグ症候群	常染色体・劣性	9q34.1	protein O-mannosyltransferase 1（POMT1）
筋・眼・脳（MEB）病	常染色体・劣性	1p34-p33	protein O-mannose beta-1, 2-N-acetylglucosaminyltransferase（POMGnT1）
肢帯型筋ジストロフィー			
LGMD1A	常染色体・優性	5q31	myotilin
LGMD1B	常染色体・優性	1q11-q21	lamin A/C
LGMD1C	常染色体・優性	3p25	caveolin-3
LGMD1D	常染色体・優性	7q	
LGMD1E	常染色体・優性	6q23	
LGMD1F	常染色体・優性	7q32.1-q32.2	
LGMD1G	常染色体・優性	4q21	
LGMD2A	常染色体・劣性	15q15.1-q21.1	calpain-3
LGMD2B	常染色体・劣性	2p13.3-p13.1	dysferlin
LGMD2C	常染色体・劣性	13q12	γ-sarcoglycan
LGMD2D	常染色体・劣性	17q12-q21.33	α-sarcoglycan
LGMD2E	常染色体・劣性	4q12	β-sarcoglycan
LGMD2F	常染色体・劣性	5q33	δ-sarcoglycan
LGMD2G	常染色体・劣性	17q12	telethonin
LGMD2H	常染色体・劣性	9q31-q34.1	tripartite motif-containing protein-32（TRIM32）
LGMD2I	常染色体・劣性	19q13.3	fukutin-related protein（FKRP）
LGMD2J	常染色体・劣性	2q24.3	titin
LGMD2K	常染色体・劣性	9q34.1	protein O-mannosyltransferase 1（POMT1）
三好型遠位型	常染色体・劣性	2p13.3-p13.1	dysferlin
顔面肩甲上腕型	常染色体・優性	4q35	

る．現在，表現型や遺伝形式によって（表 2.21）のように分類されているが，この中で最も頻度が高く，また症状が重く経過も悪いのがデュシェンヌ型（Duchenne muscular dystrophy：DMD）である．DMDではジストロフィン遺伝子に異常があり，ジストロフィンタンパク質が完全に欠損している．ジストロフィンタンパク質は筋細胞の細胞膜の支持・安定に関わっているため，DMDではこのタンパク

質の欠損によって細胞膜が不安定になり，結果的に筋細胞の壊死・萎縮が引き起こされると考えられている．ジストロフィン遺伝子は X 染色体短腕上にコードされているため，伴性劣性遺伝形式をとり，通常男性のみに発病する．

　DMD の診断は，臨床症状，診察所見，経過，家族歴のほか，血液検査，筋電図検査，筋生検などを総合してなされる．血液検査所見では CK，GOT，GPT，LDH，アルドラーゼなどが高値を示す．特に CK は重要で，初期に著しい高値を示すが，病状が進行して筋肉量が減少すると低下していく．筋電図では低振幅波，持続の短い波形を示し，弱収縮時でも容易に低振幅波，干渉波がみられる．CT 検査では筋萎縮，筋組織内への脂肪浸潤，障害筋の所見が認められる．筋生検により特徴的な病理学的所見に加え筋細胞膜のジストロフィンの状態をみれば確定診断がつけられる．

　DMD は，2～5 歳で易転倒，動揺性歩行（歩行時に腹を突き出し，腰を振るようにして歩く），階段昇降困難等で発症する．腓腹部は正常よりも肥大するが，これは脂肪組織の浸潤によるもので，実際の筋力は低下しているので仮性肥大とよばれる．腰帯部および近位筋の筋力低下（脱力）のため，床から起きるとき，まず臀部を高くあげ，次に両大腿部に左右の手をついて，それを支えにして起立するといった登はん性起立を示す．10 歳前後で歩行不能となり車椅子生活となる．この頃から，関節拘縮，脊柱側弯症が急速に進行する．その後，肋間筋の脱力や筋萎縮，心筋の障害などから呼吸機能や心機能が低下するため，自然経過では 20 歳前後で呼吸不全や心不全などで死亡する．しかし近年は，人工呼吸器などの医療技術の進歩によって延命が図られるようになり，40 歳頃まで生存する例も増えている．

　現在のところ DMD の根本的治療法は存在しない．身体機能の低下を遅らせるため，リハビリテーションや薬物療法を行う．薬物療法では現在，プレドニゾロンが病状進行の抑制や筋力の増強に一定の効果を示している．心不全には ACE 阻害薬，利尿薬，強心薬，β 遮断薬などを使用する．呼吸不全をみるようになった場合には，鼻マスクによる人工呼吸器治療が行われる．

演習問題

問1　脳梗塞の治療に関する記述のうち，正しいものの組合せはどれか．
　　a　脳梗塞急性期には，アルテプラーゼは静注で発症 24 時間以内に用いる．
　　b　急性期に用いられるエダラボンは，血流が停止した梗塞部の神経細胞救命が主たる目的である．
　　c　急性期の脳浮腫に用いられる D-マンニトールは，急性頭蓋内出血による浮腫にも適応がある．
　　d　慢性期の血栓性脳梗塞の再発予防には，アスピリンの低用量製剤が用いられる．

e 脳塞栓症慢性期の再発予防には，ワーファリンが用いられる．
1 (a, b)　　2 (a, c)　　3 (b, d)　　4 (b, e)　　5 (c, e)
6 (d, e)

問2　統合失調症の病態と治療に関する記述のうち，正しいものの組合せはどれか．
a 急性期は陽性症状が主体であり，まず単剤で1〜2週間投与した結果で，他薬への変更を判断する．
b 安定期の投薬量は，遅発性ジスキネジアなどの副作用発生を考慮して，必要最小限とする．
c ハロペリドールは急性症状に有効な薬物で，錐体外路症状の発現は少ない．
d オランザピンは陰性症状にも有効であるが，糖尿病患者への投与は血糖値を上昇させることがあるので禁忌となる．
e 抗精神病薬により発現するパーキンソン症候群の治療には，レボドパとカルビドパの併用療法が有効である．
1 (a, b, c)　　2 (a, b, d)　　3 (a, d, e)　　4 (b, c, d)
5 (c, d, e)

問3　気分障害の治療に関する記述のうち，正しいものの組合せはどれか．
a 大うつ病（うつ病）には炭酸リチウムが第一選択薬となる．
b 双極性障害（躁うつ病）を三環系抗うつ薬で治療を開始する場合は，躁転に注意する必要がある．
c パロキセチンでは，脳内のセロトニン過剰に基づくセロトニン症候群が発現することがある．
d 炭酸リチウムは，腎障害例，減塩療法中の高血圧患者にも用いることができる薬剤である．
e 炭酸リチウムの効果発現までには時間がかかるため，速効性が必要な重症例にはカルバマゼピンが有効である．
1 (a, b, c)　　2 (a, c, e)　　3 (b, c, d)　　4 (b, c, e)
5 (c, d, e)

問4, 5　下記の症例の臨床経過を読んで，問に答えよ．
＜症例＞
55歳の女性．右上肢による日常動作が徐々に緩慢になり，安静時及び動作時の右上下肢のふるえ，書字障害が認められ，また歩行時の歩幅が小さくなってきた．この頃から右上肢の脱力感と動作緩慢に加えて腰痛を自覚し，近医の整形外科を受診したが，異常は指摘されなかった．その後2ヵ月程で左上肢さらには左下肢にも動作緩慢を認めたので神経内科を受診した．検査の結果，神経学的所見として仮面様顔貌，四肢に筋固縮，右上下肢に安静時振戦など認められ，Hoehn&Yahr重症度分類のIII度に相当と診断され，次の薬物が処方された．

<処方>
塩酸タリペキソール錠（0.4 mg）　　1T　1日1回　夕食後服用
ドンペリドン錠（5 mg）　　　　　　3T　1日3回　毎食前服用

問4　塩酸タリペキソールの処方に関する記述のうち，正しいものの組合せはどれか．
　a　この症例は，進行期パーキンソン病である．
　b　タリペキソールは，この症例が比較的若年の初発例であるために選択された．
　c　服用期間は，症状の改善が見られれば中止してよい．
　d　症状改善が不十分であれば，レボドパ・カルビドパ合剤を追加併用する．
　e　乳汁分泌を抑制するので，授乳期の婦人には投与しないことが望ましい．
　　1　(a, b, c)　　2　(a, b, d)　　3　(a, b, e)　　4　(b, c, d)
　　5　(b, d, e)

問5　日常生活に支障がなくなり，外来で経過観察することになったこの症例に関する記述のうち，正しいものの組合せはどれか．
　a　治療薬を減量または中止する場合は，漸減を原則とする．
　b　レボドパ・カルビドパ合剤を長期使用するとジスキネジアを発現することがある．
　c　ジスキネジアを発現した症例では，レボドパ・カルビドパ合剤を増量して対処する．
　d　レボドパ・カルビドパ合剤の薬効が減弱・不安定にてなってきた場合は，MAO_B阻害薬などの作用機序の異なる治療薬を追加投与する．
　e　初期に投与したドンペリドンは，治療薬による幻覚・妄想などの精神症状の改善のためであり併用薬として長期使用する必要がある．
　　1　(a, b, c)　　2　(a, b, d)　　3　(a, b, e)　　4　(b, c, d)
　　5　(b, d, e)

問6　進行期パーキンソン病の治療に関する記述のうち，正しいものの組合せはどれか．
　a　ジスキネジアを伴わない wearing off, on−off 現象が出現した場合は，レボドパの1回量を減量し，頻回投与を行う．
　b　レボドパの投薬中にも関わらずジスキネジアが発現した場合は，MAO_B阻害薬の追加投与を行う．
　c　レボドパの効果が消失する no-on 現象，効果発現が遅れる delayed on 現象は，レボドパの消化管吸収障害が考えられる．
　d　進行期パーキンソン病の治療においてレボドパによる不随意運動の出現は，ドパミン神経変性によるドパミン受容体の過感受性が背景に存在すると考えられる．

1 (a, b)　　2 (a, d)　　3 (b, c)　　4 (b, d)　　5 (c, d)

問7　てんかんの薬物療法に関する記述のうち，正しいものの組合せはどれか．
- a　薬効不足など薬剤変更が必要な場合は，使用していた薬剤を直ちに中止して変更薬剤に切りかえる．
- b　薬剤選択は発作型に応じて行い，部分発作にはカルバマゼピン，全般発作にはバルプロ酸が第一選択薬として推奨されている．
- c　抗てんかん薬は有害作用が多いので単剤投与が原則である．
- d　フェニトインの定常状態では，肝薬物代謝酵素に対する飽和現象のため，服用量から予測される血中濃度以上に血中濃度が増加することがある．
- e　フェノバルビタールと異なりフェニトイン，カルバマゼピンには肝薬物代謝酵素誘導作用はない．

1 (a, b, c)　　2 (a, d, e)　　3 (b, c, d)　　4 (b, d, e)
5 (c, d, e)

問8　眼科来院患者（男性70歳）の処方に関する記述の正誤について，正しい組合せはどれか．

処方　1）0.25％マレイン酸チモロール点眼液　5 mL
　　　　　　　　1回1滴　1日2回点眼
　　　2）アセタゾラミド（250 mg）2錠
　　　　　　　　1日2回　朝・昼食後服用　14日分

- a　緑内障治療のための処方である．
- b　マレイン酸チモロール点眼液は，気管支喘息患者には禁忌である．
- c　アセタゾラミドは炭酸脱水酵素阻害薬であり，房水の産生を抑制し眼圧を低下させる．
- d　アセタゾラミドを朝・昼食後服用するのは，夜間の排尿回数の増加を避けるためである．

	a	b	c	d
1	正	正	正	正
2	正	正	正	誤
3	正	正	誤	正
4	正	誤	正	正
5	誤	正	正	正

問9　めまいに関する次の記述のうち，正しいものの組合せはどれか．
- a　脳の平衡中枢や内耳の前庭からなる平衡維持機構に障害があると，自覚症状としてめまいがおこる．
- b　血管拡張薬であるニコチン酸製剤は，末梢性めまいに有効である．
- c　メニエール病は，中枢性のめまいの約10％を占る．
- d　アミノグリコシド系抗生物質により，内耳障害に起因するめまいや平衡障害が起こることがある．

1 (a, b)　　2 (a, c)　　3 (a, d)　　4 (b, c)　　5 (b, d)
6 (c, d)

3 循環器疾患

【総　論】
　循環器疾患とは心臓および血管系の疾患である．欧米における cardiovascular disease である．脳卒中も血管疾患に含まれるが，神経症状を呈し，神経学的な診断を必要とするので神経内科領域に含める．循環器疾患としては心臓のポンプ機能が不調となった心不全，心臓の拍動リズム発生の異常と刺激伝導障害である不整脈，心筋が酸素不足に陥った虚血性心疾患（狭心症と心筋梗塞）が3大心疾患である（図3.1）．それに高血圧および低血圧を含めた血圧異常が循環器疾患といえる．さらに血管の疾患というべき深部静脈血栓症と大動脈瘤について解説する．心・血管系の基礎的事項を表3.1に示す．

3.1　心不全

　心不全（cardiac failure：CF）はうっ血性心不全（congestive heart failure：CHF）ともよばれる．

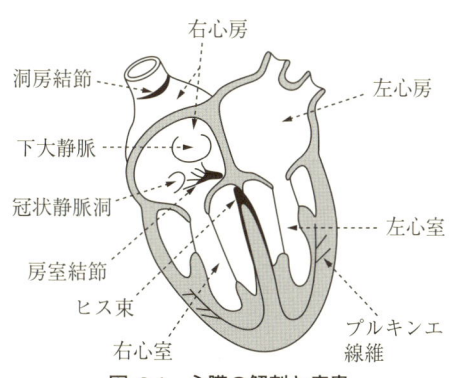

図 3.1　心臓の解剖と疾患
刺激・伝導系の乱れ：不整脈
心筋虚血：狭心症，心筋梗塞
収縮力の低下：心不全

表 3.1　心・血管系の基礎的事項

1．心拍数………60〜100/min
2．1回拍出量…50〜60 mL
3．心拍出量……心拍数×1回拍出量 ≒ 4〜5 L/min
4．心係数………心拍出量/体表面積（m^3）≒ 3.5 L/min/m^3
5．冠循環量……250 mL/min（心拍出量の約5%は冠動脈に入る．冠動脈の血液は拡張期に流れる．また冠循環は脳循環と類似し，自己調節能 autoregulation が働く）
6．心筋酸素消費量：心臓は冠動脈より心拍出量の約5%を受けるが，心筋の酸素消費量は，体全体の酸素消費量の約10%を占める．したがって，冠循環の動静脈 O_2 較差は，他の臓器循環に比して大きいといえる．なお，心筋酸素消費量は，心拍数，心収縮期血圧，左室容積，心収縮性の4大因子により規定される．

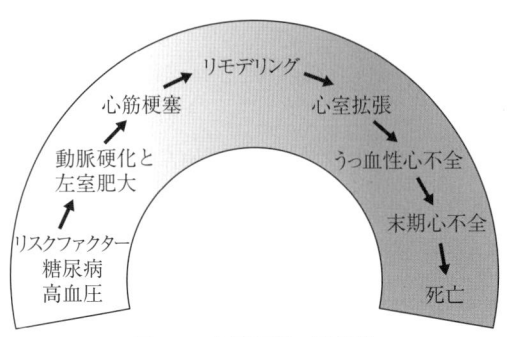

図 3.2　危険因子の連続性

＜概　　念＞

　心臓のポンプ機能的が不調となり血液循環が維持できなくなった状態．圧負荷（前負荷，後負荷）に対して，心臓は心筋肥大により代償しようとするが，代償しきれない状態に陥ると心不全をきたす．また水貯留が Na 貯留より大きく，希釈性の低 Na 血症がみられる．心不全は慢性心不全と急性心不全に分類される．リスクファクターとしては，生活習慣病である糖尿病，高血圧，高脂血症があり，病状が進展するとその代償機構であるリモデリング（心筋肥大と線維化）を経て心不全症状を発生し最終的には死に至る（図3.2）．1年死亡率は NYHA II〜III 度で15〜30%と報告され，きわめて予後が不良の疾患である．

＜症　　候＞

　臓器や組織にうっ血や浮腫が生じ，その結果症状により疲労感，動悸，呼吸困難，狭心痛などを覚える．

＜病態生理と分類＞

　右心不全：全身，とくに末梢にうっ血がみられる（右心不全の多くは左心不全

表 3.2　心不全と関係する神経内分泌因子（基準値）

ノルアドレナリン（100〜400 pg/mL）
レニン活性値（0.5〜3.0 ng/mL/hr）
アンギオテンシンⅡ（10 pg/mL 以下）
アルドステロン（30〜200 pg/mL）
バソプレシン（0.5〜2.0 pg/mL）
心房性（A 型）ナトリウム利尿ペプチド（ANP：43 pg/mL 以下）
脳性（B 型）ナトリウム利尿ペプチド（BNP：18.4 pg/mL 以下）
エンドセリン-1（2.3 pg/mL 以下）
アドレノメデュリン（10 fmol/mL 以下）
TNF-α（3.0 pg/mL 以下）
IL-6（2.0 pg/mL 以下）

に続発する）．

　左心不全：肺にうっ血がみられる．

　両心不全：全身，肺の両方にうっ血がみられる．

　慢性心不全，急性心不全：慢性の心筋障害によりポンプ機能が低下し，末梢主要臓器の酸素需要量に見合うだけの血液量を絶対的あるいは相対的に拍出できない状態を慢性心不全と定義する．肺または体循環系にうっ血をきたし生活機能に障害を生じた病態といえる．労作時呼吸困難，息切れ，尿量減少，四肢の浮腫，肝腫大など症状の出現により生活の質（QOL）の低下が生じる．また致死的不整脈の出現も高頻度にみられ，突然死の頻度も高くすべて心疾患の終末的病態でその生命予後はきわめて悪い．従来は急性心不全と同様に血行動態的に指標により診断されたが，近年慢性心不全は交感神経系やレニン・アンギオテンシン・アルドステロン系，ナトリウム利尿ペプチド（ANP，BNP）やアドレノメデュリンなど神経内分泌因子やホルモンがこの疾患に大きく関与することがわかり，診断と治療の指針ともなっている（表 3.2）．一方，急性心不全は心臓に器質的および/あるいは機能的異常が生じて急速に心ポンプ機能の代償機転が破綻し，心室充満圧の上昇や主要臓器への還流不全をきたし，それに基づく症状や徴候が急性に出現した状態であると定義される．

　心不全の病態（図 3.3）：心不全になると心臓は心筋収縮力低下により，十分な血液を拍出できなくなる．代償的に心肥大と心筋拡張が起こる．心不全では循環血液量は増大し帰還血液量（心臓に戻る静脈血液）が増加するために前負荷が増大する．また交感神経緊張が起こり動脈血管の抵抗が高まることにより（血圧上昇）後負荷も増大する．心不全が進行すると，交感神経系のほか，レニン・アンギオテンシン・アルドステロン（RAA）系，バソプレシン系などの神経体液因子が活性化される．また利尿作用をもつ心房性ナトリウム利尿ペプチド（ANP）や脳性ナトリウム利尿ペプチド（BNP）も心不全の重症度に応じて分泌されるが，これらのペプチドは心臓保護的に働く．BNP は心不全の診断に用いられる検査項目である．現在治療薬としてもその役割が期待されている．心不全の診断は New York Heart Association（NYHA，ニューヨーク心臓財団）の心機能分類が用いら

図 3.3　心不全の病態

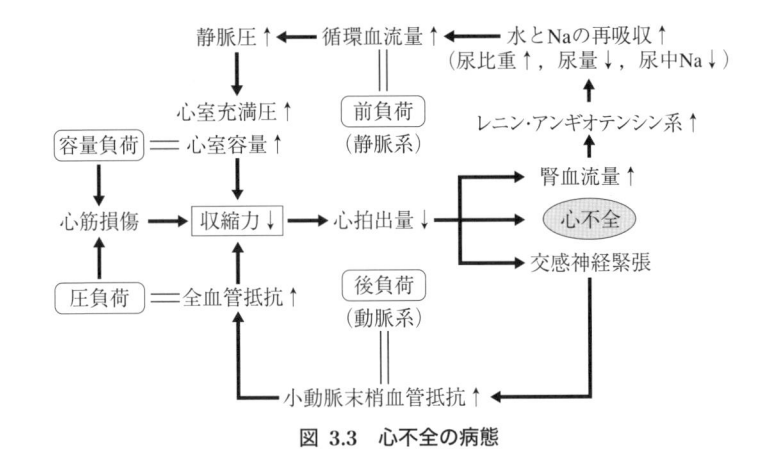

表 3.3　NYHA（New York Heart Association）分類

Ⅰ度　心疾患はあるが身体活動に制限はない．
　　　日常的な身体活動では著しい疲労，動悸，呼吸困難あるいは狭心痛を生じない．
Ⅱ度　軽度の身体活動の制限がある．安静時には無症状．
　　　日常的な身体活動で疲労，動悸，呼吸困難あるいは狭心痛を生じる
Ⅲ度　高度な身体活動の制限がある．安静時には無症状．
　　　日常的な身体活動以下の労作で疲労，動悸，呼吸困難あるいは狭心痛を生じる．
Ⅳ度　心疾患のためいかなる身体活動も制限される．
　　　心不全症状や狭心痛が安静時にも存在する．わずかな労作でこれらの症状は増悪する．
　（付）Ⅱs度：身体活動に軽度制限のある場合
　　　　Ⅱm度：身体活動に中等度制限のある場合

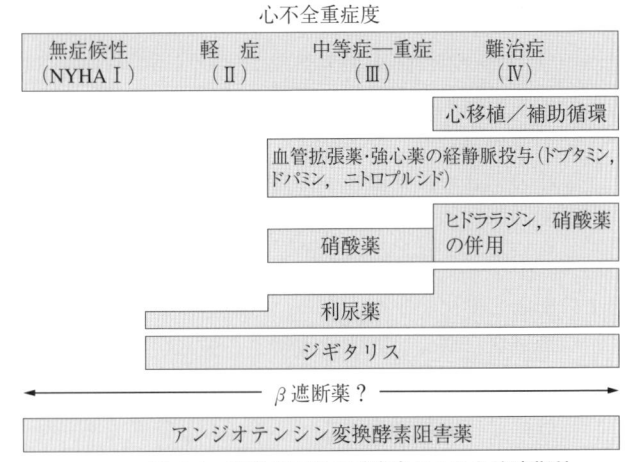

図 3.4　慢性心不全の重症度からみた治療指針

れ，Ⅰ～Ⅳに分類され治療方針が決まる．また入院の目安も NYHA の基準により判断される（表 3.3，図 3.4）．

3.2 不　整　脈

　心臓循環器疾患は悪性腫瘍と異なり，予後は長く，有用な薬物の適切な使用は，治癒をもたらさなくとも，生活の質（quality of life：QOL）を高めることができる．しかし不整脈治療においては不必要な薬物治療がかえって予後を悪くする（Cardiac Arrhythmia Suppression Trial（CAST）研究）ので，非薬物療法の進歩が著しいが，有用な薬物治療のためには，心筋興奮の病態生理と抗不整脈薬の作用機序を臓器，細胞レベル，また分子・遺伝子レベルでの理解に基づいた，理論的かつ患者個人に合わせた療法が必要である．

● 心筋の興奮・収縮連関

　心臓は拡張末期容積（約 120 mL）の約 65%（駆出率）の血液を大動脈内に押し出すことを毎分 60～80 回繰り返している．収縮が終了したら，必ず弛緩し，次に押し出した量の血液を心房から受け取るために，必ず単収縮を繰り返すことが必要である．このため収縮を開始させる活動電位が，骨格筋の場合の数 ms しか持続しないのと異なり，数百 ms も持続し，すなわち一度収縮した心筋が弛緩し，心房から次の収縮で駆出する血液を受け取るまでは，次の電気的興奮が起こらなく（不応期が長く）なっている．

　また心筋は骨格筋と異なり各筋細胞が合胞体を作っていて，心臓では1回の収縮に際して，すべての筋細胞が収縮するので，各筋細胞の張力発生の能力（収縮性）を薬物または内因性物質で増加したり（強心作用），減少（弱心作用）することができるが，心拍出量を大きく変化させる最大の因子は心拍数であり，電気現象が心機能に重要な役割を果たしている．

　心筋の収縮を開始させるのは活動電位であり（興奮収縮連関），興奮はポンプとして効率よく血液を駆出するための心房収縮に引き続くタイミングのよい心室収縮と，心室の心尖部から動脈弁側（心基部）に向かっての左右同期した収縮が行われる必要がある．心臓の電気現象は，臨床的には体表面心電図や心腔内心電図などで記録されるが，これらは図 3.5 に示されるような，種々の性質の異なる心筋活動電位の総合されたものである．心電図の P 波は，洞房結節で発生した興奮波（微小すぎて心電図上は記録できない）が心房筋を興奮させたことを示し，それにより心房が収縮し，静脈系への逆流もあるが，心室への血液の充満（キック）に役立つ．心房細動により心房の収縮がなくなると，心室の充満が一部障害され，心拍出量が減少する．心房の収縮が終了してから，心室が収縮を開始させるために心房の興奮波は，心房と心室の唯一の連絡路である房室（田原）結節（約 2 mm）を，約 0.2 s の長い時間（PQ 間隔）をかけてゆっくり（伝導速度は約 1 cm/s）通過する．ここでは洞房結節と似た活動電位を示すが体表面心電図では何も記録されない．房室結節を興奮波が通過した後は，心室内特殊伝導系といわれるプルキンエ線維（Purkinje fiber）からなるヒス束（His bundle），右脚および左脚を

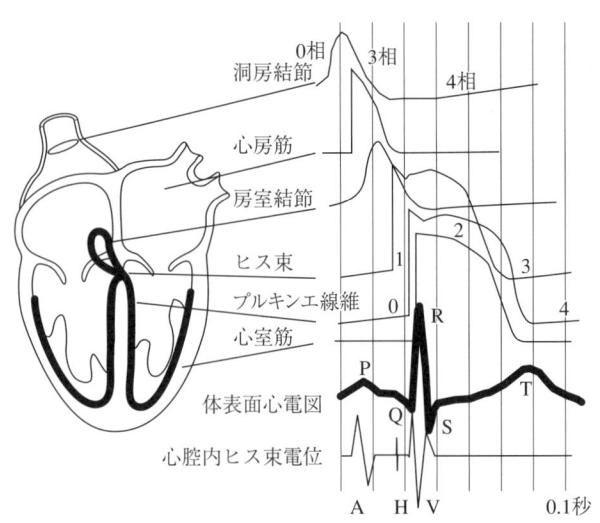

図 3.5 心筋活動電位と体表面および心腔内ヒス束電位の関係
洞房結節とプルキンエ線維の活動電位に時相を番号で示す．

心基部から心室中隔を下行し心尖部から収縮を開始させ，さらに自由壁を上行し動脈内に血液を円滑に送り出す．この心室の収縮開始は，約 20 cm の距離を QRS 幅である 0.08 秒という短時間に（心臓内ではもっとも速い伝導速度の約 2.5 m/s）興奮波が伝播する．この興奮開始の時間のずれは，単収縮に要する約 0.3 秒という長い時間に比べれば非常に短いので，心室筋はほぼ同時に収縮する．ヒス束は細胞量としては少ないが，速い電位変化が同期して起こるために，心腔内心電図であるヒス束電位では小さな速い振幅 H 波として記録される．活動電位が発生している間は，次の活動電位は発生できないが（不応期），心室の興奮伝導速度と不応期の積である興奮している回路の距離（2.5 m/s×0.3 s＝0.75 m）は左心室周径よりはるかに大きいので，すなわち QRS 幅の時間内で心室筋を興奮させた後には，それ以上興奮性をもつ心筋がなくなるので，洞房結節から発生した興奮波は消滅してしまう．心臓は一生には少なくとも 60 回/分×60 分×24 時間×365 日×70 年，約 22 億回も拍動することになる．以上の複雑で精巧な心筋興奮は，図 3.6 に示す 3 種類の活動電位をもつ細胞が，適切な解剖学的な位置に存在するからである．

　洞房結節と房室結節型の細胞 A は静止電位が浅く（−50〜−60 mV），0 相の脱分極は L 型 Ca チャネルを通る Ca の細胞内流入で起こる．再分極は脱分極により次第に増加する K 電流のうち I_K が重要な役割を果たす．膜を 2 または 7 回貫通するイオン選択性のある巨大なタンパク質が形成するチャネル（穴）は，開いたときには細胞内外のイオン勾配に従って特定のイオンを移動させる．心臓のイオンチャネルはその開閉を膜電位に依存しており，Ca 電流は膜電位が−40 mV より正の側にあると開くが（活性化 activation），時間が経つと閉じ始める（不活性化 inactivation）．また K チャネルは表 3.4 に示すように多数の存在が知られているが，再分極に関与するチャネルは−50 mV より正の側でゆっくりと活性化する

3.2 不整脈

A
洞房および房室結節

自動能発生
遅い伝導

B
心室プルキンエ線維

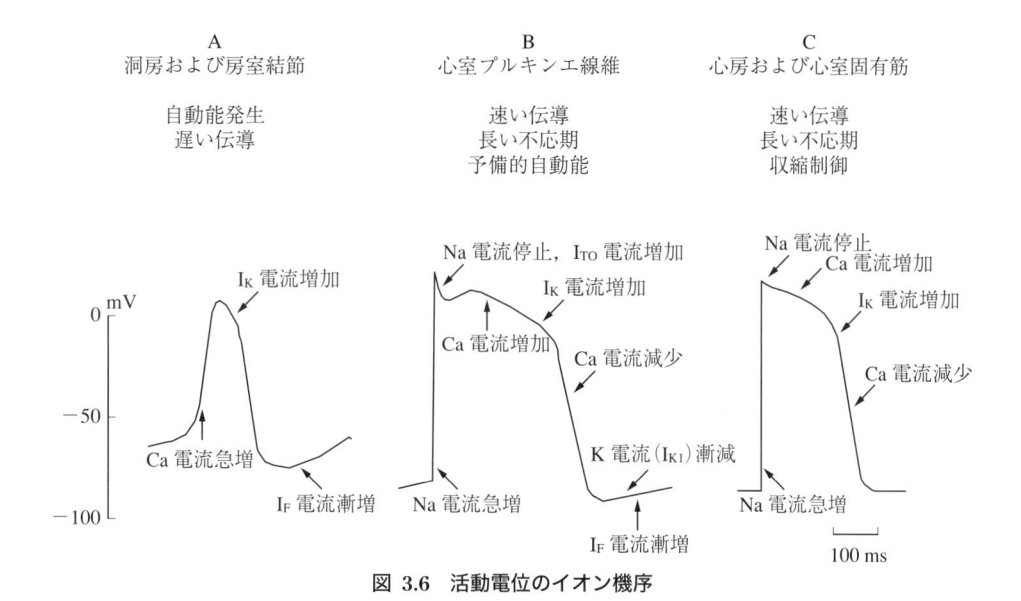

速い伝導
長い不応期
予備的自動能

C
心房および心室固有筋

速い伝導
長い不応期
収縮制御

図 3.6 活動電位のイオン機序

表 3.4 心筋チャネル

	心筋における分布	開口する電位	活性化因子	抑制物質
Na チャネル	心房心室筋, プルキンエ線維	$-60\,\mathrm{mV}$ より正		Na チャネル抑制薬
L 型 Ca チャネル	すべての細胞	$-40\,\mathrm{mV}$ より正	カテコールアミン	β遮断薬, Ca 拮抗薬, Cd, Mn
T 型 Ca チャネル	洞房結節, その他	$-60\,\mathrm{mV}$ より正		Ni
遅延外向き K チャネル (I_K)		$-40\,\mathrm{mV}$ より負		K チャネル抑制薬
Ultrarapid (I_{Kur}) (Kv 1.5)	心房筋			
Rapid (I_{kr}) (HERG)	心房筋, 心室筋			
Slow (I_{Ks}) (KvLQT1+hminK)	心房筋, 心室筋			
内向き整流 K チャネル (I_{K1})	心房心室筋, プルキンエ線維	$-50\,\mathrm{mV}$ より正		
一過性外向き K チャネル (I_{to})	心房筋, 結節細胞, プルキンエ線維	$-40\,\mathrm{mV}$ より正		4-AP(アミノピソジン)
G タンパク制御 K チャネル ($I_{K,G}$)	心房筋, 結節細胞	電位非依存	アセチルコリン, アデノシン	
ATP 感受性 K チャネル (I_{ATP})	すべての細胞	電位非依存	ニコランジル	グリベナイド
Na 誘発 K チャネル ($I_{K,Na}$)	心室筋	電位非依存		
過分極活性化内向き電流チャネル (I_f)	結節細胞, プルキンエ線維	$-60\,\mathrm{mV}$ より負	カテコールアミン	ザテプラジン
細胞内 Ca 誘発陽イオンチャネル	心房心室筋, プルキンエ線維	電位非依存	細胞内 Ca 過負荷	

が, 不活性化はしない I_K チャネルによる. このように電位に依存してチャネルの開閉状態が決まるが, その開閉の状態間の移行速度は各チャネルで異なる. 洞房結節の自動能は, I_f チャネルを通る Ca などによる正の電荷の細胞内流入による自動的または振動性の脱分極で発生し (図 3.5 の洞房結節の活動電位時相の 4 相), 浅くなった電位が閾値電位に到達すると, 心房に伝導し得る 0 相の急激な脱分極

を起こす．L 型 Ca チャネルは cAMP 依存性の A キナーゼの活性化でリン酸化を受けると開口確率が増加し，また G タンパク制御 K チャネルはアセチルコリンやアデノシンにより増加し，膜電位を深くするので（過分極），交感神経興奮やカテコールアミンで頻脈（RR 間隔短縮）が，迷走神経興奮やアデノシンなどで徐脈（RR 間隔延長）が起こる．

　B，C の細胞は深い膜電位をもち，きわめて急速な 0 相の脱分極は Na 電流により起こる．Na 電流は Na チャネルが活性化して開くと流れるが，速かに不活性化するため，活動電位の最初の数 ms しか流れない．しかし活動電位が数百 ms も長く持続するのは，1）Na 電流のあとに流れる Ca 電流がゆっくり不活性化まで，正の電荷を補給し続けることと，2）心筋に特有な遅い活性化と，膜電位の減少（脱分極）では K イオンを流れにくくさせる整流特性をもつ I_K チャネルのためである．この長い活動電位は，Ca 流入を確保し収縮を維持するとともに，不応期を確保し，次の興奮をできなくさせる．K チャネルを抑制する薬物は活動電位を延長させ（QT 間隔延長），また K チャネルを開かせる薬物や Na や Ca チャネルを抑制させる薬物は活動電位の短縮（QT 短縮）を起こす．B のプルキンエ線維が C 型の細胞と異なるのは，1 相の I_{to} とよばれる不活性化をする（一過性）K チャネルの存在と I_f とよばれる静止膜電位レベルで陽イオン（おもに Na）を流入させ脱分極，自動能の発生を起こさせるチャネルが存在することで，後者は洞房結節の自動能や，その興奮の心室への伝導が障害されたときには，洞房結節のバックアップ機構として興奮を発生させる．心室の自動能はカテコールアミンでは増加するが，アセチルコリンやアデノシンに対しては受容体がないため，ほとんど反応しない．

●不 整 脈

　不整脈は正常の調律，すなわち洞房結節で発生した興奮が心房，次いで時間差をつけて心室を収縮させ，その後は興奮波が消失するという一連の電気現象に何らかの異常が生じた状態をさし，大別すると興奮数が減少する徐脈性不整脈と興奮数が増加する頻脈性不整脈に分けられる．徐脈性不整脈の治療は電気的ペースメーカで行われていて，薬物治療の対象にならない．したがって抗不整脈薬は頻脈性不整脈の治療に用いるものをさす．

　頻脈性不整脈は，心室充満（1 回拍出量）と心筋への血流が不十分になり心機能が低下するため，また心室細動の場合には心拍出量が 0 になるので，脳虚血による立ちくらみ，めまいから突然死に至る場合があり，危険な不整脈と診断された場合は治療の対象になる．心室細動になった場合は，電気的に全心筋細胞を強制的に興奮させて，いったん心臓を停止させる除細動｛自動体外型除細動器（AED）または埋め込み型除細動器（ICD）｝しか効果がない．頻脈性不整脈は，心筋に何らかの病理的変化がある可能性があるので，抗不整脈薬による治療とともに，その原因について対策を考えることが必要である．頻脈性不整脈の発生機序は大きくは二つに分けられる（表 3.5）．

表 3.5 不整脈の種類と発生機序

発生機序で分類した不整脈	抑制機序	有効薬物
正常自動能亢進		
過度の洞性頻脈	4相脱分極⇩	β遮断薬
特発性心室頻拍	4相脱分極⇩	Naチャネル抑制薬
異常自動能		
異所性心房性頻拍	最大拡張期電位⇩	M_2作用薬
	4相脱分極⇩	CaまたはNaチャネル抑制薬, M_2作用薬
頻脈性心室調律	4相脱分極⇩	CaまたはNaチャネル抑制薬
早期後脱分極（EAD）による撃発活動		
トルサードドポアンツ	活動電位持続時間⇩	β作用薬, 迷走神経遮断薬（心拍数⇧）
	EAD⇩	Caチャネル抑制薬, Mg, β遮断薬
遅延後脱分極（DAD）による撃発活動		
ジギタリス不整脈	Ca過負荷	Caチャネル抑制薬
	DAD⇩	Naチャネル抑制薬
自律神経依存性心室頻拍の一部	Ca過負荷	β遮断薬
	DAD⇩	Caチャネル抑制薬, アデノシン
Naチャネル依存性リエントリー（興奮間隙：長）		
心房粗動, Ⅰ型	伝導⇩, 興奮性⇩	心房：Naチャネル抑制薬（除リドカイン, メキシレチン）
WPWにおける旋回性頻拍（PSVT）	伝導⇩, 興奮性⇩	Naチャネル抑制薬（除リドカイン, メキシレチン）
持続性単形性心室頻拍（SVT）	伝導⇩, 興奮性⇩	心室：Naチャネル抑制薬（除リドカイン, メキシレチン）
Naチャネル依存性リエントリー（興奮間隙：短）		
心房粗動（AF）, Ⅱ型	不応期⇧	Kチャネル抑制薬
心房細動（Af）	不応期⇧	Kチャネル抑制薬
WPWにおける旋回性頻拍	不応期⇧	アミオダロン, ソタロール
多形性および持続性単形性心室頻拍	不応期⇧	キニジン, プロカインアミド, ジソピラミド
脚部リエントリー	不応期⇧	キニジン, プロカインアミド, ジソピラミド
心室細動（VF）	不応期⇧	（除細動器）
Caチャネル依存性リエントリー		
房室結節リエントリー性頻拍	伝導⇩, 興奮性⇩	Caチャネル抑制薬
WPWにおける旋回性頻拍	伝導⇩, 興奮性⇩	Caチャネル抑制薬
ベラパミル感受性心室頻拍	伝導⇩, 興奮性⇩	Caチャネル抑制薬

WPW：Wolff-Parkinson-White症候群

<自動能不整脈>

　洞房結節以外の自動能（異所性自動能）が亢進するもので，小さな洞房結節が機能不全になったときのバックアップ機構として心臓全体に分布する特殊伝導系には自動能を発生する能力があり，それが異常に亢進すると不整脈を発生させる．正常自動能は図 3.7 に示すように，電気刺激などで強制的に速く興奮させられると抑制する（overdrive suppression）性質をもつ．このため興奮発生頻度が低い房室結節，心室プルキンエ線維などの洞房結節以外の自動能は通常は抑制され，これらの自動能をもつ組織は，洞房結節の興奮発生能力が減少した場合にのみ興奮

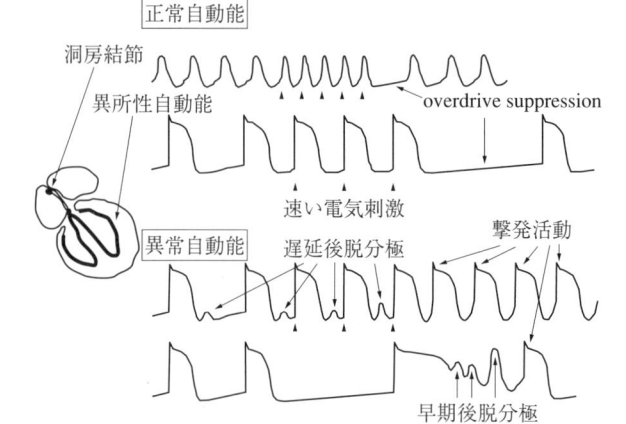

図 3.7　自動能不整脈の発生機序

発生部位になり得る．したがって，自動能不整脈が発生するためには，異所性の自動能が洞房結節のものより亢進するか，または洞房結節からの興奮が自動能発生個所へ侵入しないため保護され，overdrive suppression を受けないが，その興奮は周囲の心筋が不応期でなければ，外に向かって伝導しうるという一方向性ブロック，または侵入ブロックという伝導障害部位に囲まれている必要がある．この自動能は Na や Ca チャネル抑制薬や β 遮断薬で抑制される．

　また異常な自動能は overdrive suppression を受けず，興奮頻度が高いと逆に誘発される撃発活動 triggered activity は細胞内 Ca がジギタリスや虚血などで上昇したときに起こる遅延後脱分極，または徐脈に伴って QT または活動電位持続時間の著明延長を伴い早期後脱分極から発生する．この異常自動能は多くは細胞内の Ca 濃度増加を伴って起こることが多く，4 相の脱分極速度を上昇させるカテコールアミンもこの自動能不整脈を起こしやすくさせる．

＜リエントリー不整脈＞

　正常では洞房結節から発生した興奮は，すべての心筋細胞まで末広がりに伝導し，周囲に興奮可能な心筋が存在しなくなり，毎回必ず消失する．心臓の中に心筋の不応期や，伝導障害のため，興奮が大幅に遅れる病的な部位が存在すると，その部位の興奮が，不応期を脱して興奮性を回復した正常部位に再侵入（リエントリー）して，興奮の旋回が起こる．興奮波先頭（前面）が興奮性回復部（テール）を追うことになり，その前面とテールの距離が興奮間隙とよばれ，短い場合と，長い場合がある．この回転回路の小さなものはミクロリエントリー，大きなものはマクロリエントリーとよばれる．興奮遅延，一方向性ブロック部位，不応期短縮などの条件が揃いリエントリーが成立すると，不整脈の原因となる．したがってリエントリー不整脈は，薬物療法では一方向性のブロックを悪化させる Na チャネルや Ca チャネルの抑制薬で完全なブロックにしても，また，正常心筋の不応期を K チャネル抑制薬で延長しても抑制される．また非薬物療法としては，病的部位を探索し，カテーテル先端からの高周波ショックで組織を破壊して，

根治的に不整脈を消失させるアブレーションが行われる．逆に薬物が興奮回路内の伝導を遅くして新たに伝導障害部位を発生させたり，虚血に伴って不応期が短縮すれば，リエントリー不整脈が発生しやすくなる．

●抗不整脈薬の作用機序と分類

抗不整脈薬はイオンチャネルに作用（主として抑制）して，自動能や伝導を抑制し，または不応期を延長させる．臨床では不整脈の発生機序の診断は電気刺激法や多極心表面心電図を使っても難しく，また緊急な治療が必要な心室頻拍などの場合には，現象の把握と同時に，発生機序は診断をせずに，経験的に薬物を選択して治療が行われる．また抗不整脈薬は正常の調律に関与するイオンチャネルも抑制するので，過量投与では心拍数減少，ブロック発生やリエントリー性頻脈性不整脈を誘発する可能性が高い安全域の狭い薬物である．また薬物の血中濃度定量が比較的簡単に行えることもあり，血中濃度モニタリング（Therapeutic Drug Monitoring：TDM）による患者に個別化した薬物の投与法を行うことが望ましい．

抗不整脈薬の分類は活動電位波形に対する作用を基礎にした Vaughan Williams のクラス I から IV と名づけられた薬物群に分けるものが広く使われていたが，より詳細なチャネルや受容体に対する作用の有無を基にした Sicilian Gambit（表 3.6）の分類がより理論的である．これは薬物を作用するイオンチャネルや各種受容体およびその結合・解離の様式，発現する作用などでどれ一つ同じでなくなるように分類するとともに，患者については心電図や症状，個人健康情報を得て，パソ

表 3.6 Sicilian Gambit による抗不整脈薬分類

薬剤	イオンチャネル							受容体			クラス
	Na			Ca	K			α	β	M_2	
	速	中間	遅		I_K	I_{to}	I_{K1}				
リドカイン	中，不活性化										I B
メキシレチン	中，不活性化										I B
プロカインアミド		強，活性化			弱						I A
キニジン		強，活性化			弱			弱		弱	I A
プロパフェノン		強，活性化							弱		I A/C
アプリンジン		強，不活性化		弱							I
ジソピラミド		強，活性化			弱					弱	I A
ピルメノール		強，活性化			弱					弱	I
シベンゾリン		強，活性化		弱							I A
フレカイニド			強，活性化		中						I C
ピルジカイニド			強，活性化							弱	I C
ベプリジル	中，不活性化			強	中						IV
ベラパミル	弱			強				中			IV
ジルチアゼム				中							IV
ソタロール					強				強		III
アミオダロン	中，不活性化			中	強	弱		中	中		III
ニフェカラント					強	弱					III
プロプラノロール	弱								強		II
ランジオロール									強		II

コン上でマッチングさせて最適な薬物選択を行うソフトウェアになっていて，従来のように大まかに薬物を分類し，似た作用機序の薬物の重複使用を避け，よい機序の組合せをする目的の薬物分類と異なる．個別化した薬物情報と患者情報を得て，機械に任せるが最善の薬物選択を目指していて，医師にとっても，患者にとっても標準的な薬物治療がパソコンを使いながら簡単に行える新しい試みである．

1) Na チャネル抑制薬

クラス I ともよばれ，活動電位の立ち上り速度（max dV/dt, Vmax）を減少させる．神経の興奮などにも抑制作用を示すので，局所麻酔作用，膜安定化作用をもつ薬物といわれる．心電図 QRS 幅の増加が大量投与時には共通に認められるが，有効用量では変化は小さい．血圧は低下させることが多いが，用量依存的ではない．正常心臓に対する作用が観察しにくいため，患者の血中濃度測定が必要になることが多い．キニジン（quinidine，経口），プロカインアミド（procainamide，経口および静注），リドカイン（lidocaine，静注のみ），ジソピラミド（disopyramide，経口および静注），メキシレチン（mexiletine，経口および静注），アプリンジン（aprindine，経口），プロパフェノン（propafenone，経口および静注），ピルジカイニド（pilsicainide，経口および静注），シベンゾリン（cibenzoline，経口および静注），ピルメノール（pilmenol，経口および静注）など，頻脈性不整脈抑制（リズム・コントロール）に用いられる薬物が含まれている．

2) 交感神経 β 遮断薬

クラス II ともよばれ，β 受容体を遮断し cAMP の減少を介し，間接的に Ca チャネルを抑制する．自律神経の影響を受けやすい上室性頻脈（洞房結節，房室結節，心房筋などに原因のあるもの）や心房細動時に房室結節の興奮通過性を低下させ，心室拍動数（心室応答）を減少させるいわゆるレート・コントロールに，また日中に発生しやすいカテコールアミンが関与する交感神経に関連した心室性不整脈などに使われる．徐脈，PQ 間隔延長，軽度の血圧低下が起こる．

3) K チャネル抑制薬

クラス III ともよばれ，心筋の再分極に関与する電流系（とくに I_{Kr} 電流）に作用して，Na チャネル抑制なしに，純粋に不応期を延長させリエントリー不整脈を抑制する．自動能不整脈には無効である．このチャネルはヒト HERG チャネルとよばれ，非心筋細胞に発現させて，電位固定法で電流測定することが，新規薬物による QT 延長に伴う TdP（Torsades de Pointes，トルサードドポワンツ）を発生する可能性の有無を検討するのに用いられる．アミオダロン（amiodarone，経口および静注）や作用発現の速いソタロール（sotalol，経口）やニフェカラント（nifekalant，静注）が使われている．心電図で QT 間隔の用量に依存した延長が起こるが，血圧，脈拍に対する作用はほとんどない．

4) Ca 拮抗薬

クラス IV ともよばれ，L 型 Ca チャネルを直接抑制して，主として上室性不整脈の停止，予防，心房細動時のレート・コントロールに用いられる．Ca 拮抗薬の

うちでも心筋抑制の強いベラパミル（verapamil，経口および静注），ジルチアゼム（diltiazem，経口および静注）などが使われる．徐脈，PQ間隔延長，血圧の用量依存性の低下がみられるが，静注した場合は交感神経反射を介して，かえって頻脈になることもある．

5）いわゆる抗不整脈薬以外で不整脈の治療に使われる薬物

アデノシン（adenosine）は上室性頻拍の停止に有効であるが，日本では製剤がないため血中で速やかにアデノシンに分解して作用するATP注射液が使われる．また強心薬のジギタリス（ジゴキシンdigoxin，経口および静注）は房室結節の中枢性抑制作用を利用しての心房細動時のレート・コントロールに使われる．徐脈に対してはアトロピン（atropine，経口および静注）が使われることがある．

●Naチャネル抑制薬

古典的な抗不整脈薬の代表であるキニジンは100年以上前から使われ，不整脈の薬物治療の道を開いたが，現在はCAST研究でのエビデンスから，適応を選んで，必要な場合に，限られた患者に対し，循環器専門医による十分な監視下で用いる薬物になっている

1）化　学（図3.8）

リドカインは局所麻酔薬であり，エステル結合が容易に切れるので作用時間が短く，静注（まれに筋注）でしか用いられない．リドカインは注射液が局所麻酔用，腰椎麻酔用，不整脈治療静注用などに分かれており，注射液の間違えた選択で死亡に至る医療事故が起こりやすいので，静注用2%（5 mL）以外は使わない注意が必要である．ジソピラミドは抗コリン薬の誘導体であり，プロパフェノンはβ遮断薬の誘導体で，とくに共通する構造は認めない多岐な薬物がある．

2）薬理作用

Naチャネルに薬が結合して細胞の電気興奮に必要なNaイオンを通りにくくさせる．作用機序は局所麻酔薬や抗てんかん薬と同じで，Naチャネルタンパクの受容体部位に結合し，開閉速度などを遅くして抑制をかける．電気生理学的研究から，これらの薬物はNaチャネルが活性化状態にあるか，不活性化状態にあるかの，ある機能状態にだけ受容体と結合し，またその部位との結合ないしは解離の速度に，速い，中間，遅いの差がある．この受容体部の機能に伴う状態（変調，modulation）を想定したmodulated receptorモデルに対する作用を含めて薬物の作用点を分類すると表3.6のようになる．この分類は実験では刺激間隔，パターンや脱分極時間などを人工的に制御して決定し，結合解離の速度が中間ないし遅い，いわゆるslow drugにはプロカインアミド，キニジン，プロパフェノン，アプリンジン，ジソピラミド，ピルメノール，シベンゾリン，フレカイニド，ピルジカイニド，速いfast drugにはリドカイン，メキシレチンがある．

これらの薬物に共通なのはNaチャネルを抑制して，各種の不整脈を消失させ，また発生を抑制することであるが，1990年のCAST研究での臨床エビデンスは，速度分類とは無関係にNaチャネル抑制薬はすべて生命予後を短縮させ，新たな

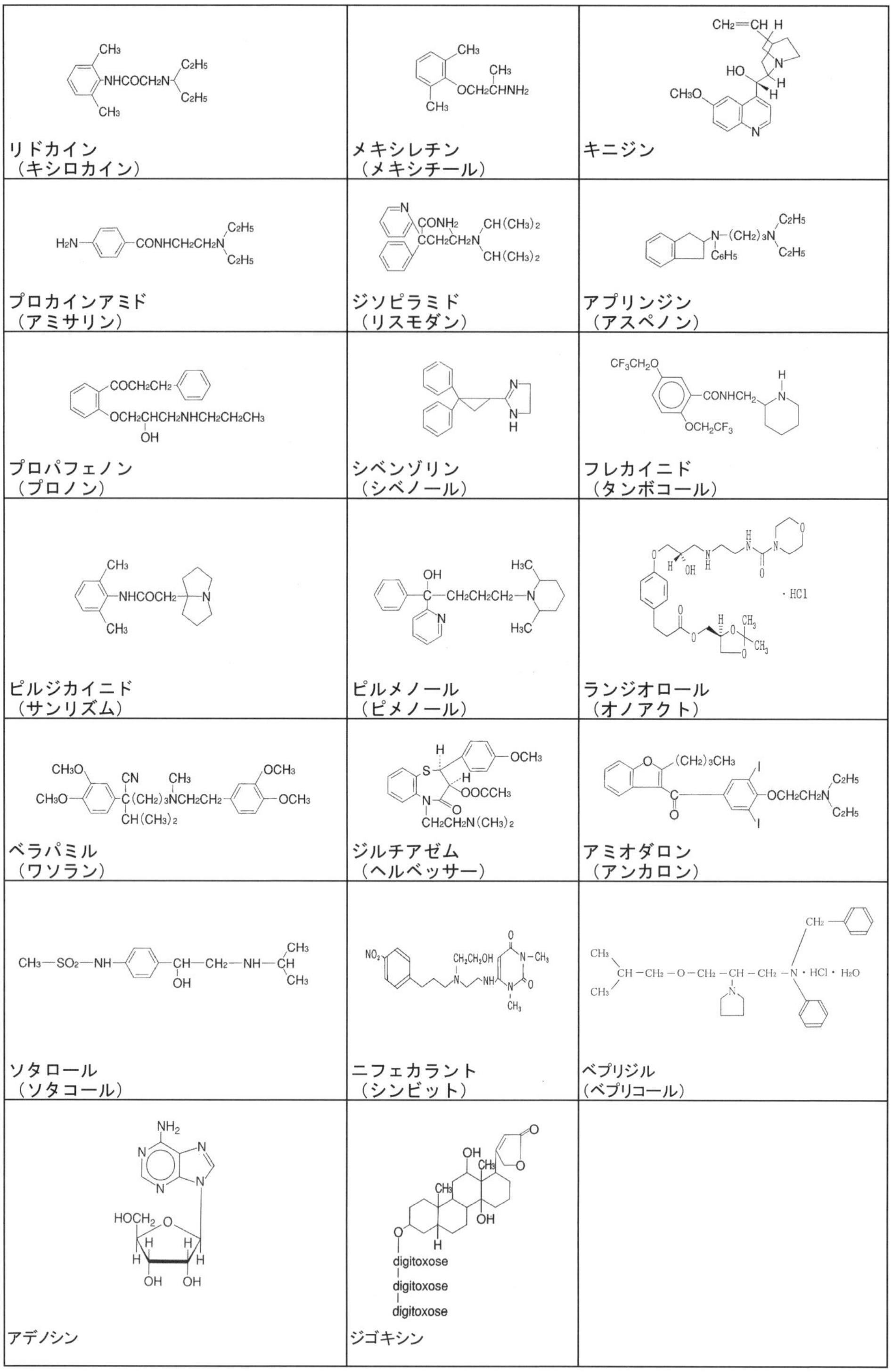

リドカイン（キシロカイン）	メキシレチン（メキシチール）	キニジン
プロカインアミド（アミサリン）	ジソピラミド（リスモダン）	アプリンジン（アスペノン）
プロパフェノン（プロノン）	シベンゾリン（シベノール）	フレカイニド（タンボコール）
ピルジカイニド（サンリズム）	ピルメノール（ピメノール）	ランジオロール（オノアクト）
ベラパミル（ワソラン）	ジルチアゼム（ヘルベッサー）	アミオダロン（アンカロン）
ソタロール（ソタコール）	ニフェカラント（シンビット）	ベプリジル（ベプリコール）
アデノシン	ジゴキシン	

図 3.8 抗不整脈薬の化学構造（（　）内は商品名）

不整脈の誘発や死亡を起こす可能性を示した．その原因の一つは，正常な興奮に必要なイオンチャネルを抑制するので，心室内伝導を遅らせ，リエントリー不整脈を誘発するためであろう．また臨床不整脈の発生機序が多様なせいか，どの不整脈にどれが有効かは実際に使用してみないと不明なことが多く，薬物選択は経験的に行われ，いまだ理論的な解析は十分でない．頻脈性不整脈のうちとくに心筋梗塞後の心室頻拍に対して，心室細動の予防にリドカインが第一選択とされていたが，臨床のエビデンスがないということで，現在は致死性不整脈の適応はアミオダロン静注またはニフェカラント静注である．フレカイニドをはじめとして経口のピルジカイニド，ジソピラミド，プロカインアミドなどは，心房細動停止または予防の目的（リズム・コントロール）の目的で使われることがあるが，心房細動での副作用の発生などを比較した臨床試験から，高度の臨床スキルを必要とするリズム・コントロールは，レート・コントロールに優れている証明はなく，血栓による副作用をワルファリンやアスピリンで防止することがより重要になってきた．

3) 吸収，分布，排泄

リドカインは静注（たまには大量筋注）でしか使われないが，他のものは経口的にも吸収される．プロカインアミドは肝臓で代謝され，また代謝物にも抗不整脈作用が認められるが，個人間でばらつきの多いアセチル化による分解のため，経口後の効果にもばらつきが生じやすい．安全域の狭い代表的な薬物である Na チャネル抑制薬は表 3.7 の有効血中濃度に保ち，かつ中毒濃度に達しさせない至適投与法の工夫が必要な薬物である．

4) 副作用

クラス I 抗不整脈薬の過量投与は，心臓の正常調律を障害し，不整脈や心筋内伝導障害を起こす．イオンチャネルは他の興奮性細胞にも存在するので，神経系，血管平滑筋に作用し，リドカイン，メキシレチン，アプリンジンなどは，中枢神経系の副作用として，興奮やけいれんを起こすことがある．血圧低下や心収縮低下もほとんどの薬で起こり得る．

イオンチャネルに関係ないと思われる副作用として，プロカインアミド，ジソピラミドには抗コリン作用があり，頻脈，房室伝導改善などが起こることもあり，またとくにジソピラミドでは排尿障害が起こりやすい．使用頻度の少ない古典的なキニジンにはシンコニズムといわれる消化管症状（嘔吐，下痢など），神経系症状（めまい，視覚障害など），プロカインアミドには，紅斑性狼瘡（Lupus Erythematosus）様症状の発現などがある．

5) 臨床応用

上室性頻脈にはピルジカイニド，ジソピラミド，フレカイニドなどが使われ，心房細動のリズム・コントロールの中心的な薬物である．しかし心房細動では，抗コリン作用のあるものは房室結節での副交感神経支配が抑制され，心室応答数が増加し，心機能の低下を起こすことがある．

心室頻拍に対しては，リドカイン，メキシレチン，ジソピラミド，フレカイニ

表 3.7 抗不整脈薬の薬物動態学的特徴

	半減期(時間)	有効血中濃度(μg/mL)	中毒血中濃度(μg/mL)	消失機構	タンパク結合	製剤	副作用
リドカイン	1.8	1.5〜5	>6	肝臓代謝	約半分	静注用注射液	中枢興奮
メキシレチン	10〜15	0.5〜2	>8	肝臓代謝	高	カプセル, 粉末	消化管症状, 眩暈
キニジン	6.2	2〜5		肝臓代謝	高	錠剤, 注射液	消化管症状, シンコニズム
プロカインアミド	3	3〜14	>14	尿中排泄, 肝臓代謝	低	錠剤, カプセル, 注射液	紅斑性狼瘡
ジソピラミド	6	2〜5		尿中排泄, 肝臓代謝	約半分	錠剤, 注射液	口渇, 排尿障害, 心不全
アプリンジン	15〜30	1〜3		肝臓代謝	高	カプセル	肝障害
プロパフェノン	3.6	0.05〜2	>3.5	尿中排泄	約半分	錠剤	不整脈
シベンゾリン	5〜6	0.3		尿中排泄, 肝臓代謝	高	錠剤	口渇, 排尿障害
フレカイニド	11	0.2〜0.8		尿中排泄	約半分	錠剤	心不全
ピルジカイニド	4〜5	0.2		尿中排泄	低	カプセル	不整脈
ピルメノール	7〜11	7〜11		尿中排泄	高	カプセル	頭痛, 便秘
ランジオロール	数分		0.4	血漿中で分解		静注用注射液	
ベラパミル	3〜7	70〜200		肝臓代謝	高	錠剤, 注射液	心不全, 浮腫, 房室ブロック
ジルチアゼム	2〜6	70〜200		肝臓代謝	高	錠剤, 注射液	徐脈
アミオダロン	13〜103 日	1〜2		肝臓代謝	高	錠剤	肺線維症, 甲状腺機能低下
ソタロール	7〜11	1〜3.2		尿中排泄		錠剤	QT 延長に伴う TdP
ニフェカラント	1.5			尿中排泄, 肝臓代謝		静注用注射液	QT 延長に伴う TdP
アデノシン	10 秒以下			細胞内取り込み		ATP 注射液	
ジゴキシン	42	0.8〜2.0	>2.5	尿中排泄	低	錠剤, 散剤, 注射液	不整脈, 消化管症状, 視覚障害

ドなどが使われており，またアプリンジン，プロパフェノン，シベンゾリン，ピルジカイニドも有効である．ただ，これらの薬物のうち患者にどれが有効であるかを決定するのは難しい場合が多い．

● β遮断薬

クラスIIの薬物はβ遮断薬であるので，ここでは簡単に触れるが，化学構造は局所麻酔薬と類似していることもあり，β遮断薬のうちプロプラノロール（propranolol，抗不整脈薬としてはおもに経口）などは強い膜安定化作用を示す．しかしこの作用が臨床使用量で抗不整脈作用の機序となることはほとんどない．またβ受容体興奮作用をもつピンドロール（pindolol，経口）やカルテオロール（carteolol，経口）は徐脈による副作用が，他のβ遮断薬より少ないとは思われるが，上室性頻拍に対する有効性に大きな差はない．適応は，上室性頻拍のレート・コントロールや交感神経緊張が関与している心室期外収縮である．最近，血漿中のエステラーゼで急速に加水分解され，きわめて作用時間の短いβ遮断薬ランジオロール（landiolol）が注射薬として導入され，洞房結節および房室結節の短時間の抑制に，アデノシンなどと似た適応で洞性頻脈や上室性頻拍の停止などに使われる．

● Kチャネル抑制薬

アミオダロンは，心室性および上室性不整脈に有効とされ，難治性の不整脈に対して切り札として使える有効性の高い薬物と評価され，最近認可された静注薬は急性の致死性不整脈に対する薬物療法での第一選択薬である．経口投与では作用発現に数日から数週間もかかるといわれており，電気生理学的な作用機序の検討では多チャネル抑制薬であり，NaやCaチャネルを抑制し（とくに静注時），Kチャネルを抑制して（慢性経口投与時）活動電位の持続時間と不応期を延長させ，リエントリー不整脈を起こさせなくすることが，抗不整脈機序と考えられる．心臓以外の副作用として肺線維症の発生や甲状腺機能低下または亢進など，重篤なものが知られている．ニフェカラントは静注でアミオダロンと同様の適応がある．経口のソタロールは静注でアミオダロンやニフェカラントが有効な場合の長期経口治療薬としての適応が認められているが，TdPを誘発する危険が指摘されている．心筋虚血治療薬のベプリジル（bepridil，経口）にもクラスIII薬としての作用があると考えられている．

● Ca拮抗薬

Ca拮抗薬のうち，とくに心筋に対する作用の強いベラパミル，ジルチアゼムは，Ca電流が興奮発生に寄与している洞房結節と房室結節への作用が強いので，上室性頻拍に有効である．心室の自動能には右室源性の心室頻拍以外ほとんど作用がない．しかし，心筋のCaチャネルに対する作用と同様，またそれ以上に血管平滑筋に対する作用が強いので，血圧低下が起こる．心筋虚血に関連した不整脈に対しては，血流改善による作用も期待できるが，すでに発生して緊急治療が

必要な心筋梗塞不整脈などには無効なことが多い．硫酸マグネシウムも似た作用で抗不整脈作用を示すが，とくにPQ間隔延長を伴うTdPに対して有効だと考えられている．

● アデノシン，ATP

アセチルコリンとアデノシンにより開くKチャネルは心房および洞房・房室結節の過分極を起こし，間接的にCaチャネルを抑制し，自動能と伝導を抑制するが，両薬とも静注でしか使えないし，短時間の作用しかないので発作性上室性頻拍の停止目的で使われるだけである．日本ではアデノシン製剤がないので，血中でアデノシンに変換されると考えられるATP注射製剤（20 mgアンプル）を使うか，自分で調剤する．血圧も一過性に低下するが，注射を止めれば急速に回復する．

● ジギタリス

ジギタリスは過量で自動能不整脈を誘発する薬物で，直接作用で不整脈を抑制するとは考えにくいが，洞房結節や房室結節に中枢性の副交感神経興奮を介して心房細動のレート・コントロールに経口でも静注でも使われる．強心作用があることも利点と考えられるが，臨床での有用性を示すエビデンスは少ない．消化管副作用や強度の徐脈が起こることがある．

3.3　虚血性心疾患

＜概念と病態生理＞

虚血性心疾患（ischemic heart disease：IHD）とは狭心症（angina pectoris：AP）と心筋梗塞（myocardial infarction：MI）の総称である．その病態は心筋が血液（おもに酸素）不足に陥る疾患であるといえる．狭心症の発作時の胸痛は前胸部の重苦しさ，圧迫感，つかまれる感じなどが特徴として現れる．労作性狭心症は運動などの労作で起こり，ニトログリセリンなどの硝酸薬で改善するとき診断される．労作性狭心症は器質性狭窄（きょうさく）（冠動脈病変）が原因である．異型狭心症は冠動脈の攣縮（れんしゅく）（spasm）が原因である．この攣縮発生機序は明らかでないが，副交感神経の伝達物質であるアセチルコリンが攣縮を誘発することから副交感神経緊張状態が原因の一つと考えられる．異型狭心症は夜間から早朝にかけての安静時に出現しやすいことも副交感神経の緊張状態が深く関係することを裏付ける．狭心症は図3.9のように酸素消費と供給のアンバランスで説明されるが，実際には心筋の酸素消費量の増加よりも，心筋への酸素供給量の減少によるものが多い．

狭心症と心筋梗塞の最大の違いは，狭心症の虚血が一過性であるのに対して，心筋梗塞は虚血が長く持続するために心筋が壊死に陥りそのために回復ができなくなった病態を呈することである．

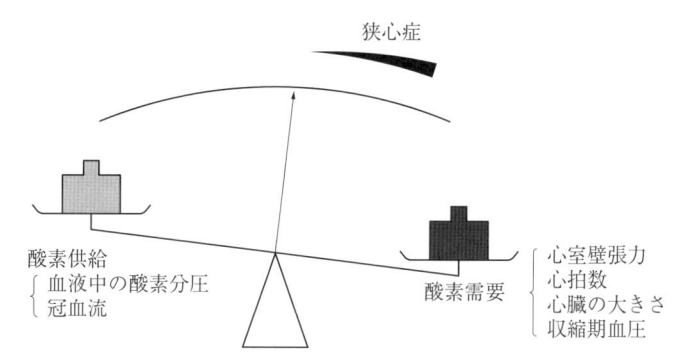

図 3.9 狭心症発生モデルと狭心症の分数と心電図

● 狭 心 症

狭心症は狭心痛を伴うが，その発作発現様式，発症機序，臨床経過から次のように分類される．

＜分　類＞

1）発作発現様式からの分類

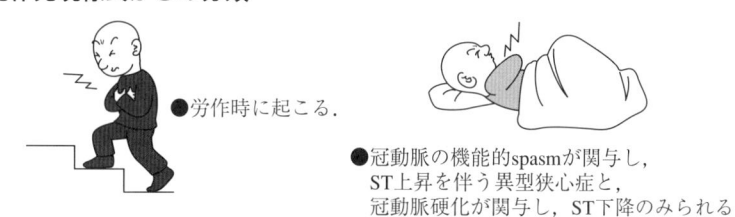

労作性狭心症：運動の発作時に発症　　安静時狭心症：安静時に発症

●労作時に起こる．

●冠動脈の機能的spasmが関与し，ST上昇を伴う異型狭心症と，冠動脈硬化が関与し，ST下降のみられるタイプに分けられる．

2）発症機序からの分類

器質性狭心症：冠動脈の硬化による狭窄

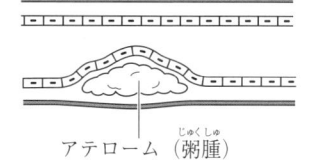

アテローム（粥腫）

●冠動脈の器質的狭窄により，心筋血流が低下して起こるもの．
●器質的狭窄の原因は，おもに動脈硬化である．

冠攣縮性狭心症：冠動脈の攣縮（スパズム）による発症

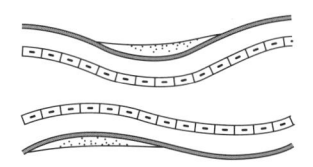

●冠動脈のspasmにより，心筋血流が低下して起こるもの．
●このうち，とくに安静時に出現し，発作時の心電図でST上昇を伴うタイプを異型狭心症とよぶ．

（異型狭心症）　深夜から早朝にかけて起こりやすい

冠血栓性狭心症　一過性の冠動脈内血栓形成による発症

3）臨床経過からの分類

安定狭心症：発作の発現様式・症状が最近3週間以上安定しているもの．ニトログリセリンが発作・胸痛の軽減に著効である．

不安定狭心症：心筋梗塞に移行しやすい．発作の頻度・程度が増悪しニトログリセリンが効き難く，大量使用が必要である．

4）心電図上の変化に違い

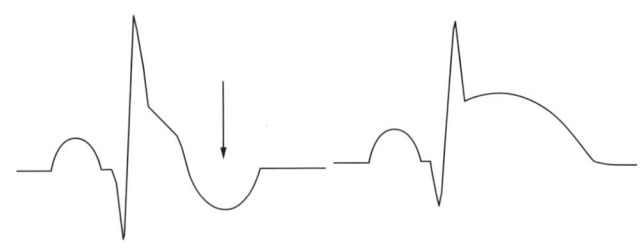

労作性狭心症：STが低下　異型狭心症：STが上昇

＜検　査＞

1）労作性狭心症

Master法，トレッドミル，エルゴメーター：運動負荷心電図テストである．Master法は負荷前後に心電図をモニターする．トレッドミルとエルゴメーターは運動中の心電図をモニターする．労作性狭心症の診断はST波の低下，不整脈の有無から行う．

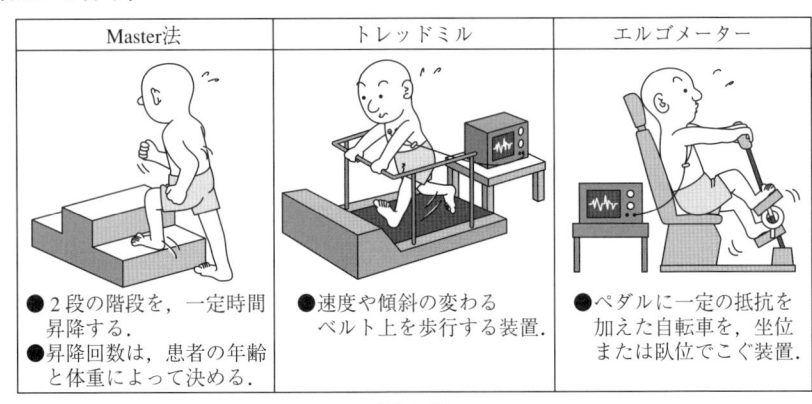

図 3.10

- Master法の場合は，負荷前後に心電図を記録し，ST-T変化および不整脈の有無で労作性狭心症であるかどうかを判定する．一方トレッドミル，エルゴメーターは，運動中の心電図をチェックする．
- 運動負荷の代わりに，薬物負荷（ジピリダモール）を行うこともある．これは運動負荷を施行したくとも身体的理由で十分な負荷がかけられない患者に施行する．身体的理由として，足腰の弱った高齢者，下肢の閉塞性動脈硬化症，あるいは関節障害患者，慢性呼吸器疾患，脳血管障害で運動負荷が困難な患者などが挙げられる．
- 不安定狭心症や急性心筋梗塞（AMI）の疑われる場合や，不安定な不整脈，あるいは非代償性の心不全患者には実施してはいけない（薬物負荷も同様）．

運動負荷心筋シンチグラフ：運動負荷，^{201}Tl & ^{99m}Tcを用いた心筋シンチグラフィーである．

冠動脈造影（CAG）：冠動脈の病変部位を確定する検査．この検査により狭窄，

閉塞，拡張，攣縮，血栓部位が診断できる．
2）異型狭心症

アセチルコリン負荷により冠動脈（spasm）誘発試験を行う．試験は非発作時に行い，心電図上でST上昇が認められたとき異型狭心症が疑われる．ST上昇の後に直ちに硝酸イソソルビドを冠動脈に投与し冠動脈閉塞が消失すれば，異型狭心症と診断される．

●心筋梗塞

心筋梗塞は冠動脈の閉塞・狭窄による血流減少により，心筋が壊死に陥った病態をいう．胸痛は激しく30分以上持続する．心電図上ST上昇，異常Q波がみられる．心筋梗塞の胸痛改善にはニトログリセリンは無効であるが，モルヒネにより胸痛は軽減する．不整脈の発症による心電図の異常，血液検査値として心筋壊死による血清酵素（CK，GOT，LDH，CRP）の上昇，赤沈の上昇，トロポニンTの上昇が認められたとき心筋壊死所見として急性心筋梗塞と診断される．

Killipの分類：心筋梗塞が原因の急性心不全に用いる分類

	Killip 分類[*1]	死亡率（%）	
group	臨床症状	1967年（Killip）[*1]	1997年（Rott）[*2]
I群 (group A)	心不全の徴候なし	6	5
II群 (group B)	心不全 ●ラ音聴取域＜全肺野の50% ●III音（＋） ●静脈怒張	17	21
III群 (group C)	肺水腫 ●肺ラ音聴取域≧全肺野の50%	38	35
IV群 (group D)	心原性ショック ●血圧90 mmHg以下 ●末梢循環不全	81	67

[*1] Killip T 3rd, Kimball JT.：Treatment of myocardial infarction in a coronary care unit. A two year experience with 250 patients.：The American Journal of Cardiology 20：457-464, 1967

[*2] Rott D, Behar S, et al.：Usefulness of the Killip classification for early risk stratification of patients with acute myocardial infarction in the 1990s compared with those treated in the 1980s. Israeli Thrombolytic Survey Group and the Secondary Prevention Reinfarction Israeli Nifedipine Trial (SPRINT) Study Group.：The American Journal of Cardiology 80：859-864, 1997

図 3.11　Killipの分類

＜診断と治療ガイドライン＞

虚血性心疾患の診断と治療に関するガイドラインは日本循環器学会から「循環器病の診断と治療に関するガイドライン」として公表されている．急性冠症候群の診断に関するガイドラインのなかで心筋虚血と冠動脈血栓に分け，前者はβ遮断薬，硝酸薬，Ca拮抗薬を使用し，後者にはアスピリンやヘパリンなどの抗血栓

薬を使用することを推奨している．また一次予防ガイドラインとして高脂血症，高血圧，糖尿病などいわゆるメタボリック・シンドロームが疫学的調査から危険因子であることを示している．また心疾患の発症と増悪の点から，肥満や痩せが冠疾患の危険因子であり，BMIを指標とした適正な体重の維持と運動が心疾患を予防するうえで重要であることが述べられている．また多量のアルコール，喫煙は心疾患の危険因子であるゆえ避けることを推奨している．ストレスが虚血性心疾患の発症要因になっていることは明らかであり，「保健衛生」面から長時間労働を避け，休日・休息を確保する必要性が述べられている．日本循環器学会の「循環器病の診断と治療に関するガイドライン」Japanese Circulation Journal. 65, IVとV, Circulation Journal. 66, Supplement IV. が参考となる．

3.4 深部静脈血栓症，大動脈瘤

●深部静脈血栓症

<概　念>

深部静脈血栓症（deep venous thrombosis：DVP，エコノミークラス症候群（ロングフライト症候群））は，四肢において血栓が形成される疾患である．エコノミークラス症候群は航空機などを利用した旅行中あるいは旅行後に発生した深部静脈血栓症であり，長時間の座位による静脈血のうっ滞・血液粘度の上昇が関与すると考えられる．深部静脈血栓症は，次のウイルヒョウ（Virchow）の3主徴により静脈内腔に血栓が形成される．

1）血液凝固系亢進，線溶能低下
2）静脈血流の停滞
3）静脈損傷，静脈炎，静脈瘤による静脈内皮の損傷

<症　候>

初期には下肢の違和感，疲労感を覚える．血栓が進行すると圧痕を呈し，重篤なるとけいれんを伴う．皮膚は蒼白となり，うっ血のためチアノーゼを呈し特有な疼痛を覚える．浮腫とともにみられる特有な疼痛は大腿部を中心に起こる自発痛である．

<病態生理>

1）血液凝固系亢進，線溶能低下

水分損失，熱傷，ショック，赤血球増多症，嘔吐，下痢などにより血液が濃縮され，粘度が上昇することによって血栓が形成されやすくなる．またトロンボキナーゼが多量に遊離したり，がんあるいは血液疾患などにより血小板の破壊が起こる場合も血栓が形成されやすくなる．アンチトロンビンIII，プロテインC，プロテインSなどの先天性欠乏，異常フィブリノーゲン血症，線溶能が低下したプラスミノーゲン減少・欠損症，などの血栓性要因による血栓症が知られている．

2）静脈血流の停滞

右心不全，手術後，衰弱などにより全身の静脈血還流（帰還血液量）が減少する場合には血栓が生じやすくなる．

3）静脈損傷，静脈炎，静脈瘤による静脈内皮の損傷

圧迫，静脈内注射などにより静脈壁が損傷し内皮が剝離した場合には，その部位から血栓が生じる．激しい筋肉の運動により静脈が圧迫されて血栓性静脈炎を起こすこともある．

●大動脈瘤

＜概　念＞

大動脈瘤（aortic aneurysm）は，大動脈の壁が脆弱化し動脈が異常に伸展し，限局的に紡錘状あるいは嚢状に約 1.5 倍に拡大した状態をいう．進行すると最終的には破裂し致命的となる疾患である．

＜症　候＞

非破裂性大動脈では無症状のことが多い．著しく動脈瘤が拡大すると周囲臓器の圧迫症状である咳，嚥下困難，腰痛などが起こる．腹部大動脈瘤では自分で気づくことが多いが，多くは検診，人間ドックなどの受診により発見される．大動脈瘤が破裂すると激しい腰痛，腹痛，胸背部痛を訴え，ショック状態をきたす．破裂部位により喀血，吐血，消化管出血，肺出血，心タンポナーゼを起こす．

＜病因と病態生理＞

大動脈瘤の原因の多くは粥状硬化である．そのほか，外傷，感染，梅毒，嚢胞状中膜壊死によっても起こる．粥状硬化により弾性線維の変化，筋層の障害が起こり局所性に大動脈壁組織の破壊が起こり，内圧に対する抵抗性が弱まり内腔拡大をきたす．内腔が拡大し始めると壁張力は内径に比例して増大するために拡大しやすくなる．炎症性大動脈瘤は免疫学的な機序が推測されるが十分明らかではない．大動脈瘤の原因としては表 3.8 に示す疾患などがあげられる．大動脈瘤は進行性であり，破裂前の手術による治療が原則である．この疾患は高齢者に多いので心臓疾患，肺疾患，腎疾患などの合併症を考慮する必要がある．

表 3.8　大動脈瘤の原因

1．粥状硬化	d．高安動脈炎
2．代謝異常	e．巨細胞性動脈炎
a．Marfan（マルファン）症候群	f．Behçet（ベーチェット）病
b．Ehlers-Danlos（エーレルス-ダンロー）症候群	g．膠原病および近縁疾患
	h．いわゆる"炎症性大動脈瘤"
c．突発性嚢胞状中膜壊死	4．先天性大動脈疾患
3．炎症	a．大動脈縮窄症
a．梅毒	b．大動脈弁狭窄症
b．結核	5．外傷
c．その他（細菌性，真菌性）の感染症	

3.5 高血圧・低血圧

● 高血圧症

＜概　念＞

　高血圧は，日本の成人においてもっとも発症頻度の高い疾患であり，その結果生じる動脈硬化などに起因する心血管疾患は医学的，社会学的および医療経済学的にも大きな問題となっている．高血圧症（hypertension）の約 90% は本態性高血圧（essential hypertension）であり，あとの 10% はいわゆる 2 次性高血圧であり，その内訳は約 5% が腎性，約 5% が内分泌性に分類される．一般に 40 歳以上では約 80〜90% が本態性高血圧であり，40 歳未満では約 20% が 2 次性高血圧である．高血圧は表 3.9 に示すように高血圧ガイドラインにより診断される．ガイドラインは WHO/ISH からも出されているが，日本高血圧学会から発行された「高血圧治療ガイドライン 2004」が適切であると考え，その基準を引用した．

＜症候と病態生理＞

　本態性高血圧は血圧が高いという以外に特徴的な所見は少ない．しかし高血圧を発生しそれが進行すると，心臓では左室肥大により左心不全による心拍出量の低下，脳では一過性脳虚血発作，腎では細動脈性腎硬化症，眼底では浮腫や出血がみられる．動脈血圧は図 3.12 に示すように心拍出量と全末梢血管抵抗の積で決まるが，それらは水や食塩あるいは自律神経系などの神経伝達物質，ペプチドなどのホルモンにより大きな影響を受けきわめて複雑である．2 次性高血圧のうち

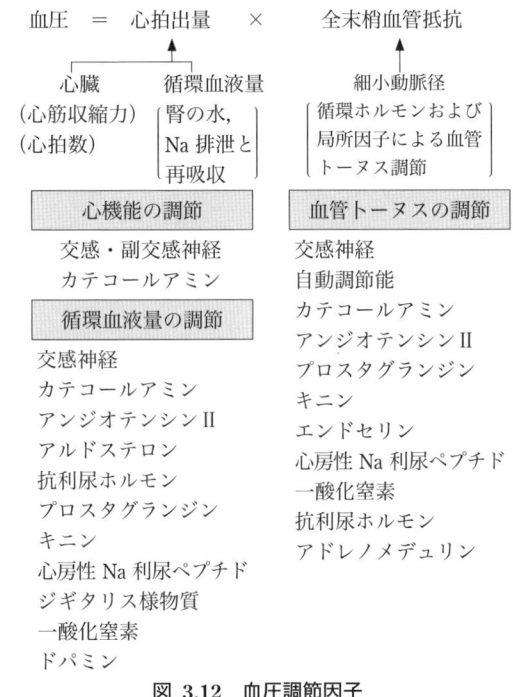

```
血圧 ＝ 心拍出量 × 全末梢血管抵抗
              │              │
       ┌──────┴──────┐       │
      心臓        循環血液量   細小動脈径
    (心筋収縮力)  腎の水，    循環ホルモンおよび
    (心拍数)     Na 排泄と   局所因子による血管
                 再吸収      トーヌス調節
```

心機能の調節	血管トーヌスの調節
交感・副交感神経	交感神経
カテコールアミン	自動調節能
循環血液量の調節	カテコールアミン
交感神経	アンジオテンシン II
カテコールアミン	プロスタグランジン
アンジオテンシン II	キニン
アルドステロン	エンドセリン
抗利尿ホルモン	心房性 Na 利尿ペプチド
プロスタグランジン	一酸化窒素
キニン	抗利尿ホルモン
心房性 Na 利尿ペプチド	アドレノメデュリン
ジギタリス様物質	
一酸化窒素	
ドパミン	

図 3.12　血圧調節因子

腎性高血圧は腎実質性が約75%を占める．この疾患は腎実質性高血圧とよばれ，腎実質性疾患である慢性糸球体腎炎が原因である．その他にはレニン産生腫瘍，腎がんによっても腎性高血圧が発生する．内分泌性高血圧は，先端巨大症，甲状腺機能亢進症，原発性アルドステロン症，Cushing症候群，褐色細胞腫により発生する．そのほか，妊娠中毒症，ピル（経口避妊薬），甘草（グリチルリチン）などの長期投与により高血圧となることが知られている．

●低血圧症

<概　　念>

低血圧とは，動脈圧が異常に低い状態をいう．一般に低血圧の基準は，収縮期血圧が100 mmHg以下，拡張期血圧が60 mmHg以下とされる．低血圧症（hypotension）は本態性低血圧（原因不明）と症候性低血圧に分類される．

<症候と病態生理>

本態性低血圧は，何らかの治療的な対応を要する愁訴がみられる状態にある．本態性低血圧は，原因不明であるが症状としては易疲労感，四肢冷感，めまい，頭重感，肩こり，動悸などが現れる．本態性低血圧患者は痩せ型が多い．本態性低血圧は女子では加齢とともに急減に減少するが，男子では緩やかに減少する．一方，症候性低血圧は，脱水，出血，糖尿病性ニューロパチー，アミロイドーシス，甲状腺機能低下症，パーキンソン病，アルコール中毒などにより発生し，ショック，蒼白，冷汗が起こることがある．このほか，症候性低血圧の原因としては心血管系異常，たとえば高度の徐脈，房室ブロックによるStokes-Adams発作，あるいはα_1-遮断薬などの薬剤などにより発生する．

本態性低血圧，症候性低血圧とは別に起立性低血圧（orthostatic hypotension）という疾患名での低血圧がある．起立性低血圧は起立時の血圧低下が25 mmHg以上低下する場合に起立性低血圧と診断される．この疾患は家族性に起こりやすく，朝なかなか起きにくい，立ちくらみするといった症状を呈する．この疾患は加齢とともに増加する．原因としては循環血液量の減少，褐色細胞腫，脱水，交感神経障害，アミロイドーシスなどがある．起立性低血圧では，血圧低下に伴う反射性頻脈が起こらないことが特徴である．

表 3.9 血圧正常値，高血圧値（単位はmmHg）

分類	収縮期血圧		拡張期血圧
至適血圧	<120	かつ	<80
正常	<130	かつ	<85
正常高値	130〜139	または	85〜89
高血圧			
stage 1	140〜159	または	90〜99
stage 2	160〜179	または	100〜109
stage 3	≧180	または	≧110

演習問題

問1　心不全に関して，正しいものの組合せはどれか．
a　心不全では，腎血流量が増加する．
b　右心不全では，全身にうっ血がみられ浮腫が起こる．
c　心不全では水と Na^+ の再吸収が増大する．
d　心不全では，循環血液量は減少する．
e　心不全では，心臓の容積の縮小が起こる．
　　1 (a, b)　2 (a, c)　3 (a, d)　4 (a, e)　5 (b, c)　6 (b, d)
　　7 (b, e)　8 (c, d)　9 (c, e)　10 (d, e)

問2　不整脈に関する記述について，正しいものの組合せはどれか．
a　WPW症候群は，必ずしも心拍異常を伴わない．
b　心室細動は，心停止状態を起こし直ちに電気ショックを与えて除細動しなければ救命できない．
c　心房細動は，脳塞栓の基礎疾患である．
d　心室細動の心電図振幅は，心室粗動より大きい幅を示す．
e　不整脈の診断には，心エコーが有効である．
　　1 (a, b, c)　2 (a, b, d)　3 (a, c, d)　4 (a, c, e)　5 (b, c, d)
　　6 (b, d, e)　7 (c, d, e)

問3　狭心症の病態と治療に関する記述について，正しいものの組合せはどれか．
a　異型狭心症は，動脈硬化が原因である．
b　労作性狭心症は，冠攣縮が原因である．
c　不安定狭心症による胸痛には，ニトログリセリンが著効である．
d　異型狭心症の心電図所見は，ST上昇がみられる．
e　労作性狭心症の治療では，β遮断薬で心拍数を下げ心筋の酸素消費量を減らすことが一般的である．
　　1 (a, b)　2 (a, c)　3 (a, d)　4 (a, e)　5 (b, c)　6 (b, d)
　　7 (b, e)　8 (c, d)　9 (c, e)　10 (d, e)

問4　深部静脈血栓症に関する記述について，正しいものの組合せはどれか．
a　エコノミー症候群は，この疾患に分類される．
b　初期には，疲労感，違和感を覚える．
c　手術後には，血栓は生じにくい．
d　プラスミノーゲン増大は，血栓を生じやすい．
e　ビタミンKは，ワルファリンの作用を増大させる．
　　1 (a, b)　2 (a, c)　3 (a, d)　4 (b, c)　5 (b, d)　6 (d, e)

問5 高血圧,低血圧の病態に関する記述について,正しいものの組合せはどれか.

a α$_1$遮断薬は,起立性低血圧を起こすことがある.
b 高血圧の治療には,生活習慣の改善,肥満,食塩,運動,喫煙,アルコール制限などの教育指導が大切である.
c 妊娠中毒時には,低血圧が起こることがある.
d ISA(−)のβ遮断薬の心拍数減少作用は,ISA(+)の薬剤より弱い.
e ループ利尿薬は,高K$^+$血症を起こす.

    1 (a, b) 2 (a, c) 3 (a, d) 4 (a, e) 5 (b, c) 6 (b, d)
    7 (b, e) 8 (c, d) 9 (c, e) 10 (d, e)

4 呼吸器疾患

【総　論】

　呼吸器は，肺，気管，気管支，肺胞，胸膜，肺血管系で構成されている．肺表面は肺側胸膜で，胸壁内側は壁側胸膜で覆われており，胸膜腔を形成する．肺血管系は，ガス交換を行う肺動静脈と栄養血管である気管支動静脈がある．支配神経は交感神経と副交感神経（迷走神経）であり，気管支平滑筋は交感神経の興奮により弛緩し，副交感神経の興奮により収縮する．血管平滑筋は，交感神経の興奮により収縮し，副交感神経の興奮により弛緩する．

　呼吸器のもっとも重要な機能は，動脈血液ガス分圧，すなわち血液中酸素分圧（PaO_2）と炭酸ガス分圧（$PaCO_2$）を一定に保つことである．肺胞換気とは，肺動脈から始まり肺静脈で終わる毛細血管が豊富に分布している肺胞壁において，新鮮な空気と静脈血が薄基底膜を介して接することによってガス交換を行うことである．これは，1 mLの新鮮な空気と1 mLの静脈血によってなされる（$V/Q=1$）．通常，換気（V）より灌流（Q）の方が多く，V/Qは0.8である．肺気量は1回換気量（tidal volume：TV，安静呼吸時の呼吸量），予備吸気量（inspiratory reserve volume：IRV，1回換気量を超える最大の吸入量），予備呼気量（expiratory reserve volume：ERV，1回換気量を超える最大の呼出量），残気量（residual volume：RV，最大呼出後に肺に残存する量）の四つに分けられる．これらすべてを合わせた量を全肺気量（total lung capacity：TLC）とよぶ．

　吸気（吸入）において，吸息筋は収縮し胸腔内を陰圧にする．口腔と肺胞の圧力差が肺内に空気を引き入れる（1回換気量）．約1/3量の吸気量が気道内に留まり（死腔），2/3が肺胞に到達する．通常の呼気（呼出）は受動的であり，吸息筋の収縮の終了によって肺は弾性により元の大きさと容量に戻る．この過程が肺胞圧を口腔に比べて陽圧にし，空気を外に出す．

　呼吸中枢は延髄から橋にかけて広がっている神経回路で，呼吸リズムやパターンの形成と呼吸運動をつかさどる筋群を支配する神経活動を制御する．換気は呼吸中枢の自発的かつ周期的な興奮により制御される呼吸運動によって行われる．呼吸運動は，おもに横隔膜，肋間筋，頸部筋，腹筋によって行われる．また，呼吸運動は肺迷走神経や肋間神経を介する神経性（反射性）調節，延髄にある中枢化学受容野や末梢の頸動脈体および大動脈体の化学受容器を介する化学的調節を受けるほか，上位脳やホルモンなどの他の要因によって影響を受ける．

　気道粘膜は生理的な気道分泌液で潤っている．分泌量は10～100 mL/dayであ

る．気道液は粘膜下組織の気管支分泌腺と線毛上皮内に散在する胚細胞から分泌される．気道液にはクララ細胞やⅡ型肺胞細胞から分泌される肺サーファクタントが含まれており，気道全域のクリアランスに重要である．気道の内部は，線毛によって動く粘液の層で覆われている．この粘液層に捕らわれた粒子やさまざまな病原体は口腔へと戻される．肺胞は，ガス交換のため粘液層や線毛によって保護されていない．肺胞には食細胞（肺胞マクロファージ）が，粒子や沈着物あるいは細菌を貪食する．

呼吸器疾患とは，呼吸器（上気道，気管，気管支，肺など）に起こる疾患の総称であり，罹患した部位により非常に多種多様である．

4.1 呼吸器感染症

＜概　念＞

呼吸器感染症（respiratory infection）とは，気道や肺に病原微生物が付着し，増殖して炎症を起こし，咳，痰，発熱，胸痛，呼吸困難などの症状を生じる病気の総称である．呼吸器感染症は，炎症の場所によって現れる症状がそれぞれ異なる．代表的なものとして，感冒（上気道炎），肺炎，肺結核がある．感冒は，空気中のウイルスなどの病原微生物が鼻から喉頭までの上気道に感染し，炎症が起こる．炎症が気管や気管支にまで及ぶと気管支炎（急性気管支炎）とよぶ．肺炎は，肺胞とその周辺組織に起こる感染症であり，微生物が肺内部まで吸引されて発症する急性炎症である．結核は，結核菌感染により発病または再燃した肺の感染性疾患である．

●感　冒

かぜ（風邪）common cold

かぜ（上気道炎）は，おもにウイルス感染による上気道（鼻腔，咽頭，喉頭など）の炎症性の病気である．単一の疾患ではなく，かぜ症候群として急性鼻咽頭炎から急性喉頭炎，咽頭結膜熱までの総称である．全身症状が強く，時に重症化するインフルエンザは，かぜとは区別して扱われる．

＜症　状＞

かぜの症状は，感染してから数日後に現れる．最初に鼻やのどに不快感があり，くしゃみや鼻水（カタル症状）が出て，体調が悪くなる．その後，発熱，頭痛など全身症状が出現する．鼻水は初期には水性透明で多量に出る．副鼻腔炎が起これば粘液性で黄緑色なり量は減る．症状は数日で改善するが，咳は長引くことがある．中耳炎や副鼻腔炎などの細菌感染症が起こることもある．二次的な気管支炎や肺炎など下気道の細菌感染症が起こることもある．喘息患者では，ライノウイルス感染で喘息発作が誘発されることがある．細菌感染では白血球数の増加，

CRP（C-reactive protein，C 反応性タンパク）や赤沈などの炎症反応が高くなる．

インフルエンザ influenza

インフルエンザ（流行性感冒）は，インフルエンザウイルスの感染によって起こる肺と気道の感染症である．インフルエンザは普通のかぜとは異なり，症状も重篤である．インフルエンザは，くしゃみや咳による飛沫，感染者の分泌物への接触により感染する．好発時期は晩秋から初冬で，流行は単一のインフルエンザウイルス株によって引き起こされる．インフルエンザウイルスには A 型，B 型があり，それぞれに多くの亜株が存在する．流行するインフルエンザウイルス株は常に変化しているため，ワクチンが効かないこともある．

＜症　　状＞

症状は感染の 1～2 日後に出現する．発熱や悪寒がインフルエンザの初期徴候であることが多い．39～39.5℃の高熱が出ることもある．全身の筋肉痛や関節痛，頭痛，眼の周囲や奥の痛みがでる．呼吸器症状としては，咽頭痛，咳，鼻水などである．口やのどの炎症と痛み，眼の充血が起こる．吐き気や嘔吐が起こることもある．ほとんどの症状は数日後には回復するが，熱や咳，気道の炎症，倦怠感や脱力感は数日から数週間続く．

●肺　　炎

＜概　　念＞

肺炎（pneumonia）は，肺胞とその周辺組織に起こる感染症であり，微生物（細菌，ウイルス，真菌など）が肺内部まで吸引されて発症する急性炎症である．また，血流を介してあるいは近傍の器官に感染した微生物が直接肺へ移動して発症することもある．感染リスクは乳幼児や高齢者で高い．糖尿病，心不全，慢性閉塞性肺疾患などの患者も感染しやすい．

＜症　　状＞

炎症が起こると，末梢細気管支の肺胞腔に浸出液が充満するため，呼吸困難やガス交換障害による血中酸素分圧の低下などの呼吸器症状が出現する．感染微生物の毒素や菌血症により全身症状も現れる．肺炎の症状としては，痰を伴う咳，胸の痛み，悪寒，発熱，息切れなどである．症状は，炎症部位や原因菌によって異なる．気道狭窄などによる胸部異常音が確認される．

＜検査所見と診断＞

胸部 X 線検査によって，細菌性肺炎では感染部位が白斑点陰影となる．ウイルス性肺炎では広範囲に広がった白く薄いしま模様または斑点となる．肺膿瘍がある場合は，液体（膿）の貯留部分が確認される．痰や血液の塗抹標本および培養により，原因菌の特定を試みる．ウイルス，マイコプラズマ，リケッチアなどが疑われる場合は，初期および回復期の血清について補体結合反応，赤血球凝集反応，白血球増多，中和反応などで抗体価の上昇を認める．

表 4.1　肺炎の分類

原因別	感染性肺炎	細菌性肺炎，ウイルス性肺炎，非定型肺炎など
	機械性肺炎	誤嚥性肺炎，閉塞性肺炎，吸引性肺炎など
	薬剤性肺炎	インターフェロン，抗がん剤など
	症候性肺炎	膠原病性肺炎
罹患場所別	市中感染肺炎	肺炎球菌性肺炎，マイコプラズマ肺炎，ウイルス性肺炎など
	病院内あるいは施設内感染肺炎	ブドウ球菌性肺炎，グラム陰性菌性肺炎，緑膿菌性肺炎など
形態別	肺胞性肺炎	肺の実質（肺胞）を主座とする肺炎
	間質性肺炎	肺の間質組織を主座とする肺炎
病理学的	大葉性肺炎	病変が一葉以上を占める
	気管支肺炎	病巣が細気管支から肺胞で小葉内に限局する

<分　類>

肺炎の分類としては，表 4.1 に示すようにさまざまな分類がある．

市中感染肺炎 community acquired pneumonia

通常，健常人にみられる院外発症の肺炎で，おもに幼児や高齢者に発症する．

肺炎球菌性肺炎：肺炎球菌が原因で発症する．かぜやインフルエンザなどの上気道ウイルス感染症後に発症する．完治するが，幼児や高齢者・重病人の場合，死亡することがある．多くの患者で胸膜腔に胸水が貯留する．まれに，敗血症や肺炎球菌性髄膜炎を起こす．

レジオネラ症：レジオネラ菌が原因で発症する．レジオネラ症は，肺炎全体の約 1〜8% を占める．レジオネラ症は中高年以上によく発症する．

マイコプラズマ肺炎：マイコプラズマ肺炎は，15〜35 歳の人に好発する．流行は学校，家族などの限られた集団で起こる．潜伏期間が 10〜14 日間と長い．乾性の咳（細気管支炎）が確認される．マイコプラズマ肺炎は軽症であることが多く，大部分は治療をせずに回復するが，重症化する場合もある．胸部 X 線検査ですりガラス状陰影を気道に認める．

クラミジア肺炎：クラミジア肺炎は，*Chlamydia pneumonia* を吸入することにより発症する．オウム病とよばれる．咳による飛沫により，まれに空気感染する．症状はマイコプラズマ肺炎とよく似ている．胸部 X 線検査で肺炎の所見を認める．血液検査で抗体を確認する．

ウイルス性肺炎：ウイルスの多くは肺炎を起こす．インフルエンザウイルス（A 型，B 型），水痘ウイルス，パラインフルエンザウイルス，呼吸器合胞体ウイルス（respiratory syncytial virus，RS ウイルス），アデノウイルス，サイトメガロウイルスが原因となる．ウイルス性肺炎後に二次的な細菌性肺炎が発症する場合がある．

病院内感染肺炎あるいは施設内感染肺炎 hospital acquired pneumonia

病院内または老人ホームの施設内などで感染した肺炎は，市中感染肺炎よりも重症化する傾向がある．原因として，微生物の病原性が強く，入院患者や施設入所者は健康状態が悪く抵抗力が弱いことがあげられる．

ブドウ球菌性肺炎：黄色ブドウ球菌は，院内感染肺炎では 10～15％ を占める．ブドウ球菌性肺炎を発症する患者の死亡率は，約 15～40％ と高い．悪寒や発熱が続く．肺や胸膜腔で膿の蓄積（膿瘍，膿胸）を形成する．とくに，メチシリン耐性黄色ブドウ球菌による肺炎（MRSA 肺炎）は難治性である．

グラム陰性菌性肺炎：グラム陰性菌（クレブシエラ属，シュードモナス属，エンテロバクター属，プロテウス属，セラチア属，アシネトバクター属など）で起こり，症状は重症化しやすく急激に悪化する．入院患者（とくに人工呼吸器装着患者）に起こる．

緑膿菌性肺炎：慢性気道感染症の経過中に発症し，難治性である．健常人に病原性を現すことはほとんどないが，免疫力低下患者に発症する．院内肺炎でもっとも多い起因菌である．

真菌性肺炎：おもに 3 種類の真菌，*Histoplasma capsulatum*（ヒストプラスマ症），*Coccidioides immitis*（コクシジオイデス症），*Blastomyces dermatitidis*（ブラストミセス症）で起こる．感染しても症状は軽い．高齢者，白血病患者，免疫抑制剤使用者，抗がん剤投与患者，エイズ（AIDS）など免疫力が低下した場合に発症することが多い．

カリニ肺炎：*Pneumocystis carinii* は，正常な肺では無害である．免疫力が低下した場合（がんや AIDS など）に発症する．カリニ肺炎はヒト免疫不全ウイルス（HIV）に感染した患者が AIDS を発症したことを示す最初の徴候の一つである．発熱，息切れ，乾性の咳が起こる．X 線検査では多くの場合は乾湿影を呈する．診断は，痰のサンプルを採取し，顕微鏡検査で確定する．

その他の肺炎

吸引性肺炎：吸引された空気中の小粒子（異物）が原因である．高齢者，衰弱している人，アルコール依存症や薬物中毒の患者，麻酔や病気のため意識のない人でリスクが高い．健常人でも，嘔吐の際などに誤嚥性肺炎を起こす．胃酸の吸引により化学性肺炎を起こす．

細気管支炎：乳幼児におけるウイルス感染症で，気道に炎症を起こし呼吸困難を引き起こす．RS ウイルスが主であるが，パラインフルエンザ，アデノウイルスなどが原因になることもある．風邪の症状（鼻水，くしゃみ，微熱，咳など）から始まり，呼吸困難を起こす．鼻粘膜を採取し，ウイルスを特定する．

その他の肺感染症

重症急性呼吸器症候群（severe acute respiratory syndrome：SARS）：SARS コロナウイルスによる全身感染症である．症状として，発熱，倦怠感，筋肉痛，乾性

咳嗽，呼吸困難などを認める．ほとんどの症例で肺炎をきたす．死亡率は約10％である．検査は，SARSコロナウイルス検出試薬キットを用いる．

●肺結核

<概　念>

肺結核（pulmonary tuberculosis）は結核菌（*Mycobacterium tuberculosis*）の空気感染で起こり，肺に浸潤性あるいは増殖性の炎症を起こす．初感染巣に引き続き，肺門リンパ節が腫脹し，初期変化群を形成する．この状態で治癒しない場合は，二次結核症に移行し，リンパ行性，管内性，血行性に広がり肺結核症などの臓器結核症に進展する．結核菌は人間だけに感染する．活動性肺結核の場合は，咳やくしゃみだけでなく，話をしただけでも菌が飛散する．潜伏感染や肺以外の結核の場合には，菌は空気中には放出されず，感染は起こらない．

<感染の経過>

乳幼児を除いて，初期感染の段階で発病することはほとんどない．肺に侵入した結核菌は胸膜下に初感染巣をつくり，リンパ管を通って肺門リンパ節に達し初感染巣と所属肺門リンパ節病巣とで初期変化群を作る．抗原として認識され細胞性免疫が成立し，初期変化群はほとんどの場合治癒する．マクロファージに取り込まれ，小さな瘢痕組織に入り込んだ菌は休眠状態となる（潜伏感染）．初期感染が鎮静化した後，過労，加齢，免疫力低下などが原因で結核が発症する（病巣の再燃）．成人肺結核はこのような場合が多い．初期感染においても，抵抗力が弱い場合，菌量が多い場合あるいは毒性が強い場合は肺結核症に進展する（初期感染結核症）．通常，感染しても90〜95％は一生発病せず，残りの5〜10％で発病し，他人への感染も起こる．

<感染の進行と広がり>

結核が潜伏感染から活動性へ進行する度合いは，人によって異なる．免疫機能が十分に機能している場合，活動性結核の部位は肺に限られる（肺結核）．血行性散布により，結核性髄膜炎などを起こす（下記参照）．初感染巣から気管支あるいは肺門リンパ節を介して経気管支性に肺内に血管病変を生じ乾酪性肺炎を起こす場合もある．乾酪性肺炎病巣が気管支と連絡し，内容物が排泄されると空洞（cavity）となる．空洞が気管支に開放していると管内性に肺内や肺外に飛散する（開放性結核）．

<症　状>

結核の症状は咳である．黄緑色の痰や血痰が出る．大量の寝汗，倦怠感，食欲不振や体重減少が見られる．息切れや胸痛がある場合は，気胸または胸水が原因である．乳幼児の場合は，リンパ節が大きく腫れて気管を圧迫し，高い音の空咳が出て，場合によっては肺虚脱まで起こる．

肺以外の結核（肺外結核 extrapulmonary tuberculosis）

腎臓とリンパ節に多く，骨，脳，腹腔，心膜，関節，生殖器にも起こる．肺外

結核は，疲労，食欲不振，間欠性の熱，発汗，ときに体重減少がある以外は症状に乏しい．結核性髄膜炎は致死的である．発熱，持続する頭痛，首のこわばり，吐き気，眠気や時に昏睡などの症状が起こる．結核が脳に感染すると，結核腫ができることがある．結核腫は，頭痛，けいれん発作，筋肉脱力感などの症状を起こす．結核性心膜炎では心膜が厚くなり，心臓と心膜の間に水が溜まる．頸静脈が怒張し，呼吸が苦しくなる．腸結核は症状がないこともあるが，感染部に組織の異常増殖が起こる．

<検査所見と診断>

ツベルクリン反応検査で陽性の場合は，結核菌感染の既往を示すが，活動性結核を意味しない．陰性の場合は，感染を除外できる．結核を疑わせる症状がある場合は，痰のサンプルによる塗抹（チール-ネールゼン（Ziehl-Neelsen）染色：喀痰中の抗酸菌の有無および排菌量）あるいは培養による検査を行う．PCR（polymerase chain reaction，ポリメラーゼ連鎖反応）法が普及してきている．胸部 X 線検査を行う．病変の好発部位は，肺尖部，下葉上枝領域である．活動性病変は境界不鮮明な浸潤性陰影を示す．結核の胸部 X 線所見は他の病気の所見と似ている．血行性散布の場合は，粟粒大の結節性陰影（粟粒結核）が全肺野に認められる．結核性髄膜炎の可能性があるときは，髄液を脊椎穿刺して分析する．

4.2 アレルギー・免疫疾患

●気管支喘息

<概　　念>

「喘息」は，ギリシア語が起源で「あえぎ」を意味する．現在，気管支喘息（bronchial asthma）は，肥満細胞，好酸球，T リンパ球，マクロファージ，好中球や上皮細胞などの多くの細胞と細胞要素が関わる気道の慢性炎症性疾患と定義される．気管支平滑筋の収縮，浮腫，粘液過剰分泌，粘膜上皮剥離などを起こして喘鳴を伴う激しい呼吸困難を起こす．

<分　　類>

アトピー（アレルギー）型と非アトピー（非アレルギー）型に分類される．他に運動誘発性喘息などがある．

アトピー型喘息：喘息アレルギーを起こすアレルゲンに対する特異的 IgE 抗体で原因物質を特定できる．小児に多い．

非アトピー型喘息：アレルゲンに対する特異的 IgE 抗体が証明できない．

運動誘発性喘息：小児に多く，運動直後に喘息発作を起こす．

アスピリン喘息：アスピリンを服用して 15～20 分後に激しい喘息発作を起こす．成人喘息の 10～20％を占める．

<病　　理>

気管支喘息は，広範な気道の狭窄によって起こる呼吸困難を主徴とし，喘鳴や

咳を伴う．気道狭窄（閉塞）は，① 気管支平滑筋のけいれん性収縮，② 血管拡張と透過性亢進による気管支粘膜の浮腫や腫脹，③ 粘液腺細胞の分泌亢進による粘稠分泌物の貯留（粘液栓形成）によって発生し，これらの変化が可逆的に繰り返されるのが特徴である．

　喘息患者すべてに気道過敏症がみられる．この状態に，アレルゲン刺激，あるいは非特異的な刺激が働いて発作が起こるアレルギー反応（おもにⅠ型）である．喘息の病理は，好酸球由来のメディエーターを主因とする一種の気道炎症（慢性剝離性好酸球性気管支炎）である．

　一般に喘息患者の70～80％はIgE抗体をもっており，気管支粘膜固有層に存在する肥満細胞や血液中の好塩基球などの細胞膜表面に結合している．抗原抗体反応が起こると，一次性メディエーター（ヒスタミン，セロトニン，好酸球遊走因子）や二次性メディエーター（トロンボキサンA_2，血小板活性化因子，ロイコトリエン類，プロスタグランジン類）などが遊離され，これらが気管支に作用し気道狭窄を起こす．メディエーターによる気道侵害受容器刺激は迷走神経反射を起こし，狭窄をさらに増強する．また，アレルゲン以外の非特異的刺激（寒冷など）によって惹起される発作の場合は，感受性が亢進している気道粘膜内の侵害受容器が刺激され，迷走神経反射を介するコリン作動性機序によって気道狭窄を起こす．

　喘息は少なくとも一部は遺伝性の複合症候群であり，形質発現のために遺伝子-環境相互作用を必要とする．喘息は，感染に対する免疫システム（Th1-リンパ球）の代わりに，アレルギーを引き起こす免疫システム（Th2-リンパ球）による免疫応答によって特徴づけられる肺，気道の慢性炎症性疾患である．

　喘息悪化の環境危険因子には，社会経済的状態，家族人数，胎児期や幼児期におけるタバコ副流煙へのばく露，アレルゲンへのばく露，都市化などである．

＜誘発因子＞

　代表的な誘発因子の分類を表4.2に示す．

＜症　　状＞

　喘鳴，咳，痰，呼気性呼吸困難，乾性ラ音，起座呼吸，頻脈・奇脈などである．過敏性患者ではとくに，夜または早朝に反復性の喘鳴，息切れ，胸部絞扼感や咳

表 4.2　喘息の代表的な誘発因子

呼吸器感染	RSウイルス，ライノウイルス，インフルエンザ，パラインフルエンザ，マイコプラズマ肺炎など
アレルゲン	花粉，ハウスダスト，ダニ，動物のフケなど
環　境	冷気，オゾン，二酸化硫黄，タバコの煙など
感　情	不安，ストレスなど
薬物/保存剤	アスピリン，NSAIDs，亜硫酸物，β遮断薬など
職業刺激	小麦粉，干し草，香辛料/酵素，アラビアゴム，アゾ染料，アントラキノン，ホルムアルデヒドなど

NSAIDs：非ステロイド性抗炎症薬

が起こる．広範囲にわたる多様な気道狭窄を伴う．発作が寛解した時期は，健常人とまったく変わらない．

＜検査所見と診断＞

　胸部 X 線検査では通常は異常を認めない．血液検査では末梢血中の好酸球増加や，非特異的 IgE 値の上昇を認める．アレルゲン特異的 IgE 抗体を測定する．気道可逆性試験では，発作時に β 刺激薬を吸入させ，1 秒量（FEV_1）が 20％以上改善すれば可逆性ありと判定する．呼吸機能検査では，FEV_1 の低下など閉塞性障害の所見が認められる．誘発試験において喘息患者にヒスタミンやアセチルコリンなどの気道収縮作用のある薬物を吸入させると，健常人に比べてはるかに低濃度で FEV_1 の低下や呼吸抵抗の上昇が認められる．既往歴・家族歴にアトピー性疾患がある場合には，喘息の可能性が高い．運動誘発性喘息の検査には，トレッドミルやエルゴメーターによる運動負荷前後に，1 秒間の努力呼気量が 15％以上減少した場合は，運動誘発性喘息と診断する．

その他のアレルギーが関与した呼吸器疾患

　過敏性肺炎：種々の粉塵（微生物や有機物の粉塵および化学物質）によって発症する．夏型過敏性肺炎，農夫肺，空調肺などがある．免疫複合体反応と細胞媒介性アレルギー反応が起こる．肺胞や細気道壁に白血球が蓄積する．発熱，咳，悪寒，息切れなどが起こる．喘鳴はほとんどない．抗原から隔離されれば 1～2 日で症状は改善するが，完治までには数週間かかる．亜急性型過敏性肺炎では，咳や息切れが数日～数週間続く．慢性過敏性肺炎では，肺の線維症が起こる場合がある．運動中の息切れ，痰を伴う咳，疲労感，体重減少が数ヵ月から数年のうちに徐々に悪化し，呼吸不全を起こす．胸部 X 線検査では，両側中・下肺野を中心に分布するびまん性のすりガラス様陰影，粟粒大の粒状陰影を示す．

　好酸球性肺炎（PIE 症候群）：炎症反応やアレルギー反応により肺や血中に多数の好酸球が現れる肺疾患の総称である．通常の肺炎とは異なり，肺胞に感染はない．肺胞，気道，血管壁などに好酸球が充満あるいは浸潤し，気道狭窄あるいは閉塞を起こす．単純性好酸球性肺炎（レフラー（Löffler）症候群）や熱帯性好酸球性肺炎（フィラリアの感染により発症）では症状は軽く，微熱，咳，喘鳴，息切れである．急性好酸球性肺炎では血中酸素濃度が著しく低下する．急性呼吸不全を起こす場合がある．慢性好酸球性肺炎は，徐々に進行し重症化する．急性好酸球性肺炎は，正常値の 10～15 倍の好酸球が認められるが，慢性好酸球性肺炎では好酸球数は正常である．胸部 X 線検査では，肺に肺炎特有の白い斑点が確認される．顕微鏡検査で好酸球のかたまりが確認できる．好酸球性肺炎の誘発因子を表 4.3 に示す．

表 4.3 好酸球性肺炎の誘発因子

薬　　物	ペニシリン，アミノサリチル酸，カルバマゼピン，ナプロキセン，イソニアジド，ニトロフラントイン，スルファメトキサゾールなど
化学物質の蒸気	ニッケルなど
真　　菌	*Aspergillus fumigatus* など
寄生虫	回虫，線虫など

4.3　間質性肺疾患

●間質性肺炎

<概　念>

びまん性炎症が肺胞壁（間質）に起きる病気を総称して間質性肺疾患（interstitial pneumonea）とよぶ．結合組織の増殖，肺胞壁の肥厚，ガス交換障害による呼吸不全などにより，最終的に肺全体が線維化・硬化して萎縮する疾患である．初期には炎症所見が著明である（間質性肺炎）が，後に線維化が進行する（肺線維症）．

<原　因>

間質性肺炎や肺線維症は，塵肺症，過敏性肺炎，薬剤性肺炎，放射線性肺炎，感染性（ウイルス，真菌，細菌）肺炎，肺うっ血，慢性細気管支炎など種々の原因で起こる．

<症　状>

乾性咳，チアノーゼ，太鼓ばち指，湿性ラ音，労作性呼吸困難などである．

<分　類>

急性型（急性間質性肺炎）と慢性型（特発性間質性肺炎）に分類される．

急性間質性肺炎 acute interstitial pneumonia

急激に発症する劇症型肺損傷で，急性間質性肺炎またはハマン-リッチ（Hamman-Rich）症候群とよばれる．6ヵ月以内の経過で死亡する．ほとんどの患者が40歳以上である．

<病　理>

肺損傷の原因に対する非特異的反応で，器質化びまん性肺胞損傷である．急性期，器質化期，治癒期に分けられる．器質化期は，間質浮腫，炎症細胞の浸潤，線維芽細胞の増殖，肺胞中隔の著明な肥厚化，II型細胞過形成，隣接肺胞間中隔の虚脱と付着，肺胞間中隔に沿った病巣領域のガラス膜（急性期に顕著），小動脈内の血栓として特徴づけられる．

<検査所見>

胸部X線検査で，びまん性の両側気腔陰影が認められる．CTスキャンでは両側に斑状で左右対称のすりガラス様減衰領域，まれに両側の気腔硬化領域を示す．通常，肺の10%以下を侵す軽度の蜂巣状像が認められる．ほとんどの患者に中等

症から重症低酸素血症があり，呼吸不全を発症する．

特発性間質性肺炎 idiopathic interstitial pneumonea

進行性の線維症を伴う肺胞壁における原因不明の慢性炎症である．特発性肺線維症または原因不明の線維化肺胞炎は，特発性間質性肺疾患の 50〜60％の症例の原因である．

＜病　　理＞

組織は，交互の正常な肺領域，間質の炎症，線維症，蜂巣状化を伴う不均質化となる．これらの変化は，末梢胸膜下実質にもっとも著明である．間質の炎症は，II 型肺胞細胞の過形成を伴い，リンパ球，形質細胞，組織球の肺胞間中隔への浸潤からなる．線維化領域には，増殖性線維芽細胞の散在性病巣（線維芽細胞病巣）が認められる．蜂巣状領域は嚢胞線維症性気腔からなり，細気管支の上皮に沿っており，粘液で満たされている．好中球が粘液中に貯留していることがある．線維化や蜂巣状の領域では，平滑筋過形成が生じている．胸膜下および傍隔壁分布，斑状の特徴，時間的不均質性が特徴である．膠原血管病（RA，SLE，進行性全身性硬化症，混合型結合組織疾患，糖尿病），塵肺症，放射線損傷，所定の薬物誘発性肺疾患（ニトロフラントイン）において，同じパターンの間質性炎症や線維症が生ずる．

＜検査所見＞

高γグロブリン血症が認められる．明確な結合組織疾患がない場合でも，抗核抗体，リウマチ因子，血中免疫複合体が同定される．胸部 X 線で肺下部のびまん性網状陰影を示す．びまん性または斑状のすりガラス状曇り，小嚢胞病変（蜂巣状像），肺容積減少，肺高血圧の徴候が認められることがある．HRCT（高精度 CT）所見で，すりガラス状の陰影を示す．肺下部では，網状のパターンが優勢で，ほとんどが肥厚した肺葉間中隔や肺葉内の線で構成されている．疾患病期に従って，蜂巣状像，牽引性気管支拡張症，胸膜下線維症が起こることもある．肺機能検査では，しばしば拘束性障害が認められる．肺コンプライアンスが低下する．一酸化炭素拡散能（DL_{CO}）は低下する．動脈血ガスでは酸素分圧と炭酸ガス分圧の低下を示し，運動によって増悪または誘発される．

＜診　　断＞

胸腔鏡下肺生検が必要である．胸部 X 線で広範型蜂窩織像を示す場合，肺生検は必要とされない．

表 4.4 に，代表的な検査を示す．

＜分　　類＞

特発性間質性肺炎は，①特発性肺線維症，②非特異性間質性肺炎，③急性間質性肺炎，④特発性器質化肺炎，⑤剥離性間質性肺炎，⑥呼吸細気管支炎関連性間質性肺疾患，⑦リンパ球性間質性肺炎に分類される．

剥離性間質性肺炎：気胞の単核細胞浸潤を特徴とする慢性肺炎症である．ほとんどの患者に呼吸困難がある．通常の間質性肺炎とは組織学的に異なる．リンパ

表 4.4 間質性肺炎の代表的な検査

検査	症状
血清学的検査	KL-6 上昇, SP-D 上昇, SP-A 上昇, LDH 上昇
呼吸機能	拘束性障害（%肺活量<80%）, 拡散障害（%DL_{CO}<80%）
低酸素血症	安静時 PaO_2：80 mmHg 未満, 6 分間歩行時 SpO_2：90%以下
胸部 X 線画像所見	両側びまん性陰影, 中下肺野・外側優位, 肺野の縮小

KL-6：シアリル化糖鎖抗原（II 型肺細胞上皮, 呼吸細気管支上皮細胞などに発現）.
SP-D：肺サーファクタントタンパク質-D.
SP-A：肺サーファクタントタンパク質-A.

球や形質細胞, 時に好酸球による間質の中等度浸潤を伴い, 線維組織によって拡大した肺胞間中隔が認められる. 特徴は, 遠位気腔におびただしいマクロファージが存在することである. 蜂巣状像が存在することがあるが, 広範でもなく, 顕著でもない. 肺実質の均質な病変はない. 肺機能検査は DL_{CO} の低下を伴う拘束性のパターンを示し, 動脈血ガス分析は低酸素血症を示す. 20%程度の患者で胸部 X 線に異常がなく, 異常があったとしても, 間質性肺線維症のそれほど重症ではない. HRCT は斑状の胸膜下すりガラス様陰影を示す.

呼吸細気管支炎関連性間質性肺疾患：現在または過去の喫煙者に起こる臨床的に明瞭に区別できる症候群である. 細気管支を侵す炎症過程である. 黄褐色に染まったマクロファージが特徴的である. 細気管支は拡張し, 粘液うっ滞を伴い, その壁は軽度に肥厚している. 隣接肺胞まで広がる細気管支の化生上皮が高頻度にみられる. 胸部 X 線上びまん性, 微細な網様あるいは結節性の間質陰影が認められる. 肺容積は正常である. 気管支壁の肥厚と気管支血管周囲の間質が著明である. HRCT スキャンは曇った陰影を示す場合が多い. 肺機能検査では, 閉塞性の混合パターンが一般的である. 残気量の孤発性増加が起こることがある. 動脈血ガス分析は軽症低酸素血症を示す.

器質化肺炎を伴う特発性閉塞性細気管支炎：器質化肺炎の病巣を発現し, 線維性肉芽組織が細気管支や肺胞管を閉塞する原因不明の特異的臨床病理症候群である. 約 1/2 の患者で, 好酸球の増加を伴わない白血球増加を認める. 肺機能検査は, 閉塞性の障害（FEV_1<70%）が約 1/5 の患者で認められ, 肺機能は, 通常は拘束性の障害を示す. 安静時および運動時に低酸素症がみられる. 胸部 X 線は, 両側性でびまん性の肺胞陰影を示す. 症状発現時に, 不規則な線状または結節性の間質陰影あるいは蜂巣状像が認められることがある. 肺の HRCT スキャンは斑状の気腔硬化, すりガラス様陰影, 小結節性陰影, 気管支壁の肥厚と拡張を示す. 斑状の陰影は肺の末梢において高頻度で, しばしば肺下部にある.

リンパ球性間質性肺炎：肺の間質および肺胞腔における成熟リンパ球の良性増殖のまれな過程である. 成人ではまれであるが, 小児でみられる. 原因は不明である. 約 3/4 の患者が血清タンパク異常を有し, 一般的にはポリクローナル高 γ グロブリン血症, とくに小児において低 γ グロブリン血症がみられる. 肝脾腫大症, 関節炎, リンパ節障害などの所見は, 基礎疾患に関連している. 肺機能検査

表 4.5 塵肺の代表的な分類と原因物質，特徴

病　名	原因物質	特　徴
珪肺症	シリカ（石英，遊離ケイ酸）	本文参照
黒色肺	石炭	斑点状の胸部 X 線画像 単純性黒色肺 進行性塊状線維症
アスベスト肺	アスベスト	本文参照
綿肺症	綿，亜麻，麻，穀物	喘鳴と胸の圧迫感
化繊肺	合成繊維	自然に改善
良性塵肺症	酸化鉄，バリウム，スズ	

は，肺容積の減少および DL_{CO} の低下を示し，気流量は温存されている．著明な低酸素血症が起こることがある．肺胞気管支洗浄は，リンパ球数の増加を示すことがある．胸部 X 線上で基底部の線状間質陰影または結節性の過程として現れる．進行すると蜂巣状像を伴う線維化が起こり，肺実質が損なわれる．診断は，間質浸潤物（リンパ球や形質細胞），胚芽中心形成，非乾酪化肉芽腫に伴う多核巨細胞により確定される．浸潤物は気管支や脈管に沿って出現するが，もっとも多くみられるのは肺胞間中隔である．

● 塵　肺

　＜概　念＞

　塵肺（pneumoconiosis）は，粉塵や微粒子を長期間吸引した結果，肺の細胞にそれらが蓄積することによって起きる肺疾患の総称である．「塵肺法」(1960 年) は「粉塵を吸入することによって肺に生じた線維増殖性変化を主体とする疾病」と定義している．原因となる粉塵には，ケイ酸，金属粉，石綿（アスベスト），有機塵があり，鉱山や炭坑，陶磁器製造業，石切業，鋳物業，トンネル工事，アスベストを用いる建築や建造物の解体など粉塵の多い環境に従事する職業にみられる職業性疾患である．職業性肺疾患ともよばれる．

　＜病　理＞

　粉塵吸入による組織障害としては，細網線維増殖症，肉芽腫，びまん性線維症，結節性線維症に分けられる．線維組織に置き換わった結果，肺線維症をきたす．根治の決め手は存在しない．結核の合併に対しては積極的に治療を行う．

　＜症　状＞

　咳，痰，息切れ，呼吸困難，動悸である．

　＜分　類＞

　代表的な分類と原因物質を表 4.5 に示す．

珪肺症 pulmonary silicosis

　珪肺症は，シリカ（石英，遊離ケイ酸）の粉塵を吸いこんで発症する肺の不可

逆的な瘢痕化である．鉱山労働者，砂岩や花こう岩の切り出し労働者，鋳物工場の労働者，陶器職人などが罹る．吸入したシリカの粉塵は肺に到達し，マクロファージなどに貪食され，食細胞が出す酵素が肺組織に瘢痕化を起こす．

＜症　状＞

軽症な単純結節性珪肺症では症状はほとんどないが，痰を伴う咳が出ることがある．重い集塊性珪肺症では，痰を伴う咳に加え，重度の息切れが起こる．最初は労作性息切れを起こし，次第に安静時にも息切れを起こすようになる．肺の損傷は右心室に負担をかけ，肺性心（下記参照）とよばれる致死的な心不全を起こす．

＜検査所見と診断＞

胸部X線検査で，瘢痕化と小結節を示す特有の陰影がみられる．

アスベスト肺 lung asbestosis

アスベスト肺（石綿肺）は，アスベストの粉塵を吸いこんだために起こる肺組織の広範囲に及ぶ瘢痕化である．アスベストは異なる化学構造をもつ繊維性の無機ケイ酸塩から構成されている．アスベスト繊維を吸いこむと，瘢痕化，胸膜プラーク，アスベスト胸水になる．アスベストは，胸膜内に中皮腫を，腹膜内には腹膜中皮腫を起こす．通常，中皮腫は30〜40年後から発症する．肺がんもアスベストによって起こる．

＜症　状＞

初期症状は，軽い息切れと運動能力の低下である．アスベスト肺の患者の約15％で，重度の息切れと呼吸不全が起こる．アスベスト胸水のある患者では，呼吸困難になる．胸膜プラークは，軽い呼吸困難のみを起こす．持続する胸痛や息切れは，中皮腫でもっともよくみられる症状である．

＜検査所見と診断＞

パチパチという異常な水泡音が聞こえる．胸膜プラークはカルシウムを含むことが多く，胸部X線検査やCT検査で簡単に見つかる．

●薬剤性間質性肺炎

＜概　念＞

薬剤性間質性肺炎（drug-induced interstitial pneumonia）は薬剤の投与により，肺間質組織へのマクロファージ，好中球，好酸球およびリンパ球などの炎症性細胞の浸潤によって炎症を呈し，肺胞壁の肥厚によって呼吸困難などの症状を呈する．間質性肺炎や肺線維症，さらには肺水腫や急性呼吸不全症候群といった肺障害を引き起こす可能性がある薬剤はきわめて多い．

＜病　因＞

原因となる薬剤は数多くある．高齢者への抗がん剤の投与による発症が多い．薬剤性肺障害は発症機序から肺組織に対する直接的な障害作用に基づくものとアレルギー反応に基づくものに分類されるが，多くの場合は両機序が相伴って発症

表 4.6 代表的な薬剤と誘発される肺病変

	薬物名	誘発される肺病変	発生機序
抗生・化学療法剤	ミノシリン パラアミノサリチル酸 ペニシリン	好酸球性肺炎 レフラー症候群 PIE症候群	アレルギー性 アレルギー性 アレルギー性
抗炎症剤	コルチゾン	間質性肺炎	タンパク・脂質代謝障害
抗がん剤	ブスルファン メトトレキサート シクロホスファミド・ブレオマイシン・マイトマイシンC	間質性肺炎・肺線維症 肉芽腫性肺炎 間質性肺炎	細胞毒性 アレルギー性 細胞毒性
抗不整脈薬	アミオダロン	間質性肺炎・肺線維症	自己免疫・脂質代謝障害
利尿薬	ヒドロクロロチアジド	肺水腫・肺線維症	アレルギー性
金製剤	金製剤	間質性肺炎	アレルギー性
吸入薬	クロモグリク酸ナトリウム	間質性肺炎・肺線維症	肺表面活性低下
神経作用薬	ジフェニルヒダントイン メプロバメート	間質性肺炎・リンパ節腫脹 アレルギー性肺炎	アレルギー性 アレルギー性

すると考えられている．直接的な細胞障害作用を引き起こしやすい薬剤として，抗がん剤，抗不整脈薬（アミオダロン），分子標的治療薬（ゲフィチニブ）があり，肺障害の発現頻度は投与量に依存する．一方，アレルギー性肺障害を引き起こしやすい薬剤としては，抗生物質，抗リウマチ薬，インターフェロン（IFN），顆粒球コロニー刺激因子製剤，小柴胡湯などがあげられ，この場合の発現は投与量に依存しない．アレルギー性肺障害は予測が困難であり，かつ，症状の進行が早く，発症後数日以内に呼吸不全に陥ることもある．

＜誘発薬物＞

代表的な薬剤と誘発される肺病変を表4.6に示す．

＜症　状＞

呼吸困難，から咳，発熱，悪寒，全身倦怠感，発疹などである．膿性痰は一般には少ない．膿性痰の原因である最初の細菌性肺炎が治り，この治療のために使った抗生剤などで薬剤性肺炎が発症する場合もある．原因薬剤を服薬し始めた後から発症する．皮疹，肝障害を併発することがある．

＜検査所見と診断＞

現在，確実な診断法はない．臨床経過，身体所見，画像，検査データなどから総合して診断する．補助診断として，薬剤リンパ球刺激テスト（DLST）が行われる．胸部X線像では末梢性優位で，移動・出没する陰影がみられることがある．末梢血好酸球の増加，KL-6が高値になることがある．

4.4 肺塞栓症

● 肺梗塞・肺塞栓症

＜概　念＞

肺動脈に塞栓子が詰まり，血流が低下あるいは血管が閉塞する病気を肺塞栓症（pulmonary embolism）という．このなかで血栓が原因のものを肺血栓塞栓症とよぶ．肺梗塞症（pulmonary infanction）では，肺組織が壊死する．

＜原　因＞

血栓ができやすい条件として，加齢，血液凝固性疾患，がん，心臓発作，心不全，不整脈（心房細動），外科的な大手術，肥満，麻痺，骨盤・股関節・脚の骨折，過去の血栓の形成歴，長期間の安静や動かない状態（車や飛行機），脳卒中，とくに35歳以上の喫煙者による経口避妊薬の使用などがある．

大量の空気が血液中に入ると肺塞栓症を起こす．気泡は，凝固血液を取り除くなどの静脈の手術や，胸部圧迫による蘇生を行っているときにも塞栓を形成することがある．そのほか，潜水により空気塞栓症を発症する危険性がある．

＜症　状＞

肺血栓塞栓症の徴候は，急な呼吸困難，胸の不快感，咳，不整脈，血痰，発熱，発汗，チアノーゼなどである．症状は，肺動脈が閉塞した範囲と患者の全身状態によりさまざまである．慢性閉塞性肺疾患や冠動脈疾患などがあると，症状が重くなる．狭い範囲の塞栓は無症状であるが，繰り返しにより慢性的な息切れ，足首や脚のむくみ，脱力感などの症状がでる．広範囲の塞栓は，鋭い胸の痛みを起こし，とくに息を吸う際に悪化する．この痛みを胸膜炎性胸痛とよぶ．小血栓の場合は症状がないこともある．

＜検査所見と診断＞

心電図，胸部X線検査，血液検査を行う．患者の症状と最近の手術歴や長期間の寝たきり状態などの要因に基づく．広範囲の肺塞栓症の診断は比較的容易だが，多くの塞栓は把握できず，診断を確定するのは困難である．胸部X線検査で，塞栓後の血管影の微小な変化や，肺梗塞の徴候が明らかになることがある．心電図に一過性に異常が認められることがある．肺血流スキャンや肺換気スキャンの結果に異常があれば肺塞栓症の可能性がある．肺動脈血管造影法で肺塞栓症を診断する．CT血管造影法も正確な検査法である．

＜経過の見通し＞

治療を受けていない肺塞栓症の患者の約半数は，いずれ別の塞栓症を起こす．再発を起こすと，その半数が死亡する．抗凝固薬による治療で，再発率を約1/20，肺塞栓症による死亡率を約1/5まで減らすことができる．

●肺水腫

<概　念>

　肺水腫（pulmonary edema）とは，過剰な漿液性液体が肺血管外の実質（間質，肺胞）に貯留した状態である．たまった水分により呼吸が障害され，激しい呼吸困難を主訴とする重篤な病態である．

<原　因>

　漿液は，肺毛細血管から間質に常時濾出し，周囲の細胞を灌流することにより，酸素や栄養分を補給し，老廃物を回収している．血管外に出た漿液は，リンパ管を通じて静脈系に運び去られる．何らかの原因で肺組織に漿液が貯留した状態が肺水腫である．

　肺水腫は，その発生機序により，①肺毛細血管静水圧の増加，②肺毛細血管透過性の亢進，③リンパ管不全，④血漿の膠質浸透圧の低下，⑤肺間質陰圧の増加，⑥混合型あるいは原因不明に分類される．

　肺水腫になる疾患としては，左心不全や僧帽弁狭窄症（肺静脈圧上昇），肝硬変やネフローゼ症候群（血液中のタンパク質減少），重症肺炎（血管透過性の亢進）などがある．

<症　状>

　重度呼吸困難，喘鳴，発作性夜間呼吸困難（心臓性喘息），ピンク色の痰，発汗，チアノーゼ，頻脈，湿性ラ音などを認める．胸部X線検査では，肺野に粒状，線状，斑状，塊状陰性を認める．胸壁に接して水平に走る線状陰影を示す．胸水貯留に伴い腫瘤状陰影を示すことがある．動脈血酸素分圧および炭酸ガス分圧の低下，肺活量低下を認める．

<麻薬による肺水腫>

　もっとも頻度の高い薬物性の非心原性肺水腫の原因は，麻薬性鎮痛剤である．麻薬によって誘発される肺水腫は静脈内へのヘロイン投与がもっとも一般的だが，モルヒネやメサドンなどの使用でも起こる．機序は知られていないが，肺胞毛細管膜への直接作用と考えられている．

●肺高血圧症

<概　念>

　肺高血圧症（pulmonary hypertension）とは，肺動脈内の血圧が異常に高くなる病気である．上昇した血圧は，太さを問わず肺動脈を損傷させる．毛細血管は肥厚し，酸素と二酸化炭素のガス交換が障害される．結果として，血中酸素濃度の低下が肺動脈の狭窄を増強し，肺動脈圧を上昇させる．

<診　断>

　肺動脈圧の正常値は，収縮期圧30〜15 mmHg，拡張期圧8〜2 mmHg，平均圧18〜9 mmHgである．肺高血圧の定義は，収縮期圧で30 mmHg以上，平均圧で20 mmHg以上である．原発性肺高血圧症の場合には，肺動脈平均圧25 mmHg以上，運動時30 mmHg以上を厳密な意味で肺高血圧の診断基準とする．

<分　　類>
　肺高血圧症には，原発性肺高血圧症と続発性肺高血圧症の2種類がある．
　原発性肺高血圧症：原因不明の肺高血圧症をいう．肺動脈平滑筋のけいれんや萎縮と考えられている．
　続発性肺高血圧症：肺循環障害や肺胞低換気が原因で発症する．おもな原因疾患としては，慢性閉塞性肺疾患や肺線維症である．前者では血液中酸素濃度の低下による肺動脈の狭窄が，後者では瘢痕化した組織での血液の低循環が原因となる．その他の肺疾患としては，慢性肺血栓塞栓症，囊胞性線維症，塵肺などがある．突発性肺高血圧症の場合は肺塞栓症が原因である．

<病　　態>
　肺高血圧では，後負荷が増大し右心の拡張・肥大が起こる．上昇した肺動脈圧によって右心のポンプ機能が障害され，心拍出量の低下と静脈系の血液うっ滞が生じ，肝臓の腫大や全身の浮腫が起こる（右心不全）．重度の低酸素血症を併発する場合がある．その原因として，肺の換気-灌流比不均等（V/Q不均衡）や肺内・肺外シャントを通じての静脈血混合，および低心拍出量状態による混合静脈血酸素飽和度の低下がある．低酸素血症では，低酸素性肺血管攣縮によりさらに肺動脈が収縮して肺高血圧が増強される．

<症　　状>
　もっとも一般的な症状は労作性息切れである．疲労感，胸痛，脱力感を感じる．他にチアノーゼ，咳，喘鳴，浮腫などを認める．

<検査所見>
　理学的所見で第2音肺動脈成分の亢進，肺動脈駆出音，胸骨傍抬起などを認める．胸部X線検査では，右室成分による心胸比の拡大と左第2号の突出，肺動脈近位部の拡大および遠位部の急激な狭小化などの所見が見られる．また，肺動脈拡張や末梢肺動脈狭小化が認められる．心電図で高度の右心系負荷所見を認めれば，肺高血圧の存在を推定できる．心エコー検査により右室の拡大・左室の扁平化などの所見から容易に右心負荷の存在を認める．また，右心室の肥厚化や，右心房と右心室の間にある三尖弁を通過する血液の一部の逆流が確認できることがある．心ドプラー法により非侵襲的に肺動脈圧をある程度正確に評価することができる．肺機能検査では，軽度の肺活量低下や拡散能の低下を認める．血液中酸素濃度の低下や赤血球増加を認める．肺高血圧の診断と重症度の正確な評価を行う場合には，右心カテーテルを用いて肺動脈の圧や心拍出量を直接測定する．

肺性心 cor pulmonale
<概　　念>
　肺性心は，肺疾患，肺血管障害，肺胞低換気などにより肺高血圧を起こし，右心障害に陥った状態である．その後，心不全となる．

<原　　因>
　肺性心の原因は肺高血圧症だけである．肺高血圧症により肺動脈が徐々に肥厚

し，血管の狭窄を起こす．肺の機能低下により右心室負担が増大し，右心室の拡張と肥厚化が起こる．その結果，右心室不全となる．

＜分類＞

急性肺性心と慢性肺性心に分類される．

急性肺性心：肺動脈塞栓とほとんど同義語として用いられる．急性肺性心は，急激な肺循環障害のため肺血管抵抗が著しく増大し，急性右心不全を起こす病態である．ほとんどの場合，急性右心不全は肺塞栓により起こる（肺塞栓症参照）．

慢性肺性心：肺，肺血管，肺内ガス交換の慢性的な障害により肺高血圧症をきたし，右室肥大または右室不全を起こした状態である．通常，肺性心は慢性肺性心をさす．

＜症状＞

慢性肺性心は，かなり進行するまで無症状である．症状は肺高血圧症と同じで，労作時呼吸困難，めまい，疲労感，胸痛，咳，チアノーゼ，太鼓バチ指などを示す．脚の浮腫や段階的に悪化する息切れなどの心不全の症状がみられる．

＜検査所見＞

右心室の拡張で起こる特徴的な心音がある．胸部X線検査では拡張した右心室や肺動脈，心陰影の変化が認められる．右室肥大，右房負荷を認める．

演習問題

次の記述のうち正しいものには○，間違っているものには×を付けよ．

問1　結核の初期感染では，肺の浸潤や気管支リンパ節の腫脹を起こす．そのまま発症したものを一次結核といい，数年から数十年後に発症したものを二次結核という．

問2　健常人に生じる肺炎を市中肺炎といい，起炎菌としては肺炎球菌やインフルエンザ菌がもっとも多い．

問3　HIV感染症は，カリニ肺炎などの日和見感染によって初発することが多く，カリニ肺炎はHIV合併症としてもっとも重要である．

問4　マイコプラズマ肺炎は，呼吸気道粘膜の線毛上皮細胞に接着し，それを破壊することによって，間質性肺炎，気管支炎などを起こす．

問5　喘息発作が起きたときは，気道の収縮や粘膜の浮腫，分泌物の増加をきたし，ピークフローは低下する．

問6　喘息発作は夜間や早朝に起きることが多い．

問7　アスベスト肺はアスベストの粉塵を吸い込むことによって起こる肺組織の瘢痕化であり，中皮腫を起こす．

問8　肺高血圧とは，肺動脈圧が異常に高くなる病気であり，収縮期圧で 30 mmHg，平均圧で 20 mmHg 以上である．

問9　肺血栓塞栓症の徴候は，急な呼吸困難，胸の不快感，咳，不整脈，チアノーゼなどであるが，閉塞部位と程度により症状はさまざまである．

5 免疫疾患

【総　論】
　免疫系は，感染症などの疾（やまい）から免れるために生体に備わっている機能という意味であるが，無数の，しかも予想できない病原微生物を排除する使命を担っている．免疫系の基本ルールは「自己」と「非自己」を区別して認識することであり，単に生体防御機構としてあるだけではない．その機能を果たすために，違った機能をもった多くの細胞や分子が協調してダイナミックに働く系である．この免疫系のおかげで，われわれは，病原微生物の侵入を防御し，これまで生存してきたわけである．ところが，免疫系が破綻をきたすと免疫不全症を起こし，「自己」を「非自己」と認識して攻撃してしまうと自己免疫疾患を誘発する．また，本来自己防衛的に働いている免疫系を介する反応が過剰防衛的に作用してアレルギー反応を起こす．
　本章では，アレルギー，免疫不全症および膠原病について概説する．

5.1 アレルギー

● I，II，III，IV型アレルギー

＜概念と病態生理＞
　アレルギー（allergy）は，Clemens Freiherr von Pirque によって 1906 年に提唱された概念である．これは，ギリシャ語の allos（other，変じた）と ergon（action，作用，能力）とを組み合わせた言葉で，変じた反応能力を意味する．広義には，抗原抗体反応のうち病的なものをさし，狭義には，IgE 抗体の関与が大きい疾患であるアトピー性疾患をさしている．

アレルギー反応の分類
　アレルギーは，Coombs & Gell により 4 型に分類されている（表 5.1）．アレルギー疾患発症には，それぞれの型が単独で起きる場合もあるが，いくつかの型が組み合わさって起きる場合が多い．

　I 型アレルギー（immediate type allergy）反応：即時型アレルギー反応，あるいは IgE 依存型アレルギー反応とも称されている．I 型反応は，肥満細胞あるいは好塩基球表面の高親和性 Fcε 受容体に固着した IgE 抗体が特異抗原と反応することにより，それらの細胞より遊離されるメディエーターにより惹起される生

表 5.1 アレルギー反応の分類（Coombs & Gell）

		抗体	抗原	メディエーター	代表的疾患
I型	即時型 （アナフィラキシー型）	IgE IgG4	外来性抗原 　ハウスダスト， 　ダニ，花粉， 　真菌，薬剤	ヒスタミン ロイコトリエン PAF など	アナフィラキシーショック アレルギー性鼻炎 アレルギー性結膜炎 気管支喘息 じんま疹 アトピー性皮膚炎
II型	細胞傷害型 細胞融解型	IgG IgM	外来性抗原 　ペニシリンなど 自己抗原 　細胞膜・基底膜 　抗原	補体系	不適合輸血による溶血性貧血 自己免疫性溶血性貧血 グッドパスチャー症候群 特発性血小板減少性紫斑病 薬剤性溶血性貧血 顆粒球減少症 血小板減少症
III型	免疫複合型 Arthus 型	IgG IgM	外来性抗原 　細菌，薬剤， 　異種タンパク 自己抗原 　変性 IgG, DNA	補体系 リソソーム酵素	血清病 全身性エリテマトーデス（SLE） 慢性関節リウマチ（RA） 糸球体腎炎 過敏性肺炎
IV型	遅延型 細胞性免疫 ツベルクリン型	感作 T 細胞	外来性抗原 　細菌，真菌 自己抗原	リンホカイン サイトカイン IL-2, IFN-γ	接触性皮膚炎 移植片拒絶反応 類上皮細胞性肉芽腫

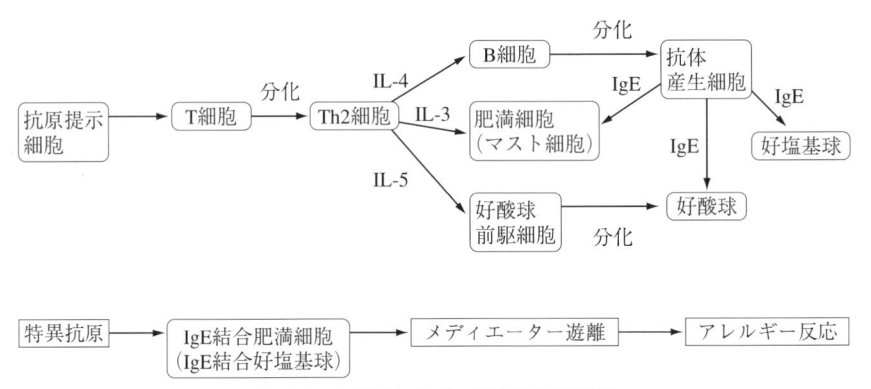

図 5.1　I 型アレルギー反応の発症機構

I 型アレルギー反応は，肥満細胞などの細胞表面の高親和性 IgE 受容体（FcεRI）に結合した抗原特異的 IgE が，外来の多価抗原（ダニ，スギ花粉など）により架橋されると受容体が凝集し，細胞内顆粒に貯蔵されていたヒスタミンなどの生理活性アミン，キマーゼなどのプロテアーゼやヘパリンなどが細胞外に放出される．また，細胞膜リン脂質代謝の亢進に伴い遊離されたアラキドン酸が代謝され，ロイコトリエン類やプロスタグランジン類が産生遊離され，インターロイキン（IL）-4,5,6,13 などのサイトカインも産生遊離される．これらのメディエーターによりアレルギー反応が発症する．

体反応である．遊離されるメディエーターには，あらかじめ産生されて顆粒に貯蔵されているヒスタミン，セロトニン，ヘパリン，トリプターゼなどや，刺激に応じて新たに生合成されるロイコトリエン類，プロスタグランジン類，血小板活

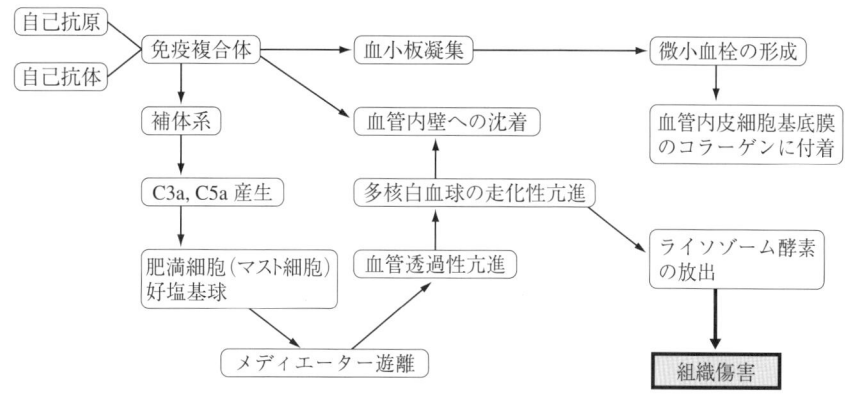

図 5.2 自己免疫疾患の発症機構

何らかの原因により自己抗原に対する自己抗体との免疫複合体が形成されると，補体系と反応してC3aやC5aが産生される．アナフィラトキシン様特性や走化性を有するこれらは，肥満細胞や好塩基球から生理活性アミンなどのメディエーターを遊離させ，血管透過性の亢進，多核白血球の走化性亢進が促進される．集積した多核白血球は免疫複合体の貪食を行おうとするが，逆にライソゾーム酵素が放出され，これにより組織傷害が誘発されてしまう．

性化因子（PAF）や種々のサイトカインがある．I型反応は，このメディエーターが血管透過性亢進，粘液腺分泌亢進，平滑筋収縮などを惹起することで起こる．アレルギー性疾患は，普通このI型アレルギー反応をいう．この型の反応は，抗原と接触してから症状が発現するまでの時間が短時間であり，15～20分で最高に達し，1時間程度で消退する．I型反応には，アトピー性疾患が含まれる．アトピー性疾患には，アナフィラキシーショック，アレルギー性鼻炎，アレルギー性結膜炎，気管支喘息，じんま疹，アトピー性皮膚炎などが含まれる．ヒトによっては，特定の食品（エビ，イカ，サザエ，小麦粉製品など）を食べた後に運動すると，アナフィラキシーショックを起こす例がある．

II型アレルギー（cytotoxis or cytolytic type allergy）反応：細胞傷害型または細胞融解型アレルギーともよばれている．細胞傷害性抗体を介しての宿主細胞（通常，血球）の破壊を含んでいる．自己の細胞膜に対する液性抗体が産生されて反応し，これに血液中成分である補体が結合して細胞が融解する補体結合性細胞融解がある．代表的な疾患として，自己免疫性溶血性貧血がある．グッドパスチャー（Goodpasture）症候群では，基底膜に対する自己抗体が出現し，肺胞および腎糸球体が傷害される．もう一つの細胞傷害機序として，細胞に結合した抗体のFc部分にFcレセプターを表面にもつK細胞（リンパ球の一種）が結合して，そのリンパ球より組織傷害物質が放出されて細胞が傷害される抗体依存性細胞性細胞傷害がある．

III型アレルギー（immune complex disease）反応：血液中で形成される抗原抗体複合体に起因する．複合体は抗原と抗体の種々の比率で形成され，その組織沈着により補体が活性化され，多形核白血球がその沈着部に集積し，組織が傷害される．C4aのような走化性の物質も産生される．そして，それは好中球の流入

を引き起こして，好中球からのタンパク分解酵素，コラゲナーゼ，キニン産生酵素，活性酸素，窒素酸化物など多数の有害物質の遊離を引き起こし，局所の組織破壊を引き起こす可能性がある．血小板凝集は，免疫複合体形成の結果として起こる可能性があり，微小血栓の形成や血管作用性伝達物質の遊離を引き起こす．また，不溶性複合体は，マクロファージによって食菌され，これらの細胞を活性化させる可能性がある．

抗原抗体複合体の形成は，アルサス（Arthus）反応のような臨床症候群につながりうる．アルサス反応は，ウサギの皮膚にウマ血清を繰り返し注射すると，注射部位に発赤を生じ，潰瘍を形成する現象である．この反応において，あらかじめ形成された特異的な高レベルの IgG 抗体は，抗原と結合し，5〜8 時間以内に局所の水腫性，紅斑性の反応を引き起こす．反応は，不溶性抗原抗体複合物の局所での形成，アナフィラトキシンと総称される C3a や C5a の遊離を伴う補体活性化，肥満細胞脱顆粒や多核白血球の流入を含んでいる．

IV型アレルギー（cell mediated type allergy）反応：皮膚反応として示される遅延型過敏反応であり，T 細胞（$CD4^+$ または $CD8^+$）によって媒介されている．IV型アレルギー反応は，抗原に特異的な記憶 T 細胞を必要とする．抗原へのばく露により T 細胞は活性化され，炎症反応をもたらす．これらの反応は，接触性皮膚炎，斑丘疹発疹，水疱性発疹，湿疹または膿疱性の発疹などと関連している可能性がある．これらは，ツベルクリン皮膚反応や耳下腺炎のような他の記憶皮膚テスト抗原で使用されるヒト結核菌からの精製タンパク誘導体（PPD）抗原を含んでいる．皮内注射の後，これらの抗原は，48〜72 時間以内に，局所反応（紅斑や硬結）を引き起こす．

＜診断と治療ガイドライン＞

問診による症状把握により，診断が得られる．喘息の場合には，他の慢性閉塞性呼吸器疾患と鑑別するために，気道過敏性試験や β 刺激薬の吸入の有効性試験も行われる．その原因抗原は，問診と皮膚テスト，あるいは IgE 抗体測定によりほとんど同定される．必要に応じて誘発試験を行う．アトピー性皮膚炎は，皮膚症状により診断される．原因物質は，IgE 抗体測定でかなり同定できるが，食物が原因の場合には，除去試験や負荷試験などが行われる．消化管アレルギーやじんま疹症状など他の食事性アレルギーの場合には，皮膚テスト，IgE 抗体測定により抗原が同定されることは比較的少なく，除去試験や負荷試験が行われる．誘発試験や負荷試験は，臨床症状がショックの場合には禁忌である．

アレルギー疾患の治療として，アトピー性の場合には抗原から回避させることがもっとも重要である．ダニなど回避できない場合には，なるべく減少させるように努める．喘息や鼻炎の場合には，アトピー性，非アトピー性いずれでも，気道感染，大気汚染，気温・気圧の変化，心因などを回避する必要がある．運動誘発性喘息の場合には，運動を回避する必要がある．アスピリン，インドメタシンなど非ステロイド性抗炎症薬による喘息やじんま疹の場合には，これらの薬物を回避する．

5.1 アレルギー

以上の方法でも症状が続くようであれば，対症療法を行う必要がある．慢性気管支喘息では，β刺激薬（吸入，注射，内服），抗コリン薬（吸入），テオフィリン（注射，内服），抗アレルギー薬（吸入，内服），副腎皮質ステロイド薬（吸入，注射，内服）を重症度に応じて使用する．アレルギー性鼻炎，花粉症では，抗ヒスタミン薬，抗アレルギー薬（局所，内服），副腎皮質ステロイド薬（局所，内服）が用いられる．アトピー性皮膚炎では，副腎皮質ステロイド薬の局所療法を基本として，抗ヒスタミン薬（内服），抗アレルギー薬（内服）が併用される．アレルギー疾患は，アレルギー性炎症，つまり炎症が存在するという観点から局所副腎皮質ステロイド薬が広く使用されるようになってきている．

これら通常の療法で有効性が確認できない場合には，抗原の濃度を少量ずつ上げつつ皮下注射する，特異的減感作療法が行われることがある．非アトピー性患者や特異的減感作療法が無効であったアトピー性患者では，非特異的療法（たとえば金療法など）が行われる．また，小児喘息では，運動誘発性喘息を起こしにくい水泳などを用いた鍛練療法も行われている．

●アナフィラキシー

＜概念と病態生理＞

アナフィラキシー（Anaphylaxis）は，RichetとPortierにより1902年に提唱された概念であり，IgE抗体を介したⅠ型アレルギー反応によって重篤な症状を示す場合をいう．これを免疫と対立する現象と考えて，防御（phylaxis）とは反対（ana）の状態という意味で，アナフィラキシーと名付けられた．アナフィラキシーは，多臓器システムを含む急性の，致命的なアレルギー性反応である．また，アナフィラキシーと類似しているがIgE抗体が関与しないものをアナフィラキシー様反応とよんでいる．原因になると考えられている物質を表5.2にまとめて示す．

発症機構は，IgE抗体と抗原との反応によるⅠ型アレルギー反応が主体となる．そのほか，免疫複合体などによる補体系を介した作用，あるいは原因物質の直接作用により肥満細胞が活性化する場合があり，これらがアナフィラキシー様反応となる．アナフィラキシー時の徴候は，皮膚，胃腸管，気道と心血管系，あるいはこれらの組合せに帰せられる徴候や症状を含む．一般的な皮膚の徴候は，じんま疹，血管性浮腫や掻痒を含む．じんま疹は，掻痒性であり，高い，紅斑性のパッチによって示される皮膚反応である．胃腸の徴候は，嘔気，腹痛，嘔吐や下痢を含む．気道関係では，喘音，呼吸困難または喘鳴が観察される．主要心血管徴候は，血圧低下，心頻拍と不整脈である．

アナフィラキシー反応は，一般的に30分以内に始まるが，ほとんどは関係している抗原へのばく露2時間以内に始まる．致命的なアナフィラキシーの危険性は，最初の数時間以内で最大となる．一見回復した後，アナフィラキシー反応は，抗原ばく露の6〜8時間後に再発する可能性がある．これらの遅発相反応の可能性のため，患者はアナフィラキシー反応の後，少なくとも12時間は観察されなければならない．致命的なアナフィラキシーは，喉頭または肺内での気道閉塞に

表 5.2 アナフィラキシーあるいはアナフィラキシー様反応を誘発する可能性のある原因物質

1）高分子物質
　抗原エキス，デキストラン，酵素製剤（アスパラゲナーゼ，キモトリプシン，トリプシンなど），ヘパリン
2）診断薬
　診断用色素（フルオレスチン，デコランなど），ヨード系血管造影剤
3）抗生物質，抗菌薬
　ペニシリン，セファロスポリン，ストレプトマイシン，テトラサイクリン，ポリミキシンB，アムホテリシンB，カナマイシン，バンコマイシン，リファンピシン，キノロン製剤，サルファ剤
4）食　品
　牛乳，卵，ナッツ類，大豆，チョコレート，甲殻類，バナナ，穀類など
5）ハチ毒，ヘビ毒
6）アスピリン，ブレオマイシン，インドメタシン，プロカイン，メプロバメートなど

よる窒息である．心血管虚脱が，いくらかの場合に，アナフィラキシーの結果として起こる可能性がある．一方，他ケースでは，心血管虚脱は，心筋や冠状血管内での伝達物質の遊離による徴候が優性であるかもしれない．

＜診断と治療ガイドライン＞

　アナフィラキシーの診断は，臨床症状に基づいて行われる．鑑別診断で重要なものは，原因物質注射時の血圧低下，徐脈，顔面蒼白，発汗，失神など血管迷走神経反射として生じる症状である．皮膚症状や呼吸器症状など他覚的所見はない．

　アナフィラキシーショックでは，迅速な治療が必要とされる．重篤な症状は，原因物質ばく露から5分以内に出現することが大部分であるので，5分以内の救急処置が予後を決定する．薬物療法では，アドレナリンを代表とするカテコールアミン，輸液，副腎皮質ステロイド，抗ヒスタミン薬，アミノフィリンなど用いられるが，急激な処置を必要とするので，アドレナリンが第一選択薬になる．また，嘔吐を起こさない範囲で頭位を下げ，下肢をあげることにより血液還流を促進し，患者の保温に努める．

● じんま疹

＜概念と病態生理＞

　じんま疹（urticaria）は，突然出現し，数時間後に消退する一過性，局在性，表在性の浮腫であり，限局性の痒みと発赤を伴う膨疹である．体中に点状，線状，円形，世界地図のように膨らんだ発疹が出没し，また移動していく．深在性，つまり真皮下層の皮下脂肪に出現した浮腫を，とくに血管浮腫とよび，広範に皮膚が硬結し，痒みは少なく，眼瞼や口唇に多くみられる．臨床経過より，急性型と4週間以上続く慢性型に分けられる．じんま疹は，5人に1人は一生に一度は経験するといわれているほど非常に多い．そのうち，物理性じんま疹は5％に存在する．

　皮膚の発赤は血管拡張により，浮腫は血管透過性亢進による血漿成分の組織への漏出により生ずる．じんま疹は真皮上層の毛細血管，血管浮腫は真皮下層の血管周辺の病変である．

その原因は多様であるが，機序は，アレルギー性と非アレルギー性に大別される．また，最近は肝炎ウイルスをはじめとした種々のウイルス感染が原因として考えられている．他のアレルギー性疾患と同様，肥満細胞が活性化し，メディエーターが遊離される．これらの物質は，ともに血管の拡張，血管透過性を亢進させ，さらに神経を刺激して，皮膚の発赤，浮腫，痒みを出現させる．つまり，皮膚に存在する肥満細胞は，種々の刺激により脱顆粒し，貯蔵されていたヒスタミン，白血球走化因子，タンパク分解酵素などを放出する．また，細胞膜内のホスホリパーゼ A_2 が作動してアラキドン酸が生成され，シクロオキシゲナーゼによりプロスタグランジンが，リポキシゲナーゼによりロイコトリエンが新たに生成され，遊離する．これらのメディエーターは，血管拡張，血管透過性亢進作用を有し，じんま疹の形態である発赤と浮腫を起こす．走化因子は白血球の浸潤を促す．I 型アレルギー反応のおもな原因は，食物，薬物，吸入・接触抗原，昆虫毒素などである．それらは肥満細胞上の IgE 抗体と反応し，肥満細胞の脱顆粒を起こす．補体の活性化は免疫複合体，輸血，感染，悪性腫瘍，遺伝性血管浮腫（C1 inactivator 欠損）で起き，C3a，C5a などのアナフィラトキシンが生成されて肥満細胞を刺激する．

非アレルギー機序の物理性じんま疹は，機械性（皮膚掻爬），温熱，寒冷，日光，水，圧迫，振動，運動などの物理刺激により肥満細胞が脱顆粒することで生じる．神経を介して肥満細胞を刺激する場合をコリン性じんま疹とよぶ．非ステロイド性抗炎症薬（アスピリンなど），食品添加物に使われる着色料や防腐剤は，組織シクロオキシゲナーゼを阻害し，ロイコトリエンの産生を高め，血管透過性を亢進すると考えられている．いずれの原因の場合も強い反応が起きれば，全身のアナフィラキシーに進行する．全身のじんま疹，血管浮腫から循環血液量の減少をきたし，低血圧ショック症状，喘息症状，下痢を起こす．喉頭浮腫では窒息の危険もある．食物アレルギーのじんま疹が疑われたとき，その食物自体の抗原ではなく，食物に含まれた不純物が抗原になっているケースがある．小麦粉から自家製のパンを作り，じんま疹からアナフィラキシーになったケースでは，小麦粉に対する IgE 抗体は証明されず，ダニ抗原に陽性を示した．結局，開封した小麦粉袋の中にダニが繁殖し，そのダニ抗原が経口負荷されてじんま疹が出たことが判明している．サバを食べてじんま疹が出ることは珍しくないが，サバのタンパクではなくサバに寄生した寄生虫（アニサキス）にアレルギーを起こすケースも報告されている．これらの事例からわかるように，じんま疹の抗原を簡単に決めることは容易ではない．

＜診断と治療ガイドライン＞

IgE の関与した I 型アレルギーが原因のじんま疹は，即時型皮膚テストや RAST（radioallergosorbent test）が陽性となる．補体の関与した反応では，補体価の低下をみる．物理性じんま疹は，皮膚へのさまざまな物理刺激（圧迫，引っかく，暖める，冷やすなど）の負荷によって再現（赤色皮膚描記症）できる．皮膚の発赤は血管拡張によるものであるから，圧迫するとその部分は発赤が消える．食物

や薬物の負荷試験は，正確な診断の決め手であるが，若干の危険性を伴う．一過性の皮膚の発赤と膨疹を観察すれば，診断は難しくないが，原因を特定することは容易でない．詳細な問診により，原因となる抗原，状況，薬剤などを推定し，検査，負荷試験で確認する．膠原病，感染，悪性腫瘍，補体系異常によるものは基礎疾患の診断が重要である．

治療としては，原因・誘因が明らかな場合には，それらを回避することが重要である．たとえば，抗原となる食物，薬剤，吸入・接触抗原を除く，精神的，肉体的ストレスを除くなどである．対症療法としては，抗ヒスタミン薬を用いる．管理困難な場合には，ヒスタミン H_2 受容体拮抗薬や抗アレルギー薬（ケトチフェン，アゼラスチン，ペミロラスト，タザノラストなど）を用いる．精神的ストレスによるじんま疹には，精神安定薬や抗うつ薬の投与も考慮する．また，体質改善には，非特異的減感作療法がときには有効である．

●食品アレルギー

＜概念と病態生理＞

食品アレルギー（food allergy）とは，食品を摂取した後に免疫学的機序を介して生体にとって不利益な反応をきたす現象であり，症状としては皮膚/粘膜における症状，消化器における症状，呼吸器における症状およびアナフィラキシーが起こりうる．免疫学的には IgE 抗体によるものが多いが，IgE 抗体に依存しない未解明な機序も考えられている．近年，食品アレルギーは先進国において小児を中心に成人でも増加傾向にあり，わが国も例外ではなく増加傾向にある．

具体的な症状としては，全身的にはショック，発熱，けいれん，精神神経系症状としては頭痛，倦怠感，片頭痛，睡眠障害，皮膚症状としては膨疹，浮腫，湿疹，消化器症状としては口腔・咽頭の搔痒感や違和感，口唇浮腫，嘔吐，下痢，眼症状としては搔痒感，充血，流涙，耳鼻症状としては鼻汁，くしゃみ，搔痒，呼吸器症状としては咳嗽，喘鳴，呼吸困難，泌尿器症状としては血尿，タンパク尿，頻尿などがある．

抗原となりやすい食品成分は，タンパク質である．原因となる食品として，卵，牛乳，大豆，小麦，米の五大アレルゲン以外に，ソバ，豚肉，鶏肉，エビ，カニ，カキ，サバなどがある．しかし，食品中のタンパク質ですべての人がアレルギーを起こすわけではなく，起こしやすい人と，そうでない人がいる．また，アレルギーになりやすい体質は遺伝するともいわれている．

＜診断と治療ガイドライン＞

食品アレルギーは，原因食品を摂取した後に免疫学的機序を介して生体にとって不利益な症状が惹起される現象と定義されるが，すべての免疫機序を証明できる検査法はないのが現状である．そこで現時点では，十分な問診と簡単に行うことができる皮膚テストや特異 IgE 抗体などの免疫学的検査により感作を確認し，最終的には食品除去試験，食品負荷試験（アナフィラキシーなどの危険を伴うので注意）などによって総合的に診断を進めることになる．

食品アレルギーの治療においては，原因食品の同定はもとより，正確な診断が何よりも重要である．治療は，出現した症状の軽減・消失と再出現防止のために行われ，薬物療法と原因食品除去が主体となる．薬物治療は，個々の薬物の作用を理解したうえで適切な薬物を選択し，実施する．薬物療法は，対症療法と予防療法とに分けられる．対症療法は，全身症状に対するものと局所症状に対するものに分けて考えられる．いずれも，即時型の反応の場合は，速やかな抗ヒスタミン薬の使用が必要である．予防にはクロモグリク酸ナトリウムの食前内服を行う．効果は60％以下であり，原因食品除去に代えうるものではない．無修飾の食品抗原による免疫療法がヒトでも行われているが，過敏症状を惹起することがあり，安全性に問題があるので，安全性と有効性を確保するために，修飾食品抗原による免疫療法が試みられている．

　原因食品除去は，その功罪の理解に基づいて必要性を適切に判定するとともに，実施上の注意事項をよく理解して実施する必要がある．食品アレルギーを早期に治癒に導く治療法や，食品アレルギーの獲得を予防する治療法はいまだ不明である．

●アトピー性皮膚炎

＜概念と病態生理＞

　アトピー性皮膚炎（atopic dermatitis）は，遺伝的な素因に環境要因が加わって発症する慢性の湿疹である．遺伝的素因としては，IgEを産生しやすいアトピー素因と皮膚の乾燥により皮膚過敏性を呈するドライスキン素因が等しく重要であり，治療を考えるときにもこの二面性を理解することが必須である．日本皮膚科学会では，「増悪・寛解を繰り返す，搔痒のある湿疹を主病変とする疾患であり，患者の多くはアトピー素因をもつ」と定義している．最近は，ケモカインの一種のThymus and Activation-Regulated Chemokine（TARC）が血中マーカーとして考えられている．

　アトピー性皮膚炎は，加齢により，通常は湿潤型から乾燥型へ，急性病変から慢性病変へ移行する．四肢屈側型，四肢伸側型，小児乾燥型，頭・頸・上胸・背型，痒疹型，全身型などに分けられることがある．

　症状として，乳児期（1歳未満）では，口囲・頬部・頸部の湿潤性病巣，体幹の播種性丘疹，おむつ部の湿潤性病巣（おむつかぶれ症状），頭部の脂漏（乳児脂漏性皮膚炎の症状），幼児期（2歳まで）では，顔面，体幹の紅色丘疹，体幹の鳥肌様丘疹，肘窩・膝窩の湿潤性病巣，耳切れ，手足の落屑性病巣，小児期（12歳まで）では，顔面の単純性粃糠疹（はたけ），体幹の紅色丘疹，体幹の鳥肌様丘疹，体幹・四肢の貨幣状湿疹様病巣，肘窩・膝窩の苔癬化病巣，手足の落屑性湿疹病巣，思春期および成人期では，顔面の丘疹と苔癬化病巣，頸部・体幹の丘疹と苔癬化病巣，体幹・四肢の貨幣状湿疹様病巣，体幹・四肢の結節，肘窩・膝窩の苔癬化病巣，手の落屑性湿疹病巣，顔面の潮紅（成人型アトピー性皮膚炎の随伴症状），頸部の色素沈着（成人型アトピー性皮膚炎の随伴症状）がある．

アレルギー的機序としては，即時型と遅延型が複合的に介在すると考えられているが，病理所見などを完璧には説明できない．アトピー性皮膚炎には，IgE が結合した表皮ランゲルハンス細胞が抗原提示に関与し，ヘルパー 2 型 T（Th2）細胞がアレルギー性炎症を惹起すると考えられているが，炎症の時期により病変部にヘルパー 1 型 T（Th1）細胞も観察される．遅延型メカニズムによる真皮の浮腫性紅斑（好酸球性炎症）は，Th2 細胞を介した系で一部説明可能であるが，表皮の海綿状態（湿疹反応）は，皮膚特異的なリンパ球ホーミング分子である cutaneous lymphocyte-associated antigen（CLA）を発現している T 細胞が表皮に浸潤することで惹起すると考えられている．肥満細胞は即時型反応の責任細胞であるが，産生するサイトカインが誘引する好酸球が，遅発型アレルギー反応や炎症後のリモデリングに関与することが最近注目されている．臨床的には急性増悪期の浮腫性紅斑の発症機序に関係しているとされている．

非アレルギー的機序としては，乾燥肌は表皮細胞間質（セラミドなど）の減少による皮膚保湿能の低下の結果，角質層水分量が減少して惹起されるものであるが，その角質層が担う重要な生理機能である皮膚バリアー能が破綻をきたし，抗原や微生物の侵入を容易にし，刺激に対する皮膚過敏性を生じることになることが考えられている．

＜診断と治療ガイドライン＞

アトピー性皮膚炎の皮膚症状の適切な評価を行った後，個々の患者に対して原因・悪化因子の検索と対策，スキンケア（異常な皮膚機能の補正），薬物療法を適切に組み合わせて行う．薬物療法には，軟膏療法としてステロイド外用薬や古典的外用薬（軟膏基剤）の局所投与，抗ヒスタミン薬，抗アレルギー薬，ときにはステロイド薬の全身投与，また症例によっては漢方薬の投与も行われる．ステロイド外用薬は，その強力な抗炎症作用のために有用であるが，望ましくない副作用も問題になる．16 歳以上のアトピー性皮膚炎患者に対してタクロリムス外用薬が開発され，とくに顔面頸部の難治性紅斑に適用されるが，慎重に投与すべきとされている．ステロイド外用薬使用に際して，顔面にはなるべく使用しない．用いる場合，可能な限り弱いものを短期間にとどめる，毛細血管拡張や皮膚萎縮などの副作用は使用期間が長くなると起こりやすい，強度と使用量をモニターする，長期使用後突然中止すると皮疹が急に増悪することがあるので中止あるいは変更は医師の指示によく従う，急性増悪した場合は必要かつ十分に短期間使用する，などの留意点がある．その他，症状の程度に応じて，適宜ステロイド薬を含まない外用薬を使用する，必要に応じて抗ヒスタミン薬や抗アレルギー薬を使用する，1〜2 週間をめどに重症度の評価を行い，治療薬を変更する，などの点も指摘されている．

● 薬剤過敏症

＜概念と病態生理＞

薬剤過敏症（drug allergy）は，薬物に対するアレルギー反応があるときに起こる．

これは免疫システムの過敏によって引き起こされ，ほとんどの人が反応を起こさない薬物に対して異なった反応を起こす．身体は薬物への最初のばく露によって感作され，二度目あるいはその後のばく露が，免疫応答を引き起こす．薬物への反応は珍しいものではあるが，ほとんどすべての薬物が副作用を生じることがある．反応には，悪心や嘔吐など軽度の副作用から，生命にかかわるアナフィラキシーなどのアレルギー性反応までさまざまである．一部の薬物反応は，特異的である．たとえば，アスピリンは非アレルギー性のじんま疹を引き起こしたり，喘息を誘発することがある．薬物アレルギーでは，抗体の産生と，ヒスタミンおよびその他のメディエーターの放出が関わっている．ほとんどの薬物アレルギーは，軽度の皮膚発疹とじんま疹を誘発する．しかし，ときどき他の症状が起こって，全身性の，生命を脅かすような即時型反応（アナフィラキシー）が起こることがある．血清病は，遅延型の薬物アレルギーで，薬物あるいはワクチンに接触したあと1週間以上たってから起こる．ペニシリン系抗生物質は，薬物アレルギーの頻度が高い薬物である．ほかに頻度の高い薬物には，サルファ剤，バルビツール酸誘導体，抗けいれん薬，インスリン製剤（とくに動物起源のインスリンを使用したもの），ノボカインのような局所麻酔薬，およびヨウ素系X線血管造影剤がある．

＜診断と治療ガイドライン＞

　皮膚の検査により，じんま疹，皮膚の発疹，または血管性浮腫がみられることがある．呼吸困難，喘鳴，その他アナフィラキシー反応を示していることがある．皮膚試験により，ペニシリン系の薬物へのアレルギー反応が確認できることがあるが，他の薬物では検査で確認できない薬物もある．薬物を使用したあとにアレルギー性の反応を示した既往があれば，薬物アレルギーの適切な診断になると考えられることが多い．

　治療の目標は，症状の軽減である．抗ヒスタミン薬は，通常はよく出現する症状である発疹，じんま疹や痒みを軽減する．プレドニゾロンあるいは他の局所性副腎皮質ステロイド薬も使用されることがある．アドレナリン作用性の気管支拡張薬は，喘息様の症状を軽減するために処方されることがある．吸入用アドレナリン（エピネフリン）あるいは注射用アドレナリン（エピネフリン）は，アナフィラキシーの治療に使用される．アレルギーを起こす可能性のある薬物の投薬は，避けるべきである．ペニシリンアレルギーは，減感作療法で改善する場合もある．

　薬剤過敏症の発症を予防する方法は，わかっていない．薬剤過敏性のある人は，原因の薬物を避けることがアレルギー反応を予防するための最善の手段である．一部の症例では，副腎皮質ステロイド薬，抗ヒスタミン薬，および/またはアドレナリンを事前に投与しておくと，薬物を安全に投与できることがある．

● 花粉症

＜概念と病態生理＞

　花粉症（pllinosis）は，植物の花粉によって起こる季節性のアレルギー性鼻炎である．樹木や草花の花粉が飛ぶ季節に，花粉が眼や鼻の粘膜に付着することで症

状が現れる．症状はおもに眼と鼻に現れる．原因となる植物はさまざまであるが，その代表的なものはスギである．花粉症は，遺伝的な体質，住環境，食生活などのさまざまな要因が重なって起こる．

　スギ花粉症は，1960年代になってからアレルギーであることが明らかにされた疾患であるが，イギリスでは，古くから枯草熱として，農民に牧草刈り取り時期に現れる眼のかゆみ，鼻，のどの痛みが知られていた．これは現在，イネ科アレルギーであることがわかっている．

　眼アレルギーの代表は，花粉性結膜炎であり，急性アレルギー性結膜炎ともよばれている．花粉によって，スギ花粉性結膜炎，イネ科・キク科花粉性結膜炎などに分類されている．

　スギなどの花粉が鼻のなかに吸い込まれると，抗原性物質が花粉から溶け出し，抗原特異的な IgE 抗体が産生される．この IgE 抗体は，肥満細胞表面の高親和性 IgE 受容体（FcεRⅠ）に結合し，再度侵入した抗原と反応してヒスタミンなどのメディエーターを遊離する．基本的にはⅠ型アレルギー反応であり，Ⅰ型アレルギー反応の代表的疾患の一つである．

　ヒスタミンなどにより，くしゃみが起きたり，鼻水が流れることにより，抗原を体外に追い出す．鼻部の血管は刺激により拡張し，血管透過性が亢進して粘膜の腫脹を誘発し，鼻づまりが起こる．この結果，抗原を含んだ空気が入りにくくなる．眼についた花粉も，同じような機構により眼のかゆみ，結膜腫脹や流涙を起こす．これも花粉を洗い出そうとする防御作用である．体の防御反応の起こり方には個人差があり，何の反応も出ない人もいる反面，反応が過敏になり，くしゃみ，鼻水，鼻づまりなどの反応を激しく起こす人もある．

＜診断と治療ガイドライン＞

　眼がかゆい，まぶたがはれる，眼が赤いなど症状があり，花粉症と診断されると，原因となる抗原を正確に把握するためにスクラッチテストや皮内テストなどの検査を受ける必要がある．スクラッチテストは，抗原のエキスを腕の皮膚の上に1滴たらして針で引っかき，膨疹や発赤の状況で抗原を確定する検査である．皮内テストは，抗原と疑われる花粉などのエキスを直接皮内に注射して現れる膨疹や発赤を測定し，抗原を確定する検査である．また，症状が似ているかぜは，通常1週間程度で治るが，花粉症は，原因となる花粉が飛んでいる間，ずっと続く．そして，かぜは数日でねっとりした鼻汁になるが，花粉症はさらさらした水性鼻汁のままである．

　花粉症の症状が出たら，悪化しないように対症療法をきちんと行う必要がある．対症療法に用いる薬剤には，抗アレルギー性のヒスタミン H_1 拮抗薬と肥満細胞からのメディエーター遊離抑制薬，副腎皮質ステロイド薬などがある．これらを点眼または内服する．ヒスタミン H_1 拮抗薬は，かゆみを引き起こすヒスタミンの作用を直接阻止するので，おもにかゆみのあるときに処方される．メディエーター遊離抑制薬は，ヒスタミンなどの遊離を抑制する作用があり，効果が現れるまでに2週間くらいかかる．そのため，花粉が飛散する2週間くらい前から点眼を開

始し，飛散期間中の症状を軽減するという治療法によく使われる．副腎皮質ステロイド薬は，非常に強力な症状の改善効果を示す．花粉症だけでなく，アトピー性皮膚炎，気管支喘息，さらにリウマチなどにも使われている薬である．ところが，効果の反面，副作用も強いので長期間使っていると副作用によってさまざまな異常が現われ，花粉症より深刻な病気になってしまう場合もある．対症療法は，花粉シーズンに入り，くしゃみ，鼻水，鼻づまりなどの症状がでたとき，その症状そのものを，やわらげる治療である．その他，減感作療法がある．

　予防的治療は，花粉シーズンの少し前からメディエーター遊離抑制薬治療を始め，そのままシーズン中も治療を続ける方法である．シーズンに入り，花粉が飛び，症状がひどくなってからでは，薬が効きにくいことが多い．そのほか，外出はなるべく避ける，マスク，眼鏡，帽子，マフラーを着用して花粉を遠ざける，花粉を家の中に入れない，ファストフードや加工食品の摂りすぎに注意し，バランスのとれた食生活に改善する，たばこやお酒，刺激性の強い香辛料などの摂取は控える，皮膚を鍛え，ストレスをなくすよう心がける，なども花粉症を予防するために重要なことである．

5.2　免疫不全症

＜概念と病態生理＞

　生体を構成する正常な組織・細胞と異なる物質や細胞を排除し，生体を防御する機構が免疫系であるが，この生体防御機構が破綻した状態を免疫不全症（immunodeficiency）といい，種々の微生物による反復感染や感染の長期化を招くのみならず，自己免疫疾患や悪性腫瘍の危険性も増大させる．ヒト免疫不全ウイルス（human immunodeficiency virus：HIV）などのウイルス感染，抗がん剤や免疫抑制剤などの薬物，栄養障害などに続発して起こるものを続発性免疫不全症といい，先天的な欠陥によって起こるものを原発性免疫不全症という．続発性の方がはるかに高頻度であるが，原疾患の病像により表現型が大きく異なり，障害される免疫系の幅が広く，かつ複雑であるため，免疫不全症を理解する上では，まず原発性免疫不全症を理解することが重要である．

原発性免疫不全症

　原発性免疫不全症は，免疫応答に関わる分子の遺伝子異常によって生じ，機能喪失が生殖細胞段階から生じていると考えられる．X連鎖劣性または常染色体劣性遺伝形式をとるものがほとんどであるが，家族歴が明らかでない場合も多い．原発性免疫不全症においては，易感染性が主たる症状であるが，感染が反復または遷延化しやすいだけでなく，重症化し致死的となる．不測の合併症または異常な表現型をとることや，健常人では問題とならないような病原性の低い菌種による感染もしばしばである．感染感受性などから欠陥部位を類推することが可能で

あり，たとえば肺炎球菌やインフルエンザ桿菌などの侵襲力の高い細菌群による感染は主として抗体欠乏状態を認める．侵襲力が弱く，日和見感染を起こす緑膿菌や大腸菌などの菌群による感染は，T 細胞系不全を示す重症複合免疫不全症（severe combined immunodeficiency：SCID）やヴィスコット-オールドリッチ症候群（Wiskott-Aldrich syndrome：WAS）でしばしば認め，殺菌能不全を示す慢性肉芽腫症（chronic granulomatous disease：CGD）でもしばしば認められる．カンジダなどの真菌類，サイトメガロウイルスなどのヘルペスウイルス属の重症感染，カリニ肺炎は，おもに T 細胞に欠陥のある免疫不全症で高頻度である．ナイセリア属による感染は補体欠損症で多く発症する．

続発性免疫不全症

続発性免疫不全症のなかで，HIV によって引き起こされる後天性免疫不全症候群（acquired immunodeficiency syndrome：AIDS）では，$CD4^+T$ 細胞減少を伴う高度の免疫不全がみられ，日和見感染とカポジ肉腫を伴う．原爆や原発事故による放射線被ばくあるいは放射線照射治療により，白血球減少，リンパ球減少が起こり，感染抵抗力の低下がみられるのも続発性免疫不全症の一例である．

＜診断と治療ガイドライン＞

易感染性の存在より免疫不全症が疑われたとき行う検査としては，白血球数（好中球，リンパ球），血清免疫グロブリン値（IgG，IgA，IgM），T 細胞数（$CD3^+$ リンパ球数），B 細胞数（$CD19/CD20^+$ リンパ球数），PHA（phytohemagglutinin，植物性血球凝集素）刺激に対するリンパ球増殖反応，遅延型皮膚過敏反応，血清補体価（CH50）などを調べる．好中球数 1,000/mL 以下，免疫グロブリン値が年齢相応の基準値の 50％以下（IgG：200 mg/dL，IgA：5 mg/dL 以下は明らかな異常），T 細胞数 50％以下，B 細胞数 5％以下，PHA リンパ球増殖反応の明らかな低下，CH50 値が測定限界以下の場合には異常を考える．血清 IgG 値が正常にもかかわらず，肺炎球菌・インフルエンザ桿菌による肺炎・中耳炎を反復している場合には，選択的 IgG サブクラス欠損症を疑い，IgG サブクラスを測定する．好中球ならびに血清免疫グロブリン値に異常がないが，化膿性皮膚感染症を反復している場合には食細胞機能異常症を考え，好中球の殺菌能，NBT（nitroblue tetrazolium，ニトロブルーテトラゾリウム）還元能，活性酸素産生能などを調べる．

SCID では，骨髄移植などにより免疫能が回復しない限り，感染症で生後 1～2 年以内に死亡する．近年は，原発性免疫不全症も早期診断され，積極的な治療が行われ，生命予後は改善し，成人にキャリーオーバーする例も増えてきた．遺伝子解析などの診断法の進歩により，非典型的な成人発症例も散見される．しかし成人例では慢性呼吸器感染症や悪性腫瘍の合併が問題となっている．

原発性免疫不全症では，感染症が致死的となることがあるため，感染症ならびに起因微生物を迅速かつ正確に診断し，適切な抗菌剤を投与する．複合免疫不全症や抗体産生不全症では，定期的なγグロブリン置換療法が行われる．静注用γ

グロブリン製剤に含まれる IgG の半減期は約 3 週間であり，3〜4 週間ごとに 200〜400 mg/kg を投与し，投与前の IgG 値（trough level）を 400 mg/dL 前後に維持する．しかし感染のコントロール度合いに応じて投与量，trough level は適宜増減する．γグロブリン製剤の投与により，アナフィラキシー，発熱，発疹，無菌性髄膜炎などの副反応がみられることがある．副反応がみられた場合には，投与速度を遅くしたり，製剤の変更，ロットの変更などを考慮する．原発性免疫不全症の多くで骨髄移植が行われ，なかでも SCID は骨髄移植のよい適応である．SCID で，T 細胞機能が完全に廃絶している場合には，移植前処置は不要であり，その他の疾患では前処置が必要である．同胞にドナーがいない場合には，家族からの T 細胞除去骨髄移植，非血縁者間骨髄移植，臍帯血幹細胞移植などさまざまなドナーによる移植が行われている．一部の疾患ではサイトカイン療法も行われ，インターロイキン 2（IL-2）は，一部の重症複合免疫不全症や T 細胞機能異常症に有用である．インターフェロン-γ（IFN-γ）は，CGD に対して感染症の減少効果がある．好中球減少に対しては，G-CSF 製剤投与が有効である．アデノシンデアミナーゼ（ADA）欠損症では，欠損酵素の補充療法が有用なことがある．また，患者リンパ球に，レトロウイルスを使って正常な ADA 遺伝子を導入し，生体内に戻す遺伝子治療も，ADA 欠損症に対して行われ，一部では成功している．

5.3 膠原病

膠原病（collagen disease）の概念は，1942 年 P. Klempere により提唱された．病理組織学的な特徴は，フィブリノイド変性と結合組織の粘液性膨化で，このような結合組織の膠原物質の変化が全身に認められることから，これらの疾患を一連の同一系統疾患と考えて膠原病とされた．産生された抗原抗体反応物（免疫複合体）は，通常，網内系のマクロファージによって処理される．しかし，過剰に産生された免疫複合体が処理されずに残ると，これが，腎臓，皮膚，関節，肺など組織に沈着して，さらにこれに補体が結合して補体系が活性化される．活性化した補体系は，白血球走化性因子として働き，好中球や好塩基球を遊走して，これらの細胞からヒスタミンやタンパク分解酵素が遊離されて，血管の透過性亢進や各組織の破壊が起こり，Ⅲ型アレルギー反応が出現する．膠原病は，このような機序で過剰に出現した自己抗体によって生じる疾患であり，慢性関節リウマチ（RA），全身性エリテマトーデス（SLE），全身性強皮症，皮膚筋炎，リウマチ熱，結節性動脈周囲炎などがある．類縁疾患としては，シェーグレン（Sjögren）症候群，川崎病，ベーチェット（Behçet）病などがある．

● **慢性関節リウマチ（RA）**

＜概念と病態生理＞

慢性関節リウマチ（rheumatoid arthritis：RA）は，多発性関節炎を主訴とする

全身性の炎症性結合組織疾患である．40〜60歳代に好発し，女性が男性より5〜7倍多い．病因は不明であるが，遺伝的要因とウイルス感染に基づく感染要因が重要であり，TNFαやインターロイキン6（IL-6）などのサイトカイン，自己抗体であるリウマトイド因子や接着分子の関与が明らかにされている．関節症状は，対称性，多発性の破壊性関節炎，活動性滑膜炎（関節痛，手指関節の紡錘状腫脹）がみられる．初期の炎症症状は可逆的であるが，多くの患者では寛解・再燃を繰り返して，関節内部の滑膜細胞層内に炎症性滲出物が形成され，不可逆性の変形や機能障害を残す．肘関節伸側や後頭部などの圧迫を受けやすい皮下に結節を認めるが，RA診断に特異性が高い．その他，血管炎，漿膜炎間質性肺炎などの関節外症状を認める．関節液検査では，ムチン減少，軽度の細胞増多，糖低下などの炎症性所見を呈する．

＜診断と治療ガイドライン＞

診断基準として，朝のこわばり（1時間以上），3関節以上の関節炎（腫脹），手の関節炎（手関節，第1・5近位指節間関節，第3・4指中手指節関節），対称性の関節炎，リウマトイド皮下結節，リウマトイド因子，X線透視像的変化（骨びらんや傍関節骨粗鬆症など）の7項目中3項目以上陽性であればRAであると1987年アメリカリウマチ協会で診断基準が決められている．

X線検査所見として，関節裂隙の狭小化（ステージⅡ），骨破壊（ステージⅢ），癒合（ステージⅣ）などの定型像が観察される．

RAの治療は，患者教育，生活指導，変形予防運動を中心とした基礎療法に加え，関節炎の抑制，骨破壊の進行を抑制するため，薬物の反応性や副作用を考慮し，治療を変更していく．疼痛対策には，非ステロイド性抗炎症薬（NSAIDs）あるいはステロイド薬が用いられる．また，RAの免疫異常を是正するために，疾患修飾性抗リウマチ薬（disease-modifying anti-rheumatic drugs：DMARDs）が用いられる．NSAIDsは，効果がそれほど強くないが副作用が軽度で少ないもの（プロピオン酸系）や，効果は強いが副作用の程度や頻度が高いもの（アリル酢酸系）に分けられる．原則として2剤以上の併用は行わない．即効性を期待する場合や内服薬で胃腸障害の生じる場合には，坐薬を用いることがある．DMARDsは，金製剤，SH系薬物，免疫抑制薬などに分けられるが，効果発現までに時間がかかること，寛解導入が可能であるが，長期投与により効果が減弱したり（escape現象），再投与で治療反応性が劣ることがあること，また治療反応群と非反応群が明らかである．ステロイド薬は，DMARDsのみでは関節痛をコントロールできない場合やDMARDs投与により副作用が生じた場合に少量を使用する．

●シェーグレン症候群

＜概念と病態生理＞

シェーグレン症候群（Sjögren's syndrome）は，乾燥性角結膜炎，口腔乾燥などの乾燥症状を主徴とし，これにリウマチ性関節炎など多種多様の臨床症状および免疫血清学的異常が高頻度に認められる全身性疾患である．病因としては，自己

免疫機序が考えられている．臨床症状として，眼および口腔の乾燥症状と関節症状などの膠原病症状が相前後して出現する．女性に多い．

病理組織学的には，涙腺・唾液腺などの導管周囲の著しいリンパ球浸潤を特徴とし，やがて，腺房の破壊，線維化により，乾燥症を呈する．このような変化は，広く外分泌腺全体に波及することもあり，本症は自己免疫性外分泌腺炎ともよばれている．また，自己抗体の出現，高γグロブリン血症に代表される著しいB細胞活性化現象が本症の特徴である．高γグロブリン血症は，ポリクローナルであるが，一部の症例ではモノクローナルになり，B細胞リンパ腫に移行する症例や良性単クローン血症の症例がある．

<診断と治療ガイドライン>

診断基準については，さまざまいわれているが，乾燥性角結膜炎はシルマー(Schirmer)試験，ローズベンガル染色やフルオレセイン染色法による証明，口腔乾燥は口腔所見，唾液分泌量測定や唾影法などによる証明，リウマチ性関節炎はアメリカリウマチ協会の診断基準によるなど，膠原病症状のうち二つ以上の証明，さらに，組織学的所見および免疫血清学的所見などにより，総合的に判定する．

口腔症状に対する治療法は，唾影像などにより早期に発見し，唾液分泌刺激療法などにより唾液分泌の促進をはかり，口腔常在菌による二次感染を予防することが重要である．進行例では，対症的に人工唾液などを使用し，口腔機能の改善，口腔粘膜の保護に努めることが重要である．

●全身性エリテマトーデス（SLE）

<概念と病態生理>

全身性エリテマトーデス（systemic lupus erythematosus：SLE）は，臨床症状の多様性による不安定な多システム疾患であり，自己抗原に対する異常な免疫性機能と抗体の産生が病因の基礎をなしている．用語の狼瘡（erythemateux）は，Cazenaveにより1851年に最初に使われた．皮膚徴候が疾患でもっとも一般的な臨床像のうちの一つであるので，SLEは皮膚障害であると最初は認識されたが，患者が他の器官系統で合併症を呈することが認識されたので，1872年のKaposiと1895年のOslerにより，多システム疾患の概念に至った．SLEの特質は，慢性炎症性自己免疫疾患に至る細胞核構成成分に対する自己抗体の発現である．異常な自己抗体産生とSLEの発現についての病因学は，まだはっきりしていない．遺伝子，環境や，ホルモン性因子は，すべて自己免疫寛容の損失と疾患の発現で役割を果たす可能性がある．誘発する因子，おそらく環境中の何かへのばく露の後，SLEのような自己免疫疾患が，遺伝的に感じやすい個人で発症するのではないかと考えられている．

SLEは，ユニークな病因を有した個々の疾患というよりは，むしろ臨床症候群を意味している．SLEの発現の主要イベントは，過剰で異常な自己抗体産生と免疫複合体の形成である．患者は，IgGや凝固因子のような可溶性のマーカーに加えて，さまざまな器官系統で複数のタイプの細胞の複数の核，細胞質および表面

構成要素に対する自己抗体を産生する可能性がある．この事実は，疾患の多臓器システム関係を明白に示している．過剰な自己抗体産生は，機能亢進性の B リンパ球から生じる．複数な機構は，おそらく，免疫自己寛容の損失と，他の B 細胞または特異的な抗原提示細胞（APC）によって B 細胞に提示される環境および自己抗原からなる高い抗原性の負荷を含む B 細胞活動亢進に導く．そして，Th1 細胞の Th2 細胞へのシフトが，さらに B 細胞の抗体産生と不完全な B 細胞抑制を亢進する．調節性 T 細胞，サイトカイン（たとえば，インターロイキン，インターフェロンγ，腫瘍壊死因子α，トランスフォーミング成長因子β）や NK (natural killer) 細胞も含んでいる他の免疫調節過程の機能障害が，含まれるかもしれない．多くの自己抗体は，細胞の核構成要素に向けられており，まとめて抗核抗体とよばれている．それらの有無が，SLE 患者の診断で臨床評価を助ける可能性があるので，いくつかの抗核抗体は重要である．SLE 患者は，通常彼らの血清や組織に，一つ以上の抗原に特異的である抗核抗体をもっている．これらは，二本鎖 DNA のような核構成要素，一本鎖または変性した DNA（一本鎖 DNA）そして，RNA に対する抗体である．しばしば，SLE で存在する四つの RNA 関連の抗原は，Smith (Sm) 抗原，小核リボヌクレオタンパク (snRNP)，Ro (SS-A) 抗原や La (SS-B) 抗原である．染色体やヌクレオソームの基本的構成要素であるヒストンは，抗核抗体が SLE 患者で形成されるもう一つの重要な核構成要素である．Ro, La, Sm または RNP 抗原に対する抗体と二本鎖 DNA に対する抗体が，大部分の SLE 患者で認められる．抗体はまた，プロトロンビン・アクチベーター複合体（ループス性抗凝固因子）のリン脂質部分や，カルジオリピンに対して反応する可能性がある．ループス性抗凝固因子や抗カルジオリピン抗体は，抗リン脂質抗体とよばれている一群の自己抗体で，二つのメイン・タイプを構成する．これらの自己抗体は，長年，しばしば存在している．これらの自己抗体の出現は，臨床疾患の発症の前の特異的な自己抗体の蓄積を伴う予測可能なパターンに続く．たとえば，抗核，抗 La，抗 Ro や抗リン脂質抗体は，長年しばしば SLE の発症に先行するのに対して，抗 Sm や抗 snRNP 抗体は，診断前，通常臨床症状が現れ始めるとき，数ヵ月だけ現れるようである．B 細胞活動亢進や病原性自己抗体の産生に導き，アポトーシス細胞の不完全な排除につながり，免疫複合体形成，補体活性化や免疫複合体の不完全な排除に続く免疫調節不全は，すべて最終的に組織傷害と損傷に帰着する炎症性反応に導く．

多数の遺伝子がヒトの SLE 発症に関与しているが，少なくとも 100 遺伝子が，ヒトの SLE に関連がある．主要組織適合遺伝子複合体（MHC）遺伝子，とくにいくつかの HLA 抗原（HLA）遺伝子が重要である可能性が示されている．しかしながら，免疫グロブリンレセプター遺伝子やマンノース結合タンパク遺伝子のような非 MHC 遺伝子も，また，疾患に寄与する可能性がある．SLE の誘導または活性化で役割を果たす環境因子は，日光（紫外線），薬剤や，ヒドラジン（タバコに含有）や芳香族アミン（毛染めなど）のような化学製品，食事，環境エストロゲンや，ウイルスまたはバクテリアへの感染である．そして，自己免疫の発現

をアンドロゲンは阻害し，エストロゲンは促進する．上昇した循環プロラクチンレベルは，男性と女性のSLEと関連している．

＜診断と治療ガイドライン＞

　判定基準は，疾患のすべての臨床症状を含むというわけではなくて，おもにSLEと他の膠原病を区別するために使われる．疫学的な特徴，臨床徴候と，症状や一般の試験室での異常すべてがSLEの診断で使われる．いったん疾患が疑われるならば，血清検査は診断をする際に役立つ可能性がある．SLEの診断で助けになる広範囲に使用される血清検査は，蛍光抗核抗体（ANA）試験である．ほとんどすべてのSLE患者は，ANA陽性である．しかし，他の疾患でも陽性になることがあるが，他の疾患において，陽性ANA試験の多くは，より低い値である．ANA試験の免疫蛍光検査のパターンは，SLEに特有な周辺パターンを伴った診断値である可能性がある．特異的な核構成要素に対する抗体を見つけることは，診断上で役立つかもしれない．二本鎖DNAやSm抗原に対する抗体は，まったく特異的であり，SLEの診断に有用である．

　上記のように，SLEは複雑な全身性疾患である．また，疾患の過程は，非常に予測不可能である．さらにまた，SLEは一定ではなく，大部分の患者は，疾患の過程の間に変動あるいは再燃をする．疲労，発熱，摂食障害や体重減少のような非特異性の徴候や症状は，しばしば疾患が活動期である患者に認められる．筋骨格関係（たとえば関節痛，筋肉痛や関節炎）は，SLEでは非常に一般的である．そして，疾患の初期に訴えられる主訴は，しばしば関節炎や関節痛である．すべての大小の関節が影響を受ける可能性があり，関節炎のパターンはしばしば再発し，期間は短い．そして，関節硬直，疼痛や時々炎症としておもに現れる．皮膚の徴候は，筋骨格系を含むそれらとほとんど同程度が一般的である．これらのなかでもっともよく知られているのが，蝶形紅斑である．そして，それは鼻橋と頬隆起の上に起こる．古典的な蝶形紅斑は，患者のほぼ半分でみられ，日光ばく露後にしばしば観察される．実際に，光感受性は，皮膚徴候を呈する多くのSLE患者に共通である．円板状狼瘡に特有の皮膚病変は，10〜20％のSLE患者に起こり，狼瘡の他の臨床的あるいは血清学的な証拠なしで起こる可能性がある．他の皮膚徴候は，血管炎（これは潰瘍性である可能性がある），網状皮斑，爪囲紅斑，レイノー（Raynaud）症状と脱毛症である．

　SLEのもう一つの普通の徴候は，肋膜炎，せきや呼吸困難のような呼吸器系の徴候である．また，SLEに伴う肺性高血圧は，以前考えられていたよりは普通にみられ，SLE関連の肺高血圧症患者は予後不良である．SLEの心臓徴候は，リブマン-サックス（Libmn-Sacks）心内膜炎（非細菌性いぼ状心内膜炎），心外膜炎，心筋炎，心電図変化，あるいは心臓弁膜症としてしばしば現れる．また，冠動脈疾患（CAD）のSLEでみられる頻度が増加している．これらの患者の心臓病の発現は，多因子性であると考えられている．

　副腎皮質ステロイド療法や腎疾患が，これらの心臓性危険因子発現の寄与因子であるとも考えられている．

SLE の神経精神医学的徴候は，精神病，抑うつ，不安，発作，脳卒中，末梢神経疾患，認知障害，その他を含む多様な症状で現れる可能性がある．認知障害は，12〜87％の SLE 患者でみられる．抑うつや不安は，SLE 患者の間で一般的である．しかし，それらが中枢神経系（CNS）の直接的徴候であるのか，慢性疾患に耐える苦痛に対しての二次的な徴候であるのかは不明である．

　胃腸管系徴候に伴う症状は，しばしば SLE に対して非特異的であり，消化不良，腹痛，嘔気と嚥下障害を含む．肝炎や膵臓炎もみられることがあり，SLE 処置薬または疾患そのものに対する二次的なものである可能性がある．

　貧血症は，多くの SLE 患者で発見され，通常，慢性炎症に伴う貧血症であり，軽度の正色素性正球性スメアと低い血清中鉄濃度を示すが，鉄貯蔵は十分である．通常軽度ではあるが白血球減少症が，SLE 患者のほぼ半分に存在する．顆粒球とリンパ球がどちらも影響を受ける可能性があるが，通常リンパ球により大きい減少がある．SLE に伴う他の重要な知見は，ループス性抗凝固因子（LA）や抗カルジオリピン抗体のような抗リン脂質抗体の存在である．

　SLE 患者のための望ましい治療成果は，症状の管理と疾患再燃の間の緩解の誘導，そして，疾患再燃の間にできるだけ長く寛解を維持することである．疾患の臨床症状の変わりやすさのため，処置は適宜変化し，個々に区別されなければならない．SLE 患者の最適な管理は，非薬理学処置や薬理学処置と，教育とサポート・サービスである．

　いくつかの非薬理学処置は，症状を管理して，緩解を維持するのを助けるために行われる．疲労は，SLE を有する患者の一般の症状である．安静と運動，その間は張り切りすぎを回避しながら，それらのバランスのよい手順は，疲労を管理することにとって不可欠である．タバコの煙のヒドラジンが SLE の環境トリガーである可能性があり，進行性 CAD に寄与する可能性があるので，喫煙の回避は特に重要である．喫煙はまた，SLE 患者の疾患活動性の増加にも関連づけられている．食事の管理が，SLE の臨床経過に明らかに影響を及ぼすことは知られていない．しかしながら，魚油誘導体は，抗リン脂質抗体を有している妊婦で流産を予防するかもしれない．しかし，アルファルファ芽は，症状の発現との関連があった L-カナバニンを含むので，回避されなければならない．多くの SLE 患者は，日光へのばく露を制限する必要があり，紫外線の悪化効果を妨害するために，日焼け止めを使用することが必要である．

　SLE のための薬物療法は，しばしば免疫応答と炎症を抑制するようにデザインされている．発熱，関節炎や漿膜炎のような徴候と症状は，活動性疾患患者でもっとも頻度が高いものの一つである．したがって，多くの軽度の疾患患者において，非ステロイド系抗炎症薬（NSAIDs）による初回治療は，論理的選択である．使用される用量は，抗炎症効果を示すのに十分でなければならない．しかし，低用量アスピリンは，抗リン脂質抗体症候群患者の管理に役立つであろう．NSAIDs は，有意に胃刺激症状と消化性潰瘍の危険度を増すので，プロトンポンプ阻害剤のような胃保護の薬剤との同時処方は，有益であるかもしれない．NSAIDs を服用し

ているSLEの患者は，基礎疾患のためではなく，薬物効果のために腎機能の低下を経験する可能性がある．NSAIDsは，腎血流と糸球体濾過速度を減少させる．これは，とくに腎炎患者にとって重要である．この効果の認識は，腎機能を減少させることが意図せず狼瘡性腎炎の進行に影響するかもしれないので，重要である．SLE患者は，NSAIDsを服用している他の患者より肝臓毒性の発生率は高い．また，SLE患者の無菌髄膜炎とNSAIDsの使用の間の関係も報告されている．クロロキンとヒドロキシクロロキンのような抗マラリア薬が，円板状狼瘡とSLEの管理でうまく使われてきている．一般には，抗マラリア薬で管理されることができるSLEの徴候は，皮膚徴候，関節痛，胸膜炎，軽度の心膜炎症，疲労と白血球減少である．これらの薬は速効性でないので，長期の管理で使われるのが最良である．ヒドロキシクロロキンは，クロロキンより安全で，第一選択の抗マラリア薬と考えられている．抗マラリア薬の作用機序は，不確かである．抗マラリア薬が，Tリンパ球活性化を干渉することが示唆されてきた．SLE患者に有益である可能性がある抗マラリア薬の他の作用には，サイトカインの抑制，減少した紫外線感受性，抗炎症性活性，抗血小板効果や抗高脂血症活性がある．

　治療の用量と持続は，患者の反応，副作用の耐性やとくにクロロキンによる長期の治療と関連する潜在的に不可逆的な薬害反応である網膜毒性の発現に依存している．これらの薬の副作用は，中枢神経系効果（たとえば頭痛，神経過敏，不眠症，その他），発疹，皮膚炎，皮膚や髪の色素変化，胃腸障害（たとえば嘔気）や毛様体筋麻痺や角膜沈着のような可逆的眼毒性を含む．現在推奨された用量が使われるとき，潜在的に重大な網膜毒性はまれであり，ヒドロキシクロロキンでもっともまれである．しかしながら，網膜症に関連した永続的な傷害の可能性のため，眼科学的評価は，投与前と，クロロキンが使用されるときは3ヵ月ごとに，ヒドロキシクロロキンが使われるときは6〜12ヵ月ごとにされなければならない．網膜異常に気が付いたならば，抗マラリア薬の投与を中止するか減量しなければいけない．

副腎皮質ステロイド療法

　副腎皮質ステロイド療法は，SLEのための治療計画で一般的である．副腎皮質ステロイド療法により改善された所見が不十分であるにもかかわらず，これらの薬剤は疾患の臨床発現を抑制するために効果的であることが知られていて，近年予後が改善される主要要因であると考えられている．副腎皮質ステロイド療法の大部分の対照設定試験が重篤な狼瘡性腎炎患者で行われたにもかかわらず，証拠は副腎皮質ステロイドがCNS疾患，間質性肺炎，多発性漿膜炎，血管炎，血小板減少と他の臨床症状の重症例の管理にも効果的であることを示唆している．SLEと診断された患者が，自動的に副腎皮質ステロイド療法を必要とするわけではない．発熱，関節痛，胸膜炎または皮膚症状のような徴候による軽度の疾患は，適切にNSAIDsまたは抗マラリア薬で処置できるかもしれない．しかし，より重症であるか，他の薬に感受性が鈍い臨床症状患者は副腎皮質ステロイドを必要とする．一部の狼瘡皮膚炎患者は，副腎皮質ステロイドの局所あるいは病巣内の投

与により有効であるかもしれない．軽度の疾患患者においては，低用量治療で十分である．しかし，より重篤な疾患（重篤な溶血性貧血または心臓関係）患者においては，高用量が必要である．いったん疾患の十分な抑制がなし遂げられたならば，用量は連続した疾患抑制のために必要な最低用量まで減少しなければならない．副腎皮質ステロイドで処置する必要性を分析するとき，臨床医は感染，高血圧，アテローム硬化性疾患，糖尿病，肥満，骨粗鬆症と精神病のような副腎皮質ステロイド療法の危険度を増す可能性がある他の状況を考慮しなければならない．ステロイドパルス療法は，重篤な活動性腎炎，中枢神経関係または溶血性疾患のような重症で致命的な疾患を有したSLE患者に，緩解を誘発することを目的とした短期，高用量静脈内副腎皮質ステロイドの投与法である．パルス療法の後に，通常，低用量維持療法に急速に減少させる高用量プレドニゾロン治療が続く．高用量経口ステロイド以上のパルス療法の潜在的長所は，より速い反応と経口ステロイドで必要な治療のより長い継続と関連する副作用の回避を含む．一般に忍容性が高いにもかかわらず，メチルプレドニゾロン・パルス療法は感染，胃腸障害，血圧の急激な上昇，不整脈，発作と突然死を含む重要な有害作用に帰着する可能性がある．

　細胞毒性薬物では，アルキル化剤のシクロホスファミドと代謝拮抗薬のアザチオプリンがある．これらの薬物は，通常副腎皮質ステロイドと併用されるが，免疫抑制療法の中心である．両方とも腎外性疾患活動性を抑制して，安定させることが知られているにもかかわらず，これらの薬物の評価の多くは，SLEでの罹患率と死亡率に関連した主要因子である狼瘡性腎炎に集中している．アザチオプリンは，「ステロイド節約薬」として使える．アザチオプリンは，しばしば重篤な疾患のための副腎皮質ステロイドと併用して経口投与される．

　ミコフェノール酸モフェチルは，重篤な腎性および非腎性狼瘡の処置でのその役割が急速に確立されている新しい免疫抑制薬である．この薬物は，増殖性ループス腎炎において，シクロホスファミドと，それに続くアザチオプリンの経口投与の効果と比較して，12ヵ月で等しい有効性を示している．しかしながら，36ヵ月までの長期の追跡調査では，この薬物処置された群のより高い腎臓再発率が明らかになっている．

●川崎病

<概念と病態生理>

　この病気は，Kawasaki Disease（KD）とよばれ，昭和42年に川崎富作が「急性熱性皮膚粘膜淋巴腺症候群」として報告したのが初めてである．今までとくに異常がなかった小児に，しかも1～2歳で，大人の心筋梗塞のような亡くなりかたをする例があるため，厚生省の研究班がつくられ，診断基準ができたり，アメリカを初め多くの国でも研究が行われるようになり，WHOやCDC（米国国立防疫センター）でもこの病気を正式に川崎病(Kawasaki Disease)とよぶようになった．

　川崎病は，おもに4歳以下の乳幼児に起こる全身の中小動脈の炎症である．こ

れは，心臓自身に栄養を送る冠動脈を中心に炎症がみられ，その結果，その部分の血管が細くなるが，その手前の中心側は，かえって拡大して動脈瘤ができる．そのため血栓性閉塞，心筋障害による虚血性心疾患により突然死をきたすことがある．心臓後遺症がなければ，1ヵ月ほどで炎症は完全に治まり，他のリウマチ性疾患のように慢性化することはない．致死率は0.3%程度で，同胞発症（1～2%）があり，数ヵ月，数年後に再発例もある（2～3%）．しかし，最近は，治療法が進歩し，とくにγグロブリン大量療法により，冠動脈病変の発症を減少することができるようになっている．

　川崎病には，いろいろな共通する症状，つまり，発熱，発疹，頸部リンパ節腫脹，結膜充血，口唇の発赤・亀裂，硬性浮腫，イチゴ舌，BCG接種部の発赤，指先からの落屑などがある．発熱は，38℃以上の高熱が5日以上続く．抗菌薬は無効で，通常の解熱剤では熱がほとんど下らない．四肢末端の変化では，急性期には指趾先端が赤くなり，手背，足背が腫れる．これは指で押してもあとが残らないため，硬性浮腫とよばれる．1週間以後の回復期には，爪と指先の移行部から皮膚の皮が剥がれ始め，これは手のひら，足の裏では膜のように剥がれる．皮疹は，胸，腹などを中心に麻疹様，風疹様，じんま疹様など不定の皮疹がみられる．普通は，水ぶくれ（水疱）をつくることはない．また，BCG接種部位が赤くなるのが特徴的で，これは他の病気ではみられない現象である．眼球結膜充血は，発病初期からみられ，4～5日間続く．眼やには出ない．口唇，口腔所見として，口唇の発赤，充血，乾燥，ひび割れ（亀裂）がみられる．口腔粘膜も赤くなり，舌は表面にぶつぶつが目立ち，イチゴ舌とよばれる．また，両側性の首の痛みを伴うリンパ節腫脹がみられる．心循環器系障害では，聴診上の異常（頻脈，心雑音，奔馬調律，微弱心音など），心電図異常がみられる．胸部X線では，心陰影が拡大し，心膜炎，胸膜炎が証明される例もある．心エコー上，冠動脈の拡張は第5病日頃より始まり，第15病日頃がもっとも頻度が高くみられる．消化器症状では，腹痛，下痢などのほか，麻痺性イレウス，胆嚢腫大，肝障害，黄疸がみられることがある．神経症状では，まれに髄膜炎，けいれん，意識障害がみられる．関節症状では，一過性の関節痛がみられるが，明らかな関節炎はまれである．

＜診断と治療ガイドライン＞

　川崎病は原因が不明のため，根本的な治療が現在はできないが，最近は，以前よりは心合併症を少なくすることができるようになっている．急性期にはまず，冠動脈瘤の炎症を防ぐため，γグロブリンの点滴静注を行い，同時に炎症を治療するためアスピリンなどの抗炎症薬を使う．アスピリンは抗炎症薬としてだけでなく，抗凝固薬としての作用も期待され，炎症反応を示す検査所見が正常となるまでの約1ヵ月間使用される．もし，使用前から肝機能障害がある場合にはフルルビプロフェンなどを使用する．γグロブリン大量療法は，冠動脈炎の発症予防および治療のために，点滴静注により使用する．川崎病と診断がつき次第，なるべく早く使用し，通常は5日間行い，アスピリンと併用する．そして，急性期以後の治療としては，冠動脈に障害を残さなかった例では，約1ヵ月間の抗炎症薬

を中止した後は，とくに治療は必要としない．まれに，後になって冠動脈瘤障害が出現することもあるので，年に1～2度の検診が必要である．冠動脈瘤を残した症例では，血栓防止のためにアスピリンを継続しながら，毎年，心エコー図，心電図，胸部X線検査などを行いながら経過をみる必要がある．動脈瘤が小さい例では，1年くらいで動脈瘤が消えてしまう例も多くみられる．しかし，血管の狭窄が重症で，虚血性心障害が著しい場合には，細くなった血管のバイパス手術が必要となることもある．急性期治療の目的は，炎症反応の抑制，血栓形成の予防，冠動脈瘤の予防であり，免疫グロブリンとアスピリンを併用するのが通常である．この併用療法により48時間以内に解熱しない，または2週間以内に再燃がみられる場合は，治療不適合とされている．治療不適合の場合には，免疫グロブリンの再投与を行うか，ステロイドパルス療法が有用な例もある．また，冠動脈が拡張していないかどうかを心エコーによりフォローする必要がある．

演習問題

問1　I型アレルギー反応の発症機構について，関与するメディエーターを含めて説明せよ．

問2　じんま疹とはどのような疾患か説明せよ．

問3　食品アレルギーを起こしやすい食品について説明せよ．

問4　アトピー性皮膚炎に対するステロイド外用薬を使用する際の留意点について説明せよ．

問5　薬剤過敏症の治療について説明せよ．

問6　スギ花粉症の発症機構について説明せよ．

問7　後天性免疫不全症候群（AIDS）について説明せよ．

問8　慢性関節リウマチの治療について説明せよ．

問9　シェーグレン症候群について説明せよ．

問10　全身性エリテマトーデス（SLE）とはどんな疾患であるか説明せよ．

6 血液疾患

【総　論】
　血液疾患は，赤血球異常（おもに貧血），白血球異常（白血病およびリンパ腫），血小板・凝固因子異常（出血性疾患；血友病等）の三つのカテゴリーからなる．この章では生理を理解することがとくに重要で，急性白血病などでは3系統の関連にも注意を要する．また，ここでは検査項目が多いことも特徴の一つで，疾患特異的なものや異なる疾患で共通した検査結果を示すものもあり，それに伴い病態生理の理解が一層要求される．

6.1 赤血球の異常

　貧血（anemia）とは，血液の酸素運搬能が低下することにより，組織の酸素需要に供給が追いつかない状態である．赤血球系の疾患では，通常，単位容積当たりの赤血球数（RBC），ヘモグロビン（Hb）濃度，ヘマトクリット（Ht）が問題となり，低値を示す場合を貧血，高値を示す場合を多血症（polycythemia）という．圧倒的に前者が多く，WHOではHb濃度が男性で13 g/dL未満，女性で11 g/dL未満を貧血の指標としている．貧血の原因としては，①赤血球の産生障害（再生不良性貧血，赤芽球癆，巨赤芽球性貧血，腎性貧血），②ヘモグロビンの合成障害（鉄欠乏性貧血，鉄芽球性貧血），③赤血球の破壊亢進（溶血性貧血），④失血，などがある（図6.1）．

●鉄欠乏性貧血

　ヒトの体内には約3〜4 gの鉄が存在しており，2/3はヘム鉄としてHbを構成し，約1/4はフェリチンやヘモシデリン（後者は前者が変性した不溶性物質）として貯蔵され，残りは筋肉中のミオグロビンや血清中に存在する．フェリチンは鉄とミセルを形成している水溶性の球状タンパク質で，一定の割合で血清中に溶け出し，赤血球合成に使われる．
　食物から摂取される鉄分の多くは吸収されにくい第二鉄（Fe^{3+}）なので，胃酸で還元されて第一鉄（Fe^{2+}）となる．十二指腸で吸収された後，トランスフェリンと結合して血清鉄となって運搬され，一部は骨髄で赤芽球に取り込まれる．残りの一部は肝臓や脾臓などの網内系細胞に運ばれ，フェリチンとして蓄えられる．

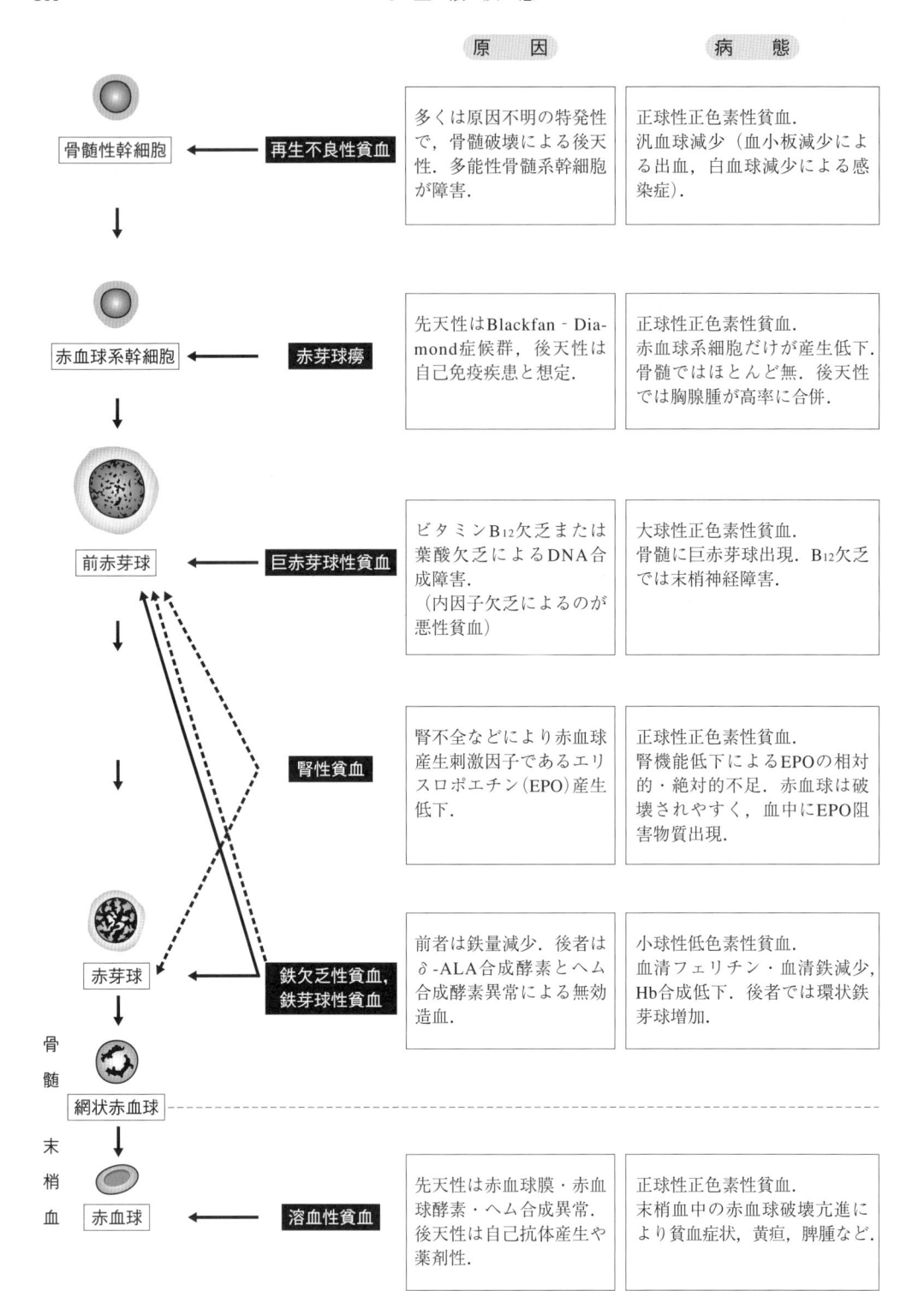

	原因	病態
骨髄性幹細胞 ← **再生不良性貧血**	多くは原因不明の特発性で，骨髄破壊による後天性．多能性骨髄系幹細胞が障害．	正球性正色素性貧血．汎血球減少（血小板減少による出血，白血球減少による感染症）．
赤血球系幹細胞 ← **赤芽球癆**	先天性はBlackfan‑Diamond症候群，後天性は自己免疫疾患と想定．	正球性正色素性貧血．赤血球系細胞だけが産生低下．骨髄ではほとんど無．後天性では胸腺腫が高率に合併．
前赤芽球 ← **巨赤芽球性貧血**	ビタミンB_{12}欠乏または葉酸欠乏によるDNA合成障害．（内因子欠乏によるのが悪性貧血）	大球性正色素性貧血．骨髄に巨赤芽球出現．B_{12}欠乏では末梢神経障害．
← **腎性貧血**	腎不全などにより赤血球産生刺激因子であるエリスロポエチン（EPO）産生低下．	正球性正色素性貧血．腎機能低下によるEPOの相対的・絶対的不足．赤血球は破壊されやすく，血中にEPO阻害物質出現．
赤芽球 ← **鉄欠乏性貧血，鉄芽球性貧血**	前者は鉄量減少．後者はδ‑ALA合成酵素とヘム合成酵素異常による無効造血．	小球性低色素性貧血．血清フェリチン・血清鉄減少，Hb合成低下．後者では環状鉄芽球増加．
網状赤血球		
赤血球 ← **溶血性貧血**	先天性は赤血球膜・赤血球酵素・ヘム合成異常．後天性は自己抗体産生や薬剤性．	正球性正色素性貧血．末梢血中の赤血球破壊亢進により貧血症状，黄疸，脾腫など．

図 6.1 赤血球の分化と貧血の種類

赤血球の寿命は120日で，常に入れ替わるため，新たなHb合成のために1日20～30 mgの鉄が必要となる．鉄は1日1 mg吸収され，1 mg消失するので，破壊された赤血球のHb鉄を再利用することで，ほとんどの鉄需要が賄われていることになる．そのため，月経時には15～40 mgの鉄分が喪失するので，この年齢の女性は貧血に陥りやすい．また，妊婦は，胎児造血，分娩時出血授乳のためにさらに多くの鉄を失う．

<病態生理>

Hbの構成成分である鉄の不足によって起こる貧血で，日本人の貧血ではもっとも高頻度に発現（50～75％）し，若年～中年女性に多い．原因としては鉄吸収不全（無酸症，胃切除術後など），鉄需要増大（妊婦，授乳，小児など），鉄排泄増大（出血性消化性潰瘍，月経過多など）などがあげられる．鉄は貯蔵鉄，血清鉄，ヘム鉄の順に欠乏する．貯蔵鉄のみが減少した状態を潜在的鉄欠乏といい，血清フェリチン値の減少が貯蔵鉄減少の指標となる．鉄欠乏が進行し貯蔵鉄が枯渇すると，血清鉄が減少する．血清鉄の減少が続くとヘム鉄が減少し，貧血を招く．さらに高度な鉄欠乏では，組織鉄までもが減少するため，造血器以外での異常が現れてくる．

症状としては，貧血に共通する息切れ，動悸，心雑音のほか，組織鉄欠乏状態では匙状爪，舌炎，嚥下障害が認められる．とくに，鉄欠乏性貧血に舌炎，口角炎，嚥下障害を伴ったものをプランマー-ヴィンソン（Plummer-Vinson）症候群と称し，さらに進行すると萎縮性胃炎を呈する．

<検　　査>

診断は小球性低色素性貧血（最初は大小不同が目立ち，中心部の明るさが広がる）に加えて，血清鉄・血清フェリチン低下，総鉄結合能上昇によって確定する．骨髄は過形成で赤芽球の比率が高まる．

<治　　療>

鉄剤を経口投与する．鉄は，組織鉄→ヘム鉄→血清鉄→貯蔵鉄の順に回復するので，Hb値が正常化した後も，貯蔵鉄が回復するまで，さらに3～6ヵ月間継続投与する．

●溶血性貧血

<病態生理>

赤血球膜が壊れてHbが血球外に漏れる現象を溶血といい，赤血球の破壊が骨髄の代償作用を超えた場合，溶血性貧血となる．溶血性貧血には先天性と後天性があり，後天性であるにもかかわらず，PNHでは赤血球の膜異常が存在する．他方，赤血球がどこで破壊されるかによって，血管内溶血と血管外溶血に分類される（表6.1）．

溶血性貧血に共通のものとしては，原則として正色素性正球性貧血（サラセミアは小球性低色素性貧血）となり，骨髄過形成のため，網赤血球が著明に増加する．また，骨髄は鉄を必要とするため血漿鉄消失時間は短縮し，赤血球破壊によ

表 6.1 溶血性貧血の分類

先天性	・赤血球の膜に異常：遺伝性球状赤血球症 外 ・赤血球の酵素異常：G6PD 欠損症 内，PK 欠損症 外 ・ヘモグロビンの異常：鎌状赤血球症 外，不安定 Hb 症 外，サラセミア 外
後天性	・免疫機序による障害：自己免疫性溶血性貧血 外，血液型不適合 ・アンカータンパクの異常：発作性夜間血色素尿症（PNH）内 ・機械的障害：赤血球破砕症候群 内 ・その他：脾臓の赤血球破壊能力亢進によるもの

外：血管外溶血，内：血管内溶血（尿がヘモグロビンで茶褐色）

り赤血球鉄利用率は低下する．必然的に赤血球の寿命は短縮し，破壊された赤血球から Hb が遊離してくる．Hb はヘムとグロビンの複合体で，ヘムは鉄とポルフィリン環に分解後，鉄は赤血球再生に利用され，ポルフィリン環は脾臓などで処理されて間接型ビリルビンとなり，臨床上は黄疸をきたす．一方，Hb 増加に伴い，血液中の Hb 輸送タンパクであるハプトグロビンの値は低下する．他方，赤血球中には大量の乳酸脱水素酵素（LDH）とアスパラギン酸アミノ基転移酵素（AST）が含まれており，これらの酵素が逸脱する．さらに，脾臓の処理活動が活発となり，脾腫をきたす．

<検　　査>

後天性の中でもっとも高頻度の自己免疫性溶血性貧血では，溶血所見のほか，クームス（Coombs）試験〔直接クームス試験（赤血球に結合した自己抗体の有無を検査）と間接クームス試験（血清中に遊離の自己抗体を検査）〕が陽性を示すことが特徴である．

後天性の中でもっとも高頻度の遺伝性球状赤血球症では，膜の脆弱性が亢進しており，浸透圧抵抗試験と自己溶血試験で検査する．

<治　　療>

自己免疫性溶血性貧血治療の第一選択薬はステロイドで，無効であれば摘脾を考慮する．遺伝性球状赤血球症治療の第一選択は摘脾である．

6.2 白血球の異常

● 白 血 病

白血病は造血幹細胞が骨髄中でがん化（白血病細胞）して，無制限かつ自律的に増殖するために，正常血球が造血の場を奪われ，分化する能力を失った疾患である．白血病は急性と慢性と二分類される．一定の段階よりも幼若な芽球と正常芽球由来のまともな成熟した血球だけが出現し，中間段階が欠如（白血病裂孔）した場合，つまり，未分化・未成熟白血病細胞の腫瘍性増殖が急性白血病で，幼若芽球から成熟血球までピラミッド状に分化し，白血病裂孔を示さない場合，つまり，分化途中や成熟白血病細胞の腫瘍性増殖が慢性白血病である．前者は急性

6.2 白血球の異常

```
骨髄造血     ┌─骨髄系  ┌→巨核球・血小板・赤血球
幹細胞  ─┤  幹細胞 ├→骨髄芽球 →前骨髄球 →顆粒球（好中球・好酸球     ┐
        │         └→単芽球              ・好塩基球）              │骨髄性
        │                    →単球 → マクロファージ               ┘
        │
        └─リンパ系  ┌→前駆T細胞     ┌→遅延型反応性T細胞           ┐
          幹細胞   │ （胸腺）      ├→キラーT細胞                  │
                  │               ├→サプレッサーT細胞             │リンパ性
                  │               └→ヘルパーT細胞                 │
                  └→前駆B細胞     →成熟B細胞 →抗体産性細胞        │
                    （胎児肝，骨髄など）         （形質細胞）       ┘
```

┌──── 未分化・未成熟細胞 ────┐   ┌──── 分化途中や成熟細胞 ────┐
         腫瘍性   腫瘍性
         増　殖   増　殖
         急性白血病   **慢性白血病**

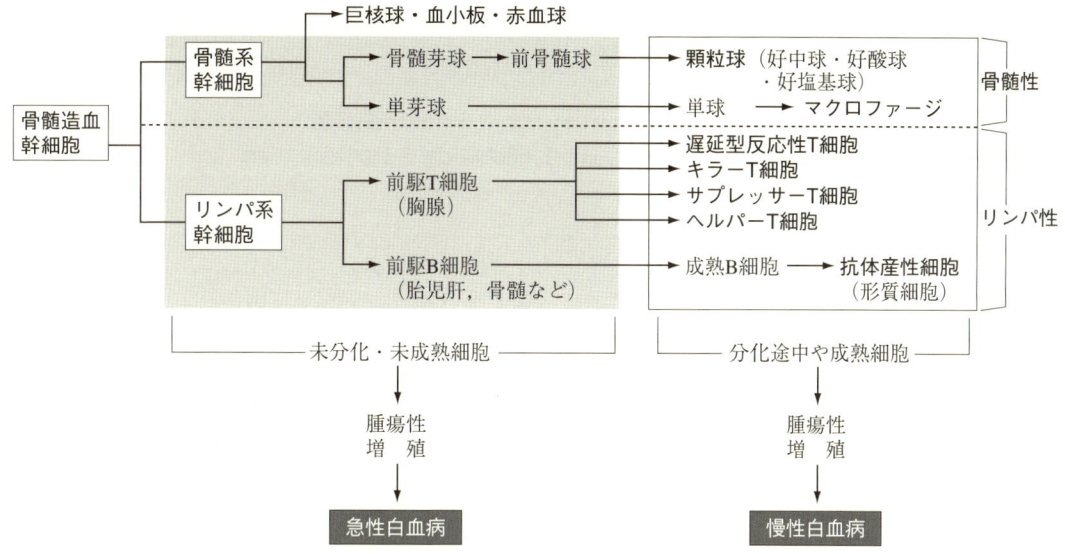

図 6.2　血球の分化・成熟と白血病の分類
〔鍋島俊隆，他著（2004）：薬物治療学第3版，南山堂，p.217 を改変〕

の経過をとることが多く，後者は慢性の経過をとることが多い．さらに，白血病細胞が骨髄系細胞の性格を有するものを骨髄性白血病，リンパ系細胞の性格を有するものをリンパ性白血病という（図 6.2）．

　原因についてはまだ不明な点が多いが，いくつかの遺伝子レベルでの異常が重なって白血病を引き起こすと考えられている．遺伝子を損傷させる要因には薬物などの化学物質や放射線などがあるが，成人T細胞白血病（ATL）やバーキット（Burkitt）リンパ腫など，ウイルスが原因で発症するものもある．また，ある種の先天性免疫不全症や遺伝子異常を伴う先天性疾患では白血病が発症しやすい．

　白血病のうち，急性と慢性の比は約 4：1 で，骨髄性とリンパ性の比は成人で約 4：1，小児では逆に 1：4 である．

A．急性白血病
＜病態生理＞

　急性白血病では，骨髄で白血病化した芽球が増殖して骨髄を占拠するために造血障害をきたし，汎血球減少症状を起こす．さらに，白血病細胞が肝臓，脾臓，髄膜などに浸潤し，急性に経過して未治療の場合は数ヵ月以内に死の転帰をとる．

　正常では骨髄芽球および前骨髄球は骨髄有核細胞の 5% 以下で，白血病芽球が骨髄細胞中で 30% 以上（新 WHO 分類では 20% 以上）を占める場合を急性白血病と診断し，5～30% 未満の場合には骨髄異形成症候群（MDS）と診断する．さらに，ミエロペルオキシダーゼ（MPO）染色陽性芽球が 3% 以上であれば急性骨髄性白血病（AML），3% 未満であれば急性リンパ性白血病（ALL）と分類する．また，アウエル（Auer）小体の存在は骨髄性白血病であることを強く示唆する．

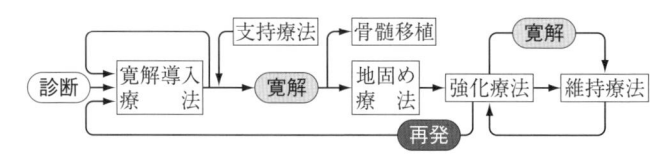

図 6.3　急性白血病に対する化学療法の流れ

FAB（French-American-British）分類では AML を M0 から M7 までの 8 型に，ALL を L1 から L3 の 3 型に分類している（新 WHO 分類では L1～L3 の分類は撤廃）．

急性白血病の症状は通常は非特異的であるが，正常の造血の抑制と増殖した白血病細胞による臓器浸潤によって生じる．正常造血が抑制されると，動悸，息切れ，倦怠感などの貧血症状や血小板減少による出血傾向，好中球減少による易感染性（肺炎や敗血症）が起こり，発熱も必発する．細胞が血液由来なので，あらゆる臓器や部位に浸潤する可能性がある．肝臓，脾臓，リンパ節などの腫大がみられ，ALL ではリンパ節腫脹が高頻度である．小児では骨・関節痛を呈し，小児 ALL では白血病性髄膜炎も高頻度である．T 細胞系の ALL では縦隔腫瘤を形成し，急性単球性白血病では歯肉に浸潤しやすく，歯肉腫脹がしばしばみられる．AML（M3）では播種性血管内凝固症候群（DIC）を高率に合併する．

AML では，del(5)，del(7) などの染色体欠失が予後不良因子で，ALL ではフィラデルフィア（Ph）染色体〔t(9;22)〕が最大の予後不良因子である．また，白血球著増例や 30 歳を超えた ALL，乳児白血病も予後不良である．

＜検　　査＞

典型例では，末梢血において白血球数が著増し，異常クローンをもった幼若芽球が出現する．白血球の成熟段階では白血病裂孔がみられる．ただし，これらは必発の症状ではない．造血機構が白血球細胞に占拠されるため，原則，正球性正色素性貧血をきたし，血小板数も減少する．また，白血病芽球は骨髄で有核細胞全体の 30％を超える．白血病細胞の崩壊を反映して血清 LDH 値と尿酸値および血清リゾチーム値は上昇する．

＜治　　療＞

耐性を考慮して多剤併用を行う．AML の寛解導入ではダウノルビシンとシタラビン（Ara-C）の併用療法が標準で，寛解後療法は Ara-C 大量療法が用いられる．ALL ではビンクリスチン，L-アスパラギナーゼ，プレドニゾロンで寛解導入する．小児 ALL には高用量メトトレキサートが有用である．化学療法の流れを図 6.3 に示す．

B．慢性骨髄性白血病（CML）

＜病態生理＞

多能性造血幹細胞が腫瘍性増殖を起こした疾患である．分化能力を失う急性白血病と異なり，各分化段階の顆粒球が末梢血に出現して，白血球増多や脾腫をき

たす慢性期が数年続いた後，移行期を経て，もしくは突然 AML あるいは ALL と同様な病態，すなわち急性転化（BC）を起こす．原因は急性白血病と同様のものが考えられているが，95％の症例で白血球のみならず，赤血球系および血小板系の細胞や B 細胞の一部などに Ph 染色体が見られることが特徴的である．転座により形成された bcr/abl 融合遺伝子は高いチロシンキナーゼ活性を有する異常なタンパク質を産生し，本質的にこれが発症に関与している．

発症は緩徐で，なかなか自覚症状を伴わないが，唯一の根治療法である造血幹細胞移植を行わない限り，確定診断後平均 3～4 年で BC を起こし，全身症状を呈する．BC 後の予後はきわめて不良である．

＜検　　査＞

各段階の白血球が出現するので，白血病裂孔は認められない．白血球数は激増し，好中球のみならず，好酸球も好塩基球も増加する．血清ビタミン B_{12} 値は上昇し，血清尿酸値や LDH 値も高値を示す．一方，好中球アルカリホスファターゼ（NAP）活性の激減は本症の大きな特徴の一つである．赤血球数も原則として減少する．

＜治　　療＞

適応を満たせば，造血幹細胞移植が第一選択となる．薬物療法では，インターフェロン α やヒドロキシカルバミドのほか，チロシンキナーゼ阻害薬のメシル酸イマチニブが使用される．

C．慢性リンパ性白血病（CLL）

＜病態生理＞

おもに B 細胞由来の腫瘍性リンパ増殖性疾患で，欧米では頻度の高い疾患だが，わが国ではまれである．

ほとんど無症状の低リスク群と，合併症を伴い急速に進行する高リスク群に大別されるが，前者の方が多く，リンパ節腫脹，脾腫，肝腫大は高率で両者に認められる．必要な免疫グロブリンを産生することができないため，液性免疫不全の易感染傾向（γグロブリン血症）に陥る反面，不要な自己抗体を産生するために，しばしば自己免疫性溶血性貧血などの自己免疫疾患を引き起こす．また，T 細胞系にも影響を及ぼして細胞性免疫を低下させるため，高率に悪性腫瘍の合併を認める．CML と異なり，BC を起こすことはない．

＜検　　査＞

正常の造血機能が侵されるために貧血と血小板減少をきたすが，腫瘍性の小型リンパ球が増殖するために末梢血中の白血球数は数万以上に著増する．液性免疫や細胞性免疫の低下を反映して，血清γグロブリン値は低下し，ツベルクリン反応や T 細胞を芽球化させる PHA 試験は陰性となる．

＜治　　療＞

従来，シクロホスファミドやクロラムブシルなどが主体であったが，近年，リン酸フルダラビンがきわめて有効とされ，繁用されている．

●悪性リンパ腫

　悪性リンパ腫は，リンパ組織から発生する悪性腫瘍の総称である．リンパ組織で増殖した悪性腫瘍細胞が末梢血中に従来，リンパ系細胞が骨髄で増殖するのがリンパ性白血病，末梢のリンパ組織で増殖するのが悪性リンパ腫と区別されてきたが，両者はリンパ系細胞の腫瘍性増殖という点では同じであり，新WHO分類では，BおよびT前駆細胞腫瘍，成熟B細胞腫瘍，成熟TおよびNK細胞腫瘍という新区分を設けた．それによると，ホジキン（Hodgkin）病（新WHO分類ではホジキンリンパ腫）は別格扱いで，非ホジキンリンパ腫は成熟B細胞腫瘍と成熟TおよびNK細胞腫瘍に二分されている．悪性リンパ腫では，基本的に腫瘍細胞は血液中に出現しないが，リンパ組織で増殖した腫瘍細胞が末梢血中に出現することを「白血化」という．

A．ホジキン病／ホジキンリンパ腫
＜病態生理＞
　わが国ではきわめてまれだが，多彩な炎症性細胞を背景に，リンパ節生検によりリード-スタンバーグ（Reed-Sternberg：RS）細胞とホジキン細胞の存在が特徴である．RS細胞は複数の核（対称性，ミラーイメージ）を有する巨細胞で，ホジキン細胞は単核である．
　リンパ節腫脹が初発症状で，ほとんどが横隔膜より上部に発現する．なかでも頸部リンパ節腫脹がもっとも多い．腫脹は連続的に進展し，病勢の進行により，肝腫大や脾腫を伴う．また，全身症状を伴うことが多く，発熱，盗汗，体重減少，掻痒感などをしばしば認める．細胞性免疫が低下するため，帯状疱疹の合併も多い．

＜検　査＞
　末梢血では白血球増加がみられることがあるが，これは好酸球・好中球・単球増加の結果起こるもので，ホジキン病では白血化することは少なく，絶対的リンパ球減少症を起こす．生化学検査では，血沈亢進，CRP値・LDH値・ALP値・Ca値上昇がみられる．また，腫瘍細胞の鉄利用亢進により，正球性正色素性貧血，血清鉄減少，血清フェリチン増加が認められるが，血清銅は増加する．一方，細胞性免疫の低下によりツベルクリン反応は陰転化し，PHA芽球化反応も低下する．

＜治　療＞
　放射線療法と化学療法が主体である．病変が限局している場合は放射線療法，病変が散在している場合は化学療法が選択される．治療は病期により異なるため，病変部位の広がりから判断される病期分類が重要である．

B．非ホジキンリンパ腫
＜病態生理＞
　悪性リンパ腫のうち，ホジキン病に属さない病態をさし，わが国では悪性リン

表 6.2 ホジキンリンパ腫と非ホジキンリンパ腫の違い

	ホジキンリンパ腫	非ホジキンリンパ腫
頻度	10%以下（まれ）	90%以上（ほとんど）
初発部位	リンパ節	節外も多い（40%）
進展様式	連続性，規則的	非連続性，ランダム
細胞の由来	未解明	B細胞性（90%）/T細胞性（10%）
全身症状	多い	少ない
分類の重要性	病期分類が重要	組織分類が重要
治療	放射線療法/化学療法	化学療法の比重大
抗悪性腫瘍薬	C-MOPP/ABVD	CHOP リン酸フルダラビン（適応外） リツキシマブ（キメラ型CD20モノクローナル抗体）
白血化	まれ	しやすい
予後	比較的良好	不良

C-MOPP：cyclophosphamide, vincristine, procarbazine, predonisone
ABVD：adriamycin, bleomycin, vinblastine, dacarbazine
CHOP：cyclophosphamide, adriamycin, vincristine, predonisolone

パ腫の約90%，なかでも，びまん性大細胞型B細胞性リンパ腫が30〜40%を占める．

　ホジキンリンパ腫と異なり，全身症状は少なく，リンパ節外のワルダイエル（Waldeyer）輪，頸部，鼠径リンパ節，消化管（胃が最多）などの無痛性リンパ節腫脹を初発にすることが比較的多い．また，血行性にも転移するため進展様式が不規則で，病期分類の価値はホジキンリンパ腫ほど高くない反面，組織分類により腫瘍細胞の性質を把握することは，治療方針の決定や予後の推定などにきわめて重要である．小児では白血病化しやすく，ALLとの鑑別は難しい．ホジキンリンパ腫との相違を表6.2に示す．

<検　査>

　末梢血ではリンパ球の減少がみられ，白血化する頻度もホジキンリンパ腫より高い．基本的に検査値の変動は少ないが，LDHは上昇する．

<治　療>

　病変が不規則的に進展するため，放射線療法よりも化学療法に対する依存度が高い．

●無顆粒球症

<病態生理>

　顆粒球，とくに好中球が著しく減少し，通常，顆粒球数が1,500〜2,000/μL以下となった状態を顆粒球減少症あるいは好中球減少症といい，さらに著しく顆粒球が減少し，ほとんど消失した状態を無顆粒球症（agranulocytosis）とよぶ．顆粒球は感染防御の主役で，1,000/μL以下になると易感染性が現れ，500/μL以下

になると重症感染の頻度が高くなり，100/μL以下では必発する．赤血球・血小板数は正常である．原因として，抗甲状腺薬，解熱鎮痛薬，抗生物質，抗悪性腫瘍薬などの薬剤性がもっとも多く，またチフス，ウイルス感染，放射線照射，反復輸血などでも生じる．

発生機序としては，主としてⅡ型アレルギーにより血球が破壊されることによる免疫学的機序と，薬物が骨髄造血幹細胞のタンパク合成や細胞分裂を濃度依存性に傷害する中毒性機序が考えられる．

初期症状としては，全身倦怠感，悪寒，戦慄，頭痛，筋肉痛，発熱，咽頭痛，口内炎，頸部リンパ節腫脹などがあり，咽頭，扁桃に白苔を伴う潰瘍（偽膜性アンギーナ），発疹，水疱などの皮膚症状や肝機能障害，黄疸などの症状を呈する場合もある．末期には肺炎，敗血症などの重症感染症を合併して死に至る症例も少なくない．

＜検　　査＞

末梢血では白血球，とくに好中球が減少する．赤血球，血小板は原則として異常は認められない．骨髄検査では，重症例で著明な低形成を示し，骨髄系細胞の著減に伴い，リンパ球，形質細胞，網内系細胞の相対的増加が認められる．そのほか，感染を伴う場合はCRP上昇や，症例により尿タンパク陽性，血清ビリルビン上昇，肝機能障害などの所見がみられる．

＜治　　療＞

原因薬物投与を中止する．また，好中球数が回復するまで感染症対策を行う．

6.3　出血性疾患

止血機構は，血管壁，血小板，凝固因子，線溶の密接かつダイナミックな相互作用で構成される．

血管が破綻すると血管内皮細胞が障害され，その下にあるコラーゲン線維を中心とする血管内皮下組織に循環中の血小板が粘着する．粘着は，糖タンパク質（glycoprotein：Gp）であるフォン・ヴィルブランド因子（von Willebrand factor：vWF）がGpⅠb/V/Ⅸ複合体に結合し，コラーゲン-vWF-GpⅠb/V/Ⅸ複合体-血小板を架橋する止血機構の第一歩である．粘着した血小板は活性化して，円盤状から偽足を有する扁平状に形態変化を起こし，血小板表面のGpⅡb/Ⅲa複合体を活

参考　von Willebrand病（vWD）

vWFの質的・量的異常が原因で常染色体遺伝する先天性疾患で，先天性の出血性疾患の中では血友病Aに次いで多い．一次・二次止血障害を起こし，血友病Aと異なり，鼻出血などの粘膜皮膚出血がおもな症状である．血小板自体に異常はないが，出血時間の延長，血小板粘着能の低下，リストセチン凝集反応の低下が認められる．PTは正常だが，APTTが延長する．

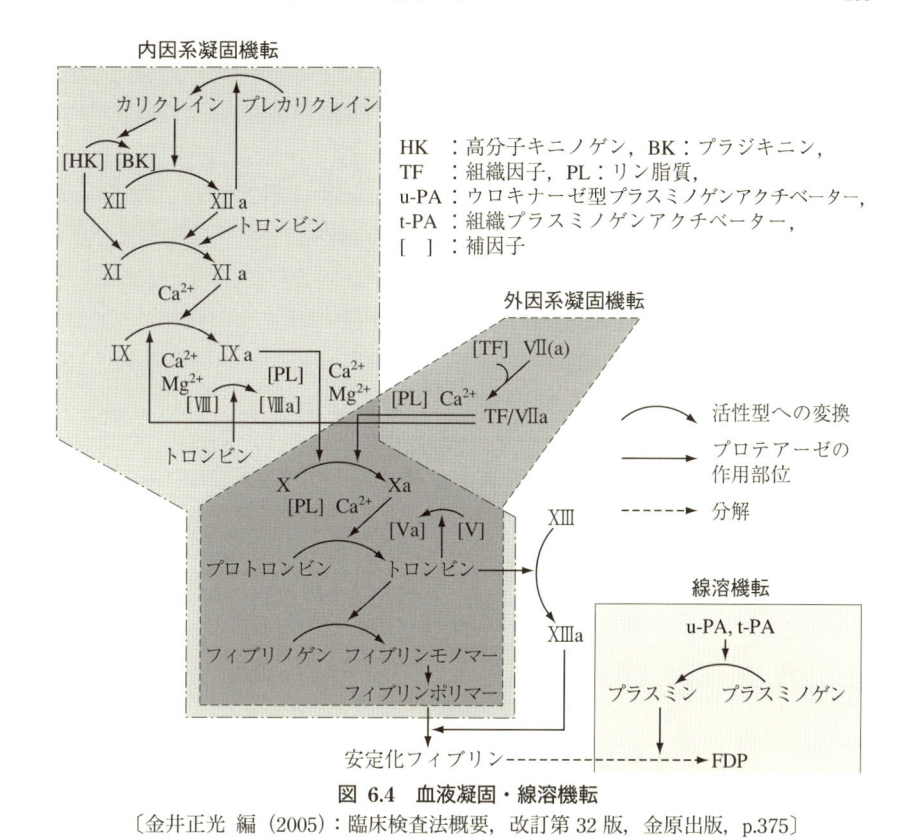

図 6.4 血液凝固・線溶機転
〔金井正光 編（2005）：臨床検査法概要，改訂第 32 版，金原出版，p.375〕

性化させ，血小板-Gp Ⅱb/Ⅲa 複合体-フィブリノーゲン-Gp Ⅱb/Ⅲa 複合体-血小板を架橋し，凝集が完了する．こうしてできた血小板血栓を一次止血栓という．

同時に外因系と内因系からなる凝固カスケードが進行し，不安定な血小板血栓はフィブリン網で補強され，強固な止血栓となる．凝固とは，フィブリノーゲンがフィブリンになる反応で，この反応を促進するのが凝固因子である．凝固因子の多くはプロテアーゼ前駆体であり，第Ⅲ，第Ⅷ因子以外は肝で合成され，いくつかの合成にはビタミン K が必要である．外因系は損傷組織から放出された組織トロンボプラスチンが反応の引き金となり，内因系では露出したコラーゲンに凝固因子が接触することで反応が開始される．こうしてできたフィブリン血栓を二次止血栓という．さらに，止血が完了した後，止血栓はプラスミンによって溶解される．この反応を線維素溶解（線溶）といい，再出血をきたさないようにゆっくり進行する（図 6.4）．

これら一連の過程の異常がある場合，すなわち，① 血管壁の脆弱性，② 血小板の作用低下，③ 凝固反応の減弱，④ 線溶の亢進，により出血性疾患が引き起こされる．

出血性疾患では，異常が一次止血にあるのか二次止血にあるのかを判別することがきわめて重要である．一次止血に異常，つまり，血管または血小板に異常がある場合は皮膚・粘膜出血が特徴的であり，紫斑や点状出血の形をとる．重症で

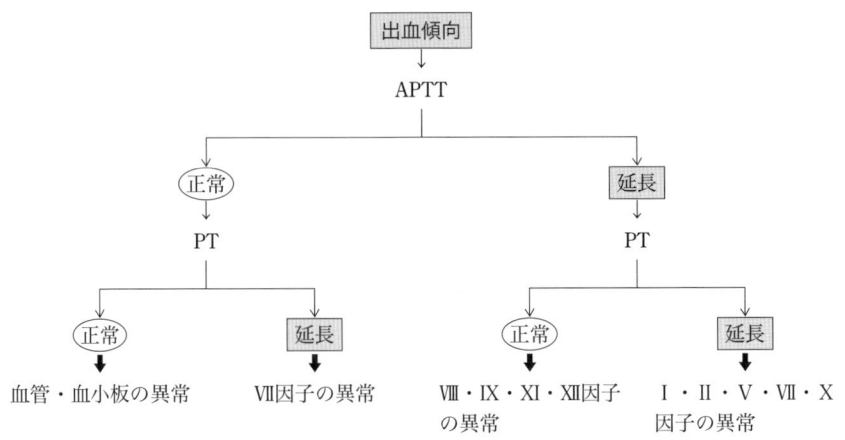

```
                    出血傾向
                       │
                       ▼
                     APTT
            ┌──────────┴──────────┐
           正常                   延長
            │                     │
            ▼                     ▼
           PT                    PT
        ┌───┴───┐             ┌───┴───┐
       正常    延長           正常    延長
        │      │              │      │
        ▼      ▼              ▼      ▼
    血管・血小 Ⅶ因子の異常   Ⅷ・Ⅸ・Ⅺ・Ⅻ因子  Ⅰ・Ⅱ・Ⅴ・Ⅶ・Ⅹ
    板の異常                  の異常       因子の異常
```

図 6.5　APTT と PT で推察される凝固因子異常

は斑状出血が多発するが，通常は皮膚表層にとどまり，深部組織へ達することはまれである．一方，二次止血の異常，つまり，凝固系の異常の場合は，斑状出血の多くは単発性で，深部に大きく広がった皮下血腫の形をとり，筋肉や関節内出血などの深部出血も特徴的である．

＜検　査＞

1．出血時間

　出血時間は，耳たぶ穿刺後，止血に要する時間を測定する方法が一般的で，一次止血の異常を反映する．血小板数が減少する疾患や血小板機能が低下する疾患では出血時間の延長がみられるが，血友病などの凝固系の異常では正常のままである．

2．プロトロンビン時間（PT）

　凝固系のスクリーニングであり，組織トロンボプラスチン（Ⅲ）と Ca^{2+} を加えて，フィブリンが析出するまでの時間を測定する．外因系凝固因子の検査で，第Ⅱ・Ⅴ・Ⅶ・Ⅹ因子の異常により PT の延長が認められる．

3．活性化部分トロンボプラスチン時間（APTT）

　内因系凝固因子の検査で，接触因子活性化剤（エラジン酸など）で活性化された第ⅩⅠ・Ⅻ因子がリン脂質と Ca^{2+} の存在下でフィブリンを析出するまでの時間を測定する．内因系の異常で延長する（図 6.5）．

●アスピリン様障害

＜病態生理＞

　低用量アスピリンは，シクロオキシゲナーゼ（COX）-1 のセリン残基をアセチル化することにより失活させる．その結果，トロンボキサン（TX）A_2 合成が阻害され，血小板の二次凝集を抑制するので，出血傾向を示す．血小板は COX-1 を再合成できないため，阻害作用は不可逆的であり，その作用は血小板の寿命である 8〜10 日間持続する．一方，COX-1 はプロスタサイクリン（PGI_2）も産生

するため，その抗血栓作用も妨げられるが（アスピリン・ジレンマ），血管組織ではCOX-1が再合成され，PGI_2合成阻害作用は可逆的で比較的速やかに回復する．

他の非ステロイド性抗炎症薬（NSAIDs）もCOX-1を不活化して血小板の二次凝集を阻害するが，可逆的であり，服用中止後24時間以内に作用は消失する．

<検　　査>

ADP凝集で，一次凝集は正常に起こるが，二次凝集が欠如する．

●血小板無力症

血小板無力症（thrombasthenia）はフィブリノーゲンやvWFの受容体として血小板凝集に不可欠な膜糖タンパク（GP Ⅱb/Ⅲa複合体）の質的・量的異常症で，非常にまれだが，先天性血小板機能異常症のなかでは最多である．

<病態生理>

GP Ⅱb/Ⅲa複合体が先天的に欠損（Ⅰ型，約78％）ないし低下（Ⅱ型，14％），あるいはその質的異常（Ⅲ型，8％）のため，血小板の凝集能が障害されて出血傾向をきたす，常染色体性劣勢の遺伝性疾患である．出血症状は新生児期からみられ，鼻出血，歯肉出血，点状出血，紫斑などとして現れる．その他，月経過多，消化管出血，血尿などが認められるが，関節内出血や深部出血はまれである．

<検　　査>

血小板数および血小板形態，凝固因子は正常だが，出血時間は著明に延長し，ADP，コラーゲン，アドレナリン（エピネフリン）による凝集反応は欠如する．一方，GP Ⅰb/Ⅸ複合体は正常なので，粘着能およびリストセリン凝集は正常のままである．

<治　　療>

出血症状のコントロールには血小板輸血が唯一の方法だが，根本的な治療法はない．

●血友病

血友病（hemophilia）にはAとBがあり，血液凝固因子の先天的な活性低下に起因した凝固障害によって生じる出血性疾患である．いずれも伴性劣性遺伝で，通常男性のみに発症するが，全患者中の約30％に孤発例もみられる．臨床症状に差はないが，5：1で血友病Aの方が多い．

<病態生理>

血友病Aは第Ⅷ因子の活性低下，血友病Bは第Ⅸ因子の活性低下により出血症状を呈する．もっとも顕著にみられるのが関節内出血で，膝，足，肘，肩関節の順に多い．本症患者では，関節内に微量の血液が漏れ続けて炎症を惹起し，局所熱感，腫脹を伴う激しい疼痛が生じる．その結果，関節可動域の減少により運動が制限され，筋萎縮や関節変形をきたす．次に多いのが筋肉内・皮下出血で，血腫を形成するため，筋拘縮や末梢神経圧迫による神経麻痺をきたすことがある．

<検　　査>

血友病の両型で出血時間，血小板数は正常である．血小板機能も正常なので，一次止血栓は通常どおり形成される．また，外因系の凝固因子検査である PT，フィブリノーゲンの異常を調べるトロンビン時間，vWF も正常である．一方，第Ⅷ因子，第Ⅸ因子は内因系の凝固因子なので，APTT の延長と全凝固時間の延長が認められる．

<治　　療>

血友病 A には第Ⅷ因子を，血友病 B には第Ⅸ因子を補充する．中等～軽症血友病 A には第Ⅷ因子や vWF 放出作用を有するデスモプレシン（DDAVP）も有効である．

●ビタミン K 欠乏症

吸収不良や食事性摂取不足のうえに，抗生物質投与に続発する腸内細菌叢の喪失が重なって発症する場合がほとんどである．

新生児のビタミン K 欠乏は，出生時の備蓄不足，母乳中含量不足に肝の未熟性が加味され，生後 1 週間以内に新生児メレナ（下血）を起こす．乳児では母乳中含量不足，吸収不良，肝胆道系異常の合併などにより，生後 1～2 ヵ月出血症状がみられ，頭蓋内出血が多いことを特徴とする．成人のビタミン K 欠乏症は摂取不足，吸収障害，ワルファリン過剰投与などが原因である．ワルファリンはビタミン K 類似構造をとり，肝におけるビタミン K の作用に拮抗することによりビタミン K 欠乏症状を引き起こす．

<病態生理>

ビタミン K 欠乏により，ビタミン K 依存性に産生されるタンパクである血液凝固第Ⅱ・Ⅶ・Ⅸ・Ⅹ因子や凝固阻止因子であるプロテイン C，プロテイン S（ビタミン K は γ-カルボキシル化に必要）は減少するが，凝固因子欠乏による出血症状の方が強く発現するため，出血傾向となる．

<検　　査>

血液凝固第Ⅱ・Ⅶ・Ⅸ・Ⅹ因子が欠乏するため，内因系，外因系両方の凝固反応が遅延する．ビタミン K 欠乏時には依存性タンパクが減少するが，これらの前駆物質（protein induced by vitamin K absence：PIVKA）は増加する．

演習問題

問 1　鉄欠乏性貧血に関する記述のうち，正しいものの組合せはどれか．
 a　血清鉄値が低下している症例は，すべて鉄欠乏状態である．
 b　鉄欠乏の原因には，食事内容の鉄不足，鉄吸収障害，出血，成長，妊娠・授乳などがある．
 c　貧血出現時には，貯蔵鉄（フェリチン，ヘモシデリン），血清鉄量はとも

に減少している．
d 貧血を認めなくても，体内で鉄欠乏が生じていることがある．
e 体内移行率が高く，改善の速度の速度も速いことから，注射用鉄剤の使用が治療の第一選択である．

　　1 (a, b, d)　　2 (a, b, e)　　3 (a, c, d)
　　4 (a, d, e)　　5 (b, c, d)　　6 (b, c, e)

問2　貧血に関する記述のうち，正しいものの組合せはどれか．
　a 溶血性貧血では，網状赤血球数増加，血清間接ビリルビン濃度上昇，血清ハプトグロビン濃度低下が観察されることが多い．
　b 再生不良性貧血では，赤血球寿命の短縮，血清間接ビリルビン値の上昇，末梢血網状赤血球数の増加が認められる．
　c 悪性貧血は，胃液中の内因子の欠乏により，ビタミン B_{12} の消化管吸収障害が起こることによって生じる．
　d 鉄欠乏性貧血は小球性低色素性貧血である．
　e 溶血性貧血では，末梢血中の赤血球，白血球，血小板のいずれもが減少する汎血球減少が生じる．

　　1 (a, b, d)　　2 (a, b, e)　　3 (a, c, d)
　　4 (a, d, e)　　5 (b, c, d)　　6 (b, c, e)

問3　白血病に関する記述のうち，正しいものの組合せはどれか．
　a 急性白血病の腫瘍細胞は，造血幹細胞からの分化・成熟が途中で停止した未分化の細胞である．
　b 急性白血病の治療により完全寛解が得られても，その後も治療を継続しないと再発をきたす．
　c 慢性白血病は白血病裂孔を示す．
　d 慢性骨髄性白血病は，急性白血病に急性転化することはなく，きわめて予後の良い白血病である．
　e 慢性骨髄性白血病では，多くの患者でフィラデルフィア染色体が検出される．

　　1 (a, b, d)　　2 (a, b, e)　　3 (a, c, d)
　　4 (a, d, e)　　5 (b, c, d)　　6 (b, c, e)

問4　無顆粒球症を引き起こす可能性のある薬物の組合せはどれか．
　a メチルプレドニゾロン　　b ベスナリノン　　c ペニシラミン
　d フィルグラスチム　　e プロピルチオウラシル

　　1 (a, b, d)　　2 (a, b, e)　　3 (a, c, d)
　　4 (a, d, e)　　5 (b, c, d)　　6 (b, c, e)

問5　ホジキンリンパ腫と非ホジキンリンパ腫の相違について，正しい項目の組合せはどれか．

		ホジキンリンパ腫	非ホジキンリンパ腫
a	頻　度	90％以上（ほとんど）	10％以下（まれ）
b	初発部位	リンパ節	節外も多い（40％）
c	進展様式	非連続性，ランダム	連続性，規則的
d	全身症状	多　い	少ない
e	白血化	しやすい	ま　れ

　　1 (a, b)　　2 (a, c)　　3 (a, d)　　4 (a, e)　　5 (b, c)
　　6 (b, d)　　7 (b, e)　　8 (c, d)　　9 (c, e)　　10 (d, e)

問6　出血性疾患に関する記述のうち，正しいものの組合せはどれか．
a　低用量のアスピリンは，血小板の二次凝集を抑制して出血傾向を示す．
b　血友病 A は第IX因子の活性低下が原因である．
c　血友病 A では鼻出血などの粘膜皮膚出血が主症状で，関節内出血などの深部出血はほとんどない．
d　第II・VII・X因子以外の凝固因子の産生にはビタミン K を必要としない．
e　フォン・ヴィルブランド因子は，血小板が内皮下組織に粘着する際の接着タンパクおよび第VIII因子のキャリアタンパクとしての役割を有する．

　　1 (a, b)　　2 (a, c)　　3 (a, d)　　4 (a, e)　　5 (b, c)
　　6 (b, d)　　7 (b, e)　　8 (c, d)　　9 (c, e)　　10 (d, e)

7 消化器疾患

【総　論】
　消化器系は，経口的に摂取された食物の消化・吸収を行う部位であり，口から始まり，食道，胃，小腸，大腸を経て肛門に終了する長大な管腔臓器の消化管，唾液腺，肝臓および膵臓から構成されている．
　消化管疾患は，わが国の日常診療においてもっともよく遭遇する疾患の一つである．放射線診断学や内視鏡学の発達につれて，消化器疾患の診断学が進歩してきた．わが国では胃疾患の頻度がもっとも高く，次いで大腸疾患，食道疾患の頻度が高くなっている．消化管は，その粘膜側が常に食物，消化液，細菌などにさらされている．そのために，消化管粘膜は傷害を受けやすく，消化管疾患のほとんどは粘膜側の疾患である．
　肝臓は，全身で最大の腺であり，胆汁の生成，炭水化物の貯蔵と放出，コレステロールの代謝，血漿タンパク質の製造，各種薬物・毒物の解毒，代謝など多くの複雑な機能を有している．膵臓は，消化に主役を果たす数々の主要な酵素を分泌する外分泌と，インスリンなどのホルモンを分泌する内分泌部からなっている．
　本章では，おもな食道疾患（abnormalities of the esophagus），胃・小腸・大腸疾患，肝疾患，胆嚢・胆道疾患および膵臓の外分泌部に起因する膵疾患について取り上げる．

7.1　食道疾患

●食道アカラシア

＜概念と病態生理＞
　食道アカラシア（achalasia）とは，食道の運動異常による疾患である．噴門には食物を飲み込んだときに弛緩して食物を通す働きがあるが，食物が通るときに弛緩する働きが失われて，食物がつかえたり，食道が拡張した状態になる疾患を「食道アカラシア」という．このような特殊な病態を示すので，噴門けいれん症，特発性食道拡張症，巨大食道症ともよばれることがある．原因は不明である．遺伝的素因がある程度関係あるともいわれ，心因性の要素も症状の悪化や発症の誘因の一つになっている．アウエルバッハ（Auerbach）神経叢の神経節細胞の消失が特徴的な所見であるが，症例によっては変形した節細胞がわずかながら認めら

れることもある．食物の停滞による浮腫と炎症のために食道粘膜は発赤肥厚して停滞性の食道炎の特徴像を示す．これは逆流性食道炎とは異なる．

症状は，ほとんどの場合，食物のつかえる感じであり，食道から胃に流れないで食道に残っている食物が，のどの方に逆流すると，とくに夜間に，むせ，咳などの症状が起こる．胸や背中の痛みもよくある症状であり，冷たいものを食べたときに症状が強くなることがある．

＜診断と治療ガイドライン＞

内視鏡検査だけで診断することが難しいため，診断までに4〜5年かかることが多いといわれている．なかには，心因性の病気と誤診されることもある．食道胃透視（バリウム検査）により，食道の拡張，噴門の狭窄，バリウムがなかなか胃に流れないなど，診断のために重要な所見が得られる．内視鏡により食道の拡張などがわかるが，食道アカラシアと診断するのに決定的な所見はない．一般に，食道や胃の病気では，バリウム検査よりも内視鏡検査が重要とされるが，食道アカラシアの場合には当てはまらない．食道アカラシア以外の病気がないかを確認する点では意味がある．食道内圧検査は，確定診断をするために必要な検査である．鼻から食道の中に管を入れて食道内圧を測る検査であるが，正常な食道では嚥下の際に噴門が弛緩するが，食道アカラシアの場合には，弛緩が起こらないし，正常な蠕動運動も起こらない．また，腹部レントゲン断層撮影（CT）は，食道アカラシア以外の病気がないかを確認する際に行う．

内科的治療として，薬物治療と拡張療法がある．薬物は，噴門を弛緩させる働きのあるものを使う．拡張療法は，噴門をバルーンで広げて，食物の通りをよくする療法である．拡張を何度か繰り返す場合もある．拡張療法では，まれに食道に穴があくことがある．

外科的治療として，噴門の上下の筋肉（筋層）を切開して，食物の通りをよくする（筋層切開）方法がある．この方法では，食物の通りはよくなるが，胃から食道への逆流がひどくなる．そこで，胃の一部を噴門のまわりに巻きつけて，逆流を起こりにくくする（噴門形成）方法がある．現在では，腹腔鏡による内視鏡手術が普及している．

● 食道胃静脈瘤

＜概念と病態生理＞

食道胃静脈瘤（varices of the esophagus and stomach）は食道粘膜に発生した，静脈の異常な怒張をいう．原因は，門脈圧亢進による下部食道壁内静脈叢，左胃静脈，脾静脈のうっ血である．原疾患としては約90％が肝硬変による門脈圧の亢進であるといわれているが，肝硬変以外では，特発性門脈圧亢進症（バンチ（Banti）症候群）や肝外門脈閉塞症，膵尾部がんのための脾静脈のうっ血による胃静脈瘤形成などがある．破裂すれば吐血し，生命が危険となる．しかし，普段は肝硬変などの原疾患の症状のみである．くも状血管腫が前胸部にみられたり，脾静脈では脾腫，直腸静脈では痔核として表れ，腹壁静脈ではメズサの頭（側副

循環) などがみられる. 食道静脈ではこの食道静脈瘤ができてしまう.

<診断と治療ガイドライン>

　食道静脈瘤の診断は, X線造影および内視鏡により行われる. X線所見では, 中下部食道に数珠状陰影欠損像がみられ, 食道輪郭は不整であるが, 壁の伸展性はよく保たれている. 内視鏡検査は, 出血の診断, 予測のために重要な検査法である.「食道静脈瘤内視鏡所見記載基準」(日本門脈圧亢進症研究会) がある.

　出血に対しては, 循環血液量の維持と電解質などの補正を目的に, 輸血, 輸液が重要である. バソプレシンの点滴静注は, 腹腔内の細動脈を収縮させ, 門脈圧を低下させる作用がある. 内視鏡的食道静脈瘤硬化療法 (EIS) や内視鏡的食道静脈瘤結紮術 (EVL) が, 静脈瘤消失を目的に広く行われている.

●逆流性食道炎

<概念と病態生理>

　逆流性食道炎 (reflux esophagitis) は, 胃の内容物 (おもに胃酸) が食道に逆流するために起こる食道の炎症である. 食道は胃と異なり胃酸を防御する働きがないため, 胃酸が逆流すると炎症が起きやすくなる. 炎症が強いと潰瘍が生じて, 出血や狭窄の原因になる. 欧米では以前から多い病気で, わが国では少ないといわれていたが, 高齢化・食事の欧米化・診断の進歩により, わが国でも非常に多い病気であることがわかってきた. 逆流性食道炎では, ほとんどが食道裂孔ヘルニアという状態になっている. 食道裂孔とは横隔膜に空いた食道を通す穴で, 胃と食道を固定し逆流を防止しているが, これがゆるむと胃の一部が胸部に持ち上がってくる. これが食道裂孔ヘルニアで, 噴門のしまりも悪くなり, 胃の内容が簡単に食道に戻りやすくなる. 症状はおもに胸やけで, とくにかがんだときや食べすぎた後あるいは就寝後に強くなるのが特徴である. また, げっぷや咽頭部に胃酸が上がってくることがある. 潰瘍がひどくなると, 狭窄による食物のつかえ感・胸痛や持続出血による貧血まで出現してくる.

<診断と治療ガイドライン>

　逆流性食道炎の診断は, 症状, 既往歴からほぼ見当がつくが, 食道がんなどを否定するために, 食道造影, 内視鏡検査および生検を行う. 食道内圧の測定も意義がある.

　逆流性食道炎の予防として, 肥満や腹部を強く締めることの回避, 腰痛でバンドをしている人も, 動かないときにはゆるめるようにする. 胸やけの傾向のある人は, 一度に食べ過ぎないこと, とくに消化の悪いものや胃に残りやすいものに気をつけることが大切である. 食後すぐに横にならず, 座って過ごすこと, 寝たあとで症状の強くなる人は上体を高くして休むとよいことがある.

　薬物療法としては, 胃・十二指腸潰瘍で用いる胃酸分泌抑制薬が有効である. 胃酸分泌抑制薬のほかに, 噴門部の緊張や胃の運動を強め, 逆流を抑える薬も併用することがある. 胃・十二指腸潰瘍で有効なピロリ菌の除菌療法は, 残念ながら逆流性食道炎には無効で, むしろ除菌により悪化した例も報告されている. 治

療が遅れ食道が狭窄してしまった場合には，内視鏡を使いバルーンにより食道を広げたり，場合によっては手術が必要なこともある．

7.2 胃・十二指腸・小腸・大腸疾患

●胃・十二指腸潰瘍

＜概念と病態生理＞

胃・十二指腸潰瘍（gastric ulcer, Duodenal ulcer）とは，胃液に直接さらされる胃や十二指腸部に発生する粘膜よりも深い部分にまで達する組織の欠損であり，成因論的には消化性潰瘍と総称される．名称的には，潰瘍の存在部位の解剖学的名称を冠して独立によばれている．潰瘍は，炎症からびらん，びらんから潰瘍，潰瘍から穿孔と変化するなかで，穿孔の次にひどい状態である．潰瘍になると粘膜下層まで傷ができてしまう．急激に発症して早い経過で治る急性のものと，慢性のものとがある．急性のものでは，胃炎を伴うことが多く，急性胃粘膜病変あるいは急性十二指腸粘膜病変などともよばれている．粘液層と粘膜上皮細胞層にある粘膜防御因子と胃液（胃酸，ペプシンなど），アルコール，細菌などの攻撃因子とのアンバランスが胃・十二指腸潰瘍の成因と考えられている．そのほか，ストレスや喫煙，ヘリコバクター・ピロリ菌なども考えられている．症状は，吐血，悪心，タール便，心窩部痛などである．また，胃潰瘍は食事後に腹痛をきたし，十二指腸潰瘍は空腹時に腹痛を起こす．

胃潰瘍の好発年齢は40～60歳であり，男女差はほとんどない．十二指腸潰瘍の好発年齢は20～40歳である．男女比は男性が3に対して女性が1と男性に多くみられる．

胃・十二指腸潰瘍は穿孔するおそれがある．のた打ち回るように痛がっている場合は，穿孔している可能性が十分にあり，穿孔すると腹膜刺激症状が出てショックを起こすことがあるので，搬送には十分に注意する必要がある．

＜診断と治療ガイドライン＞

問診により潰瘍の存在を予想することは可能であるが，高い確率で診断可能であるのは有症状再発のみである．初発潰瘍や無症状再発は，内視鏡形態と既往歴により推定するにとどまる．潰瘍の存在の確定診断は，X線検査と内視鏡検査によるが，病理診断を含めた最終診断は，やはり内視鏡検査がもっとも優れている．

胃・十二指腸潰瘍は慢性疾患であるので，薬物療法とともに，胃腸の安静，食事療法が重要である．またストレスに関係するので精神的，肉体的過労を避ける必要がある．胃潰瘍ががん化しているとき，大出血があるとき，狭窄，穿孔などの合併症を起こした場合では緊急手術以外に助からない．

薬物療法には，攻撃因子を抑制する薬と防御因子を増強する薬がある．攻撃因子抑制薬には，胃液分泌抑制薬（抗コリン，抗ガストリン，抗ヒスタミン薬），抗ペプシン薬，強力に胃酸分泌を抑制するヒスタミンH_2受容体拮抗薬やプロトン

7.2 胃・十二指腸・小腸・大腸疾患

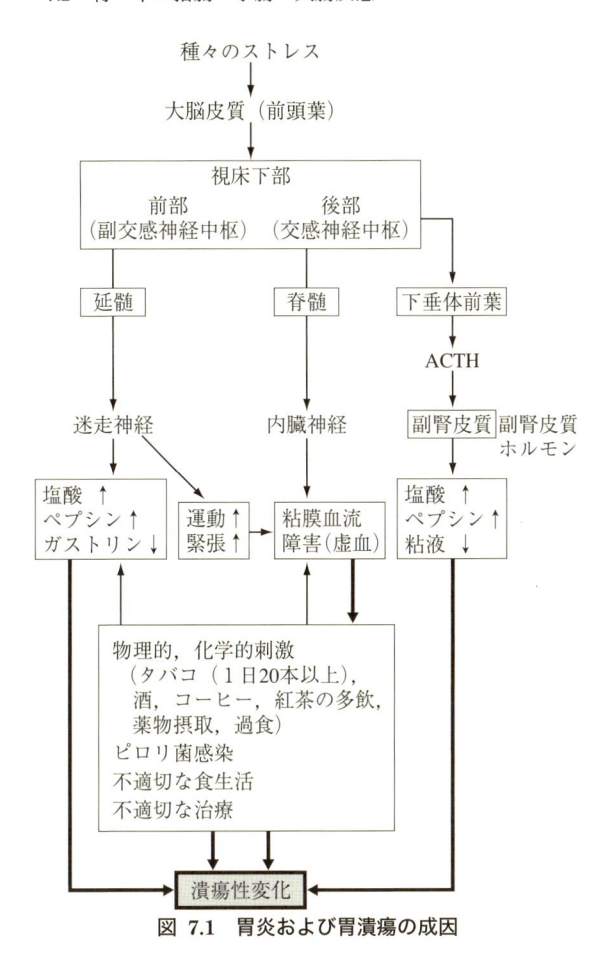

```
                         種々のストレス
                              ↓
                       大脳皮質（前頭葉）
                              ↓
              ┌────────────────────────────┐
              │         視床下部            │
              │   前部         後部          │
              │ (副交感神経中枢)(交感神経中枢) │
              └────────────────────────────┘
                 ↓           ↓          ↓
                延髄         脊髄      下垂体前葉
                                         ↓
                                        ACTH
                                         ↓
               迷走神経     内臓神経   副腎皮質│副腎皮質
                                            │ホルモン
        ┌────────┐ ┌──────┐ ┌──────────┐ ┌──────────┐
        │塩酸  ↑ │ │運動↑ │ │粘膜血流   │ │塩酸  ↑   │
        │ペプシン↑│ │緊張↑ │ │障害(虚血) │ │ペプシン↑ │
        │ガストリン↓│ │      │ │           │ │粘液  ↓   │
        └────────┘ └──────┘ └──────────┘ └──────────┘
                  ┌────────────────────────┐
                  │ 物理的，化学的刺激         │
                  │  (タバコ(1日20本以上)，   │
                  │   酒，コーヒー，紅茶の多飲，│
                  │   薬物摂取，過食)         │
                  │ ピロリ菌感染              │
                  │ 不適切な食生活            │
                  │ 不適切な治療              │
                  └────────────────────────┘
                              ↓
                         潰瘍性変化
```

図 7.1 胃炎および胃潰瘍の成因

ポンプ阻害薬がある．また，防御因子増強薬には，粘膜保護薬や組織再生促進薬などがあり，胃酸分泌抑制薬との併用により潰瘍治療の促進および治癒の質を高めると報告されている．一方，ヘリコバクター・ピロリ菌の除菌には，プロトンポンプ阻害薬とペニシリン系のアモキシシリンとマクロライド系のクラリスロマイシンの三者併用の1週間投与が行われ，良好な除菌成績が得られている．しかし，ほかに原因がはっきりしている場合は無理に除去をする必要はない．また，薬剤の服用をやめると再発するものが多く，副作用がある薬剤もあるため，注意を要する．

　安静療法では，規則正しい生活をし，とくに十分な睡眠をとるとともに，心身の安静が大切であるため，ストレスをためないことが重要である．胃・十二指腸潰瘍は，外来治療が一般的に行われているが，ストレス，不規則な生活が治せない人では入院治療をすることが望ましい．

　食事療法は，基本的には酸分泌を刺激せず，胃の運動を亢進しない，酸を中和する，潰瘍面に物理的な刺激を与えない，十分なエネルギーを供給しうる，出血を予防する，胃粘膜の修復力を高めるなどの条件を備えたものとなる．そして，胃粘膜を刺激するアルコール，タバコ，香辛料，物理的な刺激食品（熱い，冷た

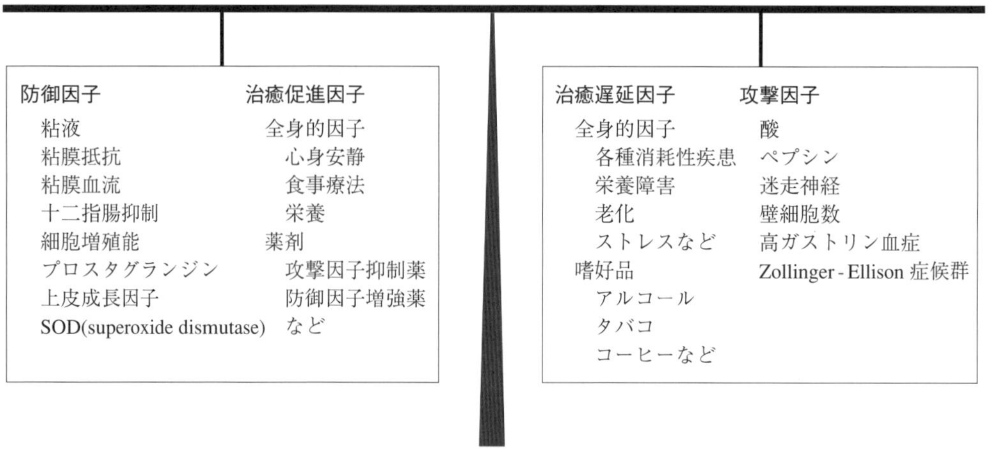

防御因子	治癒促進因子	治癒遅延因子	攻撃因子
粘液	全身的因子	全身的因子	酸
粘膜抵抗	心身安静	各種消耗性疾患	ペプシン
粘膜血流	食事療法	栄養障害	迷走神経
十二指腸抑制	栄養	老化	壁細胞数
細胞増殖能	薬剤	ストレスなど	高ガストリン血症
プロスタグランジン	攻撃因子抑制薬	嗜好品	Zollinger-Ellison 症候群
上皮成長因子	防御因子増強薬	アルコール	
SOD(superoxide dismutase)	など	タバコ	
		コーヒーなど	

図 7.2　防御因子と攻撃因子のバランス

　消化性潰瘍（peptic ulcer）は，胃あるいは十二指腸壁の粘膜下層以下に及ぶ粘膜欠損であり，胃液中のペプシンにより胃または十二指腸粘膜が消化されることにより起こる．そのときに，攻撃因子と防御因子のバランスが崩れて発症すると考えられている．

い，固い食品），胃伸展をもたらす炭酸飲料，また胃液分泌を刺激する肉汁などは避けるべきである．また，食事の回数を増やして一度に大量の食物を摂取しない，時間をかけてゆっくりとよく噛んで食べる，食後 1 時間は休む，食事時間をきちんと決める，消化がよくて胃の滞留時間が短かい栄養価に富んだ食品を選び，組み合わせて食べる，空腹が続くと胃酸により胃が刺激されるので空腹を続けない，満腹に食べることも胃への負担となるため腹八分目にする，などのことに注意して食生活をおくることが重要となる．また，これまでは厳しい食事制限が行われたが，最近は出血時，活動期以外はあまり制限せず，なるべく早期に栄養と体力をつける方針に変わってきている．厳密な食事制限は，潰瘍治療を遅延させる可能性がある．

　潰瘍から大量に出血した場合，吐血してショック状態に陥る危険性があるので，内視鏡を用いてエタノールを局部注入し，血管を固める内視鏡止血療法がとられる．

　穿孔性の潰瘍の場合，内視鏡による止血療法を行っても出血が止まらない場合やがんの疑いがある場合には，外科的手術が行われる．

　胃・十二指腸潰瘍は，再発率の高い病気である．体質や日常生活，環境などにより再発すると考えられるので，治療のときと同様，ストレス，疲労，食事などに気をつける必要がある．なおヘリコバクター・ピロリ菌を除菌した後には再発は少ないといわれている．

　治癒したかどうかの判断は，X 線検査，内視鏡検査によって行う．一度治ったからといって再び以前のような生活をしていると，再発するおそれがある．治癒してからも生活や食事は治療のときと同様な注意が必要である．

●慢性胃炎

＜概念と病態生理＞

　胃炎とは，いろいろな原因により発赤，浮腫，びらんなどが胃の粘膜に生じた状態をいい，急性のものと慢性のものとに分けられる．慢性胃炎（chronic gastritis）は，胃X線検査や胃内視鏡検査所見により表層性胃炎，萎縮性胃炎，そしてびらん性胃炎などともよばれる．胃炎の原因としては，アルコール，コーヒー，香辛料，薬物，そして喫煙などの化学的因子，魚の骨のような異物，高温食，過食，早食いなどによる機械的・物理的因子，殺菌剤などの腐食因子，そして細菌や寄生虫などがある．内因性の原因としては，ストレス，アレルギー，肝障害などの全身性疾患などがある．

　急性胃炎では，悪心，嘔吐，上腹部膨満感，そして上腹部痛などが急激に襲ってきて，がまんできないような状態になる．そして，時には吐血や下血などがみられることもある．腹部をさわると圧痛や緊張がみられ，通常は原因として思い当たるものがある．一方，慢性胃炎は無症状のことが多いが，よくみられる症状としては，悪心，嘔吐，胸やけ，げっぷ，上腹部の重い感じ，そして上腹部の鈍痛などがあり，これらの症状は食後に多くみられ，時には食欲不振をきたすこともある．

＜診断と治療ガイドライン＞

　慢性胃炎では，他の胃の病気（胃潰瘍，胃ポリープ，胃がんなど）を合併することもある．そのため，定期的に胃や胃粘膜の状態を確認する必要がある．またヘリコバクター・ピロリ菌の有無を確認することも大切である．X線検査では，造影剤（バリウム）を使用して，胃粘膜の萎縮の状態やその範囲を確認する．内視鏡検査では，胃の内部を直接観察し，胃粘膜の組織片を採取して組織診断を行う．また，同時にヘリコバクター・ピロリ菌感染の有無を検査する．つまり，臨床症状のある場合は，X線検査と内視鏡検査により，がん，消化性潰瘍，急性胃炎などの除外診断を行っておく．診断の決め手は，内視鏡所見と直視下胃生検による組織学的所見である．

　慢性胃炎では，症状をおさえる治療と，根本的な治療とを併用して行う．表層性胃炎では，胃・十二指腸潰瘍や急性胃炎に類似した症状を示すことが多いので，薬物療法が効果的である．ヒスタミンH_2受容体拮抗薬の潰瘍に対する1/2量，抗コリン薬，制酸薬，粘膜保護薬，粘膜防御因子増強薬の単独あるいは併用療法がある．萎縮性胃炎は，器質的には腺萎縮による酸分泌の低下がある．しかし，症状の多くは，精神的，心理的，性格的な背景を伴っていることが多く，患者との十分な対話と適切な説明が必要である．日常生活・食生活の適正化，それも患者の負担にならず，可能なことから始めさせ，長期間の対応を考えておく必要がある．薬物療法では，消化管機能調整薬をベースに，消化酵素薬および少量の精神安定薬の併用がよいと考えられている．

●クローン病

＜概念と病態生理＞

クローン病（Crohn's disease）は食物の通過する器官（口腔，食道，胃，小腸，大腸，肛門）に起こる全層性の慢性炎症性の疾患である．かつては，突然の腸穿孔や腹膜炎から外科的な腸切除といった経過で見つかることが多かった．当時は特発性回腸炎とよばれていた．最近は，検診時の便潜血反応陽性で，腸の検査を行うと見つかることが多い．主として若年者（10歳代，20歳代）に好発する．原因不明であるが，食物に対する組織の過敏性が病態の基本であり，食物をとらないと炎症が治まっていく．発症率は10万人対0.5で，男性にやや多い．腹痛，下痢，発熱，体重減少を四主徴とするが，貧血，全身倦怠感，下血・血便，肛門部病変も診断契機となる．病変は口腔から肛門部のいずれにも発生しうるが，小腸・大腸に好発する．特徴として，非連続性・区域性病変，敷石像，縦走潰瘍，全層性炎症，裂溝または瘻孔，多発するアフタ様潰瘍または不整形潰瘍，非乾酪性類上皮細胞肉芽腫があげられる．主病変（縦走潰瘍，敷石像）の存在部位で小腸型，小腸・大腸型，大腸型に大別される．主病変部は瘻孔，膿瘍を形成したり，狭窄に至ることがある．胃の竹節状びらんも特徴的とされている．

＜診断と治療ガイドライン＞

検査所見では，炎症反応陽性，低栄養，貧血などを認める．わが国の診断基準では，腸結核などの肉芽腫を有する他疾患が除外され，敷石像，縦走潰瘍を認めるか，多発するアフタ様潰瘍または不整形潰瘍，非乾酪性類上皮細胞肉芽腫の両者を満たすと確定診断となる．鑑別すべき疾患として，腸結核，虚血性腸炎，潰瘍性大腸炎がある．

一般的には外科的手術後の再発率が高く，若年者が多い本症では，再手術，再々手術が必要となり，腸管の吸収面積減少が問題になるため，できる限り内科的治療が行われる．本症を完治させる治療法は確立されていないが，絶食とすれば病勢は落ち着いていく．しかし，ずっと食べないままでは通常の社会生活を営んでいけないので，どこかの時点で，食物を再開しなければならない．食物を再開すると病気も再燃傾向となるため，患者のQOLを保ちながら，いかに病勢をコントロールしていくかが治療のポイントとなる．食事療法と薬物療法が基本である．

薬物療法は，栄養療法と併用する．栄養療法には，完全静脈栄養法（total parenteral nutrition：TPN）ないし経管成分栄養療法（elemental diet：ED）がある．栄養療法は少なくとも4週ないし8週間施行するので，体重や生化学データを指標に投与量を適宜増減し，微量元素やビタミンの欠乏症に注意する．軽症例では栄養療法に先行して薬物治療を行うこともある．有効な薬剤として，サルファ剤と副腎皮質ステロイド，免疫抑制薬としてアザチオプリン，サイクロスポリンや抗TNF-α抗体（インフリキシマブ）などがある．軽症に対しては，メサラジンをまず投与する．重症例や腸管外合併症を有する患者では，インフリキシマブが著効する．プレドニゾロンやメトロニダゾールやアザチオプリンなどを適宜併用する．

●潰瘍性大腸炎

＜概念と病態生理＞

潰瘍性大腸炎（ulcerative colitis）は，大腸の粘膜および粘膜下層がびまん性，連続的に侵される原因不明の非特異性炎症性疾患であり，ほとんどの症例で，直腸より上行性，連続性にびらん，潰瘍，浮腫，充血，炎症性ポリープなどを形成する．抗体依存型細胞障害と即時型アレルギーの自己免疫疾患である．心理的要因の関与もあり，脅迫的性格の人がなりやすい．通常，血性粘血便や下痢で発症する．排ガスしようとして誤って粘液が出て下着が汚れてしまう症状が特徴的である．クローン病とあわせて炎症性腸疾患（inflammatory bowel disease：IBD）とよばれる．年齢分布は2峰性で，20歳から25歳に第一の高いピークがあり，50歳から60歳にかけて第二の低いピークがある．

＜診断と治療ガイドライン＞

診断手順としては，慢性の（粘）血便，または血性下痢により本症を疑い，糞便の細菌学的検査，寄生虫検査などによって感染性腸炎を除外する．そして，内視鏡検査および生検組織学的検査により確定診断を行う．内視鏡検査では，粘膜がびまん性に侵され，血管透見像は消失し，粗糙または細顆粒状を呈する．そして，もろくて易出血性（接触出血）を伴い，粘血膿性の分泌物が付着している．あるいは，多発性のびらん，潰瘍あるいは偽ポリープ症を認める．生検組織学的検査では，主として粘膜固有層にびまん性に炎症性細胞浸潤があり，同時に杯細胞の減少または消失，びらん，陰窩膿瘍や腺の配列異常などを認める．

各種の血栓症，結節性紅斑様皮疹，硬化性胆管炎，関節炎などの種々の全身症状を伴う．慢性の粘血・血便・下痢などがあり，本症が疑われるときは，放射線照射（放射線性腸炎），抗生物質服用歴（菌交替性腸炎・偽膜性腸炎），海外渡航歴（南米などのアメーバ赤痢による腸炎）などを聴取するとともに，細菌学・寄生虫学的検査を行って感染性腸炎を除外する．大腸内視鏡では，基本的には直腸から連続した炎症を認める．活動期は粘膜下血管の不透見，発赤，黄白斑，浮腫，広範な壊死所見を認める．重症例の非活動期には，粘膜層の菲薄化，炎症性ポリープ，有窓粘膜などを認めることもある．

潰瘍性大腸炎の治療は，軽症・中等症では，サラゾスルファピリジン，メサラジン，副腎皮質ステロイド薬が中心となる．これらで効果のないときは，免疫抑制薬のアザチオプリンやサイクロスポリンが試みられることもある．難治例では，メトロニダゾールや広域スペクトルの抗生物質が効くこともある．メサラジンは，サラゾスルファピリジンの有効成分である5-アミノサリチル酸の徐放製剤であり，サラゾスルファピリジンに比べ安全性が高く，臨床的に有用な製剤である．

薬物療法の心得は，再燃再発時はすぐにしっかりと治療することである．悪くなってから治療を始めるまでの時間が長いほど，緩解導入にも時間がかかる．少し多いのではないかと思っても，早めに多めに副腎皮質ステロイド薬を使うのがよいとされている．緩解導入が早く得られるので，ステロイド薬のトータル使用量が少なくてすみ，ステロイド薬の副作用が少なくなる利点がある．

長期的予後は良好であるが，がんや血栓症に注意が必要である．潰瘍性大腸炎患者の死因のトップは，脳血栓や冠動脈不全などの血栓症である．また，全大腸型で，炎症が長引いた症例には，潰瘍性大腸炎発症後7年ぐらいから大腸がんが出やすくなる．また，ステロイド依存症例ではステロイド薬の副作用に悩むこともある．

　重症型では，当初よりプレドニゾロンの経口投与，さらに注腸を併用する．静脈点滴よりも，支配動脈からの動注療法が効果的である．効果があれば，プレドニゾロンを減量し，以後は軽症・中等症に準じた治療を行う．前述の治療にて明らかな改善が得られない場合は，絶食療法，中心静脈栄養療法，白血球除去療法などを行う．以上の治療でも明らかな改善が得られないときは，手術を考慮する．劇症型は，きわめて予後不良である．当初より強力静注療法を行い，症状が悪化する場合や早期に症状の改善が得られない場合は緊急手術を考慮する．サイクロスポリンは効果がある．重症例に対するロペラミドなどの止痢薬や鎮痙薬の投与は，中毒性巨大結腸症を誘発する危険性がある．

　大腸穿孔，中毒性巨大結腸症，コントロール困難な大量出血，強力な内科治療に抵抗する重症例は，外科的治療の適応である．とくに劇症型は急激に全身状態が悪化することがあり，時期を失することなく緊急手術を考慮しなければならない．全大腸切除術と回腸によるパウチ形成術が原則であるが，全身状態や社会的な都合によっては，姑息的な炎症部のみの切除もありうる．

　食事療法としては，緩解期には基本的に何を食べてもよいが，患者によって悪くなる食物がある．唐辛子やビールはとくに問題である．人によっては，柑橘類などで悪化する場合もある．古い食物で悪くなることが多い．大腸内に炎症を治める酪酸を誘導する発芽大麦，青汁などが勧められている．活動期には，低残渣食にする．残渣が多いと便量が増えて，大腸が刺激されるので，下痢の回数が増えて好ましくない．

●急性虫垂炎

＜概念と病態生理＞

　一般的に盲腸とよばれている病気であり，おもに4歳以降の小児，成人にみられる病気である．右下腹部の小腸から大腸に移行する部分に腸から突起のようになっている"でっぱり"があり，虫垂とよばれている．この虫垂に何らかの原因で細菌感染が起こり，膿をもって腫れ上がる病気が急性虫垂炎（acute appendicitis）である．一般に便（糞石），異物，腫瘍などで虫垂が閉塞を起こして発症する．虫垂炎の典型的な症状としては，臍周囲に急激な腹痛や疝痛が起きる．同時に著しい体重減少や食欲の減退が起きる．虫垂の炎症がひどくなるにつれ，痛みは次第に腹部の右下に移る．そして，マクバーニー（McBurney）（圧痛）点に痛みが集中するようになる．虫垂炎は，小児の腹部手術のなかで一番数の多い病気である．アメリカで18歳未満のおよそ1,000人に4人はこの手術を受けている．女性よりも男性の方が多く，発生のピークは10歳代の終わりから20歳代の始めである．

虫垂炎は2歳以下の幼児には非常に少ないが、起こる可能性はある。幼児の場合、虫垂炎は、あまり典型的な症状を示さないので診断が遅れ、穿孔まで進むことがよくある。もっと大きな小児や青年になると、より典型的な症状を示す。予防策はない。

＜診断と治療ガイドライン＞

検査としては、血液検査、CT、腹部超音波検査および尿検査が行われる。急性虫垂炎の症状とよく似た疾患はいろいろあり、尿管結石、胃腸炎、大腸憩室炎、女性に特有の病気として付属器炎、卵巣腫瘍、卵巣出血などがある。以上の病気との鑑別のため、腹部CTもしくは超音波検査が必要となる。急性虫垂炎には、カタル性虫垂炎、化膿性・蜂窩織炎性虫垂炎や壊疽性虫垂炎がある。順に症状はひどくなる。

治療としては、従来はすべて手術をしていたが、現在では優れた抗生物質の出現により、カタル性虫垂炎、化膿性・蜂窩織炎性虫垂炎の一部で手術をしないですます場合がある。ただ、この薬物治療では、一部の患者で成功しないことがあり、3～7日間の治療日数が必要である。そして、再発するリスクもある。初期に手術をすれば、死に至る確率は1％にもならない。

●イレウス

＜概念と病態生理＞

イレウス（ileus）とは腸閉塞のことであり、肛門側への内容物の通過障害、停滞により腸管が異常に拡張し、腹部膨満感や腹痛を生じ、腸内容物が口側に逆流し、嘔吐をきたす病態である。腸閉塞には、機械的閉塞と機能的閉塞がある。前者は、物理的起点を有し、腸管の拡張、虚脱の境界が明瞭であり、後者は、明らかな閉塞起点を有さないで、腸管運動の障害により腸管内容物の停滞を生じる場合である。狭義には、後者のみをイレウスとよぶ。機能的腸閉塞は、腸管運動の低下による麻痺性イレウスと、腸管の局所的持続的けいれんによるけいれん性イレウスに分けられる。麻痺性イレウスでは、腹膜炎の二次的徴候としてのイレウスがもっとも多い。イレウスの状態では、腸内容物の排泄と再吸収が障害され腸内容物の停滞が生じるが、経口摂取が制限され、腸管の分泌も抑制される。たとえ嘔吐により体外に水分が流出しなくても、高度の脱水状態となる。電解質の喪失もあり、閉塞部位により体液の酸・塩基平衡に異常をきたすことがある。複雑性腸閉塞では、これらの病態に血行遮断による血流障害が加わり、早急に処置をしなければ、腸管は粘膜側から順次壊死に陥り、壊死が漿膜下層まで達すると非可逆性になる。絞扼分節の漿膜側から腹腔内に血性粘液が流入し、血性腹水の状態になるだけでなく、エンドトキシンなどの菌体成分が腸管壁や腹膜から吸収され、腫瘍壊死因子（TNF）、インターロイキン、プロスタグランジンやロイコトリエンなどの各種炎症性メディエーターを誘導する。さらに全身では好中球や血小板などの接着や凝集を誘発し、過剰な炎症反応や活性酸素の産生などの連鎖反応を誘発し、多臓器機能障害、多臓器不全など重篤な病態に至らしめることになる。

7 消化器疾患

＜診断と治療ガイドライン＞

　開腹手術の既往があれば，術後の癒着によるイレウスを考える．開腹手術の既往，腹部の手術創がないときには，機能的イレウスか，内外ヘルニアの嵌頓，とくに高齢女性では大腿ヘルニア嵌頓を疑い，鼠蹊部を必ず診察する必要がある．イレウスの一般症状としては，腸内容物の通過障害による排ガス，排便の停止，腹部膨隆，腹痛や嘔気・嘔吐を生じる．血行障害によるイレウス（腸重積や腸管動静脈閉塞など）では血便が認められることもあり，診断上重要な所見である．腹部の理学的所見では，機械的，とくに単純性腸閉塞では蠕動不穏や腸管を細長い腫瘤として触知する腸管硬直，鼓腸，聴診上の金属音などが特徴的である．麻痺性イレウスでは，腸雑音が減弱ないしは消失することが多く，刺激性の少ない腹水を伴うことがある．いわゆる急性腹症であり，とくに複雑性腸閉塞は早期の外科的処置を要するために，迅速な診断が必要である．診断には，腹部単純X線写真，とくに立位のものが重要である．複雑性か単純性かの鑑別は，腹部超音波検査が必須である．嘔吐を示す疾患では，閉塞による嘔吐か，腹膜刺激性の嘔吐かを判断する必要がある．嘔吐，腹痛，腹部膨満感を訴える疾患には，急性膵炎，急性胆嚢炎，急性腹膜炎，子宮外妊娠などがある．また腸閉塞が他の疾患の二次的徴候として現れる場合もあり，原疾患の診断も重要である．

　治療としては，複雑性腸閉塞では早期の手術が必要である．複雑性腸閉塞が否定された場合には，絶飲食による腸管の安静とチューブによる減圧，補液による脱水や電解質異常の補正が基本となる保存的治療が第一選択となる．必要に応じて抗生物質を投与する場合もある．

●痔疾患

＜概念と病態生理＞

　痔は直立歩行を始めた人類に特有の疾患ともいわれ，わが国では3人に1人は何らかの痔疾患（hemorrhoidal disease）があるといわれている．痔は「痔核」「痔瘻」「裂肛」の3種類に分類される．痔核（俗称：イボ痔）とは，肛門周辺の静脈がうっ滞し，静脈瘤となったり組織が浮腫，厚くなったりまた血液が固まり，しこり（血栓）となったものである．症状は出血，痛み，突出である．痔瘻（俗称：穴痔）とは，肛門の内部と肛門周囲の皮膚にトンネルができた状態である．皮膚にあるトンネルの出口に肛門から流れてきた便と細菌により，膿のたまり場が形成されて痛みや発熱の原因となる．裂肛（俗称：切れ痔）とは，肛門にできた傷をさす．手足の切り傷と同様に，痛みと出血がおもな症状である．

＜診断と治療ガイドライン＞

　痔の患者は，病気の場所が場所だけに恥ずかしがって診察，治療が遅れ，我慢できなくなってやっと受診することが多く見受けられる．また，もっとも重大なことは，直腸がん，大腸がんも同じような症状を示すことが多いため，痔と思い込んでしまいがんの治療を手遅れにしてしまうことである．とくに排便時の肛門出血の場合は必ず検査が必要である．

痔核は，軽度のものであれば軟膏，坐薬などの使用で軽快する．痛みの強い血栓性痔核には，局所麻酔薬で麻酔し，血栓を除去（血栓除去術）する．また突出した痔核に対しては，ゴム輪を掛け結紮し，脱落させる治療（痔核結紮術）も行われている．これらはいずれも外来で行われ，平常生活のまま過ごすことができる．ほとんどの場合は上記の治療で大丈夫であるが，常時脱出しているような痔核で，症状がとても強い場合には，手術の対象となる．痔瘻は，表層の切開のみで排膿を行うが，それだけでは排膿できず，再発を繰り返すときは手術が必要になることもある．裂肛は，多くは通常の創傷と同じく傷を保護，消毒して安静にしておくことで治る．しかし慢性化すると瘢痕化して肛門が狭くなってしまうことがあるので，注意が必要である．

　これらの痔疾患を悪化させないための日常生活のポイントは，1．便秘をしないよう心掛ける，2．排便後に肛門を清潔に保つ，3．仕事などで同じ姿勢をとり続けない，などがあげられる．軽度の痔であれば，これらの生活改善だけでも治ることがある．

7.3 肝疾患

●ウイルス性肝炎

＜概念と病態生理＞

ウイルス性肝炎（viral hepatitis）とは肝炎ウイルスが原因の肝臓の炎症性疾患のことをさす．病態として，急性に発症する急性肝炎と，肝の炎症が一定期間以上持続する慢性肝炎および急性肝炎の劇症化した劇症肝炎に分けられる．

日本人の肝臓病の約80％はウイルスによって引き起こされている．肝炎ウイルスには，A型，B型，C型，D型，E型などがあり，わが国に多いのはA型，B型，C型の3種類で，D型やE型はほとんどみられない．また，肝硬変や肝臓がんといった重い肝臓疾病へ移行していくのは，B型肝炎とC型肝炎である．おもな感染経路は，A型，E型は汚染された食物や水で，B型は血液媒介，親子（垂直），性行為（水平），C型はウイルスの混入した血液を介したもの（輸血や集団予防接種の注射針の回し射ち，刺青など）である．C型肝炎の性行為での感染，母子感染はまれであるとされている．アメリカではB型肝炎の予防接種を受けることが義務付けられている．

A型肝炎

A型肝炎は，A型肝炎ウイルス（HBV）に汚染されたもの（生カキが多い）や生水が感染源になり，海外旅行で衛生状態の悪い地域へ行くときには，注意が必要である．感染すると2～4週間の潜伏期間の後，急性肝炎を発症する．症状は，最初，発熱や吐き気，倦怠感など風邪によく似ているが，やがて黄疸が現れる．昏睡状態などの激しい症状を伴う劇症肝炎になることはごくまれである．普通は1～2ヵ月で完治する．一度かかると抗体ができるので再発しない．

B 型肝炎

B 型肝炎ウイルス（HBV）の感染様式には，成人が性行為などにより感染して急性肝炎を発症する場合と，出産時に母子間で成立する持続感染状態（キャリア）の 2 種類がある．垂直感染した HBV は，感染者の肝臓や血液中に長時間とどまり，キャリアとなる．キャリアの 10～20％は生涯のどこかの時期に慢性肝炎を発病するので，フォローアップが必要である．成人での感染では，数％に劇症肝炎がみられるが，ほとんどはウイルスは排除され肝炎は沈静化する．そして感染後約 6 ヵ月で HBs 抗体が出現することで，終生免疫を獲得し肝炎は治癒する．一方，わが国でのキャリアのほとんどが母子間垂直感染である．母親が HBe 抗原陽性例では，高率でキャリア化する．HBV のキャリアは，感染早期の 10～20 歳代までの若年齢では宿主の免疫応答が乏しい（免疫寛容）ため，ウイルス量が多いにもかかわらず肝炎の起きていない状態で推移する．HBe 抗原陽性，HBe 抗体陰性，血中 HBV-DNA および DNA ポリメラーゼは高値で，これがヘルシーキャリアとよばれる時期である．20 歳後半から 30 歳前半にかけ，HBV 感染肝細胞はリンパ球の標的にされ，肝臓に炎症が生じる．この肝炎は，一過性の終わり，HBe 抗原陽性の陰性化，さらに HBe 抗体の陽性化をみる．これが HBe セロコンバージョン（血清変換）とよばれる重要な現象である．HBe 抗原の産生が停止すると，HBV の産生も著しく低下し，多くの例で肝障害はほぼ終焉する．全 HBV キャリアの 80～90％は，このような良好な経過をたどり，とくに治療の必要はない．HBe セロコンバージョンは，35 歳を過ぎると自然には起きにくく，ALT（GPT）の変動が激しく，肝硬変への移行が危惧される場合は，積極的な治療の対象となる．HBV キャリアの 10％に肝硬変，4％に肝細胞がんが発生すると推定されている．

C 型肝炎

C 型肝炎ウイルス（HCV）に感染すると，多くの場合，程度の差はあるが，肝臓に急性の炎症が起こる（急性肝炎）が，約 2 割の患者は，体の治癒力がうまく働いてウイルスが排除され，急性肝炎の段階で治癒してしまう．この場合にはがんの危険性はない．しかし，7～8 割の患者は，ウイルスを除去できなくて慢性化し，慢性肝炎，肝硬変に進行する．肝硬変になると，肝臓がんを発病する可能性が高くなる．C 型肝炎の場合，感染してから 30 年以上経過してから発がんすることが多く，C 型慢性肝炎からの肝発がん率は年 1～2％，C 型肝硬変からのそれは 6～7％といわれている．B 型や C 型の慢性肝炎は，肝炎ウイルスの感染によって引き起こされるが，ウイルス自体が肝臓に直接攻撃を加えて，GOT や GPT が上昇するわけではない．肝炎ウイルスは，ヒトに感染すると，肝臓の細胞に侵入し，肝細胞を利用して増殖していく．これに対して，生体側では，細胞傷害性 T 細胞（CTL）がウイルス感染細胞を認識して，ウイルスが感染した肝細胞を細胞ごと攻撃する．この免疫細胞による攻撃によって細胞が壊れ，細胞の中にあった GOT や GPT が血中に漏れ出て，測定値が高くなるというわけである．細胞が壊れるとさらに炎症反応が起こり，次第に線維化が進行し，慢性肝炎から肝硬変へ

と進行していく．

＜診断と治療ガイドライン＞

　肝機能は複雑多岐にわたるので，単一の血液生化学検査で肝疾患の診断をくだすことは困難であり，通常いくつかの検査を組み合わせて診断を進めることになる．いずれの種類の肝炎でも，肝臓の傷害の程度を AST（＝GOT），ALT（＝GPT），ビリルビン，アルブミン値，ヘパプラスチンテスト，プロトロンビン時間，アンモニア，フィッシャー比，インドシアニングリーン 15 分値などで評価する．そして，A 型肝炎では HA 抗体，B 型肝炎では IgM-HBc 抗体，HBs 抗原／抗体，HBe 抗原／抗体，HBV-DNA 定量，HBV ポリメラーゼ，C 型肝炎では HCV 抗体，HCV-RNA 定性／定量，HCV-Core 抗原定量，HCV ジェノタイプなどがある．GOT，GPT は肝臓中にある酵素で，肝細胞が破壊されると血液中に流れ出る．正常値は，GOT が 10〜34 単位，GPT が 5〜46 単位であるが，肝炎ウイルスに感染すると数百から数千単位になることもある．

　血液中のウイルス抗原，抗体の有無を調べると，ウイルス感染の有無や肝炎の状態がわかる．また，C 型肝炎では，血小板数の減少によって病態が推測できる．

　画像診断では，非侵襲的なものから順に行うことが原則である．通常は，まず超音波検査（US）を行い，次に X 線コンピュータ断層撮影（CT）を考慮する．しかし，病変によっては CT を行っても US 以上の情報が得られない場合もある．したがって，一般的には，US と CT の両者の所見を併せて診断することが重要である．また，磁気共鳴画像（MRI）も腹部臓器に応用される．

　ウイルス性肝炎治療の戦略は，ウイルスの排除と病気の進行を抑えることである．以下のような治療法が中心になる

1）ウイルスの排除

　ウイルスを排除する効果のあるのはインターフェロンである．インターフェロンが使われるようになり，多くの人がその恩恵に浴しているが，すべての患者に有効というわけではない．今のところ，インターフェロンが有効なのは，全体の 40％程度だといわれている．効果があるかどうかは，ウイルスの量やタイプや肝炎の進行状態によって左右される．

　抗ウイルス薬として，B 型肝炎に対してラミブジン，C 型肝炎に対してリバビリンが使用される．これらはインターフェロンと併用することにより，ウイルスを排除する効果が高まる．

2）抗炎症薬，肝細胞保護薬

　肝臓の炎症を抑える抗炎症薬，肝細胞の障害を防ぎ細胞を保護する薬，肝臓全体の機能を高める薬などを使って，肝細胞の破壊を抑え，病気の進展を遅らせることができる．

　グリチルリチン製剤や胆汁酸の一成分であるウルソデオキシコール酸が肝炎治療薬として使われる．

　グリチルリチンには，ステロイド様作用，抗炎症作用，抗アレルギー作用などがあり，とくに肝機能改善薬として広く用いられている．

ウルソデオキシコール酸には，肝細胞を保護する作用（肝細胞保護作用）や胆汁酸の排泄を促進する作用（利胆作用）がある．ウルソデオキシコール酸は，活性化したT細胞を減少させ，免疫応答と深くかかわっているサイトカインや免疫グロブリンの産生を抑制する作用も報告されている．C型肝炎による肝障害の別の機序としてアポトーシスがあるが，ウルソデオキシコール酸がアポトーシスを抑制するという報告もある．

　肝臓の炎症によって肝細胞が障害されると，肝細胞内酵素のGOTやGPTが血液の中に流出するが，血中のGOT，GPT濃度を指標にした臨床研究の結果，グリチルリチン製剤やウルソデオキシコール酸を使うとGOT，GPTが低下することが明らかになっている．

3）免疫能の調整

　肝炎は，ウイルスに感染した肝細胞をリンパ球が攻撃することによって発生する．免疫反応を調整して炎症を抑える薬で，肝細胞の破壊を食い止めることができる．

●劇症肝炎

＜概念と病態生理＞

　肝炎のうち，経過中に肝細胞の広範な壊死により，肝性昏睡をはじめ急性肝不全症状が生じることがあるが，これを劇症肝炎（fulminant hepatitis）とよんでいる．劇症肝炎は，ウイルス性肝炎や薬物による肝障害を原因として急激かつ広範な肝細胞破壊が生じ，その結果，肝機能の著しい低下をきたし肝不全状態となる．高齢者がこの肝炎にかかると，若い人以上に死につながる危険性が大きくなる．原因となるウイルスとしては，A型，B型，C型，D型，E型肝炎ウイルスなどがあるが，わが国ではD型，E型はきわめてまれで，A型，B型，C型肝炎ウイルスによるものが約90％を占め，A型10％，B型25％，C型55％といわれている．薬物によるものは約5％といわれている．

　初発症状としては，通常の急性肝炎と同様に食欲不振，全身倦怠感，吐き気，嘔吐，発熱などがみられ，眼球黄染，褐色尿の出現がある．通常の肝炎の場合，黄疸が出現してからは徐々に自覚症状は改善する．しかし，劇症肝炎の場合は自覚症状が改善しないで，黄疸が強くなるとともに肝機能が急速に落ち，多幸状態や嗜眠傾向などの意識障害や記憶力低下も出現する．やがて，羽ばたき振戦状態となり，ついには昏睡状態となり，7～10日のうちに死亡することもある．また，口臭にアンモニアのにおいがしたり，腹水がたまってカエルの腹のようになったりすることもある．

＜診断と治療ガイドライン＞

　劇症肝炎の診断は，肝性昏睡（II度以上）と同様，プロトロンビン時間40％以下が必須である．肝性昏睡発現時の肝機能検査では，急性型は亜急性型に比較して血清総ビリルビン量の増加は軽度であり，血清トランスアミナーゼ値は高値を示す．プロトロンビン時間はいずれの病型でも40％以下であるが，急性型でとく

に著明に延長している．また，血清アルブミン値は亜急性型で低値，血液アンモニアは急性型で高値を示す．

腹部画像所見にも各病型間で差異が認められる．腹部超音波や腹部CT検査で肝萎縮と判定される頻度は，急性型が46％であるのに対して，亜急性型は82％，遅発性肝不全（LOHF）は83％と有意に高率である．頭部CTは，脳浮腫の診断に有用である．

劇症肝炎の治療の目的は，肝不全のため生じた中毒物質の除去と，失われた必須物質の補給を行いながら，肝細胞の再生が生じるまで生命を維持することである．肝以外に，全身の代謝異常ならびに合併症を伴っており，これに対する対策も大切である．このため，1次医療機関と肝臓専門医の病院連携が重要で，急性肝炎重症型と診断された症例は，専門機関へ移送して可及的速やかに治療を開始すべきである．昏睡II度以上の肝性脳症を併発して劇症肝炎ないしLOHFと診断された場合は，血漿交換を中心とした人工肝補助療法を開始する．また，この時点で「肝移植適応ガイドライン」（日本急性肝不全研究会）を用いて初回の予後予測を行い，死亡が予測される場合は家族に生体部分肝移植に関する説明を行うとともに，肝移植実施施設へ患者情報を提供する．家族内にドナー候補がいる場合は，内科的集学的治療と並行して肝移植に向けた準備を開始する．全身状態が安定している患者では，治療開始5日後に「ガイドライン」に従って予後を再予測し，死亡と予測された場合に肝移植を実施する．病態が急速に悪化し，とくに脳浮腫の兆しがみられる場合は，5日後の再予測を待たずに肝移植を実施せざるを得ない．

成因に基づいた治療法と肝庇護療法は，可及的早期から実施するのが望ましい．A，B型の急性感染例では末梢血血小板数が減少している症例がしばしば経験される．これら症例では，肝類洞内凝固に微小循環障害が広汎肝壊死の原因であるとの想定から，肝壊死進展防止の目的で抗凝固療法を実施する．抗凝固療法にはアンチトロンビンIII（AT III）濃縮製剤と合成タンパク分解酵素阻害薬を用い，ヘパリンは併用しないのが原則である．B型キャリア例ではラミブジンを投与するが，その効果出現には数日を要するため，インターフェロンを併用した抗ウイルス療法を実施するのが望ましい．なお，B型急性感染例でも肝壊死が持続している場合や，肝炎ウイルスマーカーからキャリア例との鑑別が困難な症例では，同様に抗ウイルス療法を実施すべきである．一方，自己免疫性や薬物性の症例では副腎皮質ステロイド薬をパルス投与する．本療法は肝庇護や過剰免疫の抑制の目的でも有用であり，ウイルス性や成因不明例でも実施される場合がある．全身管理としては，中心静脈を確保して，水，電解質，栄養および循環動態を管理する．栄養源は，ブドウ糖を中心として，輸液する．劇症肝炎では血漿アミノ酸濃度が高値であるため，アミノ酸製剤は原則として投与しない．

人工肝補助療法は血漿交換が中心であるが，単独では肝性脳症の改善効果が不十分であるため，血液濾過透析を併用するのが一般的である．血液濾過透析には，短時間に高流量で置換するhemodiafiltration（HDF）と，24時間持続的に置換す

る continuous HDF（CHDF）がある．循環動態が不安定な症例では，CHDF より治療を開始し，昏睡の改善が不十分な場合は HDF に変更するのが適切である．肝性脳症に対してはラクツロースを経口ないし注腸で投与し，腸管難吸収性の抗菌薬であるポリミキシン B を用いた腸内殺菌を実施する．昏睡III度以上の症例では，脳浮腫を高率に合併するため，上半身を軽度挙上させ，マンニトールを投与することにより脳圧低下に努める．また，合併症に対する治療も重要であり，とくに感染症を併発すると肝移植も実施できなくなるため，その予防に注意を払う必要がある．多くの患者は人工肝補助のためにカテーテルを血管内に留置しているが，その感染を防止するために 5 日以内に交換すべきである．また，誤嚥に注意し，体位交換を励行することで，呼吸器感染症の併発を予防しなければならない．

急性肝不全の予後は病型に依存しており，内科的治療のみを実施した症例における救命率は，急性型 54％，亜急性型 24％，LOHF 12％であった．成因との関連では，A 型がとくに良好であり，亜急性型を含めても 79％が救命されている．一方，B 型キャリア例と自己免疫性疑い例は，急性型，亜急性型ともに救命率が低く，その対策が急務となっている．なお，1998 年以降は生体部分肝移植を実施する症例が増加しているため，これも含めた救命率は急性型 56％，亜急性型 39％，LOHF 23％に達している．

●薬剤性肝障害

＜概念と病態生理＞

薬剤性肝障害（drug-induced liver injury）とは，薬剤が原因となる肝障害のことであり，肝における薬物代謝の過程で起こる．アレルギー性機序により起こる薬剤過敏性肝障害と，肝毒性機序により起こる薬剤中毒性肝障害に大別される．前者は過敏性機序であり肝障害を予知できないが，後者は用量依存性であり肝障害を予知できる．薬剤過敏性肝障害は血液中の肝機能所見により，肝細胞障害型（肝炎型，肝壊死型），胆汁うっ滞型，混合型の 3 型に分類されている．薬剤性肝障害の原因薬剤については，表 7.1 にまとめて示している．

表 7.1 薬剤性肝障害の原因薬剤

肝毒性薬剤		マイトマイシン，アクチノマイシン D，6-メルカプトプリン，5-フルオロウラシル，メトトレキサート，クロルプロマジン
過敏性薬剤	肝細胞障害型（肝炎型）	アセチルサリチル酸，イソニアジド，インドメタシン
		エタンブトール，トルブタミド，ハロタン，6-メルカプトプリン，リファンピシン
	胆汁うっ滞型	アロプリノール，クロルプロマジン，エストラジオール，グリセオフルビン
	混合型	テストステロン，スルホンアミド，チオウラシル

薬剤過敏性肝障害の特徴は，少数のヒトに起こる，動物で同様の変化を起こすことができない，投与量と障害とが並行しない，潜伏期が一定しない，肝組織傷害像が個体により異なる，過敏性反応として，しばしば発熱，発疹，好酸球増多を伴う，などがある．

薬剤過敏性肝障害の発症には，個体の細胞性免疫能が深く関わっている．多くの薬物は，肝臓で代謝を受ける過程で，最初に肝ミクロソームの薬物代謝酵素 (P-450) で修飾を受けるが，この酵素の活性は遺伝環境因子により規定されている．また，薬物自身，またはその中間代謝物が肝組織成分と結合し，ハプテン-キャリア複合体を形成して抗原性を獲得する可能性がある．しかし，たとえハプテン-キャリア複合体が形成されても，免疫応答は個体の免疫応答遺伝子によって規定されているので，直ちに薬物過敏性の発症に結びつくわけではない．したがって，特定のヒトのみが薬物過敏性障害を発症する．

薬剤中毒性肝障害は，医薬品の場合には十分な毒性試験が行われているので，起こっても比較的軽度である．

＜診断と治療ガイドライン＞

臨床症状として，発熱，発疹，皮膚搔痒感，全身倦怠，嘔気，黄疸などが初発症状として起こる．これらの症状は 40〜60％の頻度で出現する．しかし，症状がなくて，血液検査で偶然判明することもある．まれに，強い肝壊死型の経過をとると，肝腫大，黄疸，倦怠感などが強度となり，肝不全の病像を呈することがある．

肝機能検査において，種々の肝機能指標に異常を認めたときには，経過を追って異常値の推移を追跡することと，精査を加える必要がある．肝細胞障害型は，皮膚搔痒を伴うことはないが，GOT, GPT が主として異常値（500 kU 以上）を示し，薬剤投与中止後，多くは比較的速やかに治癒する．一部に劇症化することがある．胆汁うっ滞型は，皮膚搔痒を伴うことが多く，アルカリホスファターゼ (25 kA 単位以上) と総コレステロール (250 mg/dL) の上昇と GOT, GPT の軽度の上昇がある．薬剤中止後，肝細胞障害型に比べて経過の遷延化することが多く，慢性に移行する例もあるが，劇症化することはほとんどない．混合型は，両者の特徴を加味したものである．末梢血液像において，好酸球増加が 35〜60％の例に認められる．これはアレルギー性機序を反映したものである．白血球増加は軽度であるが，好酸球増加は特異反応の一つであるため経時的追跡が必要である．ウイルス性肝炎で好酸球が増加することはまれであるので，鑑別の指針となる．なお好酸球増加は肝障害発現の初期（20 日以内が多い）に認められる．特殊検査として，薬剤感受性試験および再投与試験が行われることがある．薬剤感受性試験においては，薬剤過敏性肝障害が遅延型過敏症と考えられるため，細胞性免疫を利用した検査が応用される．リンパ球幼若化試験，マクロファージ遊走阻止試験，白血球遊走阻止試験などが特異的診断法として用いられる．また，再投与試験は，偶然の再投与による肝障害の出現により，特異診断に結びつくこともあるが，診断のための再投与試験は好ましくないとされている．治療としては，原因

薬物の投与中止や副腎皮質ステロイド薬療法がある．

●アルコール性肝障害

＜概念と病態生理＞

アルコール性肝障害（alcoholic liver disease）は，長期にわたるアルコール飲料の過剰摂取が原因で，肝機能の低下などさまざまな障害を招く病気である．初期病変である脂肪肝をはじめ，進行した急性の肝細胞変性壊死と炎症を伴うアルコール性肝炎，さらには線維化の進行した終末像であるアルコール性肝硬変にまで至る多彩な疾患である．

発症機序として，アルコールの直接的肝細胞毒性と肝線維増生作用がもっとも重要である．肝臓は有毒物質に対して解毒作用をもっており，酸化，還元，加水分解，抱合といった化学反応で水に溶けやすい形にして，尿や胆汁中に排泄させる臓器である．アルコールも体外から入った有害物質であり，その90％が肝細胞の中にあるアルコール脱水素酵素（ADH）とミクロソームエタノール酸化系酵素（MEOS）によってアセトアルデヒドに酸化される．そのとき生じたアセトアルデヒドの毒作用と，代謝過程で生じる還元型補酵素（NADH）の過剰産生による還元型への代謝偏位の結果生じる種々の代謝異常が重要である．さらに，アルコールによる酸素消費量の亢進による肝細胞の相対的酸素不足が，肝細胞障害作用に密接に関連している．アセトアルデヒドは，肝ミクロソームに共有結合し，ミトコンドリアの呼吸機能を抑制する．また，アセトアルデヒドは，肝細胞内における物質輸送に関与している微小管を障害し，分泌タンパクの肝内貯留を導き，肝腫大の一因となる．

肝臓が処理できるアルコールの量は，無制限ではない．一般に，肝臓が1時間に処理することができるアルコール量は，体重60kgの人で6〜7g程度とされている．これは，日本酒で1/4合，ビールなら大瓶1/4本の量に相当する．大量の飲酒を続けた場合，MEOS系の酵素の働きが活性化し，アルコール処理能力は通常の3倍近くまで増加することがわかっている．しかし，長期間にわたれば，やがて処理能力の限界を超えて障害を引き起こすことになる．実際，1日に，日本酒で6合，ビールなら大瓶6本に相当する160g以上のアルコールを摂取している人で，飲酒期間が15年以上の場合，半数以上の人が肝硬変になるというデータがある．また，肝硬変にならなくても，何らかの肝障害を起こしているとされている．アルコール性肝障害は，近年，増加傾向にある．原因の一つとして，年々増えつづけるアルコールの摂取量があげられる．肝障害には，アルコール以外にウイルスが原因のものがあるが，飲みすぎが原因で肝障害を起こす人が増え，現在は肝硬変全体の30％を占めている．また，最近は女性のアルコール性肝障害も目立ってきており，背景には女性の飲酒家の増加が関係している．一般に，女性は男性よりも肝臓の予備能力が低いといわれており，男性よりも少ないアルコール量で障害が起こる．アルコールと肝障害の関係については，欧米諸国でもさまざまな調査・研究結果が報告されている．アメリカでは，禁酒法が施行されてい

た時代には，肝硬変による死亡率が激減し，禁酒法が廃止されると再び増加したといわれている．世界的なワイン消費国であるフランスでも，第二次世界大戦中，ワインの生産が制限されていた時代は，やはり肝硬変による死亡率が減少し，戦後は増加している．このようなデータからも，アルコール消費量と肝障害には密接な関係があることは明らかである．

アルコール性肝障害の進行程度による分類

アルコール性肝障害の初期には，ほとんど自覚症状がない．アルコール性肝障害は，障害の進行程度により，アルコール性脂肪肝，アルコール性肝炎，アルコール性肝硬変の3段階に分けられる．

アルコール性脂肪肝は，肝細胞内に中性脂肪がたまって肝臓が肥大した状態である．大量のアルコールをとり続けた結果，肝臓の脂肪代謝機能が低下したことによって起こる．アルコール性脂肪肝は，アルコール性肝障害の初期段階である．一般に，日本酒にして毎日3合以上を5年以上飲み続けた場合に起こるとされている．ただし，これはあくまで平均的な数値で，飲み方や総量によって個人差がある．酒量が多ければ，もちろん5年以下でも発症する．また，飲酒に伴って食べ過ぎると，エネルギーの過剰摂取になり，脂肪肝の発症に拍車をかける大きな要因になる．アルコール性脂肪肝では，だるい，疲れやすいという以外には，とくに目立った症状は現れない．そのため，健康診断などで肝機能の異常を指摘されるまで，まったく自覚していないことが多いようである．アルコール性脂肪肝に気づかないまま飲酒を続けていたり，宴会などで一気に大量のアルコールを摂取すれば，急激に肝臓の状態が悪化し，肝細胞が壊れ，細胞の間に線維がたまってしまう．

アルコール性肝炎になると，食欲不振，吐気，嘔吐，全身倦怠感，腹痛，下痢などの症状がみられるようになり，ひどいときには体重が減ったり，黄疸や発熱が現れることもある．また，肝臓が腫れて腹部を押すと痛みを感じたり，腹水がたまることもある．それでもさらに飲酒を続けると，最終的にはアルコール性肝硬変に進行する．

アルコール性肝硬変では，肝細胞が破壊され，線維化が進んで硬化してくる．しかし，肝臓は再生能力が高いため，破壊されずに残っている肝細胞が機能の低下を防ごうとして増殖する．その結果，肝臓の表面には，3～4 mm の結節がいくつも形成されることになる．こうなると，もう元の状態に戻ることはない．肝硬変の場合も，初期には，食欲不振や全身のだるさなどを感じるだけであるが，症状が進むにつれて，黄疸や下肢のむくみ，腹水などがみられる．上半身に，毛細血管が5～10 mm の範囲で部分的に拡張して赤く発疹のように見えるくも状血管腫が現れたり，指先や手のひらが赤くなる手掌紅斑も起こる．さらに悪化すれば，食道静脈瘤や肝性脳症を招いて，生命にかかわる事態を引き起こしかねない．

＜診断と治療ガイドライン＞

アルコール性肝障害は，GOT と GPT で肝機能の状態を把握することが必要不可欠である．もう一つ，アルコール性肝障害の診断に重要な指数となるのが γ-

GTP の値である．γ-GTP は，GOT や GPT と同様に酵素の一種であり，肝臓，腎臓，膵臓などに多く含まれている．この酵素は，アルコールにはとくに敏感に反応する性質があり，アルコール性肝障害ではほぼ例外なく数値が上昇することから「飲酒反応」ともよばれている．アルコール性脂肪肝では，GOT が GPT より高い値になるのが特徴である．また γ-GTP 値は 100 以上を示す．アルコール性肝炎の場合は，GOT 値が非常に高くなるのに比べ，GPT 値は少し上昇する程度なので，GOT と GPT の割合（GOT・GPT 比）は 3 倍以上になる．γ-GTP 値は，通常の 2 倍以上になる．アルコール性肝障害は，血液生化学検査によって他の肝障害と鑑別し，確定診断するためには，さらに超音波検査などを行う必要がある．腹腔鏡検査や肝生検で，肝臓の表面の状態や細胞組織の変化が詳しく調べられるケースもある．肝生検によって肝細胞の脂肪化やアルコール硝子体という特徴的な所見が確認されるときには，アルコール性脂肪肝と診断される．また，肝細胞の風船様変化，肝細胞周囲の線維増殖といった病変がみられることもある．

　治療は，禁酒がポイントになる．アルコール性肝障害では，原因となっているアルコールの摂取を止めることが重要である．アルコール性肝障害になった人が飲酒を続けていれば，病気は確実に進行する．逆に障害が軽いうちは，飲酒を制限するだけで完治させることができる．つまり，病状が進むか治るかは，ひとえに断酒できるかどうかにかかっている．太りぎみの人は，飲酒をやめるとともに，栄養過多にならないように食事のエネルギー制限をする必要もある．脂肪肝の場合，禁酒をし，栄養バランスのとれた食生活を続けていれば，肝臓の腫れは 3～4 週間ほどで解消されて，元の大きさに戻る．肝臓の病気は一般に治癒が難しいが，アルコール性脂肪肝については完治させることが十分に可能である．アルコール性肝炎で症状が激しい場合には，入院治療が必要になる．禁酒と安静を保ち，点滴によってビタミンを補給し，食事療法も併用して肝機能の回復を図る．また，肝臓の保護，改善のための肝庇護剤を服用することもある．アルコール性肝炎も軽症のうちなら，完全に治すことが十分に可能である．アルコール性肝硬変では，やはり病状に応じて一定期間の入院，安静，食事療法が必要になる．肝硬変にまで進行すると，肝臓を元の状態に戻すことはほとんど不可能である．しかし肝臓がある程度働きを保っている代償期に，禁酒と安静を徹底し，バランスのよい食生活を続けていれば，それ以上の進行を抑えることができる．

● 肝 硬 変

　＜概念と病態生理＞
　肝硬変（liver cirrhosis）は，種々の原因で起こった慢性進行性の肝障害の終末の状態で，不可逆的に進行性の経過をたどり，最終的には死に至るものである．病理学的には，肝細胞の持続的な崩壊が起こり，通常では肝細胞の再生によって修復されるのが，肝細胞の傷害が強く，それに続いて起こる炎症反応が長時間持続，反復することで線維が多くなり，硬くなり，残存した肝細胞の強い再生と合わさって肝臓内に結節が形成される．この結節が肝臓内部の静脈を中心とする血

管系を圧迫して，肝臓の内外の血行を大きく障害する．これによって門脈圧の障害を増悪させるという悪循環が起こる．

　肝硬変の原因としては，慢性の肝細胞障害をきたすすべての疾患があげられる．もっとも一般的には，ウイルス性肝炎が慢性化したのち移行するもののほかに，長年飲酒を続けた結果のアルコール性慢性肝炎から移行するもの，自己免疫疾患，長期間薬剤性の肝障害があったときなどがあるが，ウイルス性慢性肝炎とアルコールの過剰摂取によるものが圧倒的に多数を占めている．ウイルス性肝炎による肝硬変は，圧倒的にB型肝炎ウイルスキャリアからの慢性肝炎発症によるものと，C型肝炎ウイルス感染，慢性化によるものである．アルコールによる肝硬変は，アルコールの肝細胞に対する直接的障害作用が一次的な原因となる．近年わが国でも，アルコール消費量の増加に伴って肝硬変の頻度も増加してきている．摂取したアルコールの総量と肝硬変の発生頻度は密接な関係があり，1日約160g以上のアルコールを5年以上飲み続けると，約80％の確率でアルコール性肝障害または肝硬変となるといわれている．

＜診断と治療ガイドライン＞

　肝硬変に特徴的な自覚症状はとくにない．一般的には，全身倦怠感，易疲労感などの漠然とした症状で始まり，食欲不振，腹の張るような感じ，微熱，腹痛などを訴えることもある．このような自覚症状しか出ない時期を，代償期とよぶ．

　肝硬変になると，皮膚がメラニン色素増生のためどす黒くなり，毛細血管（首，胸など）のくも状の拡張（くも状血管腫），手のひらのふくらんだ部分が赤くなる（手掌紅斑）などがみられるようになる．くも状血管腫は，上半身とくに首，前胸部，肩などに認められる．また，乳房が肥大する女性化乳房，睾丸の萎縮などもみられる．診断には，肝機能障害のほか，肝生検を行う．肝生検は，肝硬変の検査には欠かせないものである．肝硬変は慢性肝炎が進行して起こるので，慢性肝炎の段階から次のような検査を行い，肝硬変になっていないかどうか調べる．血液検査としては，GOT・GPT値，インドシアニングリーン（ICG）値（肝臓の解毒機能検査），ビリルビン値，アルブミン値を測定する．ビリルビンは黄疸を発症させる物質であり，これが高い場合には肝機能がかなり低下していることを意味する．アルブミン値は，肝臓のタンパク質合成能を調べる検査である．画像検査としては，超音波検査やCT（コンピュータ断層撮影）がある．非代償性肝硬変の場合，肝臓の働きが十分でないため，症状や血液検査などもはっきり異常が現れる．しかし，代償性肝硬変の場合には，血液検査だけでははっきりしないこともあるので，肝生検で肝硬変まで進んでいるかどうか診断する．すでに肝硬変になっている場合は，肝臓がんの早期発見のために，定期的に腹部超音波検査（3ヵ月に1回）と血液検査（2ヵ月に1回）（腫瘍マーカーの検査）を受ける必要がある．とくに，自覚症状のない代償性肝硬変の人は，検査が重要である．

　肝硬変になった肝臓を元の状態に戻す方法はないので，残された肝臓の機能を助け，肝臓がんへの移行を遅らせることと，合併症をコントロールすることが，肝硬変の治療では大切になる．

代償性肝硬変の治療

　肝臓の機能を助けるのがおもな目的である．

　1）薬物療法：GOT，GPTの値を下げる効果があるウルソデオキシコール酸や小柴胡湯(ショウサイコトウ)の内服，前記の薬物で効果がない場合グリチルリチン製剤の注射がある．また，アルブミン値が低下している場合にはアミノ酸を使用することもある．その他，肝硬変では胃潰瘍が起きることがあるので，胃酸の働きを抑制する薬物を内服することもある．

　2）生活指導：肝臓の状態がとくに悪くなったとき以外は，激しい生活制限は行わない．注意点は，肉体労働や激しいスポーツは避ける，バランスのとれた食事をとる，原則的には禁酒する，などである．

非代償性肝硬変の治療

　合併症に対する治療が中心となる．

　1）黄疸がある場合：症状はかなり進行している．強い黄疸に対しては，現在では肝移植しか有効な治療法はない．

　2）腹水がある場合：塩分と水分を制限し，利尿薬を使用する．これで効果がなければ，アルブミン製剤を用いる．

　3）肝性昏睡の場合：内服薬や注射薬で血液中のアンモニアを低下させる．場合により食事のタンパク質を制限する．また，アンモニアは腸内で発生するので，便秘をしないことも大切である．

　4）食道静脈瘤がある場合：静脈瘤破裂を防ぐために，以前は外科手術が行われていたが，現在は内視鏡を使用して，静脈瘤に硬化剤を注入して，瘤を退縮させる治療が行われている．

●門脈圧亢進症

＜概念と病態生理＞

　門脈系の血流障害などを原因として，門脈圧が 200 mmH$_2$O（正常：100〜150 mmH$_2$O）以上に上昇した圧の亢進状態である．門脈血のうっ血，腹水，脾腫，胆嚢壁の肥厚，側副血行路などが観察される．また，門脈圧の上昇に伴い，門脈や門脈に関する脈管の拡張が観察されることが多い．

　門脈圧亢進症（portal hypertension）の原因となる疾患は，肝硬変，肝外門脈閉塞症，日本住血吸虫症，バッド-キアーリ（Budd-Chiari）症候群，腫瘍塞栓，突発性門脈圧亢進症などさまざまであるが，原因としてもっとも頻度が高いのは肝硬変による門脈圧亢進症である．門脈圧亢進症を発症すると，門脈血流は思ったように肝に流れなくなるが，それでも門脈血流は腸間膜静脈や脾静脈などから，どんどん集まってくる．その結果，正常の門脈系の脈管では血流を心臓に返すことができなくなり，代償的に周囲の血管を使用して，門脈血を心臓に返そうとする．このときに使用される周囲の血管（静脈）を，側副血行路という．実際の側副血行路は，発生部位はさまざまであるが，超音波検査ではドップラーでその血流方向を知ることができるので，どこの門脈血流が正常に流れ，どこの門脈血流

が異常に流れているかを観察することができる．側副血行路の種類として，左胃静脈，胃腎静脈短絡，短胃静脈，臍傍静脈，脾腎短絡，脾後腹膜短絡などがあげられるが，超音波上よく観察されるのはこのうち，左胃静脈，臍傍静脈，脾腎短絡である．

<診断と治療ガイドライン>

一般的には，門脈本幹で 15 mm，脾静脈で 10 mm 以上の径で観察された場合は，各脈管の拡張を疑い，門脈圧亢進症の鑑別診断の一つの情報とする．触診では腹壁越しに，腫れた脾臓が感じられる．腹水は，腹部のふくらみや，軽くたたいて打診を行うと鈍い音がすることから診断される．超音波検査では，門脈内の血流を調べることや，腹水の存在を確かめることができる．側副血行路の検出には，CT 検査も用いられる．ごくまれに，腹壁を通して肝臓や脾臓に針を挿入し，門脈内の内圧を直接測定することがある．

食道静脈瘤からの出血のリスクを軽減するためには，門脈の血圧を下げる治療を行う．食道静脈瘤から出血している場合は，緊急処置が必要である．出血している静脈を収縮させるために，バソプレシンやオクトレオチドなどの薬物を静脈注射で投与し，失われた血液を補うために輸血を行う．通常は内視鏡検査を行い，静脈瘤から出血していることを確認する．特殊なゴムバンドで血管を縛ること（結紮）や，内視鏡から化学物質を注入して，静脈を塞ぐことを行う．出血が続くときや再発を繰り返す場合は，外科処置を行って，門脈系と静脈系（体循環）の間にバイパスを通すことがある．静脈系の血圧の方がはるかに低いため，門脈の血圧は下る．バイパス形成術を行えば出血はほぼ止められる半面，肝性脳症などのリスクを伴う．このバイパス形成術は，他の門脈体循環バイパス形成術と比較すれば危険性は低いが，人によってはバイパスが狭くなるために定期的に手術を受ける場合もある．

7.4 胆嚢・胆道疾患

●胆石症

<概念と病態生理>

胆嚢，胆管などの胆道の中で，胆汁の成分からつくられる石を胆石という．胆石は，その構成成分によりコレステロール胆石と色素胆石（ビリルビン胆石）の二つに大きく分けられる．コレステロール胆石は，胆嚢内でコレステロールが結晶化したもので，一方ビリルビン胆石は，胆汁中のビリルビンとカルシウムが結合して石となったものである．高齢者に多いのはビリルビン胆石である．また，胆石のある場所によって，胆嚢胆石，胆管胆石，肝内胆石とに分けられる．

胆石ができやすい条件としては，胆汁成分の変化，胆汁のうっ滞，胆道の感染などがあげられ，胆石の形成を促進する因子として，脂肪を中心とする食事のとりすぎ，肥満，回虫や肝ジストマなどの寄生虫，運動不足などがあげられる．日

本人の胆石保有率は，食生活の欧米化，すなわち脂肪の摂取量の増加とともに増える傾向にあり，現在は 15～20％の人が胆石をもっていると推測されている．ちなみに胆石のうち，コレステロール胆石が 80％，ビリルビン胆石が 10％前後の割合を示しており，とくにコレステロール胆石は，1 対 2 の割合で女性に多い傾向がある．また，年齢が高くなるほど胆石の保有率も高くなり，60 歳以上の高齢者では，若い人の 2～3 倍も多いといわれている．さらに，女性のコレステロール胆石以外に，男性の胆管内のビリルビン胆石も多くなる．高齢者の胆石は，無症状胆石が多いが，いったん発症すると急激に悪化しやすいので，けっして侮れない．

　胆石症（cholelithiasis）のもっとも特徴的な症状は，胆石仙痛発作とよばれる急激に起こる激しい発作性の上腹部痛である．脂肪分の多い食事（天ぷら，うなぎ，中華料理など）をとってから数時間後に出現することが多く，一般的には夕食後の寝入りばなに起こりやすいようである．これは，胆石が胆嚢管や胆管の末端に嵌頓することによって起こる．本人は「胃けいれん」と感じることがある．悪寒，戦慄，発熱などを伴うこともある．腹痛は，心窩部から右季肋部にかけて出現し，右肩や背中へ放散していく．ただ，高齢者の場合，このように激しい仙痛発作を起こさなくても，右脇腹の鈍痛，重圧感，右肩のこり，右背部痛などの症状だけのこともある．また，なんら症状がない人も珍しくない．胆石の嵌頓により，胆嚢炎を伴って，腹痛，発熱とともに黄疸がみられることもある．

＜診断と治療ガイドライン＞

　胆石症の診断は，ごく小さな結石でなければ，腹部超音波検査で判明する．さらに CT 検査をすれば，まず見落とすことはない．症状が現れていない場合は，とくに治療を必要としないが，脂質の多い食事は控えるように心がける．症状がみられる場合，発作的に起こった激痛を鎮める場合は，坐薬や点滴などの外来治療で痛みを軽減する．黄疸を伴っている場合は，入院して絶食し，胆汁の分泌を控える．また，薬物で結石を溶解したり，超音波で砕くなどの治療法がある．怖いのは，胆嚢がんへ移行することであるため，自覚症状がなくても，結石のできている状態によっては，胆嚢がん予防のために手術を行うことがある．手術療法では，全身麻酔をかけて内視鏡を使って胆嚢を摘出する手術を行うのが一般的である．内視鏡手術なので，傷も小さく，痛みも少ないため，回復も早い．ただし，いろいろな場所に結石が複数できている場合などは，内視鏡手術は難しく，開腹手術となることもある．

●胆道炎

＜概念と病態生理＞

　胆道炎とは，胆道感染症のことである．細菌が胆道（胆嚢と胆管）内に侵入すると，感染して炎症を起こす．とくに，胆汁の流れが悪くて，胆嚢内あるいは胆管内に胆汁のうっ滞を起こしているときは，細菌が感染しやすくなる．原因となる細菌としてもっとも多いのは，大腸菌である．この感染が起こる部位によって，

胆嚢炎（cholecystitis）と胆管炎（cholangitis）とに分類されるが，両方同時に起こることもあり一括して胆道感染症とよばれている．細菌感染のほかに，胆嚢頸部，胆嚢の出口，総胆管などに胆石が嵌頓して閉塞したときにも，胆嚢炎は起こりやすくる．胆嚢炎の直接的な原因は細菌感染であるが，その発症には，胆石や胆汁の流出障害などが大きく関与している．

　症状としては，右季肋部痛（右脇腹の痛み），寒け，ふるえ，発熱，心窩部痛などが出現する．吐き気，嘔吐を伴うこともある．疼痛は持続性で，胆石の仙痛発作とは異なる．また，嘔吐により胆道内圧が低下すると，一時的に腹痛が軽減することもある．胆嚢炎には胆管炎が合併することが多く，進行すると黄疸が現れることがあり，上腹部痛，発熱，黄疸を繰り返す．

＜診断と治療ガイドライン＞

　胆嚢炎において，末梢血白血球数の増多，核左方移動（急性）が起こる．また，C反応性タンパク質（CRP），ビリルビン，胆道系酵素の検査も行われる．急性胆管炎，胆嚢炎が疑われるすべての症例に対して，初診時に腹部超音波検査により，胆嚢の腫大，壁肥厚，壁内低エコー部の存在，胆嚢内腔炎症性壊死組織片，胆石の合併を検査する．また，腹部CTにより，胆嚢腫大，壁肥厚，胆嚢周囲液体貯留像（重症胆嚢炎）を検査する．さらに，十二指腸ゾンデにより，細菌の同定，抗生物質感受性について検査する．

　急性胆管炎の診断がついたすべての症例に対しては，絶食，輸液，抗菌薬投与などの初期治療を開始するとともに，重症度評価を行う．中等症・重症では，呼吸，循環管理や緊急ドレナージが常時施行できる施設に搬送する必要がある．抗菌薬は，ごく軽症の症例を除き，最大用量を用いる必要がある．ターゲットは，腸内細菌，とくに大腸菌，クレブシエラ属，エンテロバクター，緑膿菌などである．また胆管空腸吻合のある患者や重症の高齢者では，バクテロイデスのような嫌気性菌もカバーする必要がある．また，可能な限り胆汁を採取して起炎菌の同定を行い，より抗菌スペクトルの狭い抗菌薬に変更するべきである．アミノグリコシド系薬物は，胆道炎の主たる起炎菌であるグラム陰性桿菌に対して強い抗菌力を有するため，軽症から中等症の胆道炎に対する標準的薬物として欧米では長らくアンピシリン＋アミノグリコシド系薬物が推奨されてきた．しかし，アミノグリコシド系薬物の胆汁移行性はきわめて不良であること，単剤では利用できないこと，胆道閉塞がある場合には腎毒性などの合併症のリスクが増強する懸念もあることから，これに代わる薬物として，広域ペニシリン，セフェム系抗生物質や新キノロン系薬物に加えて，第3世代，第4世代セフェム系薬物やカルバペネム系薬物のなかから，抗菌スペクトルや耐性の出現状況を考慮し，重症度に応じて使用薬物が選択されている．血圧低下や意識障害を伴う重症急性胆管炎や抗菌薬投与などによる保存的治療が奏効しない症例は，緊急的な胆道ドレナージの対象となる．胆道ドレナージ法には内視鏡的ドレナージ，経皮経肝的ドレナージ，開腹ドレナージがあるが，内視鏡的ドレナージを優先すべきであるとされている．

7.5 膵疾患

●急性・慢性膵炎

＜概念と病態生理＞

急性膵炎（acute pancreatitis）とは，種々の原因により膵臓自体の防御機構が破壊されて，リパーゼ，ホスホリパーゼ，エラスターゼなどの膵酵素が，膵臓の細胞周囲の組織に漏れ出して，膵臓の自己消化を起こし，膵実質の破壊，脂肪壊死，膵出血などをきたす疾患である．膵臓のみならず，周囲の消化管，腎臓や肝臓，心臓，肺，脳などにも影響が及び，ショック，腎不全，呼吸不全などを引き起こし，死亡率も50〜80％と高い，きわめて重篤な疾患である．急性膵炎の誘因としては，胆石症，胆道炎，脂肪の豊富な食物の過食，アルコールの長期摂取や過剰摂取，腹部外傷，腹部手術，慢性膵炎，膵嚢胞，膵臓がん，胃・十二指腸潰瘍，回虫症，流行性耳下腺炎などさまざまのものがあるが，胆石症とアルコール摂取が二大成因として重要である．胆石症では，胆石が胆管内で嵌頓することや，胆道の炎症を併発して膵臓の圧力が上昇し，膵液のうっ滞，胆汁などの膵管内逆流を起こすことによる．また，アルコールは，胃酸分泌を亢進させることから，消化管ホルモンの作用を介して膵臓の分泌機能を亢進させて膵炎を起こすと考えられている．食生活の欧米化，アルコール摂取の増加に伴って，近年増加傾向にある．30〜50歳代の人に多く，胆石症によるものは女性に，アルコールによるものは男性に多いようである．

慢性膵炎（chronic pancreatitis）は，長期間にわたって炎症が続き，膵臓の線維化や石灰化が起こり，膵臓全体が硬くなって萎縮していく病気である．膵臓には，トリプシン，アミラーゼ，リパーゼなどの消化酵素を含んだ膵液を分泌する外分泌作用と，インスリンやグルカゴンなど血糖値を調節するホルモンを分泌する内分泌作用の二つの重要な働きがある．慢性膵炎では，この両方の機能がだんだんと低下し，全身に大きな影響を与えることになる．

＜診断と治療ガイドライン＞

急性膵炎は，心窩部痛と背部痛が特徴で，腹痛は，膵炎発症時より徐々に増悪して，数時間で持続する激痛となる．吐き気，嘔吐も伴うことがある．検査は，血液と尿中のアミラーゼの測定，さらに腹部超音波検査，CTなどで，膵臓の状態を調べる．これらの検査では，膵臓の形や，膵石の有無，膵嚢胞，膵壊死，膿瘍形成などを調べることができる．通常は，絶食で点滴による保存的治療を行うが，膵壊死や膿瘍形成がみられれば緊急手術を行うこともある．

慢性膵炎では，血液検査として，膵酵素や腫瘍マーカーを定期的に調べる．さらに腹部超音波検査，CT検査などで膵臓の大きさ，膵管の拡張や膵石の有無，膵腫瘍の有無などを定期的に検査する．

アルコール性の慢性膵炎では，禁酒が必要である．また，痛みを和らげる，消化酵素を補うなど，それぞれの症状に対する対症治療が行われる．慢性膵炎のた

めに糖尿病を発症した場合は，インスリン注射による治療を行う．

演習問題

問 1　アカラシアとはどのような疾患か説明せよ．

問 2　逆流性食道炎とはどのような疾患であるか説明せよ．

問 3　胃・十二指腸潰瘍の薬物療法について説明せよ．

問 4　潰瘍性大腸炎とはどのような疾患であるか説明せよ．

問 5　ウイルス性肝炎を分類し，それぞれの感染経路を説明せよ．

問 6　薬剤性肝障害について説明せよ．

問 7　胆石のできやすい条件について説明せよ．

問 8　急性膵炎の病因について説明せよ．

8 内分泌疾患

【総　論】
　ホルモンは特定の器官から分泌されて血流を介して標的細胞のレセプターに結合して作用を発現する物質である．特定の器官とは，従来から内分泌器官とされてきた視床下部，下垂体（前葉，後葉），甲状腺，副甲状腺，副腎（皮質，髄質），膵臓，性腺（男性は精巣，女性は卵巣）や一種の内分泌器官と考えられる消化管，心臓，腎臓，脂肪組織などである．内分泌器官の機能が病的に亢進したり（機能亢進症），低下したりする（機能低下症）と，さまざまな内分泌疾患が引き起こされる．また，内分泌疾患にはホルモン分泌量に異常がなくてもホルモン作用が障害されるものもある．ホルモンは成長，恒常性（ホメオスタシス）の維持，生殖という生命現象の根幹とも深く関わっており，内分泌疾患の診断で体型，皮膚，顔つき，骨，眼などに特徴が現れることも多い．
　本章では，内分泌疾患の代表的疾患として，甲状腺疾患，視床下部・下垂体疾患，副腎皮質・副腎髄質疾患，性腺疾患について述べる．

8.1　甲状腺疾患

＜概念と病態生理＞

　甲状腺疾患の甲状腺機能異常症には甲状腺機能亢進症（hyperthyroidism）と甲状腺機能低下症（hypothyroidism）がある．甲状腺機能亢進症は，甲状腺ホルモンの合成と分泌が増加，あるいは甲状腺（濾胞）の破壊により，血中甲状腺ホルモン濃度が上昇し，甲状腺ホルモン過剰の症状が出現している状態で，甲状腺機能低下症は，逆に甲状腺ホルモンの合成と分泌が低下してホルモンが組織に作用しなくなった状態である．甲状腺機能亢進症のほとんどはバセドウ（Basedow）病であるが，そのほか，プランマー（Plummer）病，下垂体 TSH 産生腫瘍などがある．甲状腺機能低下症には慢性甲状腺炎（橋本病）やクレチン症などがある（図 8.1）．
　バセドウ病はグレーブス（Graves）病ともよばれ，一種の自己免疫疾患である．甲状腺上の甲状腺刺激ホルモン（TSH）受容体に対する抗体（TRAb）や甲状腺刺激抗体（TSAb）が産生され，下垂体からの TSH 刺激とは関係なく，甲状腺を常

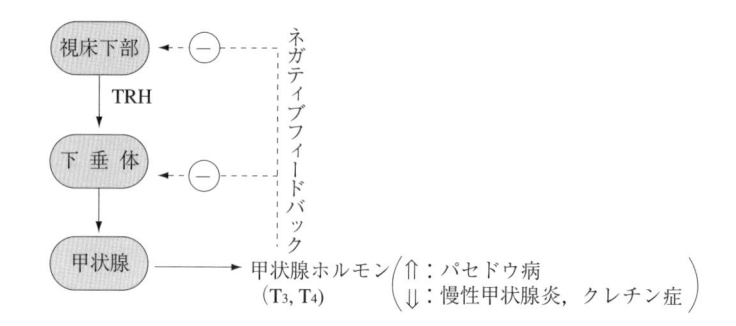

```
視床下部 ←--(-)--┐
   │ TRH        │ ネ
   ↓            │ ガ
 下垂体 ←--(-)---┤ テ
   │            │ ィ
   ↓            │ ブ
 甲状腺 ──→ 甲状腺ホルモン ⎛⇑：バセドウ病                  ⎞
            (T₃, T₄)       ⎝⇓：慢性甲状腺炎，クレチン症⎠
```

TRH：甲状腺刺激ホルモン放出ホルモン　　T₃：トリヨードチロニン
TSH：甲状腺刺激ホルモン　　　　　　　　T₄：チロキシン

図 8.1　甲状腺ホルモンの分泌調節と甲状腺機能異常症

に刺激し，過剰な甲状腺ホルモン分泌を引き起こす．患者の男女比は1：5前後で，20〜40歳代の女性に多く発症する．

参考　慢性甲状腺炎

橋本病ともよばれる原発性の甲状腺機能低下症で，甲状腺機能低下症の大部分を占める．本症は，甲状腺濾胞細胞に対する自己免疫機序によるとされ，血液中に抗チログロブリン抗体や抗甲状腺ペルオキシダーゼ抗体が証明されるが，液性免疫よりも細胞性免疫の関与が大きいと考えられている．成人女性の約10人に1人の割合で認められる．

●バセドウ病

<臨床症状>

代表的な臨床症状は，甲状腺腫，眼球突出，頻脈の三症候である．他には，息切れ，手指のふるえ，多汗，体重減少などがみられる．

<検査・診断>

バセドウ病では，甲状腺ホルモンのトリヨードチロニン（T₃）とチロキシン（T₄）の血中濃度が上昇し，TSHは低下する．TRAb，TSAbは陽性になり，^{125}Iの甲状腺への摂取率は上昇し，総コレステロール値は低下する．また，上記の三症候はバセドウ病診断の指標にもなる．

<治　　療>

治療法には，薬物療法，放射線療法，手術療法の3種があり，第一選択は薬物療法で，薬で効果が認められない場合や副作用が強い場合に，放射線ヨードを用いる放射線療法や，甲状腺の部分的切除の手術療法が行われる．薬物療法の抗甲状腺薬としては，チアマゾールとプロピルチオウラシルがあり，いずれも甲状腺でのヨードの有機化とヨードチロシンへの結合を阻害し，甲状腺ホルモン合成を抑制する．

8.2 視床下部・下垂体疾患

<概　念>

　ホルモンの中枢臓器である下垂体からは，前葉から成長ホルモン（GH），甲状腺刺激ホルモン（TSH），副腎皮質刺激ホルモン（ACTH），乳腺刺激ホルモン，黄体形成ホルモン（LH），卵胞刺激ホルモン（FSH）などが，後葉から抗利尿ホルモン（ADH）が分泌される．これらホルモンの分泌は上位の視床下部で調節されている．何らかの機序により，ホルモン分泌が過剰あるいは低下すると各ホルモンに特徴的な病態が引き起こされるが，本項では，本章他項との重複を避けるために，視床下部・下垂体疾患の代表的疾患として尿崩症と下垂体性小人症について述べる．

●尿崩症

<病態生理>

　抗利尿ホルモン（ADH）のバソプレシンは，視床下部で合成されて下垂体後葉に蓄積され，生体の必要性（血液浸透圧の上昇，循環血液量の減少など）に応じて血中に放出された後，腎の集合管に作用して水の再吸収を促進する．尿崩症（diabetes insipidus）には，バソプレシンの合成分泌障害による中枢性尿崩症と，腎集合管でのバソプレシン反応性低下による腎性尿崩症とがある．中枢性尿崩症には，視床下部周辺の脳腫瘍や外傷による続発性，原因不明の突発性，遺伝的要因で発症する家族性の3種類が知られているが，続発性が半数以上を占め，突発性が次に多く，家族性はまれ（2％）である．腎性尿崩症には，先天性のもの（バソプレシン受容体や水チャネルの異常）と続発性のもの（電解質異常，薬剤，腎疾患など）がある．

<臨床症状>

　尿崩症は，多尿，口渇，多飲を主症状とする．尿量は1日3,000 mL以上に達する．

<検査・診断>

　低張尿である（尿浸透圧は血漿浸透圧より低い）．中枢性尿崩症ではバソプレシン値は低値を示すが，腎性尿崩症では正常値である．負荷試験としてはバソプレシン負荷試験（負荷後，中枢性は尿浸透圧が血漿浸透圧より高くなる．腎性は不応），飲水制限試験（飲水制限後，中枢性，腎性ともに低張尿），高張食塩水負荷試験（負荷後，中枢性ではバソプレシン分泌はみられないが，腎性では分泌がみられる）を行い診断する．

<治　療>

　中枢性尿崩症には，バソプレシン誘導体の酢酸デスモプレシンの点鼻投与か，バソプレシンの皮下あるいは筋肉内投与を行う．腎性尿崩症には，根本的な治療

はないが，サイアザイド（チアジド）系利尿薬のヒドロクロロチアジドかトリクロルメチアジドが用いられる（ただし，保険適用外である）．

● 下垂体性小人症

<病態生理>

　下垂体前葉からの成長ホルモン（GH）分泌の低下により成長障害を起こし低身長をきたす疾患である．下垂体性小人症（pituitary dwarfism）には，原因不明の突発性，器質的原因が明らかな続発性，遺伝的要因で発症する家族性の3種類が知られているが，突発性がもっとも多く，続発性，家族性がこれに続く．突発性のものでは，ほぼ半数で出生時の胎位異常や仮死の既往歴があり，周産期の損傷による視床下部障害が想定される．続発性のものでは，視床下部や下垂体の腫瘍，肉芽腫，感染症などがある．まれに，GH遺伝子の異常による家族性GH単独欠損症が報告されている．

<臨床症状>

　出生時の身長は正常であるが，幼児期から同性，同年齢の平均身長から差が認められ，年齢とともに差は大きくなり，身長は（平均身長−2×標準偏差）以下となる．体型は均整がとれている．

<検査・診断>

　GH，インスリン様成長因子（IGF）-I，インスリン様成長因子結合タンパク（IGFBP）-3の低値を確認した場合，GH分泌試験で確定診断を行う．本症では，GH分泌試験（インスリン，アルギニン，L-DOPA，グルカゴン，グルカゴン・プロプラノロール，インスリン・プロプラノロール，GH放出ホルモンによる負荷試験）の2種以上の試験でGHが十分反応しない．また，MRIによる視床下部，下垂体の画像診断も有用である．

<治　療>

　GH製剤を注射する．

8.3　副腎皮質・副腎髄質疾患

<概　念>

　副腎は外側の副腎皮質と内側の副腎髄質からなる．副腎皮質は外側から球状層，束状層，網状層に分けられ，皮質からは三つの層でそれぞれ異なったステロイドホルモン（副腎皮質ホルモン）が合成分泌される．球状層からはミネラルコルチコイド（鉱質コルチコイド）（アルドステロンが主）が，束状層からはグルココルチコイド（糖質コルチコイド）（コルチゾールが主）が，網状層からは性ホルモン（アンドロステンジオン，エストラジオール，プロゲステロンが主）がコレステロールから合成され分泌される．アルドステロンは，腎の遠位尿細管に作用して

8.3 副腎皮質・副腎髄質疾患

```
視床下部 ←(−)┐
  ↓CRH      │ネガティブフィードバック
下垂体  ←(−)┤
  ↓ACTH     │
副腎皮質 ──→ コルチゾール (↑：クッシング症候群)
                         (↓：アジソン病)
```

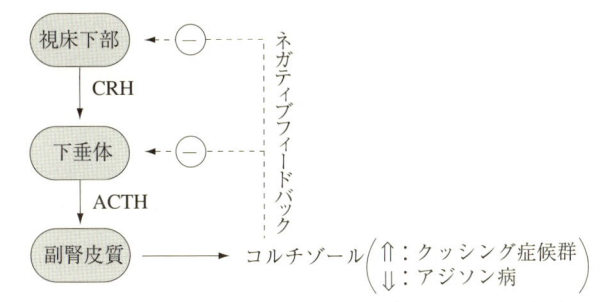

CRH：副腎皮質刺激ホルモン放出ホルモン（コルチコトロピン放出ホルモン）
ACTH：副腎皮質刺激ホルモン

図 8.2　副腎皮質ホルモン（グルココルチコイド）の分泌調節と副腎皮質機能異常症

Na^+の再吸収（血中への移動）と K^+ の分泌（排泄）を助け，血圧や体液量の調節をしている．コルチゾールや他のグルココルチコイドはタンパク質異化亢進，脂肪分解，糖新生，抗炎症，免疫抑制など種々の作用を有する．

副腎皮質ホルモン，とくにグルココルチコイドの分泌は，視床下部-下垂体-副腎皮質系により調節されている（図 8.2）．ミネラルコルチコイドの分泌も視床下部-下垂体-副腎皮質系により調節されるが，主にはレニン-アンギオテンシン系により調節されている．

副腎皮質機能異常症には副腎皮質機能亢進症（adrenocortical hyperfunction）と副腎皮質機能低下症（adrenocortical insufficiency）がある．副腎皮質機能亢進症には，コルチゾールの過剰分泌によるクッシング症候群やアルドステロンの過剰分泌によるアルドステロン症がある．副腎皮質機能低下症には，全般の副腎皮質ホルモン分泌低下によるアジソン病がある．

副腎髄質からは副腎髄質ホルモンとしてカテコラミンが合成分泌される．副腎髄質機能異常症には褐色細胞腫などがある．

●クッシング症候群

＜病態生理＞

クッシング症候群（Cushing's syndrome）はコルチゾールの過剰分泌により引き起こされる疾患である．外因的なコルチゾール投与による医原性（医療行為によって引き起こされる疾病および疾病状態）のものが多いが，これを除くと，下垂体腺腫による副腎皮質刺激ホルモン（ACTH）の過剰分泌（クッシング病（Cushing's disease））によるものが多く，副腎皮質の腺腫やがんによるコルチゾールの過剰分泌によるものがこれに次ぐ．最近，他臓器の腫瘍（たとえば，肺がん）によるACTHの過剰産生によるものの報告が増加している（下垂体前葉以外の組織から発生した腫瘍がACTHを産生するものを異所性ACTH産生腫瘍とよぶ）（図 8.3）．

＜臨床症状＞

満月様顔貌，肩の水牛様脂肪沈着，中心性肥満，高血圧，高血糖，皮膚線条，

図 8.3　クッシング症候群の病型

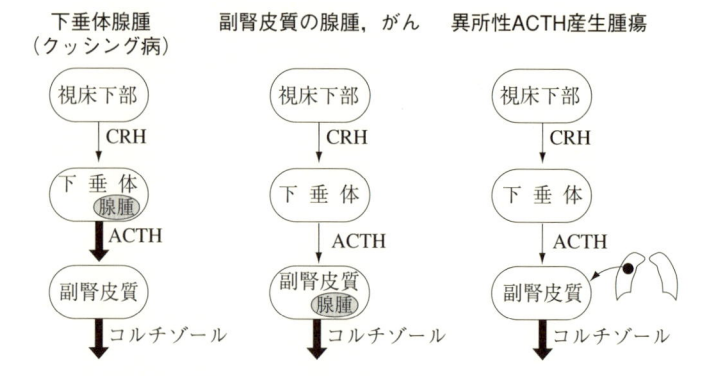

CRH：副腎皮質刺激ホルモン放出ホルモン(コルチコトロピン放出ホルモン)
ACTH：副腎皮質刺激ホルモン

表 8.1　クッシング症候群の鑑別試験

病　型	血中 ACTH	デキサメサゾン試験 (コルチゾール分泌)	メチラポン試験 (ACTH 分泌)
下垂体腺腫 (クッシング病)	増　大	低　下	亢　進
副腎皮質の腺腫，がん	低　下	変化なし	変化なし
異所性 ACTH 産生腫瘍	増　大	変化なし	変化なし

デキサメサゾン試験：合成グルココルチコイドであるデキサメサゾンを投与し，下垂体へのネガティブフィードバックにより ACTH 分泌を抑制したときの，コルチゾール分泌量の低下の有無をみる．
メチラポン試験：11-水酸化酵素を抑制するメチラポンを投与してコルチゾール合成を低下させたときの，下垂体からの ACTH 分泌の亢進の有無をみる．

にきび，筋力低下，骨粗鬆症，多毛などの症状がみられる．

<検査・診断>

　上記の臨床症状よりクッシング症候群が疑われた場合には，まず血中コルチゾール量と ACTH 量を測定する．血中コルチゾール量の高値を確認後，血中 ACTH 量が高値の場合にはクッシング病あるいは異所性 ACTH 産生腫瘍が疑われ，血中 ACTH 量が低値であれば副腎皮質の腺腫やがんが疑われる（表 8.1）．その後，原因の鑑別試験としてさらにデキサメサゾン試験，メチラポン試験などが行われ（表 8.1），腹部超音波検査や腹部あるいは頭部 CT や MRI などによる画像診断も行われる．

<治　療>

　治療の第一選択は，外科的な腫瘍の摘出である．手術で根治できない場合や手術不能例では放射線療法や薬物療法を行う．薬物療法としては，ACTH 分泌抑制薬（保険適用外）のブロモクリプチンやコルチゾール合成阻害薬のミトタン，トリロスタン，メチラポンなどを用いる．

●アルドステロン症

＜病態生理＞

副腎皮質からのアルドステロンの過剰分泌により引き起こされる疾患で，原発性と続発性の二つに大別される．原発性アルドステロン症は，副腎皮質球状層の腺腫や過形成によりアルドステロンの過剰分泌が生じる．続発性アルドステロン症は，副腎皮質以外の病変により腎臓からレニンが過剰分泌されて，その結果レニン-アンギオテンシン系が刺激されてアルドステロンが過剰に分泌される．アルドステロンの分泌は一部副腎皮質刺激ホルモンによっても刺激されるが，主にはレニン-アンギオテンシン系で生成されるアンギオテンシンⅡにより刺激される．続発性アルドステロン症を引き起こす疾患としては，ネフローゼ症候群，肝硬変，うっ血性心不全など循環血流量が低下する場合や，褐色細胞腫，腎血管性高血圧など腎血流量が低下する場合などがある．

＜臨床症状＞

アルドステロンの過剰作用により，ナトリウム貯留による高血圧や低カリウム血症による代謝性アルカローシス，筋力低下，周期性四肢麻痺などがみられる．

＜検査・診断＞

高ナトリウム血症，低カリウム血症，上記症状に加えて，原発性アルドステロン症では血中アルドステロンの高値，血中レニンの低値，続発性アルドステロン症では血中アルドステロンの高値，血中レニンの高値がみられる．腺腫の診断は，腹部 X 線 CT，MRI，^{131}I アルドステロールシンチグラムなどにより行う．

＜治　　療＞

原発性で腺腫によるものでは腺腫の外科的摘出が第一選択である．原発性でも手術不能例や過形成によるものではアルドステロン受容体拮抗薬のスピロノラクトン（カリウム保持性利尿薬）を投与する．続発性では原因病変に基づいて治療を行う．

●アジソン病

＜病態生理＞

アジソン病（Addison's disease）は副腎皮質が広範囲に破壊されて生じる副腎皮質機能低下症で，コルチゾール，アルドステロン，アンドロゲンなどほとんどの副腎皮質ホルモンの分泌が低下する．原因としては，結核，がん転移，自己免疫機序などによることが知られている．

＜臨床症状＞

各副腎皮質ホルモンの欠乏症状が出現する．コルチゾール欠乏により，易疲労感，食欲不振，体重減少，低血圧，低血糖などが，アルドステロン欠乏により，低ナトリウム血症，高カリウム血症，低血圧，脱水などが，アンドロゲン欠乏により，恥毛や腋毛の脱毛などが生じる．また，副腎皮質ホルモンの分泌低下により，フィードバック機構により下垂体からの ACTH 分泌は増大し，このため全身の色素沈着が著明になる．

<検査・診断>

色素沈着をはじめとする上記の症状がみられたら，血中コルチゾールの低値，尿中 17-OHCS（17-ヒドロキシコルチコステロイド：コルチゾールの尿中代謝産物）の低値，血中 ACTH の高値を確認する．ACTH を負荷しても，血中コルチゾール，尿中 17-OHCS の増大はみられない．

<治　療>

コルチゾールはグルココルチコイドとしての作用とともに，ミネラルコルチコイド作用も有しており，治療の基本としてはコルチゾールの補充療法を行う．アンドロゲンの補充は通常行わない．

●褐色細胞腫

<病態生理>

褐色細胞腫は副腎髄質や傍神経節のクロム親和性細胞から発生する腫瘍で，カテコールアミンを過剰に分泌する．褐色細胞腫の約 90％は良性で，約 10％が悪性である．本腫瘍はクロム親和性細胞に由来することからクロム親和性細胞腫ともよばれる．褐色細胞腫の約 90％は副腎髄質に発生するが，約 10％は副腎外の傍神経節に発生する．副腎外の傍神経節から発生したものを傍神経節腫とよぶこともあり，場所としては腹部大動脈周辺，腎動脈周辺，ツッケルカンドル（Zuckerkandl）小体，骨盤部，膀胱部などに多い．

> **参考　クロム親和性細胞**
> 　副腎髄質の細胞や傍神経節の細胞はクロム酸液で染色すると褐色に染まる顆粒を細胞内に有することからクロム親和性細胞とよばれる．

<臨床症状>

褐色細胞腫では 5H とよばれる高血圧（hypertension），高血糖（hyperglycemia），頭痛（headache），発汗（hyperhydrosis），代謝亢進（hypermetabolism）など，過剰なカテコールアミン分泌による多くの症状をきたす．高頻度で認められるその他の症状としては，動悸，体重減少，手指振戦，便秘，起立性低血圧などがある．

<検査・診断>

上記の症状を呈するとともに血中および尿中カテコールアミンの高値を認める．副腎髄質の褐色細胞腫では，カテコールアミンのうち，アドレナリンがノルアドレナリンより高値のことが多く，傍神経節腫では逆にノルアドレナリンがアドレナリンより高値のことが多い．さらに CT や MRI などの画像診断で腫瘍を確かめる．また，^{131}I-メタヨードベンジルグアニジンシンチグラフィーも有用である．

<治　療>

外科的な腫瘍の摘出が第一選択である．手術前あるいは手術不能例には，α または α＋β 遮断薬を用いる．

8.4 性腺疾患

性腺疾患の代表的疾患として男性性腺機能低下症（male hypogonadism）と女性性腺機能低下症（female hypogonadism）について述べる．

●男性性腺機能低下症

＜病態生理＞

男性性腺機能低下症は，男性性腺である精巣の機能低下（テストステロン産生低下および/あるいは精子形成能低下）をきたす疾患である．精巣機能は下垂体前葉から分泌されるゴナドトロピン（性腺刺激ホルモン）（黄体形成ホルモン（LH）と卵胞刺激ホルモン（FSH））により調節されている（LH は精巣のライディッヒ（Leydig）細胞に作用してテストステロンを分泌促進し，FSH はテストステロンと協力して精子形成を促進する）．また，ゴナドトロピンの分泌は視床下部からのゴナドトロピン放出ホルモン（GnRH）（LH-RH ともいう）により調節されている（図 8.4）．一方，精巣から分泌されたテストステロンは視床下部や下垂体に作用して，それぞれ GnRH やゴナドトロピンの分泌を調節している．男性性腺機能低下症は原発性と続発性に大別される．原発性は精巣自体に原因が存在して精巣の機能低下がみられる病態である．原発性の先天性には，クラインフェルター（Klinefelter）症候群などが，後天性には，手術（両側精巣腫瘍手術，前立腺がんに対する去勢術など），精巣炎，放射線照射によるものなどがある．続発性は視床下部や下垂体の障害によりゴナドトロピンの分泌が低下して起こり，先天性にはカルマン（Kallmann）症候群が，後天性は，脳腫瘍，脳炎，脳出血，脳外傷などにより引き起こされることが知られている．原発性ではゴナドトロピンの分泌は増加しているが，続発性ではゴナドトロピンの分泌は低下している（図 8.5）．

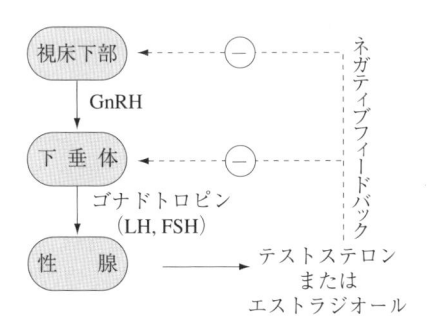

```
視床下部 ←---- (-) ┐
   │                │
   │ GnRH           │ ネ
   ↓                │ ガ
下 垂 体 ←---- (-)  │ テ
   │                │ ィ
   │ ゴナドトロピン │ ブ
   │ （LH, FSH）    │ フ
   ↓                │ ィ
 性  腺 ──→ テストステロン │ ー
            または          │ ド
            エストラジオール │ バ
                            │ ッ
                            ┘ ク
```

GnRH：ゴナドトロピン放出ホルモン
　　　（LH放出ホルモン（LH-RH））
LH　：黄体形成ホルモン
FSH　：卵胞刺激ホルモン

図 8.4　性ホルモンの分泌調節

テストステロンは男性性腺の精巣から，エストラジオールは女性性腺の卵巣から分泌される．

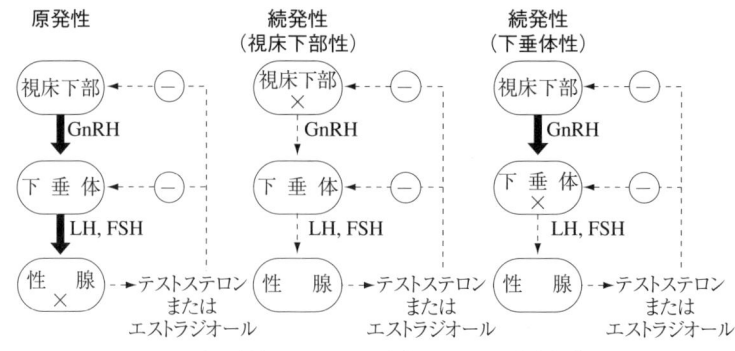

図 8.5 性腺機能低下症の病型

> **参考　クラインフェルター症候群**
> 男性の性染色体に X 染色体が一つ以上多い（たとえば XXY など）ことで生じる症候群で，臨床所見としては矮小精巣，無精子症，性器発育の遅延，女性化乳房，尿中ゴナドトロピン高値がみられる．頻度は約 1/400〜1/1,000 人とされている．

＜臨床症状＞

小児期で男子性腺機能低下が起こると，成長障害，筋肉・体毛の発育障害，二次性徴の欠如，類宦官様体型がみられる．成人では性欲低下，体毛の喪失，筋力低下，骨粗鬆症，女性化乳房がみられる．

> **参考　女性化乳房**
> 男性において女性にみられるような乳腺の発育を起こす病態をいう．両側性のことも片側性のこともある．

＜検査・診断＞

原発性ではテストステロンの低値，LH および FSH の高値，続発性ではテストステロンの低値，LH および FSH の低値がみられる．さらに障害部位の鑑別試験として，下垂体からの LH，FSH の分泌能をみるための LH-RH 負荷試験やライディッヒ細胞のテストステロン産生分泌能をみるためのヒト絨毛性ゴナドトロピン（hCG）負荷試験が行われる．

＜治　療＞

原発性および続発性でも迅速に二次性徴を完成させるにはテストステロン製剤を投与する．ただし，テストステロン投与は視床下部-下垂体系にネガティブフィー

ドバックをかけ，LH, FSH を低下させるため精子形成は抑制される．続発性の場合には LH 作用を有する hCG を，さらに精子形成を促すためには FSH 作用を有するヒト閉経期ゴナドトロピン（hMG）を投与する．続発性でも病変が視床下部の場合には LH-RH 製剤が投与されることもある．

●女性性腺機能低下症

＜病態生理＞

女性性腺機能低下症は，女性性腺である卵巣の機能低下（卵胞成熟抑制，排卵抑制，女性ホルモン（卵胞ホルモン（エストロゲン），黄体ホルモン（プロゲステロン））の産生低下）をきたす疾患である．卵巣機能は下垂体前葉から分泌されるゴナドトロピン（FSH と LH）により調節されている．FSH は原始卵胞に作用して卵胞成熟を促進し，LH と協力して卵胞ホルモン分泌と排卵を促進する．LH は成熟卵胞に作用し，FSH と協力して卵胞ホルモン分泌と排卵を促進し，排卵後，卵胞の黄体化を促進して黄体ホルモン分泌を促進する．また，ゴナドトロピンの分泌は視床下部からのゴナドトロピン放出ホルモン（GnRH）（LH-RH ともいう）により調節されている（図 8.4）．一方，卵巣から分泌された卵胞ホルモンのエストラジオールは視床下部や下垂体に作用して，それぞれ GnRH やゴナドトロピンの分泌を調節している．ただし，女性では男性と異なりエストラジオールによるポジティブフィードバックもあり，これが排卵期における LH の大量分泌を引き起こす．

女性性腺機能低下症は原発性と続発性に大別される．原発性は卵巣自体に原因が存在して卵巣の機能低下がみられる病態である．原発性の先天性には，ターナー（Turner）症候群などが，後天性には，手術（両側卵巣腫瘍手術，乳がんに対する卵巣摘出術など），卵巣炎や放射線照射によるものなどがある．続発性は視床下部や下垂体の障害によりゴナドトロピンの分泌が低下して起こり，先天性にはカルマン症候群やフレーリッヒ（Fröhlich）症候群などが，後天性は，脳腫瘍，脳炎，脳出血，脳外傷などにより引き起こされることが知られている．原発性ではゴナドトロピンの分泌は増加しているが，続発性ではゴナドトロピンの分泌は低下している（図 8.5）．

> **参考　ターナー症候群**
>
> 性染色体異常があり，典型的な核型は 45X である．出生女児数 1,000 人に 1 人くらいの発生率で，卵巣形成不全により第二次性徴が欠如する．低身長，翼状頸，外反射，高口蓋などの外見上の特徴がみられる．

＜臨床症状＞

思春期前に女性性腺機能低下症が起こると，二次性徴の遅延，欠如がみられる．思春期以後に発症した場合は無月経，不妊症がみられる．

<検査・診断>

原発性ではエストラジオールの低値，LH および FSH の高値，続発性ではエストラジオールの低値，LH および FSH の低値がみられる．さらに障害部位の鑑別試験として，下垂体からの LH，FSH の分泌能をみるための LH-RH 負荷試験が行われる．

<治　　療>

原発性では二次性徴の獲得のために女性ホルモン（エストロゲン＋プロゲステロン）の補充療法を行うが，排卵は望めない．続発性で二次性徴の獲得と不妊症の改善を目標とする場合には，FSH 作用を有するヒト閉経期ゴナドトロピン（hMG）と LH 作用を有するヒト絨毛性ゴナドトロピン（hCG）を投与し，卵胞成熟，排卵を促す．続発性でも病変が視床下部の場合には LH-RH 製剤が投与されることもある．

演習問題

問1　バセドウ病でみられる臨床症状のうちよくみられる三症候とは甲状腺腫，頻脈と何か．
　　a　多汗　　b　体重減少　　c　手指のふるえ　　d　多尿
　　e　眼球突出

問2　下記ホルモンのうち下垂体後葉から分泌されるホルモンはどれか．
　　a　成長ホルモン　　b　甲状腺刺激ホルモン　　c　抗利尿ホルモン
　　d　副腎皮質刺激ホルモン　　e　黄体形成ホルモン

問3　次の尿崩症に関する記述のうち間違っているものはどれか．
　　a　尿崩症には，バソプレシンの合成分泌障害による中枢性尿崩症と，腎集合管でのバソプレシン反応性低下による腎性尿崩症がある．
　　b　尿崩症は多尿，口渇，多飲を主症状とする．
　　c　尿崩症では低張尿である．
　　d　中枢性尿崩症，腎性尿崩症ともにバソプレシン値は低値である．
　　e　検査，診断で高張食塩水負荷試験で食塩水を負荷後，中枢性ではバソプレシン分泌はみられないが，腎性では分泌はみられる．

問4　次の副腎皮質・副腎髄質疾患に関する記述のうち間違っているものはどれか．
　　a　クッシング症候群はコルチゾールの過剰分泌により生じる．
　　b　アルドステロン症は副腎皮質からのアルドステロンの分泌低下により生じる．

c アジソン病は副腎皮質が広範囲に破壊されて生じる副腎皮質機能低下症である．
d 褐色細胞腫は副腎髄質や傍神経節のクロム親和性細胞から発生する腫瘍である．
e 褐色細胞腫では高血圧，高血糖，頭痛，発汗，代謝亢進など，過剰なカテコールアミン分泌による多くの症状をきたす．

問5 次の性腺疾患に関する記述のうち間違っているものはどれか．
a 男性性腺機能低下症ではテストステロンの低値がみられる．
b 女性性腺機能低下症ではエストラジオールの低値がみられる．
c 男性性腺機能低下症の治療でテストステロンを投与すると精子形成は促進される．
d 男性および女性の性腺機能低下症の原発性では黄体形成ホルモン（LH）および卵胞刺激ホルモン（FSH）の高値がみられる．
e 男性および女性の性腺機能低下症の続発性（視床下部性，下垂体性）ではLHおよびFSHの低値がみられる．

9 代謝疾患

【総　論】
　生体が利用する栄養素は，糖質，脂質，タンパク質，ビタミン，無機質の5種類である．これら栄養素の代謝における物質の濃度や変化の速度は，各臓器や血液中で厳密に調節されている．これを代謝調節という．代謝調節に異常をきたし，生体機能の悪化につながっている状態を代謝異常あるいは代謝疾患という．代謝異常にはさまざまなものが存在するが，臨床で頻度が多いものは糖質代謝異常，脂質代謝異常，尿酸代謝異常，骨代謝異常などである．
　本章では，代謝疾患の代表的疾患として，骨代謝異常の骨粗鬆症，糖質代謝異常の糖尿病と低血糖，脂質代謝異常の高脂血症，種々の代謝疾患を合併する肥満，尿酸代謝異常の高尿酸血症，痛風について述べる．

9.1 骨粗鬆症

＜病態生理＞

　骨組織はコラーゲンを主体とする骨基質にリン酸カルシウムを主体とする骨塩が沈着して形成される．骨粗鬆症（osteoporosis）は，骨量の減少と骨微細構造の破綻により骨の脆弱性が増し骨折しやすくなった疾患である．骨は爪や髪の毛と同様，古くなったところを壊して（骨吸収），新しくつくる（骨形成）ことを繰り返している（骨のリモデリング）．通常は骨吸収と骨形成のバランスがとれて骨量は増減しないが，骨吸収が骨形成より優位になると骨粗鬆症になる．骨粗鬆症における骨量の減少は骨基質と骨塩がほぼ均等に減少しており（したがって組成は正常），骨石灰化障害により骨塩のみが減少する骨軟化症とは異なる．
　原疾患が存在しない原発性骨粗鬆症には，おもに50歳以上の女性にみられる閉経後骨粗鬆症と65歳以上の男女にみられる老人性骨粗鬆症がある．骨代謝動態の面からは骨吸収・骨形成ともに亢進した高代謝回転型（Ⅰ型）と骨吸収・骨形成ともに低下した低代謝回転型（Ⅱ型）に分類される．従来，閉経後骨粗鬆症はⅠ型，老人性骨粗鬆症はⅡ型とされていたが，最近の骨代謝マーカーの検査結果からこれらは必ずしも一致しないことがわかってきた．

表 9.1 日本骨代謝学会による原発性骨粗鬆症の診断基準（2000 年度改訂版）

低骨量をきたす骨粗鬆症以外の疾患または続発性骨粗鬆症を認めず，骨評価の結果が下記の条件を満たす場合，原発性骨粗鬆症と診断する．

Ⅰ．脆弱性骨折(注1)あり

Ⅱ．脆弱性骨折なし

骨密度値(注2)	脊椎 X 線像での骨粗鬆化(注3)
正　　常：YAM の 80％以上	な　し
骨量減少：YAM の 70％以上〜80％未満	疑いあり
骨粗鬆症：YAM の 70％未満	あ　り

YAM：若年成人平均値（20〜44 歳）．
(注 1) 脆弱性骨折：低骨量（骨密度が YAM の 80％未満，あるいは脊椎 X 線像で骨粗鬆化がある場合）が原因で，軽微な外力によって発生した非外傷性骨折．骨折部位は脊椎，大腿骨頸部，橈骨遠位端，その他．
(注 2) 骨密度は原則として腰椎骨密度とする．ただし，高齢者において，脊椎変形などのために腰椎骨密度の測定が適当でないと判断される場合には，大腿骨頸部骨密度とする．これらの測定が困難な場合は橈骨，第 2 中手骨，踵骨の骨密度を用いる．
(注 3) 脊椎 X 線像での骨粗鬆化の評価は，従来の骨萎縮度判定基準を参考にして行う．

脊椎 X 線像での骨粗鬆化	従来の骨萎縮度判定基準
な　し	骨萎縮なし
疑いあり	骨萎縮度Ⅰ度
あ　り	骨萎縮度Ⅱ度以上

〔日本骨代謝学会雑誌，**8**：76〜82，2001 より〕

＜臨床症状＞

骨粗鬆症では骨折（大腿骨頸部骨折，胸腰椎圧迫骨折，橈骨遠位端骨折など）を引き起こしやすく，加えて，腰背痛，身長低下，円背などが代表的なものである．

＜検査・診断＞

原発性骨粗鬆症の診断は DXA 法で測定された骨密度や X 線像から日本骨代謝学会により提唱された診断基準に基づいて行う（表 9.1）．

参考 DXA（dual energy X-ray absorptiometry）法

エネルギーの異なる 2 種の X 線を照射し，吸収率の違いから骨量を求める方法で，再現性はよく，患者に対する負担も少ない．

<治　　療>

　骨粗鬆症の治療の目標は，骨量の減少を抑え骨折を防止することである．薬物療法だけでなく，食事療法や運動療法は必要不可欠である．食事でもっとも大切なのはカルシウムの摂取であるが，日本人のカルシウム所要量は1日600 mgとされているが，この目標に達していないのが現状である．また，骨は力学的に負荷がかかると骨形成が促進され，骨吸収が抑制されることより，運動は一般に骨量を増加させる．

　薬物治療では，カルシウム製剤，骨吸収抑制薬（ビスホスホネート，カルシトニン，女性ホルモン，イプリフラボン），骨形成促進薬（骨代謝活性薬）（活性型ビタミン D，ビタミン K_2）があり，病態に応じて治療薬を選択する．ビスホスホネートは強力な骨吸収抑制作用を有する．カルシトニンは骨吸収抑制作用以外に著しい鎮痛作用をもつので腰痛を伴う場合に頻用される．閉経後骨粗鬆症には女性ホルモン（エストロゲン）の補充療法が有効である．アルファカルシドールなどの活性型ビタミン D は日本においてもっとも広く処方されており，腸管からのカルシウム吸収を促進するので，腸管カルシウム吸収の低下している高齢者に対して効果が期待される．

9.2　糖質代謝異常

　糖質代謝異常の代表的疾患として糖尿病（diabetes mellitus）と低血糖（hypoglycemia）について述べる．

●糖　尿　病

<病態生理>

　糖尿病はインスリンの作用不足から生じる慢性高血糖を特徴とする代謝疾患である．インスリンが作用するおもな標的臓器は，骨格筋，肝臓，脂肪組織であり（表 9.2），それらの多くの作用により血糖値は低下する．さらに，インスリンはタンパク質，脂質，電解質の代謝にも影響する．糖尿病は成因から四つに大別され（表 9.3），そのうち1型糖尿病と2型糖尿病がおもな糖尿病である．日本の糖尿病患者のほとんど（95％以上）は2型であり，次に1型が続き，その他の糖尿病は少ない．

　1型糖尿病は，膵ランゲルハンス島β細胞が破壊され，インスリンが絶対的に欠乏して生じる．発症は比較的急激で，放置すると容易にケトアシドーシス，糖尿病性昏睡を起こし死亡する（表 9.4）．膵β細胞の破壊は自己免疫機序（自己免疫性；抗膵島抗体（ICA）や抗グルタミン酸脱炭酸酵素抗体（GAD 抗体）などの自己抗体が認められる）かまだ明らかでない機序（突発性；自己抗体を認めない）により引き起こされる．1型糖尿病は若年者で発症することが多く，またやせ型

表 9.2　インスリンのおもな作用

1．骨格筋
グルコース取り込み↑，グリコーゲン合成↑，アミノ酸取り込み↑，タンパク質合成↑，タンパク質分解↓，K^+取り込み↑

2．肝臓
グリコーゲン合成↑，グリコーゲン分解↓，解糖↑，糖新生↓，タンパク質合成↑，脂肪合成↑

3．脂肪組織
グルコース取り込み↑，解糖↑，タンパク質合成↑，脂肪酸合成↑，脂肪合成↑，脂肪分解↓

表 9.3　糖尿病の分類

1）1型糖尿病（β細胞の破壊により通常は絶対的インスリン欠乏に至る）
　A．自己免疫性
　B．突発性
2）2型糖尿病（インスリン分泌低下を主体とするものと，インスリン抵抗性が主体で，それにインスリンの相対的不足を伴うものなどがある）
3）特定の機序，疾患によるもの
　A．遺伝因子として遺伝子異常が同定されたもの
　　①膵β細胞機能に関わる遺伝子異常（インスリン遺伝子，HNF4α遺伝子（MODY1），グルコキナーゼ遺伝子（MODY2），HNF1α遺伝子（MODY3），IPF-1遺伝子（MODY4），HNF1β遺伝子（MODY5），ミトコンドリアDNAなど）
　　②インスリン作用の伝達機構に関わる遺伝子異常（インスリン受容体遺伝子など）
　B．その他の疾患，条件に伴うもの
　　①膵外分泌疾患（膵炎，腫瘍など）
　　②内分泌疾患（クッシング症候群など）
　　③肝疾患（慢性肝炎など）
　　④薬剤や化学物質によるもの（グルココルチコイド，インターフェロンなど）
　　⑤感染症（先天性風疹，EBウイルス，ムンプスウイルスなど）
　　⑥免疫機序によるまれな病態（インスリン自己免疫症候群など）
　　⑦その他の遺伝的症候群で糖尿病を伴うことの多いもの（ダウン症候群，プラーダー–ウィリー症候群，ターナー症候群など）
4）妊娠糖尿病

表 9.4　1型糖尿病と2型糖尿病の比較

	1型	2型
発症年齢	若年者（25歳以下）	中年（40歳）以後に多い
発病様式	急性，亜急性	緩徐，しばしば無症状
体型	やせ型が多い	肥満
ケトーシスやケトアシドーシス	起こりやすい	まれ
血糖値の安定性	しばしば不安定	通常は安定
家族歴	あり	濃厚
抗膵島抗体など	しばしば陽性	通常は陰性
特定のヒト白血球抗原の型との関係	あり	なし
自己免疫疾患合併	しばしばあり	なし
インスリン治療	生存に不可欠	ときに必要

に多いが，日本人糖尿病患者の5%以下といわれる．遺伝因子の関与は2型糖尿病の場合ほど高くはないが，遺伝因子としてヒト白血球抗原（HLA）に特徴があり，また環境因子としてウイルス（ムンプス，コクサッキー，風疹など）感染が引き金になることがある．

2型糖尿病は，末梢組織（筋肉，肝臓，脂肪組織）でのインスリン感受性の低下（インスリン抵抗性）と膵β細胞からのインスリン分泌の低下を特徴とする．2型糖尿病はおもに40歳以降で徐々に発症し，肥満型に多く，家族内血縁者にしばしばみられる．2型糖尿病の発症には複数の遺伝子異常が関係していると考えられているが，具体的な遺伝子異常はわかっていない．環境因子としては，過食，肥満，運動不足，ストレスなどがある．

＜臨床症状＞

症状としては口渇，多飲，多尿，体重減少，易疲労などがみられることもあれば，無症状のこともある．また，糖尿病は合併症を伴うことがある．合併症は，急性合併症と慢性合併症に分けられる．急性合併症には糖尿病性昏睡（ケトアシドーシス昏睡，高浸透圧性非ケトン性昏睡）や感染症（皮膚感染症，尿路感染症，肺結核など）がある．慢性合併症には細小血管障害として腎症，網膜症，神経障害が糖尿病性三大合併症として知られている．慢性合併症の中には大血管障害として脳や心臓の大血管の動脈硬化を促進し，脳梗塞や心筋梗塞を誘発しやすくすることも知られている．

＜検査・診断＞

糖尿病の診断は，日本糖尿病学会が示した血糖値の判定基準（表9.5）と糖尿病の診断手順（表9.6）に従って行われる．

参考 OGTT

oral glucose tolerance test（経口ブドウ糖負荷試験）の略で，75gのブドウ糖あるいはそれに相当する糖を経口投与し，0，30，60，120分後の血糖値を調べる．

HbA_{1c}

hemoglobin A_{1c}（ヘモグロビン A_{1c}）のことで，ヘモグロビンAのβ鎖N末端バリンにブドウ糖が非酵素的に結合したものである．HbA_{1c}の値は，全ヘモグロビン量に対する％で表され，採血時より1～2ヵ月前までの平均血糖値を示す指標で，健常人では4.3～5.8％である．

＜治　療＞

治療の目的は1型，2型糖尿病とも血糖値を正常化し合併症を防ぐことであるが，治療法は1型と2型で異なる．治療を行う際の血糖コントロールの指標と評価を表9.7に示すが，治療では良以上の血糖コントロールを目指す．

1型糖尿病ではインスリンが分泌されないのでインスリン投与が必須である．実際のインスリン療法はインスリン頻回注射法かインスリン皮下持続注入法により行われる．頻回注射法は1日4回のインスリン注射で，毎食前に（超）速効型

表 9.5 空腹時血糖値および 75 g OGTT（糖負荷試験）2 時間値の判定基準

	静脈血漿グルコース濃度 (mg/dL)	
	空腹時	2 時間値
糖尿病型	126 mg/dL 以上 and/or 200 mg/dL 以上	
正常型	110 mg/dL 未満 and 140 mg/dL 未満	
境界型	糖尿病型にも正常型にも属さないもの	

（糖尿病，**42**：385，1999 より）

表 9.6 糖尿病の診断手順

1. 空腹時血糖値≧126 mg/dL，75 g OGTT 2 時間値≧200 mg/dL，随時血糖値≧200 mg/dL のいずれか（静脈血漿値）が，別々の日に行った検査で 2 回以上確認できれば糖尿病と診断してよい．これらの基準値をこえても，1 回の検査だけの場合には糖尿病型とよぶ．
2. 糖尿病型を示し，かつ下記のいずれかの条件が満たされた場合は，1 回だけの検査でも糖尿病と診断できる．
   ①糖尿病の典型的症状（口渇，多飲，多尿，体重減少）の存在
   ②HbA$_{1c}$≧6.5％
   ③確実な糖尿病網膜症の存在
3. 過去において上記の 1．ないし 2．が満たされたことがあり，それが病歴などで確認できれば，糖尿病と診断するか，その疑いをもって対応する．

〔糖尿病，**42**：385，1999 より〕

表 9.7 血糖コントロールの指標と治療評価

指標\評価	優	良	可		不可
			不十分	不良	
HbA$_{1c}$値（％）	5.8 未満	5.8〜6.5 未満	6.5〜7.0 未満	7.0〜8.0 未満	8.0 以上
空腹時血糖値（mg/dL）	80〜110 未満	110〜130 未満	130〜160 未満		160 以上
食後 2 時間血糖値（mg/dL）	80〜140 未満	140〜180 未満	180〜220 未満		220 以上

〔日本糖尿病学会 編：糖尿病治療ガイド 2004〜2005，pp22-23，文光堂より〕

インスリンを，就寝前に中間型あるいは（超）持続型インスリンを皮下注射する．皮下持続注入法は小型の電池式注入ポンプを利用して腹壁に刺した針から（超）速効型インスリンを持続的に注入する．

2 型糖尿病の治療指針として，日本糖尿病学会がまとめたものを図 9.1 に示す．ただ，2 型糖尿病の治療法は，原因が明らかでないこともあり，治療法は確立されているわけではないので，患者ごとに適切な方法を選択する．基本は，食事療法と運動療法であり，これらで目標とする血糖コントロールが得られないときに薬物療法を行う．食事療法は，患者の 1 日必要エネルギー量（基本は標準体重 (kg)×身体活動量 (kcal/kg)；標準体重 (kg)＝[身長 (m)]^2×22；身体活動量：軽労働 25〜30 kcal/kg，中労働 30〜35 kcal/kg，重労働 35 kcal/kg，ただし高齢者や肥満者では 20〜25 kcal/kg として計算）から摂取カロリー量を決定し，その範囲内で糖質，タンパク質，脂質のバランスをとり（総カロリー量に対し，糖質

9.2 糖質代謝異常

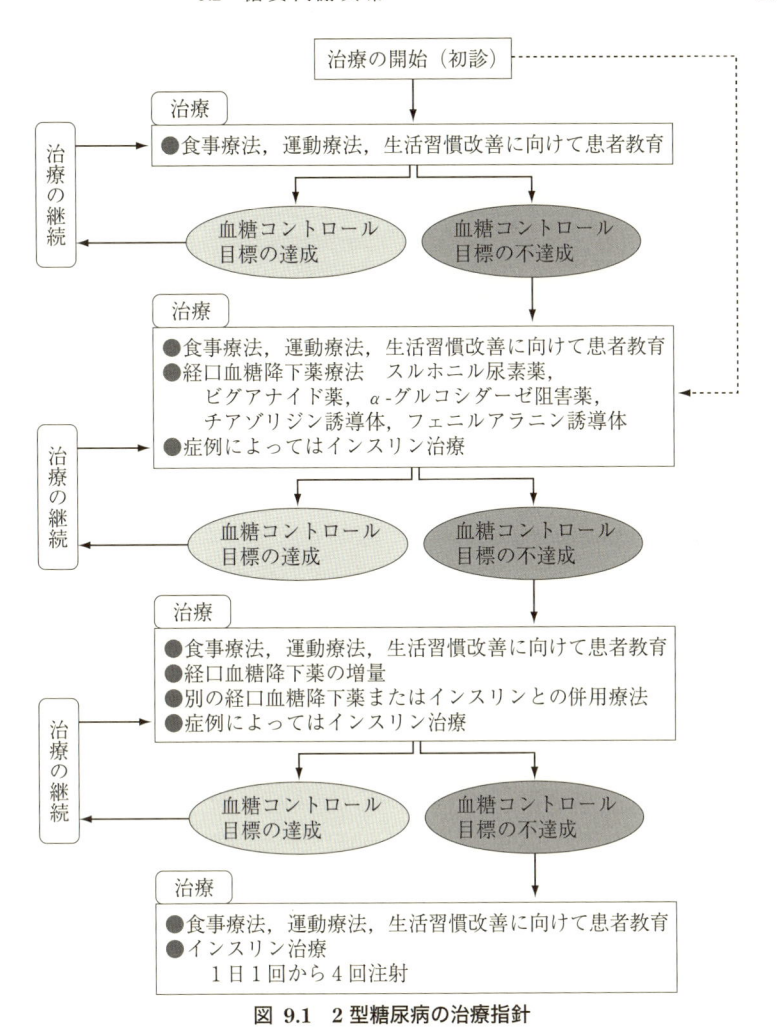

図 9.1 2型糖尿病の治療指針
〔日本糖尿病学会 編（2004）：科学的根拠に基づく糖尿病診療ガイドライン，南江堂より〕

フローチャート内容：

治療の開始（初診）
↓
治療
- ●食事療法，運動療法，生活習慣改善に向けて患者教育

→ 血糖コントロール目標の達成 → 治療の継続
→ 血糖コントロール目標の不達成 ↓

治療
- ●食事療法，運動療法，生活習慣改善に向けて患者教育
- ●経口血糖降下薬療法　スルホニル尿素薬，ビグアナイド薬，α-グルコシダーゼ阻害薬，チアゾリジン誘導体，フェニルアラニン誘導体
- ●症例によってはインスリン治療

→ 血糖コントロール目標の達成 → 治療の継続
→ 血糖コントロール目標の不達成 ↓

治療
- ●食事療法，運動療法，生活習慣改善に向けて患者教育
- ●経口血糖降下薬の増量
- ●別の経口血糖降下薬またはインスリンとの併用療法
- ●症例によってはインスリン治療

→ 血糖コントロール目標の達成 → 治療の継続
→ 血糖コントロール目標の不達成 ↓

治療
- ●食事療法，運動療法，生活習慣改善に向けて患者教育
- ●インスリン治療　1日1回から4回注射

55～60％，タンパク質15～20％，脂質20～25％），適量のビタミン，ミネラルも摂取するようにする．運動療法には急性効果と慢性効果が知られており，急性効果には筋肉へのグルコース取り込み亢進による血糖低下作用が，慢性効果には筋肉や肝臓でのインスリン抵抗性改善作用がある．運動としては歩行が最適であり，1回20～30分間，1日2回，週4日以上行うのが望ましい．ただし，50歳以上では運動時の脈拍数を100～120拍/分以内にとどめる．薬物療法では経口血糖降下薬かインスリン製剤を用いる．経口血糖降下薬にはインスリン分泌促進薬（スルホニル尿素薬，フェニルアラニン誘導体），インスリン抵抗性改善薬（チアゾリジン誘導体），糖吸収調節薬（α-グルコシダーゼ阻害薬），ビグアナイド薬（肝臓での糖新生抑制作用や消化管からの糖吸収抑制作用をもつ）がある．インスリン製剤は経口血糖降下薬の使用によっても血糖コントロールの目標達成ができない場合に使用する．

表 9.8 低血糖の成因分類

1. 空腹時低血糖
1) 外因性
    ・糖尿病治療薬(インスリン製剤,スルホニル尿素薬など)
    ・その他の薬物(アルコール,キニーネ,ペンタミジンなど)
2) 内因性
    ・インスリンを介する疾患(インスリノーマ,膵島細胞症,インスリン自己免疫症候群など)
    ・その他の疾患(肝疾患,腎疾患,成長ホルモン欠損症,コルチゾール欠損症,グルカゴン欠損症など)
2. 反応性低血糖
    胃切除,2型糖尿病早期

●低血糖

＜病態生理＞

血糖値が 50～60 mg/dL 以下に低下した状態を低血糖といい,低血糖により臨床症状が生じたときに低血糖症とよぶ.健常人の血糖値は空腹時で 60～100 mg/dL に保たれており,飢餓の状態でも通常 50 mg/dL 以下になることはない.それは,血糖値が約 80 mg/dL をきるとインスリン分泌が極端に低下し,血糖値を上げるホルモン(カテコールアミン,グルカゴン,成長ホルモン,コルチゾール)が分泌されるからである.血糖値が 60～70 mg/dL になるとカテコールアミンとグルカゴンが,血糖値が 55～65 mg/dL になると成長ホルモンとコルチゾールが分泌される.

低血糖は,表 9.8 に示すように,糖尿病治療薬,内分泌異常,肝疾患,腎疾患などが原因となる空腹時低血糖と,胃の切除後や 2 型糖尿病の早期でみられる食後インスリン過剰分泌が原因となる反応性低血糖に分けられる.これらのなかでもっとも多いのが,糖尿病治療薬による低血糖である.

＜臨床症状＞

低血糖の初期には,まず副腎からのカテコールアミン分泌亢進に基づく交感神経刺激様症状が,さらに低血糖が進むと中枢神経障害様症状が現れる(表 9.9).脳はグルコースをおもなエネルギー源としているため,低血糖は脳に大きな障害を与え,昏睡から死に至ることもある.また,糖尿病患者にインスリンやスルホニル尿素薬を使用しているときには無自覚性低血糖が出現することがある.

＜検査・診断＞

低血糖症の診断は低血糖症状と低血糖値の確認,ならびにグルコース投与による症状の改善により行う.低血糖の頻度が少ない場合には絶食試験を行って低血糖の出現を確認することがある.

9.2 糖質代謝異常

表 9.9 低血糖の症状

交感神経刺激症状	中枢神経障害による症状
脱力感	記銘力障害
震え	集中力の低下
冷汗	視力障害
顔面蒼白	頭痛
動悸	奇行
空腹感	人格障害
不安感	昏睡
	錯乱
	てんかん
	運動失調

> **参考 無自覚性低血糖**
> 薬物による糖尿病治療で低血糖を頻発している症例やインスリノーマのような慢性低血糖では，中枢神経系の低血糖に対する感受性が低下し，カテコールアミンなどの血糖値を上げるホルモンの分泌低下が生じている．そこで，交感神経刺激症状を示さず中枢神経障害による症状がいきなり出現することがある．
>
> **インスリノーマ**
> インスリンを分泌する膵β細胞の腫瘍である．腫瘍化した膵細胞からの自律性インスリン分泌により低血糖がみられる．本症は膵内分泌腫瘍の約 3/4 を占め，ほとんど（90％）は良性である．人口約 50 万人に 1 人発症するとされている．
>
> **絶食試験**
> 水分以外は摂取をしないで 2〜3 時間ごとに血液中の糖量とインスリン量を測定する．測定は 48〜72 時間行うが，器質的な疾患を有するものでは通常 24 時間以内に低血糖が起こる．原則的に入院下で行う．

<治　療>

まず，低血糖からの迅速な回復を図ることが重要である．経口摂取が可能な場合は，グルコース（5〜10 g）かスクロース（10 g 程度）を含む水溶液あるいは糖分を含む清涼飲料水（150〜200 mL）を飲ませる．経口摂取が不可能な場合は，50％グルコース 40 mL を静脈注射する．また，グルカゴン（1 mg）を筋肉あるいは皮下に注射することもある．

低血糖の原因が明らかになれば，これに対する治療を行う．たとえば，インスリン製剤やスルホニル尿素薬の投与を中止したり，インスリノーマに対する切除術，ホルモン欠損症に対するホルモン補充療法がこれにあたる．

9.3 高脂血症

<病態生理>

高脂血症（hyperlipemia）とは血中のコレステロールまたは中性脂肪（ほとんどはトリグリセリド）のいずれか，または両者が異常に増加した状態をいう．これらの脂質は血中ではアポタンパクと結合しリポタンパクの形で存在するので，高脂血症は高リポタンパク血症である．

リポタンパクは，密度の差を利用して超遠心分離によりカイロミクロン，超低比重リポタンパク（very low density lipoprotein：VLDL），中間比重リポタンパク（intermediate density lipoprotein：IDL），低比重リポタンパク（low density lipoprotein：LDL），高比重リポタンパク（high density lipoprotein：HDL）に分けられる（表 9.10）．これらのリポタンパクは，構成脂質成分の含量や構成アポタンパクが異なっている．

高脂血症は，基礎疾患がなく発症する原発性高脂血症（その中で家族歴が明らかなものを家族性高脂血症とよぶ）と基礎疾患，薬物，あるいは食事因子に起因する続発性（二次性）高脂血症に分類されるが（表 9.11），病因は多くあることから，原因によらず，増加しているリポタンパクによる WHO 分類が広く用いられている（表 9.12）．

<臨床症状>

高脂血症が長期にわたると黄色腫や動脈硬化症を生じる．黄色腫は，肉眼的には軽度隆起した黄色調の脂質沈着として認められる．沈着する組織によって，皮膚黄色腫，腱黄色腫，結節性黄色腫などに分かれる．腱黄色腫の好発部位はアキレス腱で，家族性高コレステロール血症の診断に用いられる．また，皮膚黄色腫は，沈着する部位や形状により，眼瞼黄色腫，発疹性黄色腫，扁平黄色腫，手掌黄色腫などがある．また，トリグリセリドの著明な上昇は急性膵炎を引き起こす．高脂血症の型と臨床症状の関係を表 9.13 にまとめた．

<検査・診断>

診断基準として，空腹時採血で，総コレステロール 220 mg/dL 以上，LDL コレステロール 140 mg/dL 以上，トリグリセリド（中性脂肪）150 mg/dL 以上，のいずれか一つでも該当する場合には高脂血症である．加えて，低 HDL コレステロール血症の診断基準（HDL コレステロール 40 mg/dL 未満）も高脂血症の診断基準に加えられることが多い．

表 9.10 リポタンパクの種類と組成

リポタンパク		カイロミクロン	VLDL	IDL	LDL	HDL
比重		<0.96	0.96〜1.006	1.006〜1.019	1.019〜1.063	1.063〜1.21
直径 (nm)		90〜1,000	30〜75	22〜30	19〜22	7.5〜20
電気泳動		原点	preβ	midband	β	α
脂質成分	中性脂肪	85%	55%	24%	10%	5%
	コレステロール	7%	19%	46%	45%	19%
	リン脂質	6%	18%	12%	22%	26%
タンパク成分		2%	8%	18%	23%	50%
主要アポタンパク		A群, B-48, C群	B-100, C群, E	B-100, C群, E	B-100	A群, C群, E

VLDL：超低比重リポタンパク，IDL：中間比重リポタンパク，LDL：低比重リポタンパク，HDL：高比重リポタンパク

表 9.11 原発性および続発性（二次性）高脂血症

原発性高脂血症	続発性高脂血症
1．原発性高カイロミクロン血症 　①家族性リポタンパクリパーゼ（LPL）欠損症 　②アポリポタンパクCⅡ欠損症 　③原発性Ⅴ型高脂血症 　④その他の原因不明の高カイロミクロン血症 2．原発性高コレステロール血症 　①家族性高コレステロール血症 　②家族性複合型高脂血症 　③特発性高コレステロール血症 3．内因性高トリグリセリド血症 　①家族性Ⅳ型高脂血症 　②特発性高トリグリセリド血症 4．家族性Ⅲ型高脂血症 5．原発性高HDLコレステロール血症	1．代謝内分泌疾患 　①糖尿病 　②甲状腺機能低下症 　③クッシング症候群 　④神経性食思不振症 2．腎疾患 　①ネフローゼ症候群 　②慢性腎不全（透析） 3．肝疾患 　閉塞性黄疸 4．薬物 　①アルコール 　②エストロゲン製剤 　③副腎皮質ホルモン 　④一部の降圧剤

〔原発性高脂血症は厚生省特定疾患「原発性高脂血症」調査研究班より〕

表 9.12 高脂血症の分類（WHO）

型	増加するリポタンパク	脂質濃度	
		コレステロール	中性脂肪
Ⅰ	カイロミクロン	⇔または↑	↑↑↑
Ⅱa	LDL	↑↑↑	⇔
Ⅱb	VLDL, LDL	↑↑↑	↑↑
Ⅲ	IDL	↑↑	↑↑
Ⅳ	VLDL	↑	↑↑
Ⅴ	カイロミクロン, VLDL	↑	↑↑↑

表 9.13 高脂血症の臨床症状

型 (WHO 分類)	臨床症状
I	発疹性黄色腫，急性膵炎
IIa	腱黄色腫，眼瞼黄色腫，扁平黄色腫，結節性黄色腫，冠状動脈硬化症
IIb	腱黄色腫，冠状動脈硬化症
III	結節性黄色腫，手掌線条黄色腫，冠状動脈硬化症，閉塞性動脈硬化症，脳血管障害
IV	血管障害
V	発疹性黄色腫，急性膵炎

＜治　療＞

　高脂血症治療の目的は，動脈硬化，膵炎，黄色腫の予防と治療であるが，なかでも動脈硬化の予防がもっとも重要である．続発性（二次性）高脂血症患者では，原因の基礎疾患を治療したり，原因の薬物を中止することを優先するが，原発性高脂血症患者では薬物療法を開始する前にライフスタイルの改善（食事療法，運動療法）から始める．各患者ごとに食事療法と運動療法で脂質の管理目標値に達しない場合には薬物療法で脂質を目標値以下にコントロールする．表 9.14 には，日本動脈硬化学会による患者カテゴリー別の脂質管理目標値を示す．患者は冠動脈疾患の有無と LDL コレステロール以外の主要冠危険因子の数より六つのカテゴリーに分類され，それぞれのカテゴリーについて四つの脂質の目標値が示された．高脂血症の食事療法の基本を表 9.15 に示す．コレステロールが高い場合には，摂取カロリーを適正にし，コレステロールや動物性脂肪を多く含んだ食事は控え，食物繊維を多く摂る．中性脂肪が高い場合には，適正なカロリーを摂って脂肪を制限するとともに，アルコールや糖質は控える．運動療法では，速歩，ジョギング，水泳などの有酸素運動を行い，比較的軽い（楽である〜ややきつい）運動を 1 回 30 分以上，週 3 回以上行うことが望ましい．3 ヵ月間食事療法，運動療法を行っても管理目標値に達しない場合は薬物治療を開始する．高脂血症治療薬は，おもにコレステロールを下げる薬（スタチン，陰イオン交換樹脂，プロブコール）と中性脂肪を下げる薬（フィブラート系薬，ニコチン酸誘導体，エイコサペンタエン酸）に分けられるので，高脂血症の型により使い分ける．表 9.16 には高脂血症治療薬の特性をまとめた．

表 9.14 患者カテゴリー別脂質管理目標値

患者カテゴリー			脂質管理目標値（mg/dL）				その他の危険因子の管理		
	冠動脈疾患*	LDL-C 以外の主要冠危険因子**の数	TC	LDL-C	HDL-C	TG	高血圧	糖尿病	喫煙
A	なし	0	<240	<160	≧40	<150	高血圧学会のガイドラインによる	糖尿病学会のガイドラインによる	禁煙
B1		1	<220	<140					
B2		2							
B3		3	<200	<120					
B4		4 以上							
C	あり		<180	<100					

TC：総コレステロール，LDL-C：LDL コレステロール，HDL-C：HDL コレステロール，TG：トリグリセリド
*：冠動脈疾患とは，確定診断された心筋梗塞，狭心症とする．
**：LDL-C 以外の主要冠危険因子：加齢（男性≧45 歳，女性≧55 歳），高血圧，糖尿病，喫煙，冠動脈疾患の家族歴，低 HDL-C 血症（<40 mg/dL）
・原則として LDL-C 値で評価し，TC 値は参考値とする．
・脳梗塞，閉塞性動脈硬化症の合併は B4 扱いとする．
・糖尿病があれば他に危険因子がなくとも B3 とする．
・家族性高コレステロール血症は別に考慮する．
〔日本動脈硬化学会 編（2004）：高脂血症治療ガイド 2004 年版, p.19, 南山堂より〕

表 9.15 高脂血症の食事療法の基本

高コレステロール血症	高トリグリセリド血症
①適正なカロリー　肥満の是正　標準体重×(25〜30 kcal/kg)	
②食物繊維：20〜30 g/日　とくに水溶性食物繊維	
③脂肪の制限：総カロリーの 25% 以下	
・コレステロール制限　300 mg/日以下　・動物性脂肪制限	・アルコール制限　30 g/日以下　・糖質制限

高コレステロール血症：血清総コレステロール 220 mg/dL 以上
高トリグリセリド血症：血清トリグリセリド 150 mg/dL 以上

9.4 肥 満

<病態生理>

　肥満（obesity）は，身体に脂肪が過剰に蓄積した状態をいう．したがって，肥満を正確に判定するには体脂肪量を測定する必要があるが，身長あたりの体重から一般人の体脂肪量を推定できることから，肥満の判定には BMI（body mass index：体重（kg）÷身長（m)^2）が国際的に用いられている．欧米では BMI 30 以上を肥

表 9.16 高脂血症治療薬の特性

薬物群	LDL-C	TC	TG	HDL-C	おもな治療薬
スタチン	↓↓↓	↓↓	↓	↑	プラバスタチン,シンバスタチン,フルバスタチン,アトルバスタチン,ピタバスタチン
陰イオン交換樹脂	↓↓	↓	—	↑	コレスチラミン,コレスチミド
フィブラート系薬	↓	↓	↓↓↓	↑↑↑	クロフィブラート,クリノフィブラート,ベザフィブラート,フェノフィブラート
ニコチン酸誘導体	↓	↓	↓↓	↑	ニコチン酸トコフェロール,ニコモール,ニセリトロール
プロブコール	↓	↓	—	↓↓	プロブコール
エイコサペンタエン薬	—	—	↓	—	イコサペント酸エチル

LDL-C:LDL コレステロール,TC:総コレステロール,TG:トリグリセリド,HDL-C:HDL コレステロール
〔日本動脈硬化学会 編(2004):高脂血症治療ガイド 2004 年版,p.35,南山堂より〕

満と定義しているが,日本人は欧米人よりも軽度の肥満で疾病を発症しやすいことから,BMI 25 以上を肥満とする判定基準が示された(表 9.17).

肥満は原因不明の原発性肥満と肥満をきたす基礎疾患(原因)がある症候性(二次性)肥満に分けられ,大部分(90%以上)は原発性肥満である.原発性肥満の発生には遺伝的素因(たとえば,レプチンや β_3-アドレナリン受容体に関連するもの)の関与も指摘されているが,カロリーの過剰摂取や運動不足などのライフスタイル(環境因子)の関与も大きい.運動不足ではインスリン抵抗性を増大させたり,基礎代謝を減少させて肥満を促進する.症候性肥満には内分泌性肥満,視床下部性肥満,遺伝性肥満,薬物性肥満が知られている(表 9.18).

参考 レプチン
おもに脂肪細胞から分泌され,視床下部に働いて摂食を抑制するホルモンである.ヒトでは体内の脂肪量に比例して血中のレプチン濃度は高く,ネガティブフィードバック調節をしていると考えられる.

β_3-アドレナリン受容体
β_3-アドレナリン受容体はアドレナリン受容体のサブタイプで,脂肪細胞に特異的に発現する.脂肪を分解してエネルギーに変換し,日本人肥満者の約 25% に β_3 受容体の異常がみられる.

<臨床症状>

肥満で重要なことは,高血圧,糖尿病,脂質代謝異常などの疾患が肥満に合併しやすいことである.このような病態はメタボリックシンドロームともよばれる.

表 9.17 日本肥満学会による肥満の判定基準

	やせ	正常	1度肥満	2度肥満	3度肥満	4度肥満
BMI	18.5 未満	18.5 以上 25 未満	25 以上 30 未満	30 以上 35 未満	35 以上 40 未満	40 以上

表 9.18 症候性（二次性）肥満の分類

1．内分泌性肥満
　1）クッシング症候群
　2）甲状腺機能低下症
　3）性腺機能低下症
　4）インスリノーマ
　5）偽性副甲状腺機能低下症
　6）スタイン-レーベンタール症候群
2．視床下部性肥満
　1）フレーリッヒ症候群
　2）間脳腫瘍
3．遺伝性肥満
　1）アルストレム症候群
　2）モンガニー症候群
　3）プラダー-ウィリー症候群
　4）クラインフェルター症候群
4．薬物性肥満
　1）向精神薬
　2）副腎皮質ホルモン

> **参考　メタボリックシンドローム**
>
> 肥満（内臓脂肪型）に高血圧，高血糖，高脂血症のうち二つ以上を有する病態をいう（これは日本での診断基準であるが，機構や国により診断基準が異なる）．以前よりシンドローム X，死の四重奏，インスリン抵抗性症候群，マルチプルリスクファクター症候群，内臓脂肪症候群などとよばれてきた病態と同じ概念である．動脈硬化症の原因として，これらは単独でもリスクを高める要因であるが，これらの重複により発症頻度は相加的・相乗的に増加する．

<検査・診断>

肥満かどうかを BMI（25 以上）から判断し，肥満の場合には原発性か症候性（二次性）肥満かの診断をする．原発性肥満の場合には，高血圧，糖尿病，高脂血症などの合併症の有無を診断する．治療すべき肥満としては，BMI 25 以上を示し，肥満に起因する健康障害を合併するものである．ただし，BMI 25 以上で特別な健康障害がない場合でも，男性では 40 歳代から，女性では 50 歳代（閉経後）から肥満に関連する疾患リスクが高まることから，肥満の治療（減量）を指導すべきである．

<治　療>

症候性（二次性）肥満では，基礎疾患あるいは原因を取り除くことにより肥満は軽減あるいは解消する．大多数を占める原発性肥満の治療原則は，カロリー摂取の減少と消費の増大である．食事療法と運動療法を中心に，薬物療法は補助的なものとして行う．カロリー摂取を減少させるために 600〜800 kcal の超低カロリー食（very low calorie diet：VLCD）や 800〜1,200 kcal の低カロリー食（low calorie diet：LCD）が試みられている．カロリー消費を増大させたり，あるいは筋肉量の低下を防ぐために歩行，体操，筋力トレーニングの運動療法を併用する．肥満の薬物療法に関しては，超肥満の症例，腰痛・膝痛などのため運動療法ができない症例，β_3-アドレナリン受容体遺伝子などに異常がありやせにくい体質の症例などに限定される．わが国では食欲抑制薬のマジンドールが抗肥満薬として使用可能であるが，BMI 35 以上の高度肥満症例に適応が限られている．

9.5　高尿酸血症・痛風

＜病態生理＞

　高尿酸血症（hyperuricemia）は，血清尿酸値が 7 mg/dL を超えた状態をいい，男性では約 20％，女性では閉経前後にそれぞれ 1％および 3〜5％みられる．高尿酸血症は，その程度と持続期間により無症候性のものから痛風（gout）や腎障害などを伴う症候性のものまで存在する．痛風は，高尿酸血症の持続に伴い，関節内に尿酸塩結晶が形成されて起こる関節炎である．患者数は 30〜60 万人と推定されており，そのほとんど（90％以上）は男性である．高尿酸血症で関節液の尿酸濃度が飽和度（37℃，pH7.4 で 6.4 mg/dL）を超えると（過飽和状態），尿酸塩結晶が析出し，ハーゲマン（Hageman）因子を活性化し，種々の生理活性物質を産生放出後，発痛作用や好中球遊走を惹起する．浸潤した好中球は尿酸塩結晶貪食後，生理活性物質とともに活性酸素やライソゾーム酵素を放出し，組織を破壊し炎症を増悪させる．

　尿酸は，プリン塩基の最終代謝産物として肝臓などで産生され，多くは腎臓で排泄される．したがって，高尿酸血症は尿酸産生過剰や尿酸排泄低下で引き起こされる．ほとんどの高尿酸血症は原発性であるが，大部分は原因不明であり，一般的には尿酸産生亢進あるいは尿酸排泄低下の遺伝因子に，高カロリー食，アルコール摂取，ストレス，激しい運動などの環境因子が加わり生じるものと考えられている．原発性高尿酸血症のうち，原因遺伝子が明らかになっているものとしてレッシュ-ナイハン（Lesch-Nyhan）症候群が有名である．他の疾患や薬物が原因となる続発性高尿酸血症は頻度は多くない（高尿酸血症全体の約 5％）が，尿酸産生過剰型として白血病，骨髄腫，多血症，抗がん薬投与による核酸分解の亢進や，尿酸排泄低下型として腎不全，糖尿病，糖原病，利尿薬投与などが知られている．

＜臨床症状＞

　高尿酸血症では無症候性のものがあるが，長期になると痛風を発症する．痛風では，痛風発作とよばれる特徴的な急性関節炎の症状を示す．母趾中足趾関節

> **参考　レッシューナイハン症候群**
> 　プリン代謝酵素の一つである HGPRT（ヒポキサンチン-グアニンホスホリボシルトランスフェラーゼ）を欠損するレッシューナイハン症候群は乳児期後半，あるいは幼児期に発症する伴性劣性遺伝疾患である．高尿酸血症による痛風のみならず，錐体外路性の不随意運動，精神発達の遅れ，自傷行為などが出現する．

（足親指の付け根）が好発部位で，突然，関節に激しい疼痛，腫脹，発赤が出現し，発症後数時間から 24 時間以内に極期に達し，関節炎は 2〜3 日続くが，その後軽快し，1〜2 週間で自然に寛解する．発作の前兆として関節に違和感を感じることが多い．発作後は無症状の期間（間欠期）があるが，放置すると数ヵ月から数年以内に発作を再発し，繰り返すごとに間欠期は短くなり，複数の関節で関節炎がみられるとともに，痛風結節という腫瘤（尿酸塩結晶が主体の肉芽組織）も耳介部や種々の関節周辺でみられるようになる．また，原尿中や尿中の尿酸増加により尿細管での尿酸塩結晶や尿路・膀胱での尿酸結石が形成され，腎（痛風腎）や尿路を障害する．

＜検査・診断＞

　高尿酸血症の診断は，血清中の尿酸値の上昇（7 mg/dL を超える）を確認する．痛風の診断は，この生化学検査に加えて，関節液内に尿酸塩結晶を同定したり，関節炎の好発部位（母趾中足趾関節）や発作の自然寛解などから行われる．

＜治　療＞

　高尿酸血症の治療では，血清尿酸値が 8 mg/dL 以上で薬物治療を考慮し，痛風発作や腎障害（痛風腎）の防止のために血清尿酸値を 6 mg/dL 以下にすることを目標とする．しかし，実際は薬物治療の開始は合併症の有無や患者の状態により異なる．たとえば，高尿酸血症ではあるが無症候性であり，かつ血清尿酸値が 9 mg/dL を超えない場合には，食事療法や肥満改善，アルコール制限などの生活習慣の改善が行われる．

　痛風の治療としては，痛風発作の前兆時にはコルヒチンを，発作時には非ステロイド性抗炎症薬（NSAIDs）を投与する．発作寛解後は，血清尿酸値をコントロールするため尿酸産生抑制薬のアロプリノールや，尿酸排泄促進薬のベンズブロマロンやプロベネシドを用いる．なお，これら尿酸低下薬は発作時に用いると発作を悪化させる可能性があるので，投与している場合はそのまま続けるが，発作時に新たに投与を開始してはいけない．また，腎障害のある患者は，高尿酸血症を示す例が多いが，尿酸排泄促進薬は禁忌であり，尿酸産生抑制薬を常用量の 1/3 から 1/2 に減量して投与する．

高尿酸血症の日常生活管理として，摂取エネルギーを適正化して肥満を解消し，十分な水分摂取や適度な有酸素運動を行い，アルコールの多飲は避ける．

演習問題

問1　糖尿病でよくみられる慢性合併症の三大合併症とは腎症，神経障害と何か．
　　a　網膜症　　b　体重増加　　c　低体温　　d　黄色腫

問2　次の糖尿病に関する記述のうち間違っているものはどれか．
　　a　糖尿病はインスリンの作用不足から生じる慢性高血糖を特徴とする代謝疾患である．
　　b　インスリンが作用するおもな標的臓器は，平滑筋，肝臓，脂肪組織である．
　　c　日本では糖尿病のほとんどは2型糖尿病である．
　　d　1型糖尿病は若年者で発症することが多く，またやせ型に多い．
　　e　2型糖尿病はおもに40歳以降で徐々に発症し，肥満型に多く，家族内血縁者にしばしばみられる．

問3　下記の高脂血症の診断基準でa, b, c, dの数値はいくつか．
　　診断基準として，空腹時採血で，総コレステロール　a mg/dL 以上，LDLコレステロール　b mg/dL 以上，トリグリセリド（中性脂肪）　c mg/dL 以上，のいずれか一つでも該当する場合には高脂血症である．加えて，低HDLコレステロール血症の診断基準（HDLコレステロール　d mg/dL 未満）も高脂血症の診断基準に加えられることが多い．

問4　高脂血症でみられるおもな臨床症状は動脈硬化症，膵炎と何か．
　　a　多尿　　b　体重減少　　c　低体温　　d　黄色腫

問5　次の高尿酸血症，痛風に関する記述のうち間違っているものはどれか．
　　a　高尿酸血症は血清尿酸値が 7 mg/dL を超えた状態をいう．
　　b　痛風は，高尿酸血症の持続に伴い，関節内に尿酸塩結晶が形成されて起こる関節炎である．
　　c　高尿酸血症の大部分は尿酸産生亢進あるいは尿酸排泄低下の遺伝因子のみで引き起こされる．
　　d　痛風発作は母趾中足趾関節が好発部位である．
　　e　痛風が慢性化すると腎障害がみられる．

10 感染症

【総論】

　感染症とは，生体にとって異物となる病原体（pathogen）が生体宿主（host）に侵入し，増殖することにより発熱・発赤・倦怠感・疼痛・腫脹・食欲不振などの症状を認める炎症性疾患である．

　人類には実にさまざまな病原体による脅威の繰り返しがあり，中世のヨーロッパではペストが大流行して約2,000万人が死亡した．また1918年にはトリインフルエンザのためにヨーロッパでは5,000万人が死亡，現在でもトリからヒトへのインフルエンザ感染の有無が真剣に議論され，国家レベルでの治療薬の備蓄がなされている．天然痘などのように人類の努力により地球上から撲滅宣言がなされた例外的なものを除き，AIDS などの新たなる病原体によるヒト新興感染症や，人類への脅威が消失したにもかかわらず，再度の感染の流行をみる再興感染症などがある．感染症の原因となる病原体としては，細菌・ウイルス・リケッチア・真菌・寄生虫・プリオンタンパクなど多種であり，臨床像も多彩になる．細菌性感染症に取って代わったのがウイルス性肝炎や AIDS などであり，近年問題となってきている．さらに医学の進歩に伴う移植医療や悪性腫瘍への化学療法などによるコンプロマイズド宿主でみられる日和見感染症の問題が引き起こされている．さらに薬剤耐性菌，院内感染症など新たなる様相を持した課題が渦巻いているのが現状といえる．地球上の人口が60億人を超えているにもかかわらず，ヒトの生命を奪う原因として，いまだ感染症は第1位に位置付けられている．

　病原体の感染経路は，経口・経皮・経気道・接触ならびに血液などであり，病原体が体内に侵入した時点を感染と定義されるが，病原性が惹起されない場合の不顕性感染は，ほとんどの場合治療は必要ないが，顕性感染では積極的な薬物療法が必須となる．しかし，一部のウイルス感染あるいはプリオンタンパクは，年余にわたり体内に存在し発症することがあり，これらへの積極的な治療の開始については今後の検討課題である．一般に，感染症の病原体として臨床上もっとも重要なものは細菌とウイルスであり，とくに後者では必ずしも特化された診断法や薬物療法が開発されていないため，感染症のなかではもっとも脅威といえる．

　24時間以内に世界のいずれの場所へも移動可能な今日の国際化時代と地球温暖化も手伝い，わが国の温帯気候には存在し得ない中間宿主としての病原体をもった虫・蚊などの昆虫が成育する環境に変貌しつつある．今後，従来からの各種輸入感染症に加えてさまざまな感染症が蔓延することが危惧される．

10.1 細菌感染症

<概念と病態生理>

　細菌感染症とは，宿主の生体に侵入し一定以上に増殖したときに病原性を発揮するする．その感染の結果，自覚的・他覚的な所見が認められた場合に感染症の発症と判断される．わが国においても約半世紀前にはもっとも恐れられていた脅威の疾患である．しかし伝染病や結核などの感染症は，近年の疾病予防と治療に関するめざましい進歩により，すっかり影を潜めた．その最大の功労者は抗生物質の開発と生活環境の整備である．多くの原因で成立する感染症のうちで細菌によるものが，もっとも臨床上あるいはヒトの生命の転帰を決定しやすいという観点からも重要な炎症性疾患である．

　細菌は，数 μm 以下の単細胞生物で核膜がなく明らかな核構造をもたない．細胞壁は菌種ごとに異なり，グラム陽性菌はペプチドグリカンにより厚くなっている．一方，グラム陰性菌のペプチドグリカンは薄く，外膜にはリポ多糖体（リポポリサッカライド）が含まれる．細菌は，染色性（グラム染色・抗酸性染色），酸素要求度（好気性・嫌気性），形態（形・大きさ・配列）などによって分類される．なお，形は球状・桿状・らせん状に分類され，球菌は配列によりブドウ状・レンサ状・双状・四連状・八連状に分類される．

　一般に，通常の生活で感染症に罹患する市中感染症と，何らかの原因にて入院した場合に感染する院内感染症がある．とくに，後者では悪性腫瘍に対する化学療法・放射線療法・外科的な治療法などに随伴して発症するもので，宿主側の免疫学的異常も加わり発症することから日和見感染症ともよばれる．原因菌として多いのは，以前は緑膿菌・プロテウス菌・クレブシエラ菌などのグラム陰性桿菌であり，耐性菌の発現が問題となっていた．最近は，これらグラム陰性桿菌によるものよりメチシリン耐性菌である MRSA によるものが，敗血症をきたし致命傷になることが問題となる．

　細菌感染症の治療薬はペニシリンであり，これはアレキサンダー・フレミング（Alexander Fleming）により 1929 年に世界で始めて青カビから発見された抗生物質である．しかし，実用化するまでには 10 年以上の歳月を要し，1942 年ベンジルペニシリンが単離されて実用化され，第二次世界大戦中に多くの負傷兵や戦傷者を感染症から守った．以後，種々のペニシリン系抗生物質が開発され，とくに大戦後のわが国における開発能力は群を抜いた．わが国での最初の経口ペニシリン製剤はベンジルペニシリンで，その後はアンピシリン・カルベニシリン・ピペラシリンなどの合成ペニシリンや，種々のセフェム系抗生物質の開発へとつながっていった．近年では，コンプライアンスのよいニューキノロン系抗菌薬やマクロライド系抗生物質の市場性が高くなっている．

　ウイルス感染症では，きわめて一般的なワクチンの開発が細菌感染症領域でも

表 10.1 宿主の感染防御機構

宿主の状態	
加齢,予防接種,栄養状態,既往歴,喫煙あるいは多量のアルコール摂取	
免疫機構	
リンパ系	T細胞(キラーT細胞,サイトカインなど)
	B細胞(抗体産生細胞,免疫グロブリン)
好中球	貪食機能
マクロファージ(あるいは単球)	
	貪食機能と抗原提示機能
補体	C1〜C9
物理的機構	
皮膚・粘膜	
液性因子　リゾチーム・ラクトフェリンなど	
腸内細菌叢	
胃液	

努力がみられ,とくに肺炎双球菌ならびにインフルエンザ菌に対する開発がなされており,これはそれら細菌に対するペニシリン製剤の耐性化がその開発の契機になっている.将来のさらなる高齢化社会ならびに死因としての順位が上昇すると予想されている慢性閉塞性肺疾患(COPD)の増加などにおける合併症としての肺炎の回避を視野に開発されてきた.

宿主の感染防御機構は表 10.1 のように多彩であり,宿主のどこかいずれかの障害や機能低下により感染症が発症しやすくなる.皮膚粘膜の障害による感染症としては,火傷や外傷による場合が多く,とくに広範囲の火傷では抗生物質のみでは対応しきれず,自家皮膚移植あるいは近年の技術革新による再生医療法を用いた治療法が開発されつつある.腸内細菌叢は,病原体の腸管粘膜への接触を機械的に防ぐことにより感染防御的に働き,一方,腸内細菌叢が乱されると腸管感染症につながる.

＜症　状＞

自覚症状

発熱がもっとも多くみられる自覚症状であり,通常,体温が 37℃を超えた場合を指し,38℃までを微熱,38.5℃以上は高熱とされる.熱型には,結核症では長期にわたる微熱,腸チフスでみられる 2 週間持続する高熱としては稽留熱,弛張熱やマラリアでみられる三日熱・四日熱などがある.そのほかに特徴的な自覚症状は,感染する臓器ごとの症状であり,咽頭や扁桃部では喉の痛み,肺炎では咳と痰,腸管感染症では下痢と腹痛,急性腎盂腎炎では腰痛と腰背部の殴打痛や頻尿や排尿時痛と残尿感などである.なお,敗血症が発症すると臓器症状がみられにくく,重篤感が前面に出やすくさらにショックや低血圧症がみられ,とくにグラム陰性桿菌では体温が下がらないウォームショックが特徴となる.

表 10.2 代表的な細菌感染症

化膿性球菌感染症
　化膿性連鎖球菌
　化膿性ブドウ球菌（黄色ブドウ球菌）
腸管感染症
　大腸菌属（とくに O-157）
　サルモネラ属
　赤痢（シゲラ）菌
　コレラ菌
　腸炎ビブリオ
　ヘリコバクターピロリ
　クロストリジウム属（嫌気性菌）
マイコバクテリウム感染症（抗酸菌症）
　結核菌
　らい菌
日和見感染症
　緑膿菌
　レジオネラ属
　肺炎桿菌
　セラチア属
　プロテウス属
　バクテロイデス属
マイコプラズマ/リケッチア/クラミジア感染症
　マイコプラズマ
　リケッチア
　クラミジア
スピロヘータ感染症
　梅毒トレポネーマ
　ボレリア属
　レプトスピラ属

他覚所見

　臓器ごとに所見が異なり，呼吸器感染症では聴診にてラ音が聴取され，髄膜炎では頭痛や吐き気・嘔吐とともに後部硬直がみられ，頸部が曲がりにくくなる髄膜刺激症状がみられる．胆道感染症では腹膜炎を合併すると，腹痛とともに腹部触診にて圧痛や筋性防御がみられ，胆囊炎では腹壁から球状に胆囊が触知されるクルヴォアジェ（Courvoisier）症候がみられる．淋菌による尿道感染症では，尿道の排尿時痛とともに膿汁の排泄がみられる．

＜原　　因＞

　代表的な細菌感染症を表10.2に示す．黄色ブドウ球菌を代表とした化膿性球菌感染症・O-157を代表とした大腸菌属による腸管感染症・結核菌を代表としたマイコバクテリウム感染症・グラム陰性桿菌やMRSAを代表とした日和見感染症やマイコプラズマやスピロヘータによる感染症などがある．

　再興感染症とは，1990年のWHO定義では「既知の感染症で，すでに公衆衛生

10.1 細菌感染症

表 10.3 再興感染症と新興感染症

再興感染症
  細菌性：ペスト・ジフテリア・結核・百日咳・サルモネラ・コレラ
  ウイルス性：狂犬病・デング熱・黄熱病・インフルエンザ
  原虫：マラリア・トキソプラズマ症・リーシュマニア症
  寄生虫：住血吸虫症・エキノコッカス症
新興感染症
  細菌性：腸管出血性大腸菌（感染症-157）・レジオネラ症・ヘリコバクター
    ピロリ・カンピロバクター感染症・コレラ O-139
  ウイルス性：HIV 感染症・成人 T 細胞性白血病・C 型肝炎・ロタウイルス
    下痢症・エボラ出血熱
  原虫：クリプトスポリジウム症・ライム病

表 10.4 日和見感染症をきたす因子

内的（宿主側）因子
  免疫機構の異常　1) T ならびに B リンパ球の数の減少と機能異常
              2) 好中球減少
              3) 免疫グロブリンの量と質の異常
  皮膚バリヤーの障害
  担がん状態
  異栄養状態
外的因子
  抗がん剤療法
  放射線照射療法
  その他

上の問題とならない程度までに患者が減少していた感染症のうち，この 20 年間に再び流行しはじめ，患者数が増加したもの」とされている．一方，新興感染症とはかつては知られていなかった，新しく認識された感染症で，局地的に，あるいは国際的に公衆衛生上問題となる感染症であり，これらは表 10.3 に示す．これら新興ならびに再興の感染症がみられた原因として，① 人口の増加と移住，② 生活様式の変化，③ 都市化，④ 貧困と密集化した生活状況，⑤ 気候と生態系の変化，⑥ 病原微生物の変異と進化，⑦ 公衆衛生学的基盤の崩壊，⑧ 近代化された交通網と貿易の発達（とくに航空機）が考えられている．

　細菌感染症に罹患しやすい危険因子としていくつか知られているが，一言でいうと日和見感染症であり，表 10.4 のようにさまざまな易感染性因子が知られている．大別すると，宿主側の問題点としての免疫不全状態や皮膚バリヤーの障害などと，がん治療として行われる化学療法や放射線療法などよりなる．

　細菌性感染症をきたしやすい臓器系としては気道系・尿路系・髄膜系・腸管系ならびに血管内感染症である敗血症などが代表的といえる．一般に，感染症は終末期医療における最大の危険因子とされ，とくに肺炎は心肺機能を低下させ致命的になりやすい．

　特殊な感染症を表 10.5 に示す．コレラの感染症は病原性の異なる種があり，わ

表 10.5 特殊な感染症

輸入感染症：コレラ・細菌性赤痢・マラリア・ラッサ熱
耐性菌感染症：メチシリン耐性黄色ブドウ球菌が代表
人畜共通感染症：サルモネラ・赤痢・野兎病・ブルセラ病・リステリア症・レプトスピラ症,
性行為感染症：梅毒・淋病・鼠径リンパ肉芽腫（第四性病）・軟性下疳

が国では必ずしも知識が深くなく経験が十分でないこと，あるいは感染症の疫学的状況が明確にされていないことからも，慎重な対応が必要となる．

なお，輸入感染症としては細菌以外にクラミジア，ウイルス，真菌，原虫や節足動物など多彩であり，最近のペットブームで動物を飼育する過程での発症が多い．ウイルスが原因となり近年世界を巻き込んだものに SARS やトリインフルエンザがある．

＜診断と治療＞

細菌感染症の診断は，炎症性マーカーとしての臨床検査と病原体としての起因菌の同定である．赤沈値の亢進，CRP 値あるいは白血球数の増加が，多くの細菌感染症でみられる．白血球数は 4,000〜9,000/μL が基準値であり，10,000/μL 以上の増加が有意な炎症を反映し，かつ 5 ないし 6 種類から構成される白血球分画中，分葉核のみでなく単核球の増加も細菌感染症を裏づける．臓器感染症に相当する臨床検体から起因菌を検出する．すなわち，肺炎では喀痰から，尿路感染症では尿から，敗血症では血液から，髄膜炎では髄液から起因菌を分離同定する．しかし，本来は無菌状態である血液や髄液から検出された菌は，いずれかの疾患の原因菌とされるが，便や喀痰では常在菌が存在するため，原因となる菌種の同定には選択あるいは分離培養液を用いて検査を行うことが必要となる．一方，尿検体は尿道の前半部には外部から侵入する表在菌が存在するため，健康なヒトでも細菌尿が認められる．したがって，混入を排除するために尿試料は排尿直後の尿を捨てた後の尿である中間尿を尿培養検査として用いる．

感染巣の特定は，自覚症状，理学的所見を詳細に検討し，さらに画像診断（レントゲン・CT・MRI・超音波検査など）により行うことが必要である．肺炎では，胸部レントゲン撮影にて特徴的な検査所見が得られ，胆嚢炎では細菌感染の危険因子である胆石症が確認できる．

感染症発症後の治療には，安静ならびに食事療法などの一般療法と抗生物質によるものがあり，両者を並行して実施する．表 10.6 におもな細菌感染症に対する抗生物質の分類を示す．抗生物質はさまざまな観点から分類できるが，抗生物質の代表的な作用点からは，細胞壁合成阻害とタンパク合成阻害があり，そのほか DNA ジャイレース阻害や葉酸代謝阻害もある．すなわち，① 細胞壁合成阻害薬はペニシリン・セフェム剤などのβラクタム系抗生物質で，ヒトでは細胞壁が存在しないため，さらにヒトのアミノ酸は D 型でなく L 型であるため，抗生物質

表 10.6 おもな細菌感染症に対する抗生物質

	有効菌群		
	グラム陽性菌	グラム陰性菌	嫌気性菌
ペニシリン系			
第一世代（ベンジルペニシリンカリウム，フェネチシリンカリウム）	(+)	(−)	
第三世代（アモキシシリン，シクラシリン，アモキシシリンなど）	(+)	(+)	
第四世代（スルベニシリンナトリウム，ピペラシリンナトリウムなど）	(+)	(+)	(±)
セフェム系			
第一世代（セファロチンナトリウム，セファゾリンナトリウムなど）	(+)	(+)	
第二世代（セファマンドール，セフォチアムなど）	(+)	(+)	
第三世代（セフスロジンナトリウム，セフォタキシムナトリウムなど）	(+)	(+)	
第四世代（セフピロム，セフォゾプランなど）	(+)	(+)	(+)
セファマイシン系（セフメタゾール，セフブペラゾンなど）	(+)	(+)	(+)
オキサセフェム（ラタモキセフナトリウムなど）	(±)	(+)	
カルバペネム（メロペネム三水和物）	(+)	(+)	
モノバクタム（アズトレオナム，カルモナムナトリウム）	(−)	(+)	
キノロン系			
ナフチリジン環（ナリジクス酸，エノキサシンなど）	(+)	(+)	
ピリドピリミジン環（ピロミド酸など）	(−)	(+)	
シノリン環（シノキサシン）	(−)	(+)	
キノリン環（ニューキノロン系）	(+)	(+)	(+)

の標的にはなりにくい，② タンパク合成阻害薬は，アミノ配糖体系抗生物質がよく知られているが，タンパク合成を担うリボソームは細菌とヒトでは構成するタンパク質とRNAの構造が大きく異なるため，細菌のリボソームに選択的に結合しタンパク合成阻害作用を発揮する抗生物質が多く開発された．③ DNA ジャイレース核酸合成阻害剤としてリファンピシン・キノロン系抗生物質があり，細菌のDNAジャイレースは弛緩した構造の二本鎖DNAに作用してATP依存的なDNAの切断と再結合を繰り返して，負の超らせん構造へと変換させる．④ 葉酸代謝阻害薬は，哺乳動物と異なり細菌では外部から取り込めないため，選択的に働く．

そのほか，抗菌スペクトルからの分類があり，βラクタム剤としては，ペニシリン系・セファロスポリン系・その他のβラクタム系（セファマイシン・オキサセフェム・カルバペネム系・モノバクタム）に大別される．

注目すべき細菌感染症

●レジオネラ感染症

レジオネラ菌による感染症で，おもに呼吸器系に罹患する．「感染症の予防及び感染症の患者に対する医療に関する法律」で四類感染症に分類されるため，診断した際には7日以内に地区の保健所に届け出る．レジオネラ属は，ブドウ糖非発酵性の好気性グラム陰性桿菌で，40以上の種の存在が知られている．元来は，米国の在郷軍人大会（American Legion convention）が1976年ホテルで開催された際に，感染した冷房の冷却水により，参加者が多く肺炎になったことに由来する．

原因菌は *Legionella pneumophilia* で，冷却塔水・給湯水・温泉水などから分離される．感染は経気道的で，症状は一般細菌による肺炎と同様であるが，重症化することも多い．

診断は，肺炎の症状と胸部レントゲン写真などの画像診断と喀痰中の原因菌の培養同定であるが，血清抗体価にてもペア血清で4倍以上の抗体価上昇か，単一血清で256倍以上の上昇にて確定診断される．そのほか，尿中可溶性抗原の検出やPCR法は迅速診断に優れている．

治療は，細胞内感染であるため細胞移行性の優れたエリスロマイシンあるいはリファンピシンの併用療法が用いられるが，βラクタム系抗菌薬は無効である．

●嫌気性菌感染症

酸素存在下では生育しない細菌群で，そのためヒトでは口腔・咽頭・消化管・膣などの常在菌叢として存在し，とくに歯肉溝の細菌のほぼ100％がこれで占められる．嫌気性菌の診断には，選択分離培地の使用・検体は空気に接触しないように適切な嫌気性培養を行うための専用のコンテナーを用いて輸送する．一般に嫌気性菌の検出頻度は低いことが多いため，経験的治療（empiric therapy）が行われる．抗菌薬は，ペニシリン・第二・三世代セフェム系あるいはクリンダマイシンなどが有効であるが，近年耐性菌の出現が問題になりつつある．

●ミコバクテリア感染症

細胞内感染症であるミコバクテリア属による慢性消耗性感染症で，病理形態学的には類上皮肉芽腫を形成する．抗酸菌種は結核菌群と非結核性（非定型性）抗酸菌群に分かれ，両群ともに全身性の慢性感染症をきたす．結核は結核菌群 *Mycobacterium tuberculosis* complex により起こる感染症で，わが国では肺結核が90％以上を占める．第二次世界大戦後のわが国では結核の罹患率は減少してきたが，1977年頃よりその減少率が鈍くなり，ちなみに1999年度は全国で4万8,000人が結核に罹患し，2,900人が結核により死亡している．全世界では，HIVなどの免疫不全症候群のために年間約300万人が死亡すると考えられている．

結核の診断は，慢性の微熱・咳・喀痰などで，開放性結核症では喀痰中の結核菌の染色ならびに小川培地を用いた培養による同定，胸部レントゲン像，ツベルクリン反応・PCR法などによる．

治療は，抗結核剤（リファンピシン・イソニアジド（INH）・ピラジナミド）にストレプトマイシン（SM）を追加する，三者ないし四者療法が初回は4ヵ月間にわたり行われ，奏功しない場合にはSMの代わりにエタンブトールを用いる．一方，非定型抗酸菌感染症では，診断は結核症とほぼ同様に行うが，治療に関しては菌種ごとに少しづつ異なる．

●マイコプラズマ感染症

Mycoplasma pneumoniae の感染によるもので，発症に性差なく5～40歳の若年

層に多く市中肺炎の10〜20％，一般的な原因菌でないもので発症する非定型性肺炎の30％を占める．従来4年周期で多発し，とくにオリンピック開催年に一致する傾向があったが，近年は1年を通じて発症する．症状は激しい乾性咳嗽がほとんどで，経過中急激に肺炎からARDS（呼吸促迫症候群）に至る症例では予後不良となる．肺炎であっても白血球数増加は少なく，胸部レントゲン像では特徴的なものはない．確定診断は，喀痰を用いたPPLO培地による病原体分離やDNA診断・血清抗体値の測定による．合併症として髄膜炎・ギラン-バレー（Guillain-Barré）症候群・溶血性貧血・発疹・鼓膜炎・心筋炎など種々のものが知られており，とくに小児に多くみられる．

　治療薬は，マクロライド系抗菌薬が第一選択薬で，次にテトラサイクリン，ニューキノロンが有効である．マイコプラズマは細胞壁がないので，細胞合成阻害を作用機序とするペニシリン系やセフェム系は無効である．

10.2　ウ イ ル ス

＜概念と病態生理＞

　ウイルス感染症とは，ウイルス（virus）による全身臓器の感染症であり，感冒（上気道炎）・麻疹・風疹・伝染性単核症・サイトメガロウイルス感染症・ポリオ（小児麻痺）・水痘および帯状疱疹・日本脳炎・インフルエンザなどが日常診療上重要となる．そのほかには，A型肝炎ウイルス，B型肝炎ウイルス，C型肝炎ウイルスなどによる肝炎とHIVやHTLVウイルスなどのレトロウイルスによる感染症が臨床上問題となる．近年の人類への脅威となるウイルス性感染症としては中世期以降に出現したトリインフルエンザのうちで強毒性のウイルスであるH5N1，新興ウイルス感染症としてのHIV感染症・SARS・西ナイル熱のほかに，従来からの肝炎ウイルス感染症などがある．これら感染症は単独で感染するほかにAIDSや結核症，抗がん剤使用者あるいは栄養失調状態患者などに日和見感染症として感染し，死の転帰の原因となることが臨床上の問題となりやすい．

　生物は，遺伝情報の核となるDNAならびにRNAの両者を所有して，自己の保存と成長のための核酸・タンパク質・炭水化物ならびに脂質などを産生する機構を有する．しかし，ウイルスは，DNAあるいはRNAのいずれかしか所有せず，本来生物が有するミトコンドリア・ゴルジ体・小胞体などの細胞内小器官や細胞質などをもたず，他の生物に寄生して自己複製機構・エネルギー産生・高分子合成などのすべてを寄生生物に依存するため，細胞の存在しない培養液あるいは培地では生存することができない．

　ウイルスの基本構造は，ゲノムであるDNAあるいはRNAのいずれかによる核酸と，これらを取り囲むカプシド（タンパクの殻）よりなり，この感染性のある構造体をビリオン（virion）とよぶ．さらに，このビリオンがエンベロープといわ

れる被膜により覆われるウイルスもあり，このエンベロープはウイルス特有の糖タンパク（エンベロープタンパク）を含む宿主細胞由来の脂質二重層から構成される．

ウイルスによる感染増殖の様式は，① ウイルス粒子が特異性の高い宿主細胞の受容体に吸着する，② 吸着したウイルスは，食作用ないしエンベロープ膜と細胞膜の融合により侵入する，③ 細胞内小器官であるライソソーム酵素によりカプシドが解体され核酸を放出する，④ この放出されたウイルス核酸は，mRNA レベルで転写・翻訳されウイルス粒子が組み立てられる，⑤ 細胞内で組み立てられたウイルス粒子は，細胞外へ放出され他の正常な細胞へ侵入し，これらのサイクルを繰り返す．

＜症　　状＞

自覚症状

ウイルスが感染した組織あるいは臓器に基づく症状が現れやすいが，全身倦怠感・熱発・食欲不振・不眠・悪心・嘔吐などのさまざまな全身性症状と，さらに上気道感染症では，呼吸苦・咳・喀痰・血痰などが，また消化管感染症では，腹痛・下痢・血便・タール便などの症状を呈する．

他覚所見

感染巣臓器に特異的な症候がみられ，たとえば肝炎では黄疸・右季肋部痛など，インフルエンザあるいは感冒では喘鳴・胸部など，消化管感染症では腹鳴・腹部膨満・圧痛・筋性防御などが，また中枢神経の感染症では頭痛・嘔気・嘔吐・発熱などの自覚症状に加えて，徐脈・頸部硬直・血圧低下・視力障害・意識障害・昏睡などが認められる．そのほか，とくに麻疹や風疹を代表とするウイルス感染症では皮膚発疹がしばしばみられ，湿疹様・じんま疹様・皮膚炎様・紅斑様などきわめて多彩であり，さらに頸部や鼠径部などの表在リンパ節腫脹が認められる．

＜診断と治療＞

ウイルス感染症は，炎症性疾患に一般的に特有なマーカーである CRP・血沈・白血球など陽性所見の程度は細菌性感染症に比し軽度であり，ある種のウイルス感染症では逆に白血球は減少傾向を認め，これはリンパ球が相対的・絶対的に一過性に減少するためである．ウイルス感染症で簡便な方法は血清抗体価測定であるが，発症時と病勢時のペア血清での4倍以上の抗体価上昇あるいは，各検査による有意な臨検値以上の上昇が臨床的評価の対象となる．確実な血清診断は，ペア血清での上昇度合いが重要であるが，一般臨床現場では，ペア血清が順当に用意されることは少なく，かつ検体採取時とウイルス感染時期とが少しずれることから，この方法による評価はまずなされにくいと考える．各種の沈降法・中和法・凝集法などのウイルスの特性を利用した血清ウイルス抗体価検査法があり，その

表 10.7 ウイルス治療薬の分類

RNA 合成阻害薬：リバビリン
DNA 合成阻害薬：アシクロビル・ガンシクロビル・ビダラビン（Ara-A）・ホスカルネット
逆転写酵素阻害薬：①ヌクレオシド系逆転写酵素阻害薬（NRTI）
　　　　　　　　②非ヌクレオシド系逆転写酵素阻害薬（NNRTI）
HIV プロテアーゼ阻害薬（PI）
インターフェロン（IFN）

うちの一つである赤血球凝集反応は，ウイルスの表面膜であるエンベロープの糖タンパクの突起が動物赤血球表面に結合する性質を応用したものである．ウイルスの同定は確定診断となりきわめて重要な診断法であり，ウイルスの抗原・タンパク・DNA などの検出があるが，そのほとんどが手技煩雑・要時間・高コストなどのために現実的でない．サイトメガロウイルスでのウイルス分離同定・糞便中からのポリオ同定・髄液中からのインフルエンザウイルス同定・上気道粘液からのウイルスの同定などいくつかの臨床レベルでのウイルス同定法はある．ただし，これらのウイルス自身の同定法には混入の少ない検体試料の採取法が重要となるため，時に原因菌の同定を間違えることがある．

そのほかのウイルス感染症診断法として，自他覚的所見・理学的所見・尿や血液などによる生化学的検査・血清診断・形態学的あるいは DNA 診断以外に，画像診断（レントゲン・CT・MRI など）が用いられるが，これは炎症の有無と程度を把握できるが，ウイルスによる炎症であることの裏づけにはならない．

ウイルス感染症への治療法は，薬物療法が中心となりさまざまな抗ウイルス薬が開発されている．表 10.7 はウイルス治療薬の分類を示す．近年のもっとも関心ある領域は HIV 感染症治療薬の開発であるが，いまだ特効薬といえるものはなく，複数の作用点の異なる薬剤の併用にて延命効果がみられる状況である．

ウイルスは，環境の変化ならびに持続感染下などさまざまな状況により変異を起こしやすく，野生型のウイルス抗原性を維持することが少ないといえる．そのため，治療法の一つであるワクチン療法が確定しにくいウイルスがある．

表 10.8 は各種ウイルス感染症に対する抗ウイルス薬を示すが，それらの作用機序・副作用などを勘案して臨床応用を決定することが必須である．

特殊なウイルス感染症

●トリインフルエンザ

インフルエンザは，毎年 11 月から翌年の 2 月までに国内で猛威を振るい，高齢者・悪性腫瘍・化学療法ならびに放射線療法を受けた患者では，しばしば予後不良なことが知られている．とくに高齢者では，上気道感染症でとどまらず，肺炎を合併して死の転帰をとることがある．表 10.9 は，今日までのインフルエンザの大流行を歴史的に示したものである．インフルエンザウイルスはトリに由来する．20 世紀に毎年流行したインフルエンザは H1N1 型とその亜型であり，弱毒型

表 10.8 おもな抗ウイルス薬の適応

一般名［商品名］	作用機序	副作用	臨床応用
抗ヘルペスウイルス薬			
アシクロビル［ゾビラックス］	DNA 鎖の伸長阻害	プロベネシドと腎障害	単純ヘルペス I・II 水痘・帯状疱疹
ビダラビン［アラセナー A］	DNA 依存ポリメラーゼ阻害	精神神経障害, 骨髄障害	単純ヘルペス・サイトメガロ・アデノウイルス・水痘・帯状疱疹
抗サイトメガロウイルス薬			
ガンシクロビル［デノシン］	DNA 鎖の伸長阻害	白血球減少・血小板減少	サイトメガロウイルス・ヘルペスウイルス
ホスカルネット［ホスカビル］	DNA ポリメラーゼ抑制	腎障害・神経障害	HIV 患者のサイトメガロウイルス
抗インフルエンザウイルス薬			
塩酸アマンタジン［シンメトレル］	ウイルス脱殻阻害	不眠・めまい・昏睡	A 型インフルエンザ発症後
リン酸オセルタミビル［タミフル］	ノイラミニダーゼ阻害	異常行動（若年者）	インフルエンザ
抗 C 型肝炎ウイルス薬			
リバビリン［レベトール］	グアノシン三リン酸の RNA への取り込み抑制	貧血・催奇形性	C 型慢性肝炎・インフルエンザ
抗 HIV 薬			
(NRTI)			
ジドブジン［レトロビル］	三リン酸の結合を阻害	倦怠感・悪心・頭痛	AIDS
ラミブジン［エピビル］	逆転写酵素活性	副作用少ない	AIDS
(NNRTI)			
ネビラピン［ビラミューン］	HIV I の逆転写酵素阻害	皮膚粘膜眼症候群・肝障害	AIDS
エファビレンツ［ストックリン］	HIV I 逆転写酵素の鋳型	皮疹・精神神経障害・催奇形性	AIDS
(PI)			
リトナビル［ノービア］	HIV I と II プロテアーゼの活性阻害	嘔気・下痢・意識障害・けいれん発作	AIDS

NRTI, NNRTI, PI は表 10.7 参照.

表 10.9 インフルエンザの大流行

スペインかぜ（1918 年）：欧州を中心に蔓延し, 約 5,000 万人が死亡した. 飛沫・空気感染で, 正しい医学的情報が未熟であるため拡大した.
わが国でも 27 万人が死亡した.
弱毒型トリインフルエンザウイルス由来.
1889 年　旧アジアかぜ：25 万人死亡（ヨーロッパ）
1890 年　旧香港かぜ
1957 年　アジアかぜ：本邦 3,000 万人罹患（11 万人死亡）
1968 年　香港かぜ：今日まで流行, 累積死亡 18 万人
1977 年　ソ連かぜ

のトリインフルエンザであったが，この数年前から注目されているトリインフルエンザは H5N1 型の強毒型のウイルスによるものである．トリ同士でのトリインフルエンザの伝染は明らかであり，かつヒトへも感染することが明らかにされつつある．もしトリインフルエンザがヒト同士で感染すると仮定すると，今後数年以内に世界的規模での大感染が勃発した場合には，世界で数億の人々がこの感染症により不幸な転帰をとると試算され，近年の脅威とされている．

　　毎年冬が到来する前に行われるインフルエンザワクチンは，それなりの評価がなされているが，人類の脅威にならないように強毒性トリインフルエンザワクチンの開発が全世界的に行われている．しかしヒトへの感染経路となるニワトリへのワクチンも行われていないのが現状であり，さらにヒトに対するワクチンの開発はいまだ不十分である．現時点でのヒトインフルエンザ感染に対する特効薬はタミフルとされ，国家的レベルから有効期限 5 年を配慮して約 2,000 万人分を備蓄しているが，最近のタミフル服用後の若年者での説明不可能な異常行動が問題とされ，わが国では 10 歳以下の服用には最新の注意を喚起するよう呼びかけている．

●伝染性単核症

　　EB ウイルスによる感染法ならびに関連疾患は多彩であり，一般には数週間の潜伏期の後に発熱・リンパ節腫脹・肝脾腫・咽頭痛・白苔などがみられる伝染性単核症が有名であるが，アフリカではバーキット（Burkitt）リンパ腫や上咽頭がんなどの発がん性が問題となる．EB ウイルスは一般に唾液を介して伝染し，血液細胞ではおもに B リンパ球に感染する．

　　診断は，血清診断であるポール-バンネル（Paul-Bunnell）法が一般臨床では用いられるが，わが国の成人では多くが不顕性感染をきたしているため，確定診断にはペア血清での上昇が必要となる．

●帯状疱疹

　　ヘルペスウイルス群に属する水痘ウイルスによって生じる発疹性の疾患で，全身に水疱が生じる水痘は幼児・学童期に好発する．水痘治癒後には一部のウイルスが神経節に潜伏し，体調の変化・加齢・免疫能低下状態に半身の知覚神経に�って有痛性の皮膚水疱形成したものが帯状疱疹（たいじょうほうしん）である．水痘ウイルスは，飛沫感染して約 2 週間の潜伏期を経た後に顔面・躯幹に小紅斑が出現し，水疱化し発熱を伴いやがて約 1 週間で痂皮形成し治癒する．水疱にはウイルスが検出され，この時点では感染性を有する．帯状疱疹も水痘と同様な経過をとるが，神経の走行に沿って帯状に起こり有痛性で掻痒を伴い，治癒後も難治性の疼痛として年余にわたり持続することもある．

●西ナイル熱

　　中央アフリカで蚊を中間宿主とするウイルス性疾患であり，約 10 年前にアメ

リカのニューヨークで限られた地域で多発し死亡者までがでた．症状はインフルエンザに類似しているが，ヒト間の感染は明らかでない．現代の輸送機能が進んだ時代に，飛行機の格納庫あるいは車輪格納箇所のような低温で低酸素環境でも耐えられる蚊が世界的にウイルスを撒き散らすことが危惧されている．

積極的に治療が奏功する方法は現時点ではワクチンも含めてないが，抗ウイルス薬はある程度は奏効するとされる．

● **SARS**

2001年，中国の山東省を感染発症地として世界的に拡大したウイルス性感染症で，症状はインフルエンザに酷似しており，発生時期も寒い冬に勃発した．数ヵ月の短期間のうちに約50名の死亡者がみられ，WHOを含めた世界的規模での原因究明がなされた．その後の疫学的調査により，現在，SARSウイルスの中間宿主は，タヌキとその仲間のハクビシンとされている．しかし，SARSウイルスへの特効薬はなく，一部ガンシクロビルなどの抗ウイルス薬が奏効したが，現在もワクチンも含めた治療薬は未完成である．

10.3 真菌感染症

＜概念と病態生理＞

真菌とは細菌・ウイルス・リケッチアなどと同様に自然界に属する生物である菌類の一つである．一般に菌類にはキノコ・カビ・酵母とよばれる生物が含まれ，真菌はカビの一種である．真菌感染症とは，この真菌による感染症であり，白癬菌による水虫・カンジダによるカンジダ症・クリプトコッカスによるクリプトコッカス症がよく知られている．表10.10に示すように，患部が皮膚の真皮に及ばない表在性真菌症（浅在性真菌症）と，患部が真皮または皮下組織に限られている皮下真菌症（深部皮膚真菌症），患部が真皮以下の皮下組織や脳，肺，心臓などの内部臓器まで及ぶ深在性真菌症（全身性，内臓真菌症）に大別される．これらでは疾病の性質が異なるため，治療法や使用する薬剤も異なる．そのほか，真菌が表皮のみに限局する感染症もあり，俗に水虫とよばれる爪白癬菌症が，日常診療では散見される．

真菌の菌体は多糖類からなるキチン質の強固な細胞壁をもっているのみならず，人体と同じ真核細胞であるため，菌類の細胞だけに損傷を与えて人体組織に害の少ない薬剤はきわめて少ない．すなわち，原核生物である細菌による感染症に比べて治療に窮することが少なくない．

真菌症は急性と慢性の炎症疾患があるが，多くは細胞性免疫機能不全状態で惹起されやすく，臨床的には日和見感染症として発症するのが多い．表10.11に示すように，わが国では皮膚・口腔・消化管などに常在するカンジダによる感染症

表 10.10 真菌感染症の分類

感染部位による：表在性：白癬菌症，黄癬菌症，小芽胞症
　　　　　　　　皮　　下：スポロトリコーシス
　　　　　　　　深在性（全身性）：カンジダ症・アスペルギルス症・クリプトコッカス症・ムコール症
感染菌による：糸状菌（白癬菌，黄癬菌など）
　　　　　　　分芽菌（鵞口瘡・カンジダ症＝モニリア症）
常在菌であるか否か：内因性（膣カンジダ症，消化器カンジダ症）
　　　　　　　　　　外因性（肺アスペルギルス症，肺クリプトコッカス症）

表 10.11 代表的な真菌感染症

疾患名	おもな原因菌
・カンジダ症	*Candida albicans*, *C. tropicalis*
・アスペルギルス症	*Aspergillus fumigatus*, *A. flavus*
・クリプトコッカス症	*Cryptococcus neoformans*
・ムコール症	*Absidia*, *Mucor*, *Rhizopus* に属する菌

が大半を占めていた．しかし，この約 20 年前より土壌・水・腐敗した植物などに存在するアスペルギルスの胞子を吸入することにより起こる肺炎や副鼻腔炎が増加し，さらにクリプトコッカス症やムコール症がみられる．好中球減少時にはアスペルギルス・カンジダなどが，AIDS や成人型 T 細胞性白血病などの細胞性免疫不全では，クリプトコッカス・ニューモシスチス–カリニなどによる感染が起こりやすい．

＜症　　状＞

　真菌の感染部位により症状は異なる．上部消化管系でのカンジダ症感染では，嚥下障害・前胸部から心窩部にかけての痛みや胸焼け・嘔吐などがみられる．下部消化管では，発熱とともに腹痛・下痢を伴うこともある．カンジダ症に続発する眼内炎では，飛蚊症・眼底白斑・視力障害などがみられる．真菌は全身に広がるため，罹患臓器の症状がさまざまにみられる．髄膜炎・心内膜炎・気管支肺炎・関節炎・腹膜炎・喉頭炎・尿路感染症などのさまざまな症状を呈する．わが国ではまれであるが，アスペルギローシス感染に伴う気管支喘息があり，必ずしも予後は良好ではない．

＜診断と治療＞

　真菌症の診断は，真菌が組織内に存在することを形態学的に確認することが重要であるが，深在性真菌症では組織生検を実施しにくい状況から，分泌物液中に特徴的な菌体を確認することが臨床上一般には行われる．他の感染症と同様に培

表 10.12 抗真菌薬の開発の経緯と特徴

開発年	開発品	特徴	副作用	相互作用	剤形
1950 年	アムホテリシン B	細胞膜ステロールと結合し，細胞膜障害	SJS 症候群・腎障害・肝障害	アミノ配糖体系抗菌薬と腎障害	注射剤
1960 年	5-FC	核酸合成系抑制	過敏症・悪心・肝腎障害・貧血	骨髄抑制剤との併用で増強	内服薬
	ミコナゾール	細胞膜透過性の変化	悪心・嘔吐・肝腎障害・食欲不振	SU 剤/フェニトインの併用で作用増強	注射剤
1970 年					
1980 年	イトラコナゾール	細胞膜ステロール合成抑制	悪心・嘔吐・食欲不振・肝腎障害	スタチン剤が CYP450C3A 阻害にて横紋筋融解症	注射剤
	フルコナゾール	細胞膜ステロール合成抑制	悪心・嘔吐・食欲不振・肝腎障害	シクロスポリン・タクロリムスが CYP4503A4 阻害して腎障害	注射剤
1990 年					

SJS 症候群：スティーヴンズ-ジョンソン症候群

養検査，血清学的検査などが行われる．最近では，真菌の菌体成分の抗原部分あるいはその一部が血中に遊離したものを，キットを用いて測定可能で，βグルカンなど一部の検査がすでに保険適応となっている．これらの血清診断値は，当然のことながら臨床症状や疾患の病勢を反映するものであるが，真菌性呼吸器感染症に関しては，一般に胸部レントゲンは特徴的な所見がないため，病勢とは乖離することに注目する必要がある．しかし，まれに胸部レントゲン撮影にて球状の陰影が認められ，真菌ボールと呼称され診断の参考となる．

炎症性マーカー（白血球・CRP など）は，真菌感染症の活動性を反映するため，日常臨床現場では頻繁に実施される．しかし，感染症として真菌症は一義的には発症することが少なく，細菌・ウイルスなどの感染症に随伴して発症することから，これらの炎症性マーカーの変動が真菌自身のみによるものかは臨床上は判別し難いことも多い．さらに他の感染症と異なり，真菌感染症では組織破壊が起こり難いことからも CRP は極端に高値にはなりにくいといえる．

表 10.12 に抗真菌薬の開発およびその特徴・副作用・相互作用ならびに剤形を示す．歴史的には，ミコナゾールとその後の抗真菌薬が開発されるまでは，日和見感染症の形で発症することが多いこともあり，除菌という観点からは不十分であった．現在では，フルコナゾールやイトラコナゾールによりかなりな真菌感染症も殺菌されるようになっている．表 10.12 に示す以外に，以前から白癬菌感染症に対するグリセオフルビンがあり，爪白癬症に対して約 6 ヵ月間使用されるが，中毒性表皮壊死症・剥奪性皮膚炎・SLE 様症状・精神症状・末梢神経炎などの多彩かつ重大な有害事象の発症に留意する必要がある．

代表的な真菌感染症

●カンジダ症

　一般に，皮膚・粘膜に限局して発症し，食道・胃・小腸では，潰瘍・偽膜を形成する．日和見感染症をきたしやすい担がん・糖尿病ならびに AIDS などの患者，長期間にわたる抗生物質の使用，副腎皮質ステロイドホルモン投与，中心静脈栄養などで発症しやすい．表在性と深在性のカンジダ症に大別され，とくに後者での診断ならびに治療に抵抗しやすい．

　表在性カンジダ症の治療は，ナイスタチン（10万単位/mL，4～6 mL を1日4回），フルコナゾール 50～100 mg/日やイトラコナゾール 100～200 mg/日を7～10日間の局所投与を行う．深在性カンジダ症には，アムホテリシン B（0.5 mg/kg/日）の静注，フルシトシン（100 mg/kg/日）の長期併用療法を行う．

●アスペルギルス症

　胞子の吸入により副鼻腔・気管支・肺に病変をきたし，宿主側の免疫機能状態が発症に大きく関与する．どこにでも散発的に発症するが，深在性アスペルギルス症は，全体の3割と少ない．肺・深在性アスペルギルス症の診断は，血清抗体価にて行うが，アスペルギルスの細胞壁のガラクトマンナンや β マンナンの血中上昇の把握も行われる．

　治療は，アムホテリシン B またはフルシトシンの併用療法を行う．アレルギー性アスペルギルス症では，副腎皮質ステロイドホルモンを投与する．

●クリプトコッカス症

　髄膜炎をきたす深在性真菌感染症で，吸入感染では肺炎をきたすことは少なく，中枢神経への感染がみられる．発熱・頭痛・嘔吐などの髄膜刺激症状で発症するが，日和見感染症をきたしやすい病態では，全身性播種を認め予後不良となりやすい．

　治療は，フルコナゾール単独・フルシトシンとの併用療法を行うが，髄膜炎時はアムホテリシン B（0.3 mg/kg/日）とフルシトシンの併用療法を行う．フルコナゾールは，髄膜移行が良好なため有用性が高い．

10.4　原虫・寄生虫感染症

＜概念と病態生理＞

　原虫とは，単細胞の真核生物に属しもっとも原始的な動物とされる．世界的には数多くの原虫感染症が知られているが，わが国では表 10.13 に示すような感染症が重要であり，かつ一部は輸入感染症である．マラリアを除くと，健常人には

表 10.13 おもな原虫感染症

	病　態	感染経路	年間発症数	特徴
マラリア	熱帯熱・三日熱・四日熱・卵形マラリア	メスのハマダラ蚊	約 30 名	輸入感染症
アメーバ症	腸炎, 肝/肺/脳に膿瘍	汚水	約 100 名	性感染症, 3 割は国外感染
トキソプラズマ症	健常人は不顕性, AIDS 脳症	ネコの糞便, 豚肉・羊肉内の存在	免疫不全者で多発	妊婦の感染は先天性に発症
ニューモシスチス症	肺炎, AIDS の 6 割に感染	飛沫感染	入院患者で多くみられる	日和見感染症, A-C ブロック

表 10.14 おもな蠕虫感染症

線虫症　1）消化管寄生線虫：回虫, 鉤虫, 糞線虫, 鞭虫, 蟯虫
　　　　2）アニサキス症：回虫の幼虫
　　　　3）旋毛虫症：被嚢幼虫
　　　　4）糸状虫症：フィラリア
　　　　5）幼線虫移行症
吸虫症　1）消化管寄生吸虫：横川吸虫, 棘口吸虫
　　　　2）肝吸虫：メタセルカリアの経口感染
　　　　3）肝蛭：肝蛭（カンテツ；日本, アメリカ, ニュージーランドなど）の肝臓内寄生
　　　　4）肺吸虫：宮崎肺吸虫など
　　　　5）住血吸虫：日本住血吸虫, マンソン住血吸虫など
条虫症　1）消化管寄生条虫：広節裂頭条虫, 無鉤条虫
　　　　2）エキノコッカス（包虫）症

感染しても発症しないのが普通であり，したがって AIDS 患者や免疫抑制剤や抗がん剤使用患者などで日和見感染症の原因となる．

　寄生虫とは，多細胞性で動物に寄生して生息できるもので，それらを総称して蠕虫とよび，線虫，吸虫，条虫が含まれる．表 10.14 は，蠕虫感染症を示す．寄生虫は，その感染様式から三つに分類され，ヒトが終宿主となる場合，アニサキス症などのクジラやイルカなどの海生哺乳類を終宿主とし，ヒトでは成虫にはならず中間宿主となる場合，さらにヒトを固有宿主とせず動物の寄生虫が人体に感染する場合（その幼虫が内臓へ移行したり肉芽腫形成する幼線虫移行症など）がある．感染経路は，多くは汚染された魚や貝類を食すことによる経口的な場合が多いが，エキノコッカス症などの終宿主であるキツネやイヌなどによる咬傷や，住血吸虫症などは水中で経皮感染による場合などがある．

＜症　状＞

自覚症状

　多くは無症状のこともあるが，感染ないし寄生した臓器ならびに組織固有の症状を呈する．

表 10.15 抗原虫薬の分類

治療薬	作用機序	禁忌	有害反応	薬物相互作用
マラリア治療薬				
塩酸キニーネ	マラリア原虫の抑制	アステミゾールの投与患者	悪心・嘔吐・食欲不振・肝障害	ワルファリン作用増強
スルファドキシン・ピリメタシン	二水素〜四水素の葉酸の過程阻害	本剤に過敏症	悪心・嘔吐・肝炎・腎不全	SU 剤の代謝酵素の抑制
トリコモナス治療薬				
メトロニダゾール	還元化ニトロ基が DNA を切断	血液・脳に障害のある患者	悪心・胃不快・白血球減少症	アルコールとワルファリンの作用増強
チニダゾール	殺虫的作用と抗菌力	血液・脳に障害のある患者	悪心・嘔吐・胃部不快感	アルコールと腹痛と嘔吐
カリニ肺炎治療薬				
ST 合剤	葉酸代謝経路を阻害	過敏症・新生児	悪心・嘔吐・下痢・腎障害	MTX と汎血球減少・ST 合剤と悪性貧血

MTX：メトトレキサート

他覚所見

自覚症状と同様に多くは無所見であるが，進行すると寄生した臓器ならびに組織固有の他覚的所見がみられてくる．

＜診断と治療＞

原虫ならびに寄生虫は感染症を惹起するが，一般的に特異的な炎症性マーカーとされる白血球・CRP・血沈などは，感染あるいは寄生した段階では陽性になりにくいとされている．寄生虫感染症の診断は感染巣の特定をすることに尽きる．最終的には感染巣内での虫体の同定であるが，生検組織が得にくいことが多い．そこで，喀痰・尿・糞便などの生体分泌物あるいは排泄物内での虫卵もしくは虫体あるいはその一部の確認が，患者に負荷をかけない面からもまず最初に行う診断法である．古典的な腸管寄生虫感染症としての回虫症は，便を用いて培養し虫卵を確認したり，蟯虫症では寄生部位が肛門周辺であることから小さな虫体を確認することによって診断が容易となる．寄生虫感染症でも進行すると死の転帰をとることもあり，早期診断が適切な治療につながることはいうまでもない．そのほか，補助的な手段として，虫体の抗原性を目標に免疫学的診断ならびに寄生虫由来の DNA を検出する方法などの開発が進められている．とくに進行した肝臓などの充実臓器の感染をきたす肝吸虫症（ジストマ症），包虫症（エキノコッカス症）では，感染巣が塊状を形成するため，画像診断（レントゲン・CT・MRI など）検査法が有用となり，かつ治療の効果評価にも優れている．まれに幼虫走行症では皮下にいる際に視診あるいは触診にて診断されることもある．

原虫の診断では，寄生虫感染症と同様に，感染部位により多少異なる．マラリア症では末梢血白血球内の原虫の確認，腸管感染症であるアメーバ症では内視鏡などで得られた吸引物あるいは生体組織内に嚢子あるいは栄養型の虫体の確認，

表 10.16 抗寄生虫薬の分類

駆除薬	作用機序	禁忌	有害反応	薬物相互作用
回虫駆除薬 　サントニン	リン酸/糖などの代謝抑制	肝障害	悪心・胃痛・下痢・頭痛	ヒマシ油で吸収促進
糸状虫（フィラリア）駆除薬 　クエン酸ジエチルカルバマジン	酸素消費抑制・抗体産生抑制	なし	悪心・嘔吐・頭痛・食欲不振	なし
鞭虫駆除薬 　メベンダゾール	微小管阻害・グルコース取込抑制	妊婦	腹痛・めまい・頭痛・皮膚発赤	シメチジンで代謝阻害
糞線虫駆除薬 　チアベンダゾール	フマル酸塩還元酵素阻害	過敏症	アナフィラキシー・SJS症候群	キサンチン誘導体の血中濃度上昇
吸虫駆除薬 　プラジカンテル	Caイオン流入が吸虫の筋収縮障害	過敏症	嘔気・嘔吐・肝障害・貧血など	デキサメタゾン/フェニトインなどは血中濃度低下
条虫駆除薬 　カマラ	運動神経と筋を麻痺	アンチモン	悪心・嘔吐・黄疸・肝障害	なし
包虫駆除薬 　アルベンダゾール	微小管形成とフマル酸還元酵素阻害	なし	悪心・嘔吐・腹痛など	なし
広域駆虫薬 　パモ酸ピランテル	神経筋伝達遮断	過敏症	悪心・嘔吐・腹痛・肝障害・頭痛	なし

SJS症候群：スティーヴンズ-ジョンソン症候群

　トリコモナス症では尿や分泌内にいる原虫の確認などの特異的な方法がある．当然，トキソプラズマ症などのように血清抗体価を用いた方法も一般診療では用いられる．
　原虫感染症の治療に用いる代表的な治療薬を表 10.15 に示す．多くの薬剤は原虫の増殖抑制を DNA レベルあるいはタンパク質レベルなどで抑制するものであり，有害反応が多くみられ，さらに併用禁忌の薬剤が多くみられる．寄生虫感染症の治療に用いる代表的な治療薬を表 10.16 に示す．寄生虫の各種代謝酵素阻害作用・神経筋接合部阻害作用・微小管阻害作用による機序により虫体を殺虫するものが多い．有害反応は，原虫に用いた各種治療薬と同様な消化器あるいは頭痛あるいは肝障害などの症状であり，さらにそれらの程度は強い．

代表的な寄生虫感染症

●エキノコッカス症

　多包条虫と単包条虫の 2 種類があり，キツネ，イヌなどのイヌ科動物を終宿主として小腸内に成虫が寄生する．わが国では，ノネズミを中間宿主，キツネなどを終宿主とする多包条虫が問題となる．感染して発症までに 10〜15 年間かかり，肝臓を中心とした増殖性・多発性の囊胞形成をなし，放置すると死亡率の高い疾患となる．感染経路は，イヌの小腸に寄生する成虫がイヌの糞便中に排泄した虫卵によって汚染された食事や飲料水にて感染する．
　診断は，血清中の虫体に対する抗体検査にて行う．

治療は，包虫を外科的に摘出するが，薬物療法はアルベンダゾール（200 mg），1日3回，28日連用し14日間休薬し，これを繰り返すが，薬物療法のみでは完治しない．

● マラリア

WHOがとくに注目する世界規模の五大疾患の一つで熱帯，亜熱帯地域で多発し，全世界で10億人の患者がいるといわれ，年間の死亡者は150万人に上る．雌のハマダラ蚊の吸血時にヒトに感染する．わが国では輸入感染症の一つで年間100名にも達し，治療が手遅れとなり死亡者があとを絶たない．マラリアには熱帯熱マラリア，三日熱マラリア，四日熱マラリアおよび卵形マラリアがあり，さまざまな周期で発熱を認めるがもっとも悪性のタイプは増殖速度がきわめて速い熱帯熱マラリアである．このためマラリア脳症，腎不全，心不全などを生じ，適切な治療を行わないと致死的となりやすい．熱帯熱マラリア以外は経過が良好であることが多いが，三日熱マラリアおよび卵形マラリアは再発しやすい．

診断は，末梢血塗抹標本のギムザ染色でマラリア原虫を確認することによる．

治療は，塩酸キニーネ 1,500 mg/日，分3または塩酸クリンダマイシン 600 mg/日，分4で行う．キニーネに耐性を示す場合には，硫酸クロロキン 600 mg/日服用後，その6時間後と2日と3日後に各300 mg服用する．アルテスネート，メフロキン，アトバコン，スルファドキシン・ピリメタミン（SP合剤）があり，SP合剤はクロロキン耐性の熱帯熱マラリアに有効である．わが国ではキニーネとSP合剤しか販売されていないため，他剤が必要な場合にはヒューマンサイエンス振興財団から入手する必要がある．流行地への渡航には，硫酸クロロキンを1～2週間前から，そして流行地を離れても4～6週間は服用する．

● アメーバ症

成熟嚢子の経口感染によるが，臨床的には大腸炎と肝膿瘍が一般的にみられ，前者では腹痛・血性/粘液性下痢（アメーバ性赤痢）から，下痢と不快感を繰り返す慢性型などがある．鑑別診断としては潰瘍性大腸炎やその他の大腸炎などである．後者は，発熱・腹痛・悪心・嘔吐・腹痛（とくに右季肋部痛）などの症状がみられ，画像診断により容易に診断可能であり，薬物療法以外に膿瘍を排除する必要がある．

本症の予防法は，トイレ使用後の手洗い励行と生食はよく洗浄してから食べることである．

● トキソプラズマ症

妊婦に感染して死産・奇形・水頭症・網膜炎・ブドウ膜炎による失明などが先天性トキソプラズマ症として問題となる．したがって，妊婦にはすべてに血清抗体価を測定することによる検査が実施される．一方，後天性のそれは不顕性感染で，症状は発熱・発疹・リンパ節腫大・肺炎および網脈絡膜炎などであり，リン

パ節炎型と網脈絡膜炎型に分類される．そのほか，特殊な病型として大脳基底核に好発する脳トキソプラズマ症があり，けいれんを呈しやすく AIDS などの免疫不全者にみられる．

予防は，生肉を食べない，ネコとの接触に注意し，その糞便の処理を確実に行うことである．

●住血吸虫症

わが国での日本住血吸虫症の濃厚感染地域は，広島県片山地方，筑後川下流，甲府盆地，利根川流域などで，水中自由遊泳幼虫（セルカリア）が経皮感染する．最終宿主から排泄された虫卵がミラシジウムとなり，中間宿主のミヤイリガイに侵入して，数週間後にセルカリアとなって水中に出現し，ヒトが水中に入って感染する．世界中で約2億人が感染し年間75万人が死亡するもので，蠕虫感染症のなかでもっとも重要な疾患である．日本住血吸虫，マンソン住血吸虫，ビルハルツ住血吸虫などがあり，川，池などに生息する貝に生息し経皮感染する．わが国では，以前には日本住血吸虫症が社会的にも問題になっていたが，昭和50年に撲滅された．日本住血吸虫症では，皮膚の侵入部位に掻痒を伴う皮膚炎を起こし，その後は虫体が門脈内に寄生し多数の虫卵が塞栓を生じ腸管の壊死とともに血便や虫卵が便中に排泄される．虫卵は肝内の小葉間門脈に塞栓を生じ，最悪な場合に肝硬変へと進行する．幼虫は肺移行し，咳，発熱を生じ，まれに肺性高血圧を合併する．成虫は，雄1〜2 cm×0.5 cm，雌2 cm×0.3 cm である．

治療は，プラジカンテル（60 mg/kg/日，分2）を1〜2日間投与するが，肝囊腫が発見された場合には早期に肝の部分切除を行う．

演習問題

問1　日和見感染症をきたす病態について説明せよ．

問2　近年は，再興感染症がみられ社会的にも問題となっているが，なぜにそれらの感染症が増加したのか理由を説明せよ．

問3　肺結核症の診断法について説明せよ．

問4　トリインフルエンザ H5N1 は，なぜ人類にとって脅威になりやすいのか説明せよ．

問5　水痘と帯状疱疹の相違について説明せよ．

問6　我が国におけるマラリア感染症について知っていることを記せ．

11 皮膚疾患

【総　論】

　皮膚は，生体を外界と隔絶するバリヤーとして働き，発汗による体温調節の一翼をにないながら外的な異物から生体防御の働きを有し，そのために表皮・真皮・皮下組織と三層から構成されている．

　さらに表皮細胞は，細胞間がセラミドとよばれる脂質物質で充填され，いわば強固な壁構造を有するが，加齢とともにこれらの構造は少しずつ劣化してゆく．皮膚疾患は約500種類あるといわれているが，原因が明らかにされているのは全体の10％以下であり，したがって多くは対症療法にならざるを得ない．皮膚疾患は原因不明の一次性と，おもに食物・金属・微生物などの外的因子が影響して発症する二次性に大別されるが，一方，病理学的には炎症性・感染性・外傷性やがん性など多岐にわたった病態で発症する．臨床的にもっとも多い皮膚疾患は湿疹や皮膚炎などであり，それらの症状は搔痒・発赤ときにびらんや潰瘍を伴い痛みもみられる．皮膚疾患は湿疹・紅斑・丘疹あるいは紫斑などに肉眼的分類がなされているが，感染性や免疫異常性の疾患を除いて適切なバイオマーカーが存在しないため，病名の鑑別診断には深い臨床経験を必要とする．

11.1　アトピー性皮膚炎

＜概念と病態生理＞

　生まれつき皮膚炎を生じやすい体質の一つとしてアトピーがある．多くの新生児の顔面，胸部ならびに背部を中心にして出生時からアトピー性皮膚炎がみられるが，そのほとんどは学童期になる頃には消失し，一部の者が治癒せず患児となり，その後も長年にわたり苦しむことになる．近年，アトピー性皮膚炎の増加が顕著であり，原因は先天的なアトピー性体質の関与とともに，さまざまな環境的な増悪因子が考えられているが，詳細な発症は不明な部分が多いため根治療法はないとされている．すなわち，アトピー性皮膚炎の治療の柱として，さまざまな環境因子の改善ならびにそれら因子の回避が最重要な検討課題であることは今後も変わりはない．

　皮膚の解剖は，大別すると表皮・真皮・皮下組織からなり，血管は真皮の外側

表 11.1　アレルギー反応

分類	免疫反応	抗体	おもな症状
Ⅰ型	即時型過敏反応 （アナフィラキシー型反応）	IgE	アナフィラキシー じんま疹，血管浮腫
Ⅱ型	細胞障害型反応	IgG IgM	溶血性貧血 血小板減少症
Ⅲ型	免疫複合体型反応	IgG IgM	血清病様症状
Ⅳ型	細胞性免疫型反応 （遅延型反応）	感作リンパ球 （T細胞）	接触皮膚炎

部まで張り巡らされている．皮膚には有毛と無毛のものがあり，毛根と汗腺は独立して存在し，脂腺は毛根と基を同一にしている．皮膚疾患は表11.1に示すWHO分類のⅠ型およびⅣ型アレルギー機序で発症するとされ，アトピー性皮膚炎は前者のⅠ型によるものであるが，実は多くの薬剤でみられる皮膚病変（スティーヴンズ-ジョンソン（Stevens-Johnson）症候群あるいは中毒性皮膚剝奪症など）も同様な機序によるものとされている．アトピー性皮膚炎の発症のコアとなるものは真皮に存在する肥満細胞（mast cell）であり，またアトピー性皮膚炎が皮膚ならびに皮膚粘膜移行部に発症しやすいのは，肥満細胞が粘膜下にも集簇しているためであり，気管支粘膜の場合には気管支喘息の発症に関与する．

　アトピー性皮膚炎は，図11.1に示すようにⅠ型アレルギー機序が関与するものである．抗原物質（アレルゲン）に対し誘導されたIgE分画の抗体（レアギン）が肥満細胞表面にて複合体を形成することによりチャネルが開き，カルシウムが細胞内移入し，細胞内顆粒から放出されたヒスタミン・好酸球や好中球などの遊走因子が，全身の腺分泌亢進・血管透過性亢進ならびに平滑筋収縮などを惹起させることにより発症する．

＜症　　状＞

自覚症状

　痒み時に痛みが主で，耐えにくい痒みのためにとくに夜間では自ら皮膚を掻破して，これがさらに皮膚病変の増悪をきたし局所の感染を合併することがみられる．とくに乳幼児ならびに学童期前の小児では，これら物理的ストレスの回避が困難である場合が多く，アトピー性皮膚炎の自然経過を極端に悪化させることになる．一般には，肥満細胞からの脱顆粒はⅠ型の免疫反応によるが，掻破などの物理的刺激によっても脱顆粒が起こることが知られ，かつ掻破による感染症などの二次的な皮膚病変も増悪させるものと考えられる．

他覚所見

　発症時は，皮膚発疹・腫脹・落屑などを繰り返し，時間の経過とともに黒ずんだ色素沈着の皮膚を呈し，その後に皮膚の変化が和らぎ，時に一部の皮膚色素沈

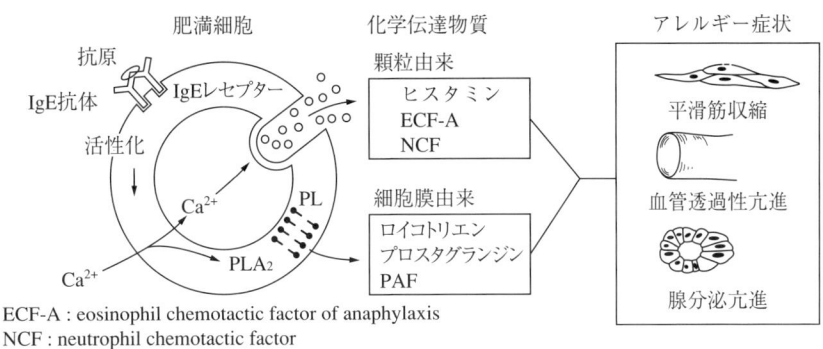

図 11.1 Ⅰ型アレルギーの発症機序

ECF-A : eosinophil chemotactic factor of anaphylaxis
NCF : neutrophil chemotactic factor
PAF : platelet activating factor
PL : phospholipid
PLA$_2$: phospholipase A2

表 11.2 アトピー性皮膚炎の増悪因子

皮膚乾燥・発汗
運　動
感染症
不安感（心配）
皮膚掻破
ウール地
寒冷・高温
接触性皮膚炎をきたす携帯品
油性軟膏
セラミドの減少

着を除いてほぼ正常な皮膚の状態に戻る．しかし，アトピー性皮膚炎は，表11.2に示すようにさまざまな増悪因子が知られており，このため年余にわたり増悪と寛解を繰り返すことが知られている．とくに，緊張などのストレスや発汗などの精神的変化は短時間で皮膚病変を増悪することが知られている．

<原　因>

原因は不明であり，生まれつきのアトピー性体質のために皮膚炎を発症するが，体質を規定する遺伝子レベルでの解析では明快な異常は明らかにされておらず，したがって関与タンパクの同定もなされていない．しかし，皮膚炎の発症に強く関与するIgE抗体の産生量調節遺伝子の存在ならびにその調節系については明らかにされている．

アトピー性皮膚炎は，気温・湿度などに影響を受けやすく高温・高湿・乾燥は望ましくない．また着衣は化繊やウール地は不適で木綿を素材にしたものが優れ，汗や埃の付着した皮膚は入浴などで清潔に保つこと，そのためにニベア系統のクリームを保湿剤として使用することがよい．

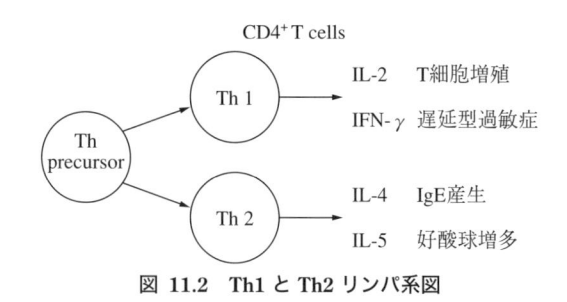

```
         CD4⁺ T cells
              Th 1  →  IL-2     T細胞増殖
           ↗          IFN-γ    遅延型過敏症
    Th
 precursor
           ↘
              Th 2  →  IL-4     IgE産生
                       IL-5     好酸球増多
```

図 11.2　Th1 と Th2 リンパ系図

近年アトピー性皮膚炎の増悪因子として皮膚セラミドの障害性が強調されてきている．セラミドは，表皮細胞間を埋める脂質性物資であり皮膚バリヤーの一部として機能しているが，アトピー性体質では減少しており，このため皮膚炎の増悪に大きく関与するとされる．当然，冬季の乾燥状態によりセラミドが変性しやすく，痒みに伴う掻破とともにセラミドの減少をきたし，アトピー性皮膚炎を悪化させる．

＜検査値＞

血中の IgE 高値・好酸球増多がアトピー性皮膚炎では特徴的であり，とくに小児ではほとんどの患者でみられる．好酸球増多の機序は，アトピー性体質では Th2 リンパ球の活性化に伴うもので，同時に血清 IgE 値の調節にも関与する（図 11.2）．肥満細胞は皮膚粘膜下に限局して存在するため，その測定は臨床的検査として適切でなく，今後は好酸球や IgE の産生調節に関与する各種サイトカインの測定がアトピー性体質の活動性の評価に役立つと考えられる．

アトピー性体質ではさまざまなアレルゲンに感作されていることが多く，特異的なアレルゲン同定検査としての RAST 法があり，これは末梢血中の非特異的な総 IgE 量を測定する RIST 法と異なり，特異的な IgE 抗体のみが測定される．臨床現場では数多くの植物性・動物性ならびに化学性物質に対する RAST 法検査が可能であり，増悪因子を回避するというアトピー性皮膚炎の原則的治療法に寄与する．

11.2　じんま疹

＜概念と病態生理＞

皮膚の発赤と腫脹や浮腫が特徴で，多くは丘疹状の膨疹としてみられ，線状・円形状から発疹が癒合して地図状になり消失するもので，多くは一過性である．皮膚疾患のなかでじんま疹はもっとも掻痒が大きいものとして知られ，ほぼ接触

表 11.3 おもな浮腫性皮膚疾患

じんま疹
虫刺され
接触性皮膚炎
血管浮腫
コリン性じんま疹

性皮膚炎と近似している．

　じんま疹は非常に炎症性の強い皮膚疾患であり，その証拠として皮膚の浮腫を伴う．表 11.3 に浮腫性皮膚疾患を示すが，これらはさまざまな皮膚疾患のなかでも強い掻痒感をきたし，自虐的なほどまで自らの手で皮膚を掻き壊すことが多いため，現行の治療法は対症的な方法のみになるので緊急の対応策が望まれる．浮腫性皮膚疾患のうちで，血管浮腫はクインケ浮腫ともよばれ，じんま疹の一種であるが，発症する部位がじんま疹より表皮の深部で脂肪組織まで及ぶため，膨疹状になりにくいのが特徴である．

　じんま疹の発症機序は I 型アレルギー機序で，局所性の真皮上層部での浮腫であり，外見的にも膨疹を形成し正常皮膚とは境界が鮮明にみられる．

　一般に人類にとっての三大苦痛とは，疼痛・掻痒・強度の不安感であり，これらのうちでいまだ治療法が確立していないのが掻痒である．問題はいろいろとあるが，疼痛ともども臨床的に客観的にそれらの程度や内容を評価できる方法がいまだ皆無であり，あくまでも患者さんの訴えのみに依存しなければならない点である．

　じんま疹の病理組織像は急性炎症性組織像を呈し，光学顕微鏡でみると局所の浮腫・血管拡張・小円形細胞浸潤・膠原線維の膨化などが認められる．図 11.3 に示すように表皮と真皮の間の浮腫である．

　アルコール摂取に伴う皮膚発疹は，外見的には多くはじんま疹の形状を呈しやすく，アルコール飲酒直後から発症することが多い．皮膚発疹はたちまち癒合し

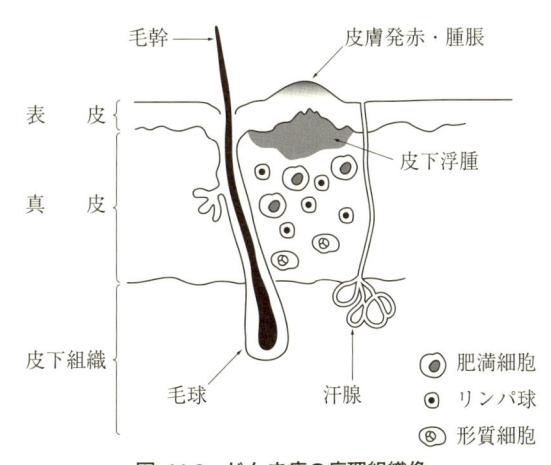

図 11.3　じんま疹の病理組織像

て地図状になりやすく，顔面などに生じると一時的に形相が変わってしまうことがある．このアルコールによる皮膚の変化は，それ自身の末梢血管拡張作用が大きく関与するもので，多くの場合はアルコール性代謝酵素（ADH）の不足のために惹起される．アルコールによるじんま疹では声帯浮腫を伴う場合があり，日本人の数十％を占めるADH欠乏者に対するアルコール飲酒は回避すべきである．

＜症　　状＞

自覚症状

皮膚の発赤・痒み時に出血やびらん・潰瘍などがみられ，多くのじんま疹は皮膚病変に限局して発症することが多い．Ⅰ型アレルギー機序のなかでもっとも危険なアナフィラキシーの一分症として発症した場合には，最悪ではショックあるいは声帯浮腫による窒息などで一命を落とすこともある．それ故，じんま疹といえども侮らず既往歴について詳しい問診などが必須となる

他覚所見

当初は，線状・円形状であり，やがて発疹は癒合して地図状になるが，多くは一過性の所見であるのが特徴で，経過観察にてやがて発疹は消失する．

痒みに対する根治的治療法は，ないといえる．一般には対症療法が主体で，局所の安静・冷罨法(れいあんぽう)・鎮静剤や時に三環系抗うつ薬の投与・透析患者での局所麻酔薬であるキシロカイン点滴療法などが行われるが，確実性のあるものはなく，臨床上きわめて多いとされる老人性掻痒症も含め今後の検討課題といえる．過去にモルヒネの誘導体が掻痒に対して期待されたことがあるが，眠気や便秘などのために臨床治験が断念された経緯がある．

＜原　　因＞

じんま疹の原因は抗原物質（アレルゲン）であり実に多くの物質があるが，ヒトにもっとも身近なものとしては食物と各種の虫類ならびに薬物などがある（表11.4）．表11.5はじんま疹の分類を示すが大別して原因不明のものと，食物や虫刺されなどの原因の明らかなものからなる．そのほかにアレルギー性・急性・慢性・物理性などのじんま疹の4型に分類することもある．なお，物理性じんま疹は，圧迫や摩擦などによる機械性・寒冷性・温熱刺激による温熱性・発汗刺激や感情的興奮などによるコリン性ならびにまれに日光照射によるものなどが知られている．寒冷じんま疹は特殊なもので，低温環境の中でγグロブリンが関与して発症するものである．

先天的にアルコールを代謝する酵素（ADH）の欠損によるアルコール性じんま疹は，飲酒後アルコールを代謝しにくいため，末梢血管拡張ならびに血管外漏出がみられじんま疹様の膨疹が出現するもので，多くは少量のアルコール摂取による酩酊とともに発現する．この場合には，採血に伴う酒精綿にて皮膚を消毒する

表 11.4　じんま疹のアレルゲンとなる物質

食　物
　　魚貝類：エビ・カニ・白身の魚（サバ・アジ・ニシンなど）・貝類（ホッキ・アオヤギなど）・牛乳・タマゴなど
　　植　物：ソバの実・イモ類・ニンニク・各種花粉など
　　嗜好品：アルコール・コショウ・ワサビ・カラシなど
金　属
　　ステンレス・鉄・ニッケル・金など
薬　物
　　抗菌薬・抗腫瘍薬・非ステロイド系消炎鎮痛薬・抗リウマチ薬など
微生物
　　カビ類
　　真菌類：アスペルギルスなど
その他
　　腕時計の革バンド・プラスチック製品など

表 11.5　じんま疹の分類

原因不明	原因別
一過性じんま疹	食物性
固定疹	アルコール性
寒冷じんま疹	虫刺され
	その他

ことによってもじんま疹が生ずることがしばしばみられる．

　薬剤による皮膚病変は，臨床現場ではよくみられるが，じんま疹様発疹を呈することは多くなく，普通は掻痒を認めることは少ない．しかしまれに掻痒を伴う場合があり，かつ構造式などの類似した同系統の薬物の服用にても湿疹が発症するのが特徴である．

　蚊などの虫刺されによっても，原因が特定し難いいわゆる本来のじんま疹と同様な病像を呈するが，これは蚊の有する中毒性物質がヒトにもアレルゲンとして働き発症するもので，じんま疹と同じ掻痒を伴う丘疹状の膨疹であり，強い掻痒のため掻破するため発疹はさらに拡大し，治癒の遷延につながる．

＜検　査＞

　アレルギー体質の問診（とくに食物・薬物・飲料水など）は，じんま疹の診断には有用である．じんま疹は何らかの原因のために発症するが，一般にはそれらの原因の特定は容易ではなく，常日頃から食物やある種の薬物などでじんま疹が発症したか否かの聞き取りは重要な診断の参考となる．次に原因となる物質を生体に負荷してアレルゲンを同定する方法があり，被疑物質を用いた皮膚試験・点眼試験・点鼻試験などが臨床の現場で実施され，そのことにより日常生活でのじんま疹の発症を回避することができるが，少量のアレルゲンでも強いアレルギー反応を起こす場合があるため，安易に実施すべきではない．

アトピー性皮膚炎と同様に，試験管内でアレルゲンを同定する方法であるRAST法による検査が日常診療上実施されている．これは，アレルゲンに対する特異的抗体であるレアギンを特定するもので，検査費はそれほど安価ではないが簡便な方法である．そのほか，I型アレルギー機序がその発症に関与する場合が多いため，末梢血中のIgE値測定と好酸球増多の確認も重要である．

人工じんま疹は，前腕内側など毛の少ない皮膚において比較的鋭利なもので皮膚を圧しながら線を引くと，数分後に赤い帯状の線がみられ，時に膨疹とまれに水腫を伴うことがあり，これをさす．一般にアレルギー体質でないヒトでは，このような物理的な刺激には反応しづらく，人工じんま疹は非発症時でのじんま疹発症のしやすい体質の有無を知るのに用いられる．

11.3 光線過敏症

＜概念と病態生理＞

光線過敏症は，日光過敏症といわれていた疾患であるが，必ずしも自然光のみでなく白色灯や蛍光灯あるいは特殊な発光体に対しても皮膚病変が惹起されることから近年になり呼称が変更となった．表11.6に示すように，光線過敏症には二つのタイプがあり，先天性として色素性乾皮症・種痘様水疱症・ポルフィリン症が，後天性として光線過敏性薬疹・慢性光線性皮膚炎・多形日光疹・日光じんま疹などが含まれる．なお，ポルフィリン症でみられる光線過敏症は先天性の鉄タンパク代謝異常により惹起される．これらに共通していえることは露出した皮膚に発するもので，同時に露出していない皮膚にも発疹ができていれば，光線過敏症以外の可能性が高くなる．光化学反応による皮膚毒性発現であり，普通の光線（可視・非可視（赤外線・紫外線など））照射されると皮膚に異常をきたすもので，体内に取り込まれたか，あるいは体内に存在する物質が光感作物質として作用することにより光照射部位に湿疹反応を生じる．

光線過敏症の発症機序は光毒性と光アレルギーに分類される．光毒性とは，皮膚に存在する物質（光感作物質）が特定の波長光線を吸収して細胞内で光感作物質が作用して物質が生じて起こる．その物質はソラレン・アントラセン・プロトポルフィンなどがあり，これらが組織を障害する．この場合では，これら感作物質が十分量存在し，かつ特定波長の光線が豊富にあれば，何れのヒトにも起こりえる．一方，光アレルギー性では，皮膚にある光感作物質が特定波長の光線を吸収すると体質にて光抗原ができ，これが生体タンパク質と結合してタンパクの完全抗原となって皮膚に光アレルギーを起こす．すなわち，この場合は光抗原が誘導されやすいヒトのみに発症することになる．

表 11.6 光線過敏症の分類

内因性
 先天性（色素性乾皮症・種痘様水疱症，ポリフィリン症）
 後天性（光線過敏性薬疹・慢性光線性皮膚炎・多形日光疹・日光じんま疹）

外因性
 1）発症機序から
  光毒性
  光アレルギー性
 2）原因別から
  ビタミンやミネラルの不足
  化粧品
  薬物

表 11.7 IV型アレルギー反応の特徴

小円形細胞浸潤
 とくにリンパ球・形質細胞など
末梢血中γグロブリン増加
ある種のサイトカインが増加
炎症病巣にγグロブリン沈着
血中免疫複合体陽性

＜症　　状＞

　発赤・熱感・落屑時に出血などが露出した皮膚の部位ならびに，顔・髪に被われた耳たぶ・首の後部・Vネックシャツを着た前胸部・前腕部の手の甲・女性では下腿前面などにみられる．光線過敏症の病像の程度はさまざまであり，顔面や露出した皮膚が軽度に発赤するものから，皮膚の強度の発赤と腫脹ならびに皮膚の落屑とびらんや潰瘍，ときに局所の感染を合併するものまであり，とくに膠原病に合併した光線過敏症では局所の潰瘍部が色素沈着を伴って瘢痕化して治癒することもしばしば認められ，顔貌が変化してしまうこともある．

＜原　　因＞

　発症機序はIV型アレルギー機序によるが，光毒性に基づく場合にはある一定以上の外因性刺激物質が負荷された経緯がなければならず，この場合には得てして明確化されにくいことが多い．光線が薬物と皮膚タンパクの結合を促進し，IV型アレルギー機序にて発症する場合には，アレルギー体質が存在するか否かが最重要事項といえるため詳細な聴取が行われる．表11.7は，光線過敏症の発症に関与するIV型アレルギー機序の特徴を示す．いわゆる自己の生体成分が光線により修飾されて病原性を誘導されることから，内容的には自己免疫性疾患の範疇に入るといえる．しかし，光線過敏症で光毒性による場合には，非アレルギー機序にて起こるため，自己免疫疾患ではない．
　数多い膠原病のなかでとくに全身性血管炎が強く，内科系疾患ではもっとも多彩な皮膚病変を合併することで知られている全身性エリテマトーデス（SLE）では，紫外線照射が誘発因子となることが知られ，とくに基礎疾患の増悪をきたしたりSLEの発症に関与することがある．SLEは，全身性血管炎のため腎臓・心臓・肺ときに脳血管の障害をきたし，約10〜20％は依然として進行性疾患であり難治性に指定されているが，これら内臓障害をきたす以外に，皮膚病変が特異的に障害される場合があり，内臓障害合併が少なく比較的予後良好な場合が多い．
　薬物による皮膚疾患としてもっとも有名なのがスティーヴンズ-ジョンソン（SJS）

表 11.8　日光過敏症をきたしやすい薬剤
ニューキノロン（ガチフロキサシンを除く）
チアジド系利尿薬
テトラサイクリン
スルホニル尿素系薬
スルホン酸アミド

表 11.9　IV型アレルギー診断用検査
皮膚テスト（抗原 PHA, ConA, NTB など）
　パッチテスト
　皮内テスト
Th1/Th2 リンパ球比率
リンパ球芽球化試験（LST 試験）
その他：補体測定（CH50）など

症候群とその増悪型の中毒性皮膚剝奪症であるが，表 11.8 に示すようにいくつかの薬物が後者を惹起する．これらのうちで，使用頻度が高く臨床的有用性の高いニューキノロン製剤は有名であり，その服用コンプライアンスにあたってはきっちりとする必要がある．

<検　査>

まず問診が重要である．もともと，食物や薬物あるいは化粧品など多くの外因性物質に対してアレルギー体質があるのかを聴取するが，同時に膠原病などの内科的疾患にて治療中か否かについても明らかにする．とくに，原因は不明でも過去に皮膚発疹を頻発したか否かも詳細に聞き取り調査をすることが必要である．

表 11.9 はIV型アレルギー検査法を示すが，まずパッチテストが行われる．この際に特殊な光を皮膚に照射するが，薬物の場合には被疑薬を貼付する．その際に，被疑薬を服用させておいてから光照射をして光線過敏症であるかを知る内服照射試験も行われる．光照射検査は，患者の皮膚に通常では紅斑が生じない程度の弱い光量や波長で紅斑が出現するか否か，また実際にできた皮疹と同じものができるかをみて判定するものである．

光線過敏症に特異的な臨床検査はないのが現状であるが，IV型アレルギーが関与したと考えられる日光過敏症の患者に実際に血液検査あるいは尿検査を実施しても特異性の高いものはなく，状況証拠的な検査値が併存するのみである．

演習問題

問 1　アトピー性皮膚炎の増加因子に関与するセラミドとは何か簡単に説明せよ．

問 2　I 型アレルギー機序にて発症する疾患を羅列せよ．

問 3　結核症は，IV 型アレルギー機序で発症することが知られているが，その根拠となる理由を説明せよ．

問 4　ある疾患の発症が，I 型アレルギー機序によるか否かを明らかにする臨床検査について説明せよ．

12 婦人科疾患

【総　論】
　女性の生殖器にかかわる病気を婦人科疾患とよぶ．婦人科疾患には子宮筋腫などの子宮や卵巣，膣などの疾患に加え，さらに女性のホルモン，つまり内分泌と関係のある疾患も含まれ，とくに不妊症，更年期障害，月経異常や思春期の問題なども婦人科が取り扱う重要な対象になる．このように，婦人科は広い範囲の疾患や病態を対象にするが，本章では月経異常，更年期障害および子宮筋腫を選び，これらに対して，基本概念，原因および病態などについて述べる．

12.1　月経異常

<概　念>
　性成熟期にある女性は，妊娠時と授乳期を除くと，通常28日前後の周期で子宮からの出血，すなわち月経を繰り返す．これは，周期的に分泌される性ステロイドホルモンに反応して，子宮内膜が卵巣から剥脱した結果起こる．この性ステロイドホルモンの分泌周期は脳下垂体から性腺刺激ホルモン（ゴナドトロピン，gonadotropin），さらに上位の視床下部からのゴナドトロピン放出ホルモン（gonadotropin releasing hormone：GnRH）により調節されている．したがって，視床下部，脳下垂体，卵巣，子宮内膜の異常によって月経に異常が起こりうる．また，子宮からの流出路である膣，外陰の異常も月経異常の原因となりうる．さまざまな月経異常を表12.1に分類して掲げ，それらの定義を示した．

<原　因>
　月経異常とは性成熟期の女性における，月経に関するさまざまな異常すべてをさす．一つの疾病として理解されるものではなく，むしろ症候と考えられる．原因もホルモン異常などの機能的なものから器質的疾病まであり，さらには原因不明のものまである．おもな原因は表12.2に示すように，多くが無排卵によるものである．月経異常には，性成熟期であるにもかかわらず月経が欠如していること（無月経），月経周期の異常，月経血量の異常，月経持続日数の異常，月経随伴症状の異常，月経開始および閉止の異常など月経周期と関連する症状が含まれる．

表 12.1　月経異常の分類

1. **月経の欠如**
    a．生理的無月経 physiologic amenorrhea：
    ①初経以前
    ②妊娠性無月経
    ③授乳性無月経
    ④閉経以後
    b．病的無月経 pathologic amenorrhea：生理的無月経以外の月経の欠如
    ①原発性無月経 primary amenorrhea：満18歳を過ぎても初経の起こらないもの
    ②続発性無月経 secondary amenorrhea：それまであった月経が3ヵ月以上停止したもの

2. **月経の周期の異常**
    月経周期とは，月経開始日より起算して，次回月経開始前日までの日数をいう．正常月経とは周期日数が25～38日の間にあり，その変動が6日以内のものをいう．
    a．頻発月経 polymenorrhea：月経周期が短縮し，24日以内で発来した月経
    b．希発月経 oligomenorrhea：月経周期が延長し，39日以上で発来した月経
    c．不整周期 irregular menstruation：正常周期にあてはまらない月経周期

3. **月経持続日数および血量の異常**
    月経持続日数の正常範囲は3～7日．
    a．過短月経 tooshort menstruation：出血日数が2日以内の月経
    b．過長月経 prolonged menstruation：出血日数が8日以上続く月経
    c．過多月経 hypermenorrhea：月経血量が異常に多いもの
    d．過少月経 hypomenorrhea：月経血量が異常に少ないもの

4. **月経随伴症状の異常**
    a．月経困難症 dysmenorrhea：月経期間中に，月経に随伴して起きる病的症状
    b．月経前症候群 premenstrual syndrome（PMS）：月経開始の3～10日くらい前から始まる精神的，身体的症状で月経開始とともに減少ないし消失する症状．月経前緊張症 premenstrualtension ともいわれる

5. **月経の開始の異常**
    a．早発月経 menarche praecox：10歳末満での初経発来
    b．遅発月経 menarche tarda：15歳以上での初経発来

6. **月経の閉止の異常**
    a．早発閉経 menopause praecox：43歳末満で閉経*が起こる
    b．遅発閉経 menopause tarda：55歳以後に閉経が起こる

*閉経とは，卵巣機能の衰退または消失によって起こる月経の永久的な閉止であり，更年期婦人において明らかな原因がなく月経が1年以上ないとき，閉経と判断してよい．

表 12.2　月経周期異常の内訳（1774例）

無排卵性無月経症	41%
無排卵周期症	24.7%
無排卵性機能性出血	11.5%
排卵遅延症	13.4%
排卵早発症	1.7%
短楕黄体期	7.7%

〔永田行博：不妊と卵巣機能，臨婦産，**38**(1)，47（1984）より引用〕

●無月経

　性成熟期を迎えた女性で月経が起こらない状態を無月経という．これは，生まれてから一度も月経のない原発性無月経と，一度は月経がきたものの無月経の状態に陥った続発性無月経とに分けられ，原因は異なる．

　両者の定義では，原発性無月経は満18歳を迎えても初経がこない状態，続発性無月経はそれまであった月経が3ヵ月以上停止している状態をいう．

1）原発性無月経

　原発性無月経には，染色体異常，性腺発生異常，性管形成異常，内分泌系の異常，全身疾患に伴うものなど多くのものが含まれ，原因は一様ではない．表12.3に原発性無月経を分類して示す．生まれてから一度も月経がこない状態を，原発性無月経という．原発性無月経の原因の大半は先天的な異常によるもので，染色体の異常がもっとも多い．その場合は卵巣が発達してないため，妊娠することができない．

a）正常ゴナドトロピン性無月経：子宮を欠損することにより月経が起こらない病態であり，子宮性無月経ともいう．ロキタンスキー-キュスター-ハウザー（Rokitansky-Küster-Hauser）症候群が代表的な疾患である．月経流出経路に解剖学的な異常を認めるものは潜伏月経とよばれる．

b）高ゴナドトロピン性無月経：純型性腺形成異常症（pure gonadal dysgenesis）

表12.3　原発性無月経の分類

1．**正常ゴナドトロピン性**（ゴナドトロピン値正常のもの）：子宮性無月経ともいう
　　①ロキタンスキー-キュスター-ハウザー症候群（子宮・膣欠損）
　　②その他の子宮・膣欠損症
2．**高ゴナドトロピン性**（ゴナドトロピン値高値のもの）
　ａ．卵巣形成障害
　　①純型性腺形成異常（46XXまたは46XYのもの）
　　②混合型性腺形成異常（46XX/46XY）
　　③ターナー症候群（45XOおよびモザイク）
　ｂ．精巣性女性化症候群（46XY）
　ｃ．卵巣のゴナドトロピン感受性障害（46XX）：ゴナドトロピン抵抗性卵巣
　ｄ．二次性卵巣機能欠落（46XX）
3．**低ゴナドトロピン性**（ゴナドトロピン低値のもの）
　ａ．性成熟の遅延：遅発思春期
　ｂ．下垂体機能障害
　　①先天性ゴナドトロピン欠損症（カルマン症候群）
　　②二次性下垂体機能障害
　ｃ．視床下部機能障害
　　①視床下部性原発性無月経
　　②マルファン（Marfan）症候群
　　③フレーリッヒ（Fröhlich）症候群
　　④ローレンス-ムーン-ビードル（Laurence-Moon-Biedle）症候群
　ｄ．内分泌系の異常に伴うもの
　　①先天性副腎過形成（副腎性器症候群）
　　②甲状腺機能低下症
　ｅ．全身的・精神的原因によるもの

には核型が XX のものと XY のものがあるが，いずれも性腺は卵巣でかつ痕跡的となっているのが特徴である．混合型性腺形成異常症（mixed gonadal dysgenesis）は，性腺の一方が精巣で，代表的なものがターナー（Turner）症候群である．これは，卵巣の中に卵胞のもとになる原始卵胞が存在せず，したがって，いつまでたっても排卵することはないため，原発性無月経となる．正常女性核型が XX であるのに対し，ターナー症候群では，X 染色体のうち 1 本が完全または部分的に欠失している（X, XO）．著しい低身長，首周りの襞（翼状頸），心臓病，不妊，第二次性徴の欠如などがある．他方が痕跡的性腺となっているもので，46XX／46XY などさまざまな核型のものが存在しうる．

精巣性女性化症候群（testicular feminization syndrome）は，性染色体は XY と男性型で，精巣を有しテストステロン分泌が正常であるにもかかわらず，表現型が女性型となるものである．アンドロゲンレセプターの異常によりアンドロゲン不応であることが疾患の本態である．

ゴナドトロピン抵抗性卵巣は，ゴナドトロピンの刺激による卵巣機能の発現が先天的にみられない状態であり，二次性徴の発現がなく無月経である．

c）低ゴナドトロピン性無月経：カルマン（Kallmann）症候群は，下垂体からのゴナドトロピン分泌が先天的に欠損しているもので，嗅覚の脱失を伴うのが特徴である．

視床下部からの GnRH 分泌が先天的に不十分または欠損していることにより無月経となっている状態が，視床下部性原発性無月経である．

副腎性器症候群は，染色体は 46XX であるが，アンドロゲンの過剰分泌により外性器が男性化女性半陰陽の状態となる．アンドロゲン過剰に伴うさまざまな症状をきたす．

2）続発性無月経

続発性無月経の分類を表 12.4 に示す．脳（視床下部－下垂体）－卵巣－子宮のホルモンネットワークが破綻すると，月経の周期的異常が引き起こされる．それぞれ障害を受ける部位によって，視床下部性無月経，下垂体性無月経，卵巣性無月経および子宮性無月経に分類される．続発性無月経でもっとも多いのは視床下部性無月経であり，80％以上を占める．

a）子宮性無月経：子宮性無月経は，子宮腔の癒着により子宮内膜が機能を失った状態である．子宮性無月経は，クラミジアなどの感染症による炎症性子宮性無月経と子宮内容除去術に起因する外傷性子宮性無月経に分けられる．

b）卵巣性無月経：40 歳以前に無月経，高ゴナドトロピン値および低エストロゲン値を示す症候群を早発閉経という．ゴナドトロピン抵抗性卵巣も類似するが，卵巣に卵胞が存在する点が異なる．

多嚢胞性卵巣症候群は，卵胞が卵巣の中に多く形成され，排卵に障害をきたす状態をいう．

c）下垂体性無月経：下垂体性無月経に分類されるシーハン（Sheehan）症候群は，分娩時の大出血など産科的ショックに引き続いて起こる下垂体の広汎な壊死

表 12.4　続発性無月経の分類

1．生理的無月経
　a．妊娠
　b．産褥，授乳
　c．閉経
2．病的無月経
　a．子宮性無月経
　　①炎症性子宮性無月経
　　②外傷性子宮性無月経
　b．卵巣性無月経
　　①早発閉経
　　②ゴナドトロピン抵抗性卵巣
　　③多嚢胞性卵巣症候群
　c．下垂体性無月経
　　①シーハン症候群
　　②下垂体腫瘍，鞍上部腫瘍
　　③エンプティセラ症候群
　　④二次的下垂体機能低下
　d．視床下部性無月経
　　①視床下部機能障害
　　②神経性食欲不振症
　　③医原性（薬物性）無月経
　　④心因性無月経
　　⑤無月経-乳汁漏出症候群の一部
　　⑥全身疾患，内分泌疾患に伴うもの
　e．**プロラクチン関連疾患**

によるものであり，無月経だけでなく，易疲労性など全身の症状が出現する．

　脳の下垂体に腫瘍ができ，高プロラクチン血症という病気のために視床下部の働きが低下して，月経が止まることもある．下垂体腫瘍のうち，無月経をきたす代表的なものはプロラクチン産生下垂体腫瘍（prolactin producing pituitary tumor）およびプロラクチノーマ（prolactinoma）である．また，鞍上部腫瘍（suprasellar tumor）も下垂体茎を圧排することにより，プロラクチン抑制因子（prolactin inhibiting factor：PIF）の下垂体前葉への到達を阻害し，高プロラクチン血症をきたし無月経となる．

　エンプティセラ症候群は，トルコ鞍（下垂体が入っている脳基底部の骨構造）を分離する脳周囲の脳脊髄液を正常に保つ保護組織に欠損がある疾患である．その結果，脳脊髄液が下垂体とトルコ鞍の壁を圧迫するため，トルコ鞍は拡大し，下垂体は縮小するため無月経となる．また，ここにあげた原因以外により二次的に下垂体の機能が低下することによっても無月経となることがある．

　d）視床下部性無月経：視床下部性無月経は，下垂体の働きをコントロールしている脳の視床下部の障害によって起こると考えられている．視床下部性無月経では，視床下部からの GnRH の分泌不全によりゴナドトロピンの分泌障害をきたしたものと理解されている．

　e）プロラクチン関連疾患：プロラクチン関連疾患に分類されるものには高プロ

ラクチン血症と潜在性高プロラクチン血症が含まれるが，これらのものは下垂体性無月経で示すような明らかな下垂体腫瘍がみられないものをいう．

●月経周期の異常

　　正常な生理周期は28日前後である．しかし，毎回の生理と生理の間が39日以上あくものを希発月経という．生理周期が24日以内で，すぐに次の生理がきてしまうものを頻発月経という．頻発月経，希発月経はいずれも排卵性か無排卵性かによって原因が異なる．排卵性の場合は，黄体機能不全を伴うときに頻発月経となり，卵胞期の延長を伴うときに希発月経となる．無排卵性の場合は，無排卵性周期症に伴って起こることが多く，ほかに更年期の月経周期の変化としてみられることもある．

　　上述したように，月経が3ヵ月以上みられない状態を続発性無月経という．この続発性無月経と希発月経との定義上の違いは，ある1回の月経の周期が3ヵ月をこえるか否かの違いであり，両者は互いに移行しうるものと考えられる．

●月経持続日数および月経血量の異常

　　正常な生理期間は3〜7日とされているが2日以内で終わってしまう場合を過短月経という．この過短月経では日数が短いので，出血量も少ないことが多い．また，8日以上生理が続くものを過長月経という．月経血量が多い症状をきたす過多月経は，子宮筋腫や子宮内膜炎といった器質性の原因によるものと，ホルモンの分泌異常などによる機能性の原因によるものに分けられる．器質性の原因としては子宮筋腫によるものが多く，ほかに子宮内膜過形成，子宮内膜ポリープ，子宮内膜炎などの子宮内異物がある．血小板減少症や全身性疾患に伴う出血傾向なども器質性の原因といえる．機能性の原因としては，エストロゲン産生過剰による子宮内膜の増殖過剰や自律神経系の失調がある．

　　出血量がきわめて少ない場合を過少月経という．過少月経も，器質性の原因によるものと機能性の原因によるものとに大別される．器質性の原因としては，結核などの炎症や外傷による内膜異常によるものが多い．内膜掻爬後のアッシャーマン（Asherman）症候群も過少月経をきたす．機能性の原因としては性ステロイド分泌不全のための排卵障害や黄体機能不全がある．

●月経随伴症状の異常

1）月経困難症

　　月経に伴う不快な症状は，単に下腹痛だけでなく，頭痛や倦怠感など，いろいろな症状がある．これらを総括して「月経困難症」とよぶ．月経困難症（dysmenorrhea）は日常生活に支障をきたし何らかの治療を必要とする月経に伴う病的な下腹部痛，腰痛などの過度の不快な状態と定義されている．

　　月経困難症はほとんどの場合，排卵性月経に伴うものであり，規則的な月経周期を有する女性に多い．月経困難症は，器質的異常がない原発性月経困難症（primary dysmenorrhea）と，器質的疾患による二次的な続発性月経困難症（secondary dysmenorrhea）とに分けられる．

続発性月経困難症は器質性月経困難症ともよばれ，疼痛の原因となる器質性病変が骨盤腔内に存在する月経困難症をいう．器質性病変としては子宮筋腫，（内性および外性）子宮内膜症，子宮腺筋症あるいは骨盤内炎症などである．卵巣子宮内膜症や骨盤内炎症による癒着性付属器炎，癒着性骨盤腹膜炎，子宮奇形なども疼痛の原因となり得る．

2）月経前症候群

月経前2週間以内（黄体期）に周期的に発症し，月経開始後まもなく消失する精神的ならびに身体的症状を月経前症候群（premenstrual syndrome：PMS）という．この症状の主体が精神緊張であるために，月経前緊張症ともよばれる．代表的な症状として食欲不振，頭痛，疲労感，むくみ，乳房緊満感，イライラ，集中力低下などがある．

●月経開始・閉止の異常

月経開始時期の異常のうち，早発月経は早発思春期の主たる症状である．原因には，中枢神経系の腫瘍，外傷，奇形，マックキューン-オールブライト（McCune-Albright）症候群，卵巣腫瘍，副腎性器症候群，ゴナドトロピン産生腫瘍などが．早発閉経は，放射線療法，化学療法などが原因で起こる．

12.2　更 年 期 障 害

＜概　念＞

更年期とは生殖期（性成熟期）から非生殖期（老年期）への移行期をいい，一般には卵巣の活動性が消失し，永久に月経が停止する閉経の前後の10年間くらいをさす．更年期障害の原因には卵巣からのエストロゲン分泌の減少・停止あるいは環境因子や精神・気質的な要因などがあり，一般にはそれらが重複していることが多い．さまざまな身体的症状および精神神経症状が現れるのが更年期障害の特徴であるが，エストロゲンの低下に伴い急速に発現する早発症状と，閉経後数年から10年以上してから発生する遅発症状とがある．

診断では，器質的疾患（内科疾患や精神神経科疾患）を除外し，エストロゲンの低下と性腺刺激ホルモン（黄体化ホルモン/LHと卵胞刺激ホルモン/FSH）の上昇を測定することによって診断する．また，更年期の状態を客観的に評価し，自己診断するために簡略更年期指数（SMI）がよく用いられる．

更年期の定義

更年期は，閉経年齢が早い場合は更年期も早く，40歳代前半にみられることもある．わが国における閉経年齢の中央値は50.5歳であることから，年齢的には

表 12.5 更年期症状（不定愁訴）の分類

1. 血管運動神経系
   ほてり，のぼせ，動悸，異常な発汗，冷え
2. 知覚系，運動器系
   しびれ，腰痛，肩こり，関節痛
3. 精神神経系
   頭痛，めまい，耳鳴，不眠，不安，憂うつ
4. 消化器系
   悪心，嘔吐，食欲不振，便秘
5. 外分泌系
   口腔や外陰部の乾燥感
6. 泌尿器系，生殖器系
   頻尿，排尿時痛，外陰部のかゆみ，不正出血
7. その他
   全身倦怠感，腹痛，むくみ

45～55歳くらいが更年期の時期に相当すると通常考えられている．しかし，55歳以上の女性においても更年期の不定愁訴を訴えることが少なくないことを経験している．わが国の女性における閉経年齢の90％タイル値が約56歳で，10％の女性が57歳以降もなお月経があるという現実がある．その一方で，閉経年齢の10％タイル値は45歳で，10％の女性が40歳くらいから更年期を迎えることになる．以上から，更年期の世代を幅広くとらえるならば，45～65歳未満と考えるべきである．また日本産科婦人科学会では45歳未満の閉経を病的なものとみなし，早発閉経として自然閉経と区別している．

表12.5に示すいわゆるのぼせ，発汗，イライラ，腰痛，頭痛，肩こりなどの不定愁訴が認められると更年期症状（障害）としがちであるが，その基本には卵巣機能の衰退が存在することを考慮しなければならない．

更年期という時期は成熟期から老年期への移行期に位置し，内分泌環境の急激な変化，心理・社会因子の影響を受けやすい時期にあたり，さまざまな不定愁訴が出やすい．しかし，同じく更年期にある女性であっても，更年期障害の症状をほとんど訴えない人もいれば，その一方で症状が激しく治療の対象になる人まであり，更年期にみられる不定愁訴は個人差が著しい．更年期の不定愁訴の有無，強さは，個人の性格，職業の有無，生活習慣などにより左右されると考えられている．

＜定　義＞

更年期障害とは，「更年期女性にみられる多種多様の症候群で，器質的変化に相応しない，自律神経失調症を中心とした不定愁訴を主訴とする症候群」とされている（日本産科婦人科学会）．更年期女性の多くは，後述するような心身の変化を多少は経験しているが，それが日常生活の障害となるほどのものは2～3割程度と推測される．

中高年に発生する不定愁訴

不定愁訴とは，漠然とした変化しやすい身体的愁訴が主体で，これに見合う器質的疾患の裏づけが捉えにくい主観的な訴えをいう．訴えとしては，"からだがだるい"，"疲れやすい"，"足が重い"，"動悸がする"，"息がきれる"，"肩がこる"など多種多様である．また，日によって，あるいは1日のうちでも症状が変わり，現れ方にムラがあるのが特徴である．更年期の症状をもたらすのは単に女性ホルモンの現象という肉体的変化だけでなく，その人の体質や性格，家庭や職場の環境，精神的ストレスの有無などもかかわってくるからだと考えられるため，症状の現れ方に個人差がある．

この不定愁訴は，自律神経失調症と大きなかかわりがあると思われている．中高年になると加齢に伴う身体・精神機能の低下がみられるが，とくに女性においてはエストロゲンの急激な低下のため，男性に比べさまざまな症状がみられやすい．中高年のなかでもいわゆる更年期にはこれらの症状が起こりやすく，更年期に不定愁訴が現れた場合にそれを一般に更年期障害という．更年期障害でみられるおもな不定愁訴の症状は大きく次の三つに分類することができる．

① **血管運動神経・自律神経症状**：冷え性，動悸，めまいなど

これらの症状は，エストロゲンの急激な低下に関連するものといわれており，実際，エストロゲンの補充療法により，これらの症状は改善する．なお，のぼせ，ほてりは欧米人ではよくみられるが，日本人では少ない．

② **精神神経症状**：頭痛，頭重，気分不安定，憂うつ，逆上感など

更年期の年代における心理・社会・環境的因子（子供の自立，閉経を迎えたこと，悪性腫瘍への恐怖など）がその発症に関連する．また，エストロゲンの低下をはじめとする内分泌系の変動は中枢神経系にも影響を及ぼし，その結果，さまざまな精神神経症状が出現するものとも考えられている．

③ **運動器症状**：肩こり，腰痛などおもに身体機能の老化による．

<診　断>

更年期には多彩な不定愁訴の症状が，一定の規則なしに，現れることが多い．これらの臨床症状を把握し，客観性をもたせるために，いろいろなスコアリングの試みがなされている．クッパーマンの更年期指数（Kupperman's Menopause Index）はその代表的なものであり，わが国においてもよく利用されている．しかし不定愁訴スコアリング的な面が強く，必ずしも卵巣機能低下をそれほど強調していない面もあるため，訴えの多い場合は年齢に関係なく高いスコアが出ることも多い．表12.6に示す簡略更年期指数（Simplified Menopause Index：SMI）は，小山らにより提唱され，1990年ごろより，わが国でよく使用されてきている．SMIは外来ですぐ実施できること，エストロゲン低下をよく反映していること，臨床症状と点数がよく合っていること，を目標として作成されている．SMIでは，自分の症状に合わせて各項目の点数をつけて，10項目の点数を合計し自己採点評

表 12.6 簡略更年期指数 (SMI)

症状の程度に応じ，自分で○印をつけてから点数を入れ，その合計点数をもとにチェックする．
どれか1つの症状でも強く出ていれば強に○をつける．

症状	強	中	弱	無	点数
①顔がほてる	10	6	3	0	
②汗をかきやすい	10	6	3	0	
③腰や手足が冷えやすい	14	9	5	0	
④息切れ，動悸がする	12	8	4	0	
⑤寝つきが悪い，眠りが浅い	14	9	5	0	
⑥怒りやすく，すぐイライラする	12	8	4	0	
⑦くよくよしたり，憂うつになる	7	5	3	0	
⑧頭痛，めまい，吐き気がよくある	7	5	3	0	
⑨疲れやすい	7	4	2	0	
⑩肩こり，腰痛，手足の痛みがある	7	5	3	0	
				合計点	

簡略更年期指数の自己採点の評価法

0〜25点→上手に更年期を過ごしている．これまでの生活態度を続けてよい．
26〜50点→食事，運動などに注意をはらい，無理のない生活様式を奨める．
51〜65点→医師の診察を受け，生活指導，カウンセリング，薬物療法を受けた方がよい．
66〜80点→長期間（半年以上）の計画的な治療の必要がある．
81〜100点→各科の精密検査を受け，更年期障害のみである場合は，専門医の長期の計画的な対応が必要である．

価法の点数に照らし合わせて評価する．一般に，更年期障害で外来を受診する場合は50〜70点くらいを示すことが多く，治療が適切であれば1〜2ヵ月くらいで30〜50％の減点を示すことが多い．

更年期の女性で前述の不定愁訴がみられ，それらが強い場合，更年期障害といわれるが，更年期障害の診断・治療には注意が必要である．更年期障害は症候群であり，除外診断によってなされる診断であることを常に忘れてはならない．まず，訴えられる愁訴を起こす器質的疾患（内科，整形外科，精神科疾患）を除外し，エストロゲンの低下と性腺刺激ホルモン（黄体化ホルモン/LHと卵胞刺激ホルモン/FSH）の上昇を測定することによって診断する．

内科，整形外科，精神科疾患，ならびに器質的婦人科疾患の有無をみるために，表12.7に示した検査を行う．これらの検査により特定の疾患が同定されれば，まずその治療を行う．内科，整形外科的疾患は客観的な所見が現れやすいので比較的その診断は容易であるが，精神科疾患はその診断が時として困難である．一見，更年期障害と思われても実際は精神科疾患であるものがあり，更年期不定愁訴をみる場合には常に精神科疾患を念頭におかねばならない．認められる所見が低エストロゲン状態のみで，更年期不定愁訴を示す，内科，整形外科，精神科疾患が明らかにできない場合にはじめて，更年期障害と診断する．

表 12.7　更年期不定愁訴の原因・疾患を診断するのに必要な検査

①全身身体所見の把握（血圧測定，胸部聴診など）
②器質的婦人科疾病の除外：婦人科的診断
③低エストロゲン状態の確認：血中エストラジオール，FSH（卵胞刺激ホルモン），LH（黄体ホルモン）の測定
④うつ病の確認：心理テスト
⑤貧血の除外：血球数算定
⑥甲状腺疾患の除外：血中 T3（トリヨードチロニン），T4（テトラヨードチロニン），TSH（甲状腺刺激ホルモン）の測定
⑦肝機能障害，腎機能障害，炎症疾患の除外：GOT（グルタミン酸オキザロ酢酸トランスアミナーゼ），GPT（グルタミン酸ピルビン酸トランスアミナーゼ），クレアチニン，BUN（血中尿素窒素），CRP（C 反応性タンパク）
⑧骨粗鬆症の除外：骨密度の測定
⑨心疾患の除外：心電図，胸部 X 線撮影

12.3　子宮筋腫

＜概　念＞

　　子宮筋腫は中高年女性の 20～30％に発見されるもっとも一般的な良性腫瘍である．以前は自覚症状のない子宮筋腫は診断されない場合が多かったが，超音波断層法などの画像診断の普及により無症状子宮筋腫の発見率が上昇した．しかし良性の腫瘍であるために，過多月経，月経困難症，貧血などの臨床症状があれば治療の対象となるが，無症状の場合は治療を必要としないことが多い．

＜定義・病態＞

定義・羅患率

　　子宮筋層の平滑筋から発生する良性腫瘍で，筋腫ができる部位によって，漿膜下筋腫，筋層内筋腫，粘膜下筋腫の三つに分けられる．婦人科外来患者の約 5％を占める．35 歳以上の婦人の 12～28％に筋腫が発見されるという報告がある．

病　　態

　　筋腫は初経開始前にはみられず，また閉経後に発生，増大することはない．これは，本疾患がエストロゲン依存性を有することを意味する．

　　子宮の構造を図 12.1 に示す．子宮は骨盤の真中にあり，その前方には膀胱，後方には直腸がある．卵巣では卵子がつくられ，卵管を通して子宮に運ばれる．また卵巣は女性ホルモンの分泌も行う．子宮内膜は受精卵が着床する部位で，着床しない場合には月経時にはがれて血液とともに膣から体外に排出される．子宮筋層は厚さが約 2 cm の平滑筋という筋肉でできていて，子宮の大部分を占めている．

　　子宮筋腫が子宮の中のどの部分にできるかによって症状や治療の方法が少しず

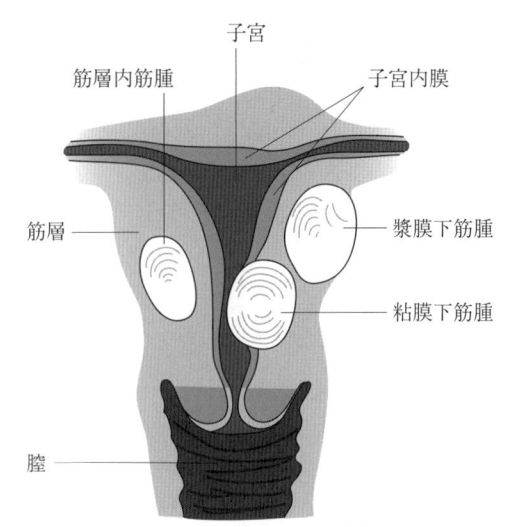

図 12.1 子宮筋腫の発生部位

つ違う．図 12.1 に示すように子宮筋腫が子宮の筋肉の中に埋まっているような場合，これを筋層内筋腫とよぶ．筋腫のなかには子宮の筋肉の外側や内側に突き出してくるものがあり，これには二つのタイプがある．子宮の筋肉の外側は腹膜（漿膜）に覆われ，内側は月経の時に剥がれ落ちる子宮内膜（粘膜）に覆われている．そこで，外側に突き出してくるものは，漿膜の下にある筋腫ということから漿膜下筋腫，内側に突き出すものは，粘膜の下にあることから粘膜下筋腫とよぶ．また，粘膜下筋腫が子宮の内腔にどんどん押し出されると子宮の入り口から腟の方に突き出してくる．これを筋腫分娩とよんでいる．

＜診　断＞

症状・臨床所見

　表 12.8 に子宮筋腫に伴う症状を掲げる．子宮筋腫は良性腫瘍であるため，筋腫が小さく，症状がない場合は特別な治療の必要はないが，筋腫が大きく成長すると強い月経痛や過多月経（月経時の出血量が多いこと），貧血などの症状や，さらには不妊や流産，分娩障害などの重大な症状を引き起こすことがある．下腹部の腰痛感の自覚・過多月経・鉄欠乏性貧血・月経困難症・腰痛・頻尿・便秘などは子宮筋腫を疑わせる症状である．粘膜下筋腫では過多月経や貧血を伴うことが多く，漿膜下筋腫ではたとえ大きくとも無症状のことも多い．

触診・内診

　子宮筋腫の検査方法では，問診の後，内診を行い，子宮の大きさや卵巣の大きさ，子宮の硬さ，子宮筋腫の有無，子宮筋腫の位置や大きさ，子宮と周辺臓器の癒着の有無を調べる．内診は，内診台というベッドに患者を横にさせ，最初は腹部触診で腹部の外側から診断する．大きな子宮筋腫の場合は，腹部を触診すると

表 12.8　子宮筋腫の症状

過多月経	月経時に大量に出血したり，月経の期間が10日以上続いたりする．過多月経が子宮筋腫の症状の大部分を占める．
月経痛	月経時に強い痛みを感じる．
不妊・流産	子宮内膜の血液循環が悪化し，受精卵が着床しにくくなる．
圧迫症状	筋腫の増大により子宮や下腹部などが圧迫され，頻尿や便秘，下腹部痛や腰痛を起こす．
貧血	過多月経により大量に出血し，鉄分が不足するために貧血が起こる．これに伴い動悸や息切れ，めまいやふらつきなどの症状が出ることもある．

これらの症状のうち，過多月経，月経痛，不妊は子宮筋腫の三大症状といわれている．

触れることができ，押すと痛みの具合も確認できる．内診では，膣内に片方の指を挿入し，反対側の手を腹部の上に置き，内側と外側からはさむようにして下腹部を触診する双合診という方法で，子宮や卵巣の状態を調べる．子宮筋腫がある場合は，子宮が大きくなって凹凸があり，硬いしこりを触れることができる．

超音波検査

　子宮筋腫の検査方法では，小さな子宮筋腫の発見や，数，大きさ，位置などを特定するために超音波検査（エコー検査）が必ず行われる．超音波検査には，腹部に超音波を送受信する発振器で超音波を照射して，その反射の程度によって内部の断面を画像に映し出す経腹超音波検査方法と，腹部に使うものより小型の細い発振器を，膣内に挿入して子宮筋腫を検査する経膣超音波検査方法の2種類がある．経腹超音波検査方法は，腹部上を自由に動かせるため，10 cm 以上の大きな子宮筋腫の検査方法に向いている．経膣超音波検査方法は，比較的小さな子宮筋腫や，子宮内膜の状態，卵巣内の卵胞の大きさなどをみるのに適している．どちらの超音波検査も，痛みや副作用がなく，その場ですぐに結果がわかることが利点である．

　超音波検査で，子宮筋腫は特徴的な渦巻き状・斑紋状エコーで形成される境界鮮明な類円形腫瘍として確認される．さらに，単に子宮筋腫の診断をするだけでなく，子宮内膜との位置関係より粘膜下筋腫の診断，および子宮内膜症の合併の有無を診断する．また卵巣腫瘍の合併や鑑別にも有用である．巨大な子宮筋腫では経腹超音波検査，小さなものでは経膣超音波検査で充実性の腫瘍として描出され，本症の診断に有用である．

磁気共鳴画像（magnetic resonance imaging：MRI）

　症状，内診所見，超音波検査（エコー検査）にて子宮筋腫の診断はほぼ十分に診断されるが，超音波検査で子宮腺筋腫や卵巣腫瘍などの疑いがある場合や子宮筋腫の判断ができなかった場合は，MRI 検査を行う．超音波検査とは異なりMRIは腹部全体の断面像が描写されるために，きわめて大きな腫瘍の診断などには非常に有効である．MRI 検査は，体内の磁気を電磁波にばく露し，身体中の原子核のようすを画像化する．MRI は，縦，横，水平，斜めとあらゆる方向の画像を撮ることができる．さらに，MRI 検査では，直径 5 mm ほどの小さい子宮筋腫も捉えることができ，組織の違いもはっきり映し出されるので，子宮腺筋腫，卵巣腫

瘍，卵巣囊腫，肉腫との鑑別をするときにも有効である．

コンピュータ断層撮影（computed tomography：CT）

CTには単純CTと造影CTとがあり，1回の検査で両方の画像を得ることができる．単純CTでは正常筋層と筋腫の区別はつけられず，子宮の形が全体的な断層像として撮影される．次に造影剤を使用する造影CTでは，血液がたくさん流れている正常な子宮筋や子宮筋腫のまわりの子宮筋と血液の流れが少ない子宮筋腫の内部とでは，造影剤の流れに差ができる．つまり，子宮筋は造影されやすく筋腫は造影されにくいことから，筋腫のかたまりが子宮筋とはっきりした境界をもつ像として浮かび上がる．この方法は，超音波やMRIほど細かな描出能はないものの，大きな腫瘍の評価，周囲臓器との位置関係の評価には有用である．

子宮鏡

胃カメラと同じようなファイバースコープを膣から入れて，子宮腔内を直接観察する検査である．子宮内膜の異常（がんやポリープなど）を診断するのに大変有用である．また子宮に突き出ている子宮筋腫（粘膜下筋腫）の状態を観察することもできる．

血液検査

貧血の確認のための血液検査と腫瘍マーカーが重要である．過多月経がみられる場合には，結果的に重症貧血のこともある．またCA125などの腫瘍マーカーは子宮内膜症を合併している場合や，卵巣がんの場合にも上昇する場合がある．

演習問題

問1　次の記述のうちで誤っているのはどれか．
　　a　性成熟期にある女性は，妊娠時と授乳期を除くと，通常28日前後の周期で子宮からの出血，すなわち月経を繰り返す．
　　b　月経は，周期的に分泌される性ステロイドホルモンに反応して，子宮内膜が卵巣から剥脱した結果起こる．
　　c　月経の性ステロイドホルモンの分泌周期は脳下垂体から性腺刺激ホルモンであるゴナドトロピンの分泌のみにより調節されている．
　　d　視床下部，脳下垂体，卵巣，子宮内膜の異常によって月経に異常が起こりうる．

問2　次の記述のうちで誤っているのはどれか．
　　a　更年期とは生殖期から非生殖期への移行期をいい，一般には卵巣の活動性が消失し，月経が停止する閉経の前後の10年間くらいをさす．
　　b　更年期には多彩な不定愁訴の症状が，一定の規則なしに，現れることが多い．
　　c　不定愁訴のスコアリングにおいてわが国で簡略更年期指数（SMI）が，よ

く使用されている．

 d のぼせ，発汗，イライラ，腰痛，頭痛，肩こりなどの不定愁訴が認められれば更年期障害であると判断してよい．

問3 次の記述のうちで更年期障害でみられるおもな不定愁訴の症状に含まれないものはどれか

 血管運動神経・自律神経症状：冷え性，動悸，めまいなど
 精神神経症状：頭痛，頭重，気分不安定，憂うつ，逆上感など
 運動器症状：肩こり，腰痛など
 過多月経症状：鉄欠乏性貧血

問4 次の記述のうちで誤っているのはどれか．

 a 子宮筋層の平滑筋から発生する良性腫瘍で，筋腫ができる部位によって，漿膜下筋腫，筋層内筋腫，粘膜下筋腫の三つに分けられる．
 b 子宮筋腫は大きさが小さく，症状がない場合でも手術などの治療を行う．
 c 子宮筋腫が大きく成長すると強い月経痛，過多月経，貧血，さらには不妊や流産，分娩障害などの重大な症状を引き起こすことがある．
 d 漿膜下筋腫では，たとえ大きくとも無症状のことも多い．

問5 次の記述のうちで誤っているのはどれか．

 a 子宮筋腫の検査においては，小さな子宮筋腫数，大きさ，位置などを特定するために超音波検査が行われる．
 b 子宮筋腫の超音波検査は，腹部に超音波を送受信する器具で超音波をあてて，その反射の程度によって内部の断面を画像に映し出す経腹超音波検査方法によってのみ行われる．
 c MRI検査は，体内の磁気を強い電波等にばく露し，身体中の原子核のようすを画像化する方法である．
 d 子宮鏡とは，ファイバースコープを膣から入れて，子宮腔内を直接観察する検査方法である．

13 がん・悪性腫瘍

【総論】

A．わが国のがんの現状

わが国で 2005 年に亡くなった人は 100 万人弱で，ほぼ 30％の 30 万弱の人が悪性新生物（がん）で死亡している（厚生労働省の平成 17 年度人口動態調査）．もちろん，がんは死因別のトップの座にある．今や，日本人の 3.3 人に 1 人が，がんで死亡することになる．性別にみると，男性が 33.6％，女性が 25.6％と，男性ががんで死亡する割合が高い．

では，わが国での死因のトップは常にがんであったか．いやそうではない．図 13.1 から明らかなように，病気は時代とともに変化していく．20 世紀始めには，肺炎，結核などの感染症が死亡原因の上位であったが，第二次世界大戦後急激に低下し，代わって脳血管疾患が，そして 1981 年以降がんがトップになった．その後，がん死亡率は年々増加し，その勢いが衰える気配もない．統計学的な推定によると 2020 年には，わが国のがん死亡数は年間 47 万人となり，その倍以上（90 万人以上）の国民が新たにがんに罹ると予測されている．

このようにわが国で，がんで亡くなる人が毎年増加する原因は何なのであろうか．それにはわが国で急速に進行している高齢化が背景にある．わが国では 50 歳ごろからがんで死亡する人が増え始め，年齢が進むにつれ加速度的に死亡率が上昇していく（図 13.2）．がんは老人病といわれる由縁がここにある．

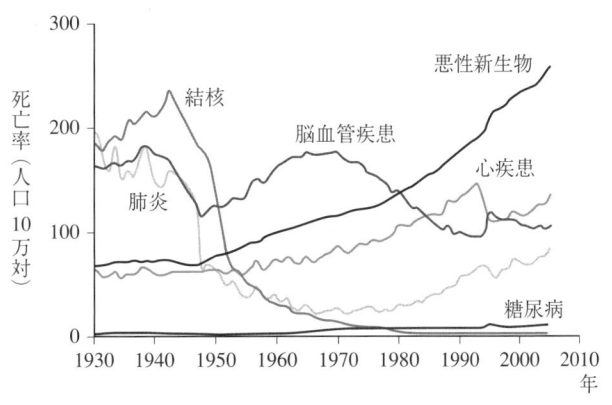

図 13.1 死亡率の年次推移（1930～2005 年）
〔厚生労働省，「人口動態調査」(2005)〕

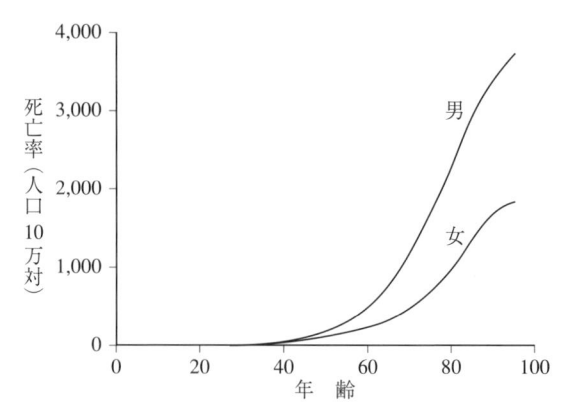

図 13.2　がん死亡率に及ぼす年齢の影響
〔国立がんセンターがん対策情報センター，人口動態統計によるがん死亡データ（1958～2005）〕

参考　死亡数，死亡率，年齢調整死亡率とは

・死亡数とはある集団で，一定期間中（日本では通常1年単位）に死亡した人の数である．
・死亡率（粗死亡率）は人口10万人に対する死亡数で表す．しかし，いくつかの集団で死亡率を比較する場合，粗死亡率で比較すると，それは本当に死亡率の違いを反映しているのか，それとも各集団間の人口構成の違い（高齢者が多い集団ほど死亡率が高い）を反映しているのかが分からない．この場合，年齢調整死亡率を用いる．
・年齢調整死亡率とは死亡率を，基準となる集団の年齢構成（基準人口）で補正する．基準人口として，国内では昭和60年（1985年）モデル人口，国際比較などでは世界人口を用いる．罹病率などの比較においても同様である．

B．がんについて

がん（悪性腫瘍）は，造血器由来のもの，非上皮細胞由来（間質細胞：支持組織を構成する細胞）のもの（肉腫，sarcoma）と上皮細胞由来のもの（がん腫，carcinoma）に大きく分類される．造血器由来のものには，白血病，悪性リンパ腫，骨髄腫などがある．非上皮細胞由来のものには，骨肉腫，軟骨肉腫，横紋筋肉腫，平滑筋肉腫，線維肉腫，脂肪肉腫，血管肉腫などがあり，これらは上皮の内側にある中胚葉由来の細胞より発生する．一般に，肉腫は若年者に多くみられる．一方，上皮細胞由来のがんには，頭頸部がん（喉頭がん，咽頭がんなど），食道がん，胃がん，大腸がん，肝がん，肺がん，乳がん，子宮がんなどがあり，高齢者に多くみられる．ヒトがんのおおよそ90％は上皮細胞由来であり，残りは造血器と非上皮細胞由来である．造血器腫瘍を除くと，そのほとんどはかたまりをつくって増生するので，固形腫瘍と一括してよぶこともある．

がんという病気はがん細胞により引き起こされ，がん細胞がなければがんという病気はありえないということは自明のことであろう．我々ヒトは多細胞生物体

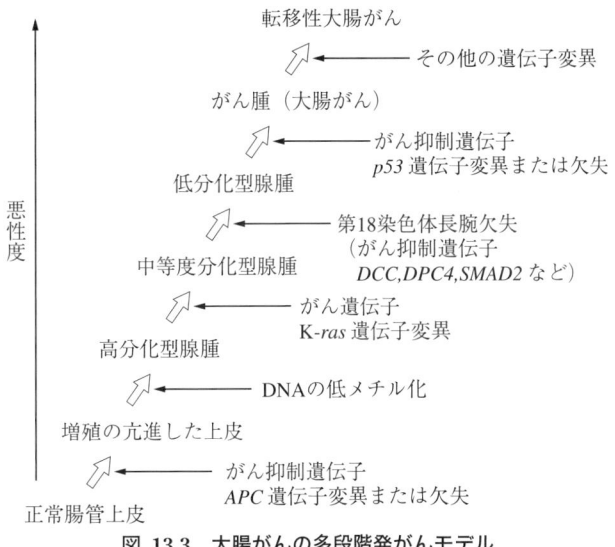

```
                            転移性大腸がん
                                 ⇗ ← その他の遺伝子変異
                         がん腫（大腸がん）
                              ⇗ ← がん抑制遺伝子
                       低分化型腺腫         p53 遺伝子変異または欠失
                            ⇗ ← 第18染色体長腕欠失
悪                    中等度分化型腺腫      （がん抑制遺伝子
性                       ⇗ ← がん遺伝子      DCC, DPC4, SMAD2 など）
度                 高分化型腺腫   K-ras 遺伝子変異
                      ⇗ ← DNAの低メチル化
               増殖の亢進した上皮
                   ⇗ ← がん抑制遺伝子
              正常腸管上皮        APC 遺伝子変異または欠失
```

図 13.3　大腸がんの多段階発がんモデル
〔Fearon, E & Fogelstein, B., *Cell*, **61**, 759-767（1990）〕

であり，60兆もの細胞から成り立っているという試算がある．これらの多くの細胞が協調して代謝を営み，生物としての個体を維持している．がん細胞はこれらの正常細胞が変化して生まれ，正常細胞のもつ協調性を失い，身体からの命令を無視して殖え続ける性質を獲得した細胞である．このようながん細胞は全身のあらゆる臓器，組織から生じ，どんどん増殖し，かたまりをつくり，周囲の正常な組織に侵入（浸潤）し，破壊する．さらには，最初に発生した場所（原発部位）から脈管系をへて，身体のいろいろな部位へ転移することがある．

　正常細胞ががん細胞となり，さらにそれが悪性化する過程で一番重要なものは遺伝子の変化であり，いくつもの遺伝子の変化がどんどん蓄積していくことにより，臨床的なレベルのがんへと進展する（多段階発がん，図13.3）．これらのことより，がんは遺伝子の病気ともいわれる．ヒトの細胞をがん化するには最小限3種類の遺伝子の変化が必要であることが，実験で明らかにされた．その遺伝子とは，がん遺伝子，がん抑制遺伝子，DNA修復遺伝子である．

　がん遺伝子とは細胞増殖を引き起こす遺伝子で，車にたとえればアクセルである．がん遺伝子が変化すると，その遺伝子が指令するタンパク質が異常になり，秩序のある細胞増殖を行うことができなくなり，がんにつながる増殖異常へと向かう．**がん抑制遺伝子**とはブレーキの役目をしていて，無制限の細胞増殖にストップをかける遺伝子である．がん抑制遺伝子は細胞の増殖を抑制したり，細胞にアポトーシス（細胞死）を誘導したりする働きをする．この遺伝子が変化すると細胞増殖のストップがかからなくなり，がんにつながる異常増殖へと向かう．また，**DNA修復遺伝子**とはがん遺伝子やがん抑制遺伝子の変化（変異）を元の正常な状態に修復する役目をもった遺伝子である．

　次に，ヒトのがんを引き起こす要因についてみてみよう．図13.4はアメリカ人

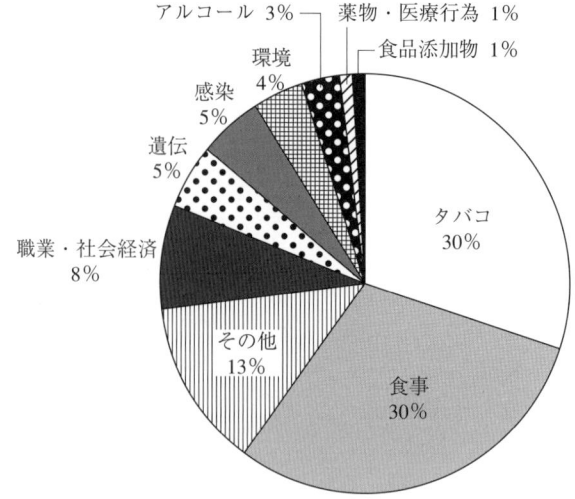

図 13.4 ヒトがんを起こす要因
〔Harvard Center for Cancer Prevention, Harvard Report on Cancer Prevention, Volume 1：Causes of Human Cancer, Cancer Causes Control, 7：S3-S59（1996）〕

のがん誘発に及ぼす種々要因の寄与率を表している．これは1996年に報告されたが，これ以前1981年DoleとPetoが報告したものとほとんど同じである．このことは10年以上，これらの要因がヒトがん誘発に及ぼす寄与率に大きな変化がみられなかったことを意味している．これはアメリカでの推定値であって，日本人にそのまま当てはめるには注意が必要であろう．しかし，日本人の生活スタイルの欧米化が広く浸透している現在においては，上記のアメリカでの推定値を日本人に当てはめても大きな間違いはないだろう．また，図13.4の要因は先進国でのがん誘発要因を反映していると考えることができよう．

　この図から明らかなのは，ヒトがんを引き起こす大きな要因は，我々が避けることができない，または，避けることが困難な遺伝や地球物理的（紫外線，放射線など）なものではなくて，我々の努力により避けることができるものであるということである．とくに，個々人の生活スタイルに関係するタバコ，食事が大きく寄与している．タバコの煙（タバコ自体に含まれるものと，不完全燃焼に伴うもの）には多環芳香族炭化水素化合物やニトロソアミン類をはじめとする，発がん物質が数十種類含まれている．世界保健機構（WHO）の国際がん研究機関（IARC）は，「喫煙とタバコ煙はヒトに対し発がん性がある」と評価している（2002年）．近年，わが国で実施された大規模研究（厚生労働省多目的コホート研究，1990年～継続中）で，喫煙によるがん罹患の相対リスクは，肺がんで4.5倍（男性），4.2倍（女性）と高くなり，がん全体では，1.6倍（男性），1.5倍（女性）と高くなることが明らかにされた．

　食事（食生活）では日本人に多い胃がんは，塩分の過剰摂取がほぼ確立したリスク要因になっている．また，日本人の食生活の西洋化が，大腸がん，乳がん，

前立腺がんの増加の一因と考えられている．事実，アメリカなどの日系人では世代を重ねるにつれ，これらのがん罹患率が高くなる．適正なカロリーを摂取し，適正な運動で，適正な体重を保つことにより，多くの部位のがんを抑制することが期待されている．現在，食因子，食生活などについての大規模な疫学調査が行われていて，近い将来，がん誘発に及ぼす食因子，食生活についての詳細が明らかにされるであろう．

C．がんの治療

がんの治療はがんの検査をもとに，がんの進行状態（病期），患者の全身状態（パフォーマンス・ステータス），合併症（糖尿病など）などを考慮して行われる．

がんの病期の判定は画像診断（表 13.1），腫瘍マーカー（表 13.2），病理検査などをもとにして行われ，国際的には広く TNM 分類に基づいて決められている．わが国では TNM 分類によるがんの病期を基本とするものの，各臓器での病期は各学会・研究会による「癌取扱い規約」に準拠している．TNM 分類では T（tumor）は局所でのがんの広がりを示し，Tis（浸潤前），T1，T2，T3，T4 と数字が大きくなるにつれ局所でのがんの広がりが大きくなる．N（node）はリンパ節への転移を示し，ない場合は N0 で，ある場合は部位により N1，N2，N3，N4 と分類する．M（metastasis）は遠隔転移を表し，ない場合は M0 で，ある場合は M1，M2，M3，M4 と数字が大きくなるにつれ転移の度合いがひどくなる．国際対がん連合

表 13.1 がんの画像診断法

検査法	概要
X 線	X 線が人体を透過するとき，組織により透過度が異なることを利用．がん組織は通常の軟部組織より X 線が透過しにくい．造影剤を組み合わせる方法もある（胃の透視など）
CT (computed tomography：コンピュータ断層撮影)	放射線などを利用して身体を輪切りにしたような画像を構成する技術・機器
MRI (magnetic resonance imaging：磁気共鳴画像法)	核磁気共鳴現象を利用して生体内の内部情報を画像化する方法で，とくに骨に囲まれた部分の検査に有効
US (ultrasonography：超音波画像診断法)	身体に超音波をあて，組織から反射した音波を画像化．非侵襲的な検査法であり，腹部総合診断のスクリーニング法として価値が高い
シンチグラフィー (scintigraphy)	体内に投与した放射性同位体から放出される放射線を検出し，その分布を画像化．骨への転移をみる骨シンチグラフィーが代表
PET (positron emission tomography：ポジトロン断層法)	ポジトロン（陽電子）検出を利用したコンピュータ断層撮影技術．生体の機能を観察することに特化した検査法で，がん組織における糖代謝レベルの上昇を検出することによりがんの診断に利用

表 13.2 特異性が高い腫瘍マーカー

腫瘍マーカー	がん	基準値（正常状態の）
AFT（α-フェトプロテイン）	肝細胞がん，胚細胞がん（卵巣・精巣）	10 ng/mL 以下
PSA（前立腺特異抗原）	前立腺がん	3.5 ng/mL 以下
β-HCG（ヒト絨毛性ゴナドトロピン）	絨毛上皮がん，卵巣がん 精巣腫瘍	0.2 ng/mL 以下
エラスターゼ1	膵臓がん	300 ng/mL 以下

腫瘍マーカーの定義は「がん細胞が作る物質，またはがんと反応して体内の正常細胞が作る物質で，それらを血液，組織，排泄物（尿，便）などで検出することが，がんの存在，種類，進行の程度を知る上で目印となるもの」とされている．腫瘍マーカーはがんに特異的ではなく，正常な状態やがん以外の病気でもみられ，がんの早期診断に使えるという意味で確立したものではない．現在，腫瘍マーカーは進行したがんの動態を把握，すなわち，治療効果の判定や再発の兆候などを知る目的で使用されている．

表 13.3 病期分類（UICC）

病 期	T	N	M
0	is	0	0
I	1	0	0
II	2	0〜1	0
III	3, 4	0	0
	2〜4	1	0
IV	1〜4	3	0
		0〜3	1

表 13.4 パフォーマンス・ステータス（PS）

PS	状 態
0	無症状で社会活動ができ，制限を受けることなく発病前と同等にふるまえる
1	軽度の症状があり，肉体労働は制限を受けるが，歩行や軽労働，（軽い食事など），座業（事務など）はできる
2	歩行や身の回りのことはできるが，ときに少し介助がいることもある．軽労働はできないが，日中の50%は起居している
3	身の回りのある程度のことはできるが，しばしば介助が必要で，日中の50%以上は就床している
4	身の回りのこともできず，つねに介助が必要で，終日就床を必要としている

（UICC）のTNM病期分類を表13.3に，パフォーマンス・ステータス（PS）を表13.4に示す．

　がんの治療には大きく分けて，外科療法（手術），放射線療法，化学療法（薬物療法）があり，近年，各療法の進展にはめざましいものがある．

　固形がん治療の中心は，がん病巣を切り取ってしまう外科療法（手術）であり，局所療法とよばれている．放射線療法も局所療法に入るが，骨転移などにより患

表 13.5 各種がんの抗がん剤感受性

効　果	内　容	種　類
よく効くがん	治癒が期待できる	急性骨髄性白血病や悪性リンパ腫
ある程度効くがん	延命効果が期待できる	胃がん，大腸がん，子宮がん，前立腺がん，膀胱がんなど
ほとんど効かないがん	がんは縮小しない	スキルス性胃がん，悪性黒色腫，膵臓がんなど

表 13.6 抗がん剤での治療法

治療法	目　的
術前化学療法（ネオアジュバント化学療法）	抗がん剤によってがんを小さくしてから，手術，放射線治療を行う
術後補助化学療法（アジュバント化学療法）	手術や放射線治療だけでは完全に治癒できない場合，手術後に抗がん剤を投与する
進行・再発がんに対する化学療法	完治はできない場合が多いが，患者のQOLの向上を目指す

者の疼痛が非常に強い場合には症状緩和の目的で使われる場合もある．しかしながら，細胞レベルのがん細胞は肉眼では見えないので，手術のときに取り残したり，またがん細胞が局所療法の範囲を越えた場所へ浸潤・転移している場合がある．現在，一般には手術の後に，放射線療法や化学療法を併用する集学的治療が行われている．がんが全身に散らばっている場合には，全身療法としての抗がん剤やホルモン剤などの化学療法（薬物療法）が主体になる．

　現在，一般には抗がん剤を単独で用いるより，いくつかの抗がん剤を併用する多剤併用療法が行われている．がんには，抗がん剤によく反応するタイプのものと，そうでないものがある（表 13.5）．化学療法で完全に治すことができない場合でも，がんの大きさを小さくすることで，延命効果や痛みなどの症状を和らげ，患者のQOL（quality of life）をはかる目的で化学療法が適用される場合もある（表 13.6）．しかし，多くの抗がん剤は副作用を伴うことが多く，吐き気などを抑える支持療法の発達や投与方法の工夫によって副作用が軽減されてきたものの，現在，抗がん剤治療の対象となるのはPS0〜2で，PS3とPS4の場合には原則として抗がん剤治療は行われない．また，従来の考え方とまったく異なる観点から分子標的治療薬が開発され，がんの治療に新たな展望が開けてきた．

13.1　頭頸部がん

●喉頭がん

　喉頭がん（laryngeal cancer）は頭頸部がんに属している．頭頸部とは脳より下方で，鎖骨より上方の領域をさし，目，鼻，口など顔面頭部から頸部全体を含む．頭頸部がんはほかに口腔がん，咽頭がん，上顎がん，甲状腺がんなどを含み，脳腫瘍は含まない．

　男性の喉頭がん罹患率・死亡率は減少傾向にあり，女性の罹患率・死亡率は低

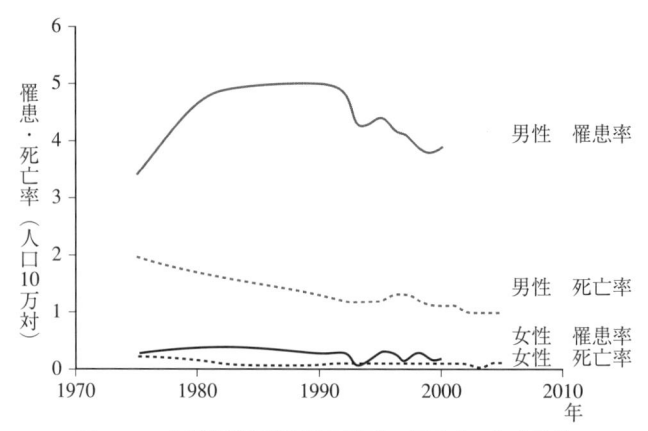

図 13.5 年齢調整咽頭がん罹患率・死亡率の年次推移
〔国立がんセンターがん対策情報センター，地域がん登録全国推計によるがん罹患データ（1975～2000）・人口動態統計によるがん死亡データ（1958～2005）〕

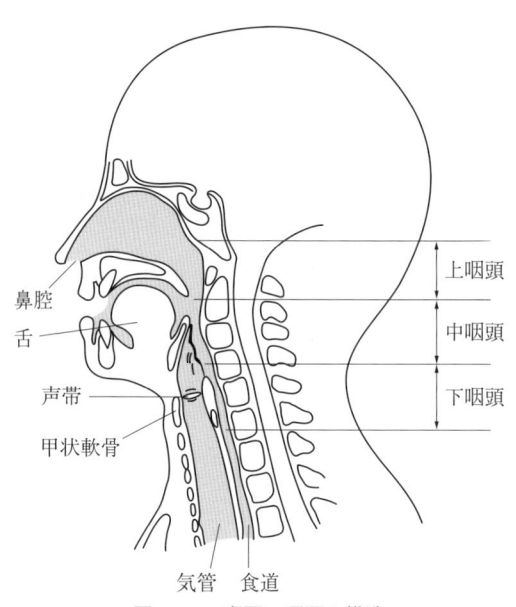

図 13.6 喉頭・咽頭の構造

く，男性の 1/10 以下である（図 13.5）．喉頭がん患者数は 3,459 人（男性 3,250 人，女性 209 人，2000 年）で，死者数は 1,090 人（男性 1,006 人，女性 84 人，2005 年）であった．年齢別にみた男性の喉頭がん罹患率は 45 歳から，死亡率は 55 歳ころから増加する．

＜病態生理＞

喉頭は気管の上方，咽頭の前方の狭間すなわち「のどぼとけ」にある甲状軟骨に囲まれた円筒状の臓器である（図 13.6）．喉頭は空気の通り道（気道）の確保と嚥下時にその内腔を閉じ，気管や肺へ飲食物が入るのを防ぐことや，声帯を振

動させて音を生じる（発声）などの重要な機能を担っている．

喉頭がんの60～65％は声門部（声帯のある部分）に発生し，声門上部，声門下部の発生はそれぞれ30～35％，1～2％である．声帯は扁平上皮に覆われているので，喉頭がんのほとんどが扁平上皮がんである．声門上部はリンパ管に富むので，この部位にできたがんは25～50％にリンパ節転移がみられる．しかし，声帯にはリンパ管が少ないので，声門部にできたがんの多くは限局し，リンパ節に転移することはまれである．

＜症　　状＞

症状はがんの発生部位により違う．声門部のがんでは，ほとんどの場合，声がかれてくるなどの特徴がある．がんが進行するとこのかすれ声がもっとひどくなり，呼吸困難，痰に血液が混じることもある．一方，声門上部のがんでは，食物を飲み込んだときにのどに痛みを感じ，さらに耳の方に上がるような痛みが出てくる．そして，がんの進行とともに声がかれてくる．声門下部のがんでは，症状がほとんど現れないので，発見が遅れがちとなる．

＜原　　因＞

喉頭がん患者の喫煙率は90％以上であることより喉頭がんの発生は喫煙と密接に関連し，アルコールの多飲が声門上部がんの発生に関与すると考えられている．日本たばこ産業株式会社によると，1960年代日本の成人男性の喫煙率は82～83％で，女性の喫煙率は17％前後であった．2004年時点では男性の喫煙率は42％前後に減少はしているものの，20～40歳代の男性の喫煙率は50％を超えている．一方，20～30歳代の女性の喫煙率が20％に届こうとしていることより，今後女性の喉頭がん罹患者が増大することが考えられる．

＜治　　療＞

喉頭がんの病期は4段階に分類され，病期Ⅰ，Ⅱは早期がんに，Ⅲ，Ⅳは進行がんに分類されている．

喉頭がんを含め頭頸部がんは話したり，ものを食べたり，飲み込むなどの重要な機能と，美容的問題が絡むので，手術の適応は慎重に行われなければならない．

喉頭がんは放射線に感受性が高いので，早期がんの治療は放射線療法が第一選択肢であり，患者の全身状態などを考慮し，がんだけを摘出する喉頭部分切除術（声帯を一部残す）が施される場合がある．しかし，進行がんの場合は喉頭全摘術が中心となる．この場合，患者は声を失う．最近では患者のQOLの観点から，放射線療法と多剤化学療法との同時併用療法により，喉頭の温存をはかる治療が行われてきている．抗がん剤としてシスプラチン（CDDP）と5-フルオロウラシル（5-FU）の併用療法がもっとも多く試みられている．

治療成績は病期Ⅰで放射線療法単独で90％以上が治り，病期全体では65～70％の5年生存率が得られる．再発は最初の2～3年間がもっとも高く，5年以降ではまれである．

放射線療法は声帯を温存することからよい治療法であるものの，後年，照射部位に二次原発がんが発生する場合がある．アメリカでは約25％の患者に二次がん

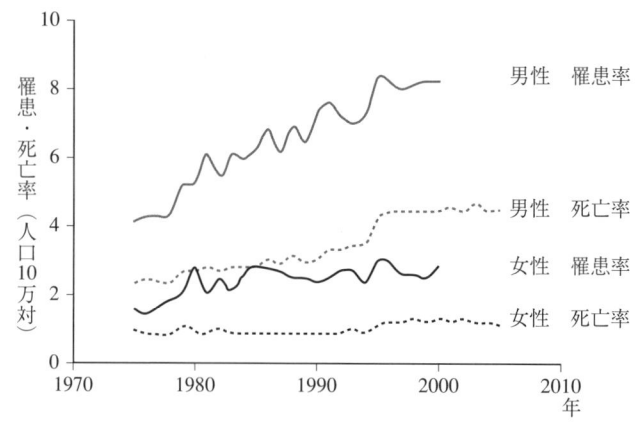

図 13.7 年齢調整喉頭がん罹患率・死亡率の年次推移
〔国立がんセンターがん対策情報センター，地域がん登録全国推計によるがん罹患データ（1975〜2000）・人口動態統計によるがん死亡データ（1958〜2005）〕

が発生し，イソトレチノイン（13-*cis*-レチノイン酸）が，その発生を低下させることが報告されている．

●咽頭がん

　咽頭がん（pharyngeal cancer）は通常，上咽頭がん（nasopharyngeal cancer），中咽頭がん（oropharyngeal cancer），下咽頭がん（hypopharyngeal cancer）に分けられる．わが国では下咽頭がんが多く，上咽頭がん，中咽頭がんはまれであり，男性では，上咽頭がんの死亡者を1とすると，中咽頭がんは1.3，下咽頭がんは2.6である．

　罹患率，死亡率（ともに口唇がん，口腔がんを含む）はともに，男性で増加傾向を示し，女性では変化がみられない（図13.7）．男性は女性のほぼ3〜4倍で，罹患率は死亡率の約2倍である．咽頭がん患者数は9,475人（男性6,650人，女性2,825人，2000年）で，死者数は5,679人（男性4,151人，女性1,528人，2005年）であった．年齢別にみた咽頭がんの罹患率は，男性では40歳から増加し始める．死亡率は男女ともに年齢が進むにつれて増大する．

　＜病態生理＞

　上咽頭は鼻腔のつきあたりで，口を開けたときに見える口蓋垂や扁桃腺（正しくは口蓋扁桃）の上後方の部位である．中咽頭は口を大きく開けたときに口の奥に見える場所で，口蓋垂（いわゆる「のどちんこ」）とその上の軟口蓋，扁桃，口の奥の突きあたりの壁（後壁），それに舌のつけ根（舌根）の4部分に区分される．下咽頭はのどの一番底の部分で，喉頭の後面に位置している（喉頭がんの図13.6参照）．

　のどのおおまかな役割は，空気と食物の通り道で，軟口蓋，舌根の機能がうまく働かないと，食事摂取や発声に障害が起こる．一方，扁桃腺と後壁は食物や空

気の通路としての役割しかない．しかし，扁桃腺は幼児期では免疫防御器官の役割を担っている．

　上咽頭がんのほとんどは扁平上皮がんで，悪性リンパ腫がこれに次いでいる．また，ほとんどの症例で頸部リンパ節転移が認められ，上咽頭がんは低分化型扁平上皮がんであるため肺・骨・肝臓などへの遠隔転移も認められる．中咽頭がんの多くは扁平上皮がんで，中咽頭の舌根部には豊富なリンパ流があるため，リンパ節転移が一般的である（同側頸部リンパ節転移が約70％以上，両側頸部リンパ節転移が30％以下）．また，扁桃を始めとするリンパ組織に富んでいるので悪性リンパ腫も多く認められる．さらに，まれではあるが，粘膜下に存在する小唾液腺から発生する腺がんがある．下咽頭がんはほとんど扁平上皮がんで，症状が出にくいので，初診時ですでに喉頭への浸潤，頸部リンパ節転移を伴う進行がん患者が60％以上認められる．さらに，下咽頭がんの25～30％に食道がんも見つかる．

＜症　　状＞

　上咽頭がん患者の約75％に無痛性の頸部リンパ節腫脹がみられる．また，鼻づまり，鼻出血，耳のつまったような感じ，難聴（多くは片側性），複視（ものが二重に見える）などの症状がみられる．中咽頭がんの初期症状は，食物を飲み込むときに違和感やしみる感じをおぼえ，その後のどの痛みや飲み込みにくさ，しゃべりにくさなどが少しずつ強くなる．下咽頭がんでは食物を飲み込むときに何かひっかかる，スッキリ飲み込めない，焼けつくような痛み，耳の奥へ走る鋭い痛み，声がれ，頸部のしこりなどの症状がみられる．

＜原　　因＞

　過度の喫煙と飲酒が中咽頭がん，下咽頭がんの最大のリスク要因と考えられている．上咽頭がんでは，中国系（またはアジア系）の家系，EB（Epstein-Barr）ウイルス感染，伝統的な塩蔵魚の摂食などがリスク因子である．下咽頭の輪状後部にできるがんは，喫煙や飲酒に関係なく貧血をもつ女性に多く発症する傾向にある．

＜治　　療＞

　喉頭がんの場合と同じように視診，組織診断（生検），CTやMRI，超音波診断などにより，がんの進行度と頸部リンパ節転移の有無や遠隔転移の有無を評価して病期を決める．

　上咽頭がん，中咽頭がん，下咽頭がんは原発巣の進展度，リンパ節転移などの状態を組み合わせて病期をⅠ～Ⅳ期まで分類し，Ⅰ，Ⅱ期は早期がん，Ⅲ，Ⅳ期は進行がんとしている．

　上咽頭がんは，手術の難しい場所に存在することや放射線がよく効くために，原発巣，頸部リンパ節転移ともに放射線療法を行う．化学療法は，遠隔転移を認める場合や放射線療法の補助治療として用いられ，喉頭がんと同じように，シスプラチン（CDDP）と5-フルオロウラシル（5-FU）の併用療法がもっとも多い．上咽頭がんの5年生存率は約50％である．

中咽頭がんの治療は病期Ⅰ，Ⅱ期では放射線療法単独治療の対象となり，治癒する確率は手術と同程度である．病期Ⅲ，Ⅳ期のがんは，放射線療法単独の治療で治癒する確率は低く，外科療法が治療の主体となる．この場合，飲み込みや声が損なわれ，QOLの低下がみられる．通常，中咽頭がんに対して化学療法単独の治療は行われることはなく，手術や放射線療法と組み合わせて行われる．

下咽頭がんの60%以上は，発見されたときにはすでに進行がんであるので，手術が治療の中心である．化学療法が適用される場合は通常シスプラチン（CDDP），5-フルオロウラシル（5-FU）を手術，放射線療法に併用する．下咽頭がんは頭頸部がんの中でもっとも治りにくいがんの一つで，5年生存率は病期Ⅰ期で約70%，病期Ⅱ，Ⅲ期で40〜50%，Ⅳ期で30%弱，全体で40%弱である．病期Ⅰ，Ⅱ期の早期がんに対する放射線療法単独治療の5年生存率は40〜60%である．

13.2 消化器のがん

●食道がん

食道がん（esophagus cancer）は周りの臓器やリンパ節に転移しやすく，生存率も低い難治がんの一つである．がん部位別死亡順位は2005年では6位（男性6位，女性11位）であった．

男性の罹患率は増加し続けているが，女性の罹患率，男女の死亡率は年々減少してきている．罹患率，死亡率はともに，男性は女性の7倍くらいで，罹患率は死亡率の1.5倍くらいである（図13.8）．食道がん患者数は15,451人（男性13,033人，女性2,418人，2000年）で，死者数は11,182人（男性9,465人，女性1,717人，2005年）であった．男性では45歳から罹患率が，50歳から死亡率が増加する．地域比較では，男女ともに東北地方で死亡率が高い．

＜病態生理＞

食道は，内側から順に粘膜上皮，粘膜固有層，粘膜筋板，粘膜下層，固有筋層，外膜から成り立っている（図13.9）．粘膜上皮は重層扁平上皮細胞よりなり，粘膜固有層に入り込む毛細血管より栄養が補給されている．また，粘膜筋板は平滑筋よりなり，固有筋層は食道上部が横紋筋で，下部は平滑筋で中間は両者が混合している．食道の横紋筋は我々の意思には従わない．

日本人の食道がんの50%は食道の真ん中に，25%は食道の下1/3に発生する．90%以上が扁平上皮がんで，まれに，未分化細胞がん，がん肉腫，悪性黒色腫，消化管間質腫瘍も発生する．

胃には漿膜があってがん細胞の浸潤を防いでいるのに対し，食道は漿膜をもたないので，浸潤粘膜から発生したがん細胞は，粘膜下層，固有筋層に入り込み，もっと大きくなると食道の壁を貫いて食道の外まで広がり，食道周囲臓器（気管・気管支，肺など）にもがんが進展していく．また，食道にはリンパ管や血管が豊富で，がんはリンパ流や血流にのり，食道を離れ，食道周囲のリンパ節だけでは

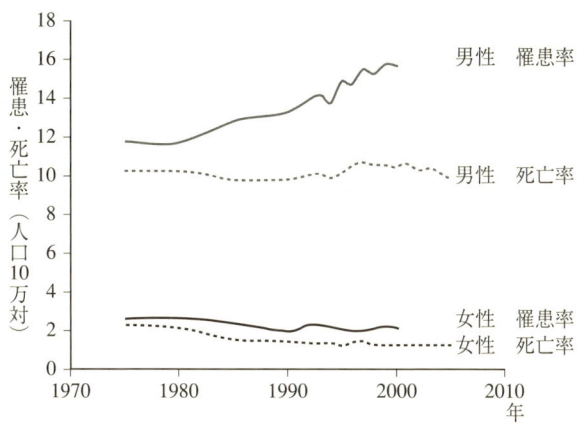

図 13.8 年齢調整食道がん罹患率・死亡率の年次推移
〔国立がんセンターがん対策情報センター，地域がん登録全国推計によるがん罹患データ（1975～2000）・人口動態統計によるがん死亡データ（1958～2005）〕

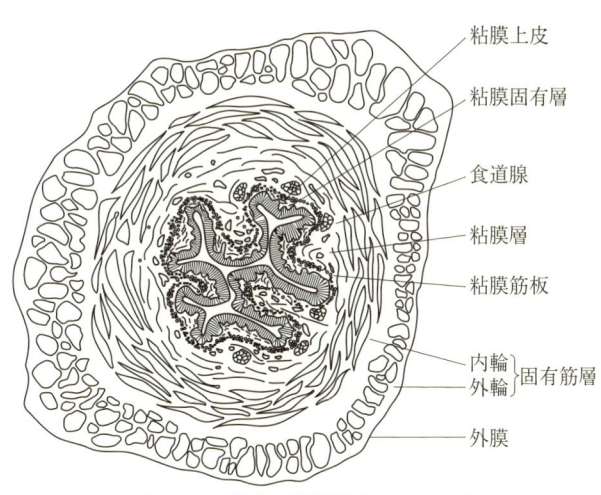

図 13.9 食道の横断面（Bargmann）

なく，腹部や首のリンパ節，および肝臓，肺，骨などに転移する．

<症　状>

　健康診断や人間ドックのときに，無症状の早期食道がんが20%近くも見つかる．また，食物を飲み込んだときに胸の奥がチクチク痛んだり，熱いものを飲み込んだときにしみるように感じることなどががんの初期に認められ，早期発見の重要な症状である．一般に進行がんでは，食物がつかえるので食事量が減り，体重が減少する．がんが食道壁を貫いて外に出て，肺や背骨，大動脈を圧迫するようになると，胸の奥や背中に痛みを感じる．さらにがんが気管，気管支，肺へ及ぶと，飲食物を取るときに，むせるような咳や血痰がでたりする．

表 13.7 病期別食道がん 5 年生存率

病期	5 年生存率（％）
I	70.1
II	48.4〜55.8
III	26.3
IV	20.3

〔国立がんセンターの手術成績（1996〜2000）〕

<原　　因>

　喫煙，飲酒，熱い飲食物の嗜好などの要因が相乗的に作用して，扁平上皮がんが発生すると考えられている．食道がんにかかると，咽頭，口，喉頭などにもがんができやすい傾向にある．欧米では食道がんの半数以上を腺がんが占めていて，そのほとんどは胃の近くの食道下部に発生する．この腺がんの原因はまだ明らかでない．しかし，胃・食道逆流症に加えて，肥満がそのリスクを高めると推測されている．

<治　　療>

　食道がんの診断は X 線による食道造影検査，内視鏡検査，組織生検により行う．がんの進行度は CT 検査，超音波内視鏡検査，骨シンチグラフィーなどで検査し，治療方針を決定する．

　食道がんの治療には，① 内視鏡的粘膜切除術，② 外科療法，③ 放射線療法，④ 化学療法（抗がん剤治療）があり，食道がん病期に基づき，治療法が決定される．

　内視鏡的粘膜切除術は病期 0 に適用され，手術は病期 I〜III の食道がんに対するもっとも一般的な治療法である．

　放射線療法は病期 I〜IV の食道がんに適用され，外照射（放射線を身体の外から照射する方法）と腔内照射（食道の腔内に放射線源を挿入し，身体の中から照射する方法）がある．アメリカの臨床試験で，放射線療法単独治療より抗がん剤と併用した場合の方が治療成績がよいという結果が出てから，高齢者や全身状態が悪い患者を除き，放射線療法単独治療が行われることが少なくなってきた．現在，病期 I〜IV までの食道がんに対し化学放射線療法が行われている．この療法はそれぞれ単独の療法よりも副作用が強くなるものの，食道が温存され，治療後の QOL（quality of life）がよいこともあり，手術よりも身体への侵襲が少ない．

　化学療法は 5-フルオロウラシル（5-FU）とシスプラチン（CDDP）の併用療法がもっとも有効とされている（頭頸部がんの項目参照）．化学放射線療法では，放射線療法後に抗がん剤治療を行うよりも，両者を同時併用する方が効果が高いとされている．

　早期食道がんであれば，治療成績はよい．がんが食道壁の粘膜固有層までにとどまっている場合（リンパ節転移はほとんどない）に適用される内視鏡的粘膜切除術での 5 年生存率は 100％である．がんが粘膜下層まで広がってもリンパ節転

13.2 消化器のがん

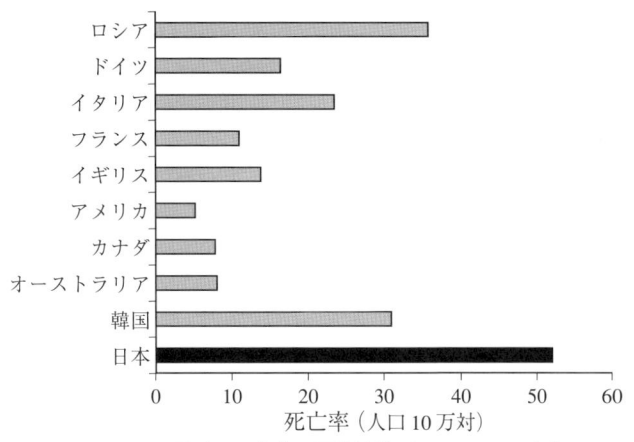

図 13.10 胃がん死亡率の国際比較（2000〜2003 年）
〔がんの統計編集委員会 編（2005 年）：がんの統計 '05，財団法人がん研究振興財団〕

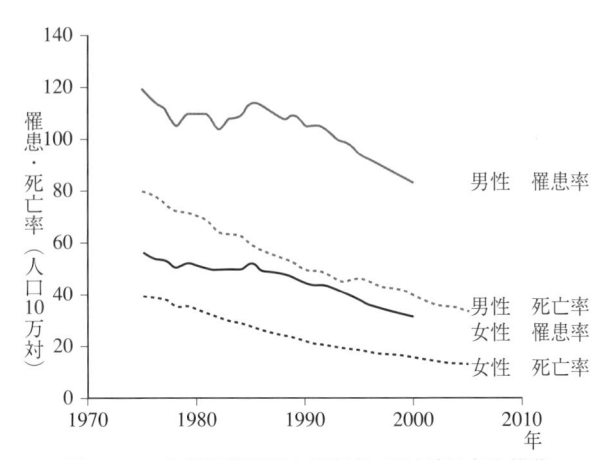

図 13.11 年齢調整胃がん罹患率・死亡率の年次推移
〔国立がんセンターがん対策情報センター，地域がん登録全国推計によるがん罹患データ（1975〜2000）・人口動態統計によるがん死亡データ（1958〜2005）〕

移を起こしていなければ，手術で 80％が治る（表 13.7）．

● **胃 が ん**

わが国は先進国の中でもとくに胃がん（gastric cancer）死亡率の高い国である（図 13.10）．がん部位別死亡順位は男女とも胃がんが第 1 位であったが，男性では 1981 年に肺がんに次いで第 2 位，女性では 2003 年に大腸がんに次いで第 2 位になり，2005 年時点では男女とも 2 位である．

男女ともに胃がん罹患率，死亡率は一貫して減少し続けている（図 13.11）．胃がん患者数は 102,785 人（男性 68,992 人，女性 33,793 人，2000 年）で，死者数は 50,311 人（男性 32,643 人，女性 17,668 人，2005 年）であった．男性では 45

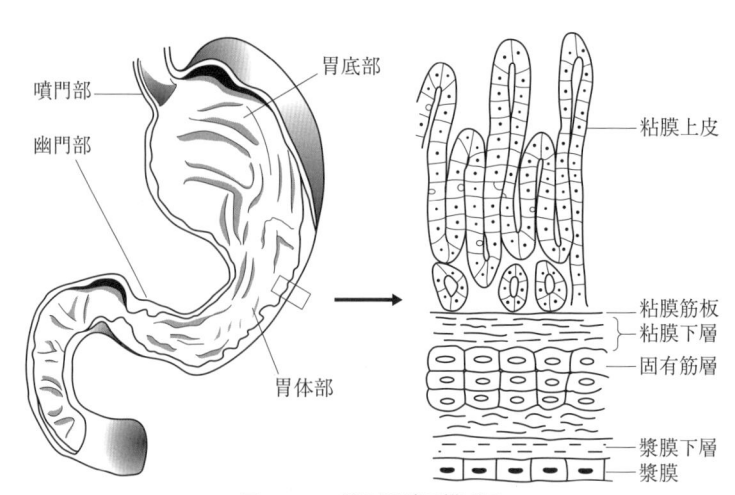

図 13.12　胃と胃壁の模式図

歳，女性では 55 歳くらいから年齢とともに増加し，死亡率は男女とも 50 歳より急激に増加する．国内では胃がん死亡者は青森，秋田，山形，新潟県で多く，中国地方，九州，四国，沖縄などでは少ない「東高西低」型を示している．

＜病態生理＞

　胃は消化管をなす管状の器官で，食道からの入口部分を噴門部，十二指腸側への出口部分を幽門部，それ以外の部位を胃体部とよぶ（図 13.12 左図）．胃壁は，内側から粘膜上皮，粘膜筋板，粘膜下層，固有筋層，漿膜からなる（図 13.12 右図）．胃底部から胃体部にかけての胃全体の 2/3 の領域に胃底腺が分布し，胃液成分である胃酸（塩酸）を分泌する壁細胞，ペプシノーゲンを分泌する主細胞，粘液を産生する腺頸部粘液細胞からなる．また，胃の粘膜の表面を覆う細胞は，塩酸の酸性とペプシンによる消化から細胞自身を守るため，粘液を分泌している．粘膜下層には血管やリンパ管が多く集まり，筋層は平滑筋よりなる．

　胃がんの発生頻度は部位により異なっている．胃の大彎，小彎を三等分し，それぞれの対応点を結んで胃を上部，中部，下部の 3 領域に分けると，上部で 17％，中部で 40％，下部で 41％のがんが発生し，胃全体に広がっているものは 2％である．一方，胃を輪切りにした断面でみると，小彎でもっとも多く 39％を占め，次いで後壁，前壁，大彎となっている．胃がんの発生は腸上皮化生が散在性にみられる粘膜の領域に多いことから，この条件に合う胃の下部，小彎にがんが多くみられることになる．

　胃がんは，粘膜内の分泌細胞や，分泌物を胃の中に導く導管の細胞から発生し，がんが粘膜内を水平方向に広がっていく場合，その部分に潰瘍を合併し，早期発見の徴候となる．一方，がんが粘膜下層，固有筋層，漿膜へと浸潤するにつれ，転移しやすくなり，予後が悪くなっていく．このようながんの進展を深達度とよび，胃がんの病期を決める重要な要素である．Borrmann は胃がんを四つのタイプに分類した．わが国でもこの分類法を基本にして胃がんを分類している（図 13.13）．ボールマンⅠ型は限局性で孤立した腫瘤状のがん，Ⅱ型は境界が明らか

図 13.13　ボールマン分類

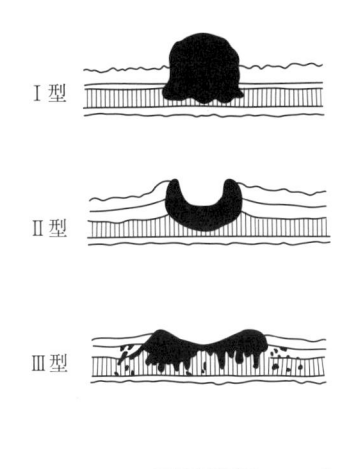

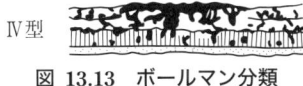

な堤防状構造をもつ潰瘍形成がん，Ⅲ型は一部に堤防状構造があるものの，他の部分ではがんの境界が不明な潰瘍形成がん，Ⅳ型はびまん性のがんである．このⅣ型のがんは，胃粘膜から発生したがん細胞がかたまりをつくらないで，広範に浸潤し，胃壁全層にびまん性に広がった状態で，スキルスがんとよばれる．このスキルスがんは胃中部から発生することが多く，診断された時点ですでに60％の人が腹膜転移や広範なリンパ節転移を伴っており，治療成績がもっとも悪い．

　胃がんはリンパ管から腹腔内に転移する場合が多く，これは早期がんでもみられる．次いで，腹膜転移（腹膜播種）と肝転移で，どちらも通常進行したがんの一部にみられ，治療を困難にする．

<症　状>

　早期には症状がほとんどないので，自覚症状による胃がんの早期発見は困難である．胃がんではじめに出現する症状は，上腹部の不快感，膨満感などであることが多い．また，がんと一緒に潰瘍があり，潰瘍による炎症が胃の漿膜に及んだ場合には，早期がんでも痛みが現れる．しかしながら，これらの症状は胃がん以外の消化器疾患，胃潰瘍，慢性胃炎，十二指腸潰瘍などでもみられる．胃がんが進行するとがん病巣からの出血に伴い，黒色便，軟便傾向となる．さらに出血がつづくと貧血になり，疲れやすさをおぼえる．胃がん患者の貧血の程度は，進行がんでは60〜80％にみられる．さらにがんが進行すると，腹部にしこりを触れたりする．また，幽門部閉塞により，胃の内容物が腸に運ばれないため，胃もたれ，吐き気，嘔吐，げっぷ，胸やけが起こる．一方，噴門部狭窄で食物の通過障害が起こると，急激に体重が減少する．

<原　因>

　同じ北東北に属していても，胃がん死亡率は秋田県では高く，岩手県では低い．胃がん死亡率の高い地方では，食塩および高塩分食品の摂取が多いことが疫学研究で明らかにされている．食塩そのものには発がん性はないが，胃の中で食塩濃

度が高まると，胃粘膜が傷害を受け，胃炎が発生し，発がん物質の影響を受けやすくなることが動物実験で示されている．アメリカでも，食物の保存に食塩を使用していた頃には，胃がんががん死亡の第1位であった．しかし，冷蔵庫の普及とともに急激に胃がんの死亡率が減少した．アメリカに移民した日系人の胃がんによる死亡率は，現地の人より高いものの，日本に在住する人よりは低い傾向にある．

分化型がん患者の90％，未分化型がん患者の過半数に，粘膜にすみつく細菌ヘリコバクター・ピロリ（*Helicobacter pylori*）の感染がみられる．ピロリ菌自身には発がん性はない．しかし，その持続感染が慢性萎縮性胃炎を起こし，とくに非噴門部でのがん化に関与していると考えられる．ピロリ菌感染の自然史（菌感染の機序および集団別の再感染率または再燃率）は不明である．しかし，食塩および高塩分食品の摂取が多いと，ピロリ菌への感染も起こりやすくなる．ピロリ菌感染率は年齢とともに高くなり，日本人では60歳で80％の人が感染している．このピロリ菌感染率は国により大きく違う．60歳でインドでは95％，アメリカ，フランスでは30～40％である．中国の胃がん高リスク地域で，ピロリ菌の除菌効果を評価するために，抗生物質療法群とプラセボ群に分け7.5年間追跡調査をしたところ，抗生物質療法群で胃がんの減少がみられた．

近年，わが国の胃がん死亡率の急激な減少は，がんの2次予防である早期発見・早期治療を目的にした職場での健康診断など，長年の努力の結果と治療方法の改善の賜物である．

＜治　療＞

胃がんの診断は，上で述べた症状と全身の診察（視診，触診，聴診など）の結果を参考にし，バリウムを飲んで行うX線透視検査，胃内視鏡検査，腹部CT，超音波検査，注腸透視検査（胃がんの腹膜転移の有無などの検査）などにより病期を決め，治療計画を立てる．

胃がんの治療には，手術，内視鏡療法，化学療法，放射線療法などがある．2004年度に国立がんセンターで採用された胃がんの治療法は，手術単独が45.9％，内視鏡療法単独が33.1％，化学療法単独が8.9％で，内視鏡療法とその他の手技の併用が3％，手術と化学療法の併用が6.3％であった．このように，早期胃がんが多くなった今日でも，胃がんの治療は手術による切除が基本となる．しかし，ある程度進行したがんでは，手術と化学療法の併用治療を行う．また，粘膜にとどまる小さな早期のがんの一部に対しては，手術を行わずに，内視鏡を用いて切除する内視鏡的粘膜切除術を行う．

進行胃がんに対しては，術後の再発予防，または手術で取り残したがんを根絶する目的で，化学療法が行われる．また，進行しすぎている場合は，手術前に化学療法を行って，がんを小さくしてから手術することもある．しかしながら，進行胃がんに対する化学療法は，わずかに効果が認められるものの，まだ標準治療法が確立されていない．一方，手術不能，再発，非治癒切除例に対して，化学療法は第一に採用されるべき療法である．

図 13.14 病期別胃がん 5 年生存率
〔国立がんセンター (1990〜1994)〕

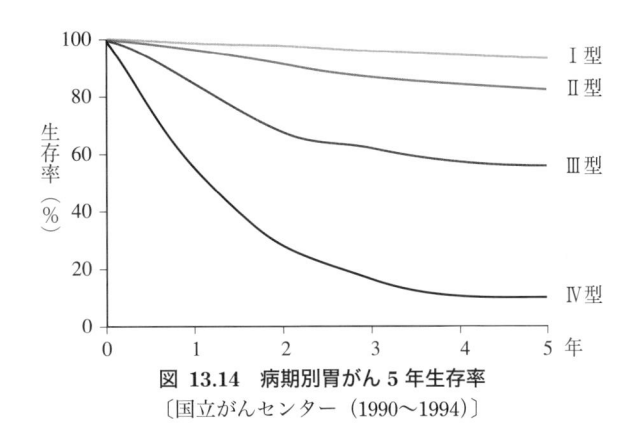

　現在使用されているおもな抗がん剤は 5-フルオロウラシル (5-FU) およびその誘導体で，単独で使用されることは少なく，ドキソルビシン (ADM)，マイトマイシン C (MMC) との併用 (FAM 療法) で用いられる．FAM 療法以外にも，シスプラチン (CDDP) などとの併用も試みられている．また，最近 (2006 年)，病期 II と III の胃がん手術後に TS-1 (参考の BCM 参照) を 1 年間服用すると再発が減少するという結果が出た．胃がん 5 年生存率を図 13.14 に示す．

参考 Biochemical modulation (BCM) とは

　Metabolic modulation または Cooperative interaction ともよび，抗がん剤 (effector) を他の薬剤 (modulator) と併用することで，その抗がん剤の抗腫瘍効果の増強や副作用の軽減を，生化学的あるいは薬理学的に明らかな作用機序から理論的に裏付けした多剤併用療法である．

　歴史的にみれば，1977 年米国の Bertino 博士による 5-フルオロウラシル (5-FU) の抗腫瘍効果が，メトトレキサート (MTX) (葉酸還元酵素阻害剤) を前に投与することで増強されるという発見が端緒である．その後，消化器がんに対しロイコボリン (LV) /5-FU 療法やシスプラチン (CDDP)/5-FU 療法が臨床的に評価されている．また，わが国で開発された TS-1 は，5-FU のプロドラッグのテガフールに 5-FU の分解酵素であるジヒドロピリミジン脱水素酵素を阻害するギメラシル，および消化管に高濃度に分布して 5-FU のリン酸化を抑制し，消化器毒性を軽減するオテラシルカリウムを組み合わせた新しい経口抗悪性腫瘍剤で，胃がんに対して 45% 以上という高い奏功率が得られている．

● 大腸がん

　大腸がん (colorectal cancer) 死亡率は，女性では 2003 年に胃がんを抜きトップになり，男性では胃がん，肺がん，肝がんに次いで 4 番目である．大腸がんは結腸がんと直腸がんに大きく分類され，日本人では S 状結腸と直腸が大腸がんのできやすい部位である．

　男女ともに結腸がん，直腸がん死亡率は 1990 年代後半よりわずかに減少傾向にある．結腸がん死亡率は直腸がん死亡率の 2 倍であり，結腸がん死亡率は男女

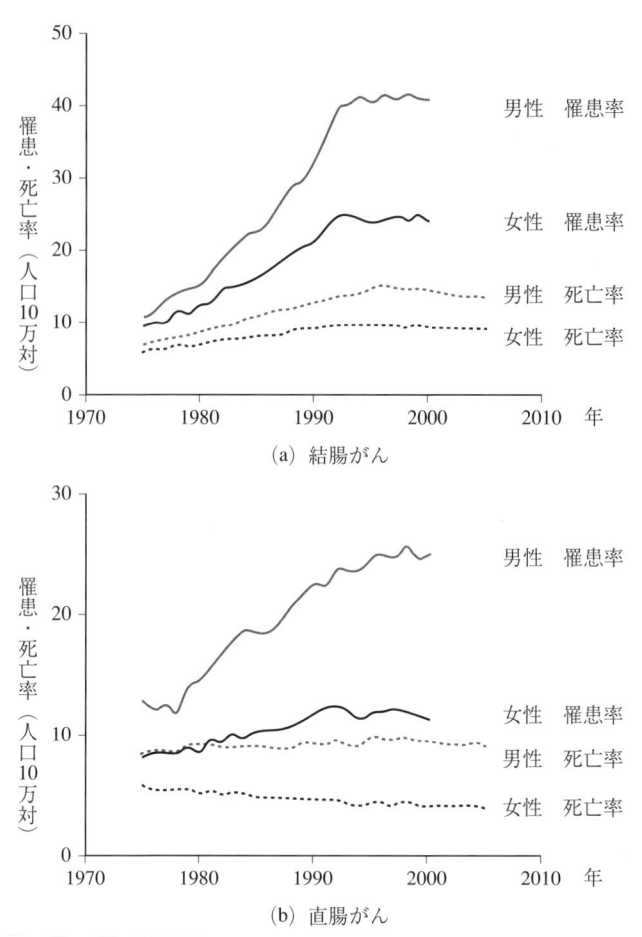

図 13.15 年齢調整結腸がん罹患率・死亡率の年次推移（a）と年齢調整直腸がん罹患率・死亡率の年次推移（b）
〔国立がんセンターがん対策情報センター，地域がん登録全国推計によるがん罹患データ（1975～2000）・人口動態統計によるがん死亡データ（1958～2005）〕

でほぼ同じであるが，男性の直腸がん死亡率は女性の 1.8 である（図 13.15）．2000 年の結腸がん患者数は 60,147 人（男性 33,915 人，女性 26,232 人），直腸がん患者数は 31,990 人（男性 20,516 人，女性 11,474 人）である．2005 年の結腸がんでの死者数は 27,121 人（男性 13,436 人，女性 13,685 人），直腸がんでは 13,709 人で（男性 8,710 人，女性 4,999 人）であった．結腸がん，直腸がん死亡率はともに罹患率の約半分である．

<病態生理>

大腸は，盲腸，虫垂，結腸，直腸，肛門（「大腸癌取扱い規約」では肛門管も含める）からなる．結腸は上行結腸，横行結腸，下行結腸，S 状結腸に，直腸は直腸 S 状部，上部直腸，下部直腸に分けられる（図 13.16）．

大腸壁の断面を組織学的にみると，胃壁と同じで，内側から粘膜上皮，粘膜筋板，粘膜下層，固有筋層，漿膜からなる．ただし，下部直腸は漿膜に覆われてい

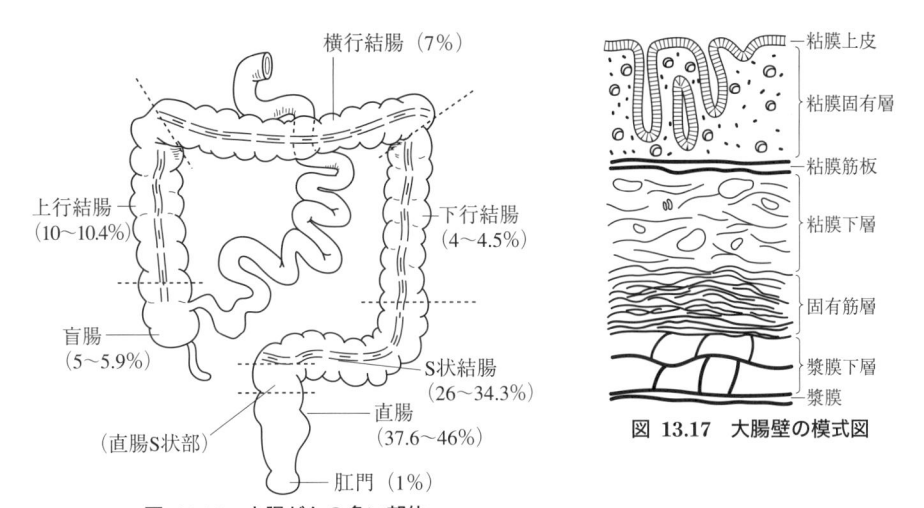

図 13.16 大腸がんの多い部位
〔大腸癌研究会報告（1997）；国立がんセンターなどより（1990～1995）〕

図 13.17 大腸壁の模式図

ない．また，大腸には，小腸にみられる絨毛がない．粘膜上皮は単層円柱上皮で，杯細胞に富む．小腸に比べて腸陰窩は深い（図 13.17）．

　原因のいかんにかかわらず，90％以上の大腸がんは腺腫性ポリープから発生する．ポリープは中年以降の 30％以上にみられるが，悪性化するのはそのうちの 1％未満である．腺腫性ポリープには，有茎性ポリープと無茎性ポリープがあるが，大腸がんはおもに後者から発生する．

　大腸腺がんの 52.5％はあまり悪性度の高くない高分化型，35.3％が中分化型，12.2％が低分化型である．

　大腸がんはあらゆる部位の大腸粘膜に生じる．大腸癌研究会報告（1997）と国立がんセンター（1990～1995 年間）の報告では，S 状結腸（26～34.3％）と直腸（37.6～46％）が大腸がんのもっともできやすい部位である．次いで，上行結腸（10～10.4％），横行結腸（7％），盲腸（5～5.9％），下行結腸（4～4.5％），肛門管（1％）となっている（図 13.16）．S 状結腸，下部直腸ともに腸内容物が長らく停滞する部位であることより，これらの部位では発がん物質へのばく露時間が長くなるので，がんが多く発生すると考えられる．一方，早期がんの占める割合は，下部直腸がもっとも多い．これは肛門に近いほど発見されやすいということであろう．

　結腸がんでは，切除する結腸の量が多くても，術後の機能障害はほとんど起こらない．しかし，直腸がんでは，前立腺・膀胱・子宮・卵巣などの泌尿生殖器の機能をできるだけ温存する治療が必要となる．

　S 状結腸がんや直腸がんは後腹膜下にあるため，リンパ節転移や肝臓や肺への血行性転移を起こしやすい．結腸がんでは肝臓への転移が多く，直腸がんでは肝臓と肺への転移がほぼ半々である．

<症　　状>

　早期大腸がんは，一般的には自覚症状はないので，潜血反応検査などで無症状の時期に発見することが重要である．

　上行結腸のがんは潰瘍性であることが多いので，慢性的な出血により，貧血（鉄欠乏性）症状が現れてはじめて気がつくこともある．横行，下行結腸ではがんにより腸の内腔が狭くなり，腹痛や腹鳴，腹部膨満感，腸閉塞症状が出現する．S状結腸や直腸では，血便，便が細くなる（便柱細少），残便感，腹痛，下痢と便秘の繰り返しなど排便に関する症状が多くなる．

　一方，大腸がんを早期に発見できる腫瘍マーカーはないが，CEAとCA19-9が用いられている．ただし，これらのマーカーは，進行大腸がんでも約半数が陽性を示すのみである．

<原　　因>

　わが国での最近の大腸がんの増加は，主として結腸がんの増加によるものである．この増加は日本人の食生活の西洋化が一番の原因と考えられる．事実，菜食主義者や，肉類や動物性脂肪の摂取量の少ない国や地域では大腸がんの発生率が低い傾向にある．

　「食物，栄養と慢性疾患の予防」（WHO & FAO，2003年）によると，大腸がんのリスクを高めるものは過体重と肥満で，運動が結腸がんリスクを低くすることは確実である．また，野菜と果物の摂取がリスクを低くし，貯蔵肉がリスクを高める可能性がある．以前から大腸がんの予防に有用だと考えられていた食物繊維は，最近の無作為化比較試験や大規模コホート研究の結果が一致せず，その予防効果は明らかでない．

　若年性（30～40歳代）大腸がんは，家族や血縁者の中に多発する傾向にある．とくに遺伝性のものとして，家族性大腸腺腫症と遺伝性非ポリポーシス性大腸がんがある．遺伝が関係している場合は上行結腸がんが多い．

　長い間，潰瘍性大腸炎に罹っている人も大腸がんのリスクが高くなる．喫煙に対して，国際がん研究機構（IARC）では，科学的根拠は不十分としているが，日本人を対象にした疫学研究（2006年）では，とくに直腸がんのリスクを上昇させる可能性があると結論している．

<治　　療>

　大腸がんの病期分類には，デュークス（Dukes）分類とTNM分類が使われる．これらは，がんの大きさではなく，大腸壁へのがんの浸潤の程度，リンパ節および遠隔転移の有無により決められる．

　大腸がんの治療は，手術が基本であり，早期であれば内視鏡的切除や手術で完全に治すことができる．

　手術後の再発の8割以上は3年以内である．しかし，早い時期に再発が見つかれば，再発巣の切除により完治も期待できる．しかし，肺，肝臓，リンパ節や腹膜などに切除困難な転移が起こると，手術単独で完全に治すことは無理で，手術に加え放射線療法や化学療法が行われる．

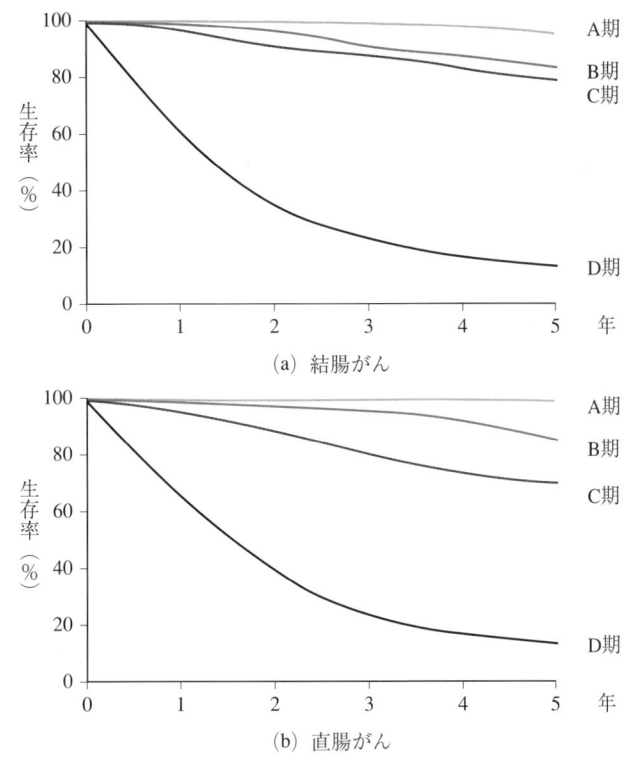

図 13.18 病期別結腸がんの 5 年生存率（a）と病期別直腸がんの 5 年生存率（b）
〔国立がんセンター（1992〜1996）〕

　放射線療法は，再発の予防，腫瘍サイズを縮小し肛門温存をはかるなどの目的で行われるか，手術が困難で骨盤内の腫瘍による痛みや出血などの症状の緩和や延命を目的として行われている．わが国ではあまり行われないが，欧米では進行した直腸がんに積極的に放射線療法が行われている．

　化学療法は，進行がんの手術後に再発予防を目的とする場合と，根治目的の手術が不可能な進行がんまたは再発がんに対する生存期間の延長および QOL の向上を目的とする場合がある．術後の補助化学療法として，ロイコボリン（LV）による 5-フルオロウラシル（5-FU）の biochemical modulation（BCM）（p.287 の参考参照）である併用療法（FL 療法）が行われ，有意な生存期間の延長などがみられた．この療法の副作用は，おもに粘膜皮膚障害（下痢，口内炎，悪心・嘔吐）で，血液毒性は軽微である．近年，FL 療法にイリノテカン（CPT-11）を組み入れた 3 剤併用療法で，生存期間の顕著な延びがみられるようになった．また，FL 療法に，わが国で開発された，第三世代のシスプラチンであるオキサリプラチンが併用される場合（FOLFOX 療法）もある．結腸がん，直腸がんの病期ごとの 5 年生存率を図 13.18 に示す．

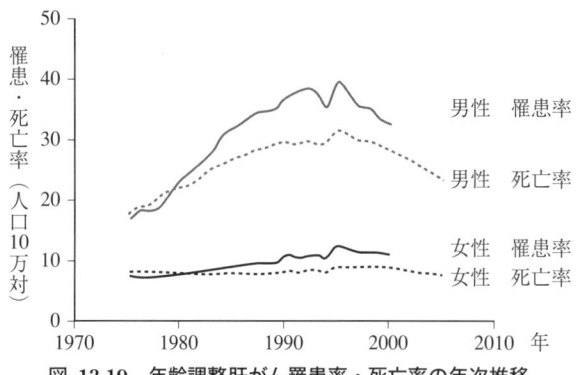

図 13.19　年齢調整肝がん罹患率・死亡率の年次推移
〔国立がんセンターがん対策情報センター，地域がん登録全国推計によるがん罹患データ（1975〜2000）・人口動態統計によるがん死亡データ（1958〜2005）〕

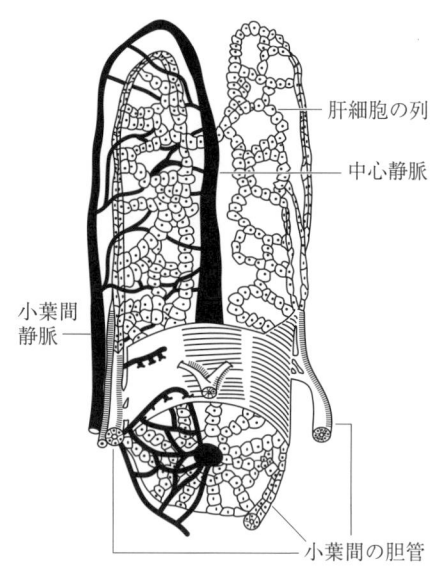

図 13.20　肝小葉の模式図（Stöhr）

●肝がん

　肝炎ウイルスの持続感染が肝がん（liver cancer，肝細胞がん）の主要発生要因である．

　肝がん罹患率は男女ともに 1900 年代半ばまで増加していたが，その後減少している．一方，死亡率は，男性では 1990 年半ばまで急激に増加し，その後減少してきた．女性の死亡率は一貫して減少傾向にある（図 13.19）．2005 年の肝がん（肝内胆管がんを含む）の部位別死亡順位は 4 位（男性 3 位，女性 4 位）であった．肝がん罹患率，死亡率はともに，男性は女性の 2〜3 倍くらいで，罹患率は死亡率の 1〜1.3 倍くらいである．患者数は 40,053 人（男性 27,411 人，女性 12,642 人，2000 年）で，死者数は 34,268 人（男性 23,203 人，女性 11,065 人，2005 年）であった．年齢別にみた肝がんの罹患率，死亡率は，男性では 45 歳から，女性では 55 歳から増加し始める．死亡率の国内の地域比較では，西日本に多く，東日本に少ない「西高東低」型を示している．

＜病態生理＞

　肝臓は人体中で一番大きい腺であり（重さは体重の約 1/50），大きく 2 葉（右葉と左葉）に分けられ，右葉の下面には胆嚢が付着している．肝臓内部の実質は多くの肝小葉からなり，小葉内では肝細胞が一列に並ぶ細胞索と毛細血管が中心静脈に対し放射状に配列している（図 13.20）．

　肝臓は物質代謝の中心臓器として多くの代謝機能を営んでいる．消化腺として胆汁を分泌する以外に，コレステロールや免疫グロブリン以外の血清タンパクの合成，解毒作用，糖をグリコーゲンとして貯蔵し，必要に応じてブドウ糖に分解して血中に放出するなどである．

　肝臓に発生する腫瘍は原発性と転移性および上皮性と非上皮性に大別される．

肝臓に原発する上皮性腫瘍は，肝細胞由来と胆管細胞由来に大別され，それぞれ良性と悪性（がん）のものがある．非上皮性腫瘍の発生頻度は低く，上皮性悪性腫瘍の大部分は肝細胞がんと胆管細胞がんで，成人では肝がんの大部分（90％）は肝細胞がんである．一般に，肝がんといえば肝細胞がんのことをさし，ここでは肝細胞がんのことを肝がんとし，それについて解説する．

＜症　状＞

肝がんに特有の症状は少なく，肝炎・肝硬変などによる肝臓の障害としての症状がおもなものである．その症状は，食欲不振，全身倦怠感，腹部膨満感，便秘・下痢など便通異常，尿の濃染，黄疸，吐下血，突然の腹痛，貧血症状（めまい・冷や汗・脱力感・頻脈など）である．

＜原　因＞

冒頭にも記載したように，肝がんは肝炎ウイルスの持続感染により起こる．肝炎ウイルスはさまざまなものがあるが，肝がんにはおもに B，C 型の 2 種類が関係し，わが国では 90％以上（80％が C 型，15％が B 型）の肝がんの原因となっている．肝炎ウイルスに感染してから，慢性肝炎，肝硬変，肝がんへと進行していく．このため，肝がんの予防は，肝炎ウイルス感染予防と，肝炎ウイルスの持続感染者（肝がんの高危険群）に対する肝がん発生予防が柱となる．肝炎ウイルス感染予防は，血液や血液製剤などの肝炎ウイルス検査，母子感染の予防（おもに B 型肝炎）などがある

一方，感染以外のリスク要因では，大量飲酒と喫煙，カビ毒のアフラトキシン（特異的にがん抑制遺伝子 p53 の突然変異を起こす）があり，糖尿病患者ではリスクが高いことが知られている．

＜治　療＞

肝がんの診断は画像診断法，血液検査（腫瘍マーカー検査）と組織片の生検により行う．

肝がんの腫瘍マーカーは AFP（α-フェトプロテイン）や PIVKA-II がある．AFP は胎児期に肝細胞で産生される酸性糖タンパクで，出生後はほとんど産生されず，肝がんなどで出現する．健康成人の血中レベルは 10 ng/mL 以下で，肝がん患者の約 70〜80％の AFP 値は 500 μg/mL 以上である．PIVKA-II は，ビタミン K 欠乏状態，ビタミン K 拮抗剤の投与時，あるいは肝実質障害時に出現する異常プロトロンビンで，転移性肝がんで陽性率は低いが，原発性肝がんで特異性が高い（正常値は 40 mAU/mL 以下）．肝がんであっても腫瘍マーカーが陰性，また，肝炎・肝硬変でも陽性のことがある．

肝がんの病期分類は 4 期に分かれ，また，肝機能のよし悪し（治療に耐えられる肝臓能力）を示す 3 段階の「肝障害度」分類—肝臓障害の自覚症状がない（A），症状をたまに自覚する（B），いつも症状がある（C）—がある．

治療は手術（肝切除），穿刺療法（エタノール注入療法，ラジオ波焼灼療法など），肝動脈塞栓療法（肝動脈をスポンジなどでふさぎ，がんを兵糧攻めにする治療法）が中心である．

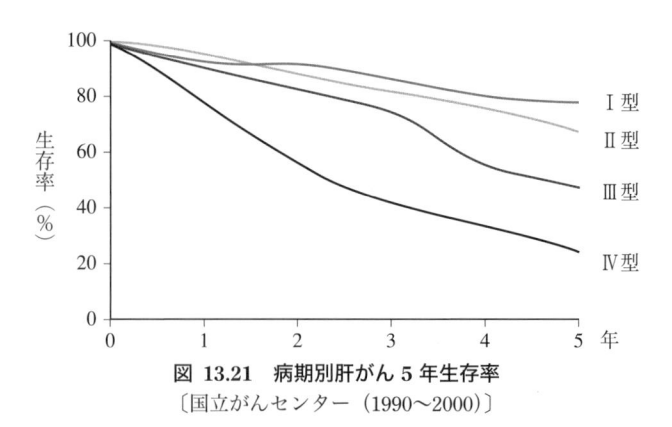

図 13.21　病期別肝がん 5 年生存率
〔国立がんセンター（1990〜2000）〕

　肝臓は高線量の放射線照射に耐えることができないため，放射線療法はほとんど肝がんには適用されてこなかったが，放射線技術の著しい進歩（ピンポイント照射など）により，最近では放射線療法が行われるようになってきた．

　肝がんは高率に再発するので，化学療法が重要である．しかし，多くの患者では肝機能が低下していることに加え，肝がんは抗がん剤に対する反応性が低い．抗がん剤は，塞栓物質や油性造影剤であるリピオドールに混ぜて動脈内に投与されることが多い．現在使用されている代表的な抗がん剤はアントラサイクリン系のドキソルビシン（ADM），エピルビシン（EPI）やマイトマイシンＣ（MMC），5-フルオロウラシル（5-FU）などである．Ｃ型肝炎に対しては，インターフェロン（IFN）による治療が行われ，最近，ペグインターフェロンという新しい IFN やリバビリンという IFN の効果を高める内服薬も登場した．また，Ｂ型肝炎に関しては，内服の抗ウイルス薬であるラミブジン（3TC）による治療が行われている．5 年生存率を図 13.21 に示す

13.3　肺　が　ん

●肺がん

　肺がん（lung cancer）は難治がんの一つである．

　男性の肺がん死亡率は，1993 年に胃がんを抜いて 1 位となり，現在に至っている．一方，女性では，いまだに胃がん死亡率より低いものの，肺がん死亡率が年々微増している（図 13.22）．肺がん患者数は 67,890 人（男性 48,184 人，女性 19,706 人，2000 年），肺がん死者数は 62,063 人（男性 45,189 人，女性 16,874 人，2005 年）である．罹患率・死亡率は，男女とも年齢とともに増加し，とくに男性では 50 歳代より急激に増加し，60 歳代以降で女性の 3〜4 倍となる．

＜病態生理＞

　肺がんは，非小細胞がんと小細胞がんに大きく分類される．非小細胞がんは，さらに腺がん，扁平上皮がん，大細胞がんなどに分類される．腺がんは，わが国

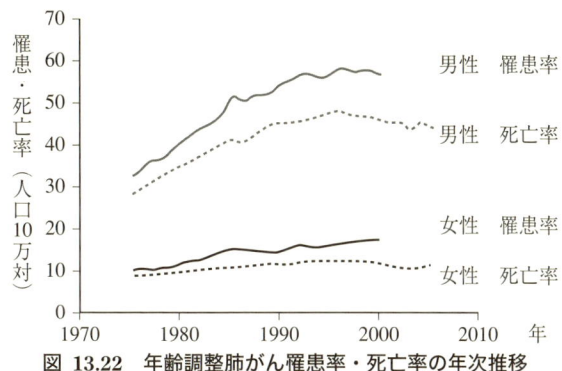

図 13.22 年齢調整肺がん罹患率・死亡率の年次推移
〔国立がんセンターがん対策情報センター，地域がん登録全国推計によるがん罹患データ（1975～2000）・人口動態統計によるがん死亡データ（1958～2005）〕

でもっとも発生頻度が高く，男性で肺がんの40％，女性で70％以上を占めている．このがんは肺野部（気管支の細い部分から肺胞に至るまでの肺末梢部）に発生するものが多く，がんが小さいうちは病状が出にくい傾向があるが，通常の胸部X線検査で発見されやすい．次に多い扁平上皮がんは，男性で肺がんの40％，女性で15％を占めている．このがんは肺門部（気管支の太い部分から細気管支に至るまで）に発生するものが多く，他の型より気管支の出血や潰瘍を起こしやすく，転移は比較的ゆっくりと起こる傾向にある．大細胞がんは，気管支のもっとも細い部分に生じることが多くて増殖が速く，抗がん剤や放射線療法が効きにくいがんである．

小細胞がんは，わが国の肺がんの約15～20％を占めていて，肺門部に発生することが多い．このがんの細胞はリンパ球のように丸くて，小さく，増殖が速く，転移（脳・リンパ節・肝臓・副腎・骨などへ）もしやすい．しかし，非小細胞がんと異なり，抗がん剤や放射線療法に対する反応が比較的よい．また，80％以上に，がん細胞が種々のホルモンを産生している．

＜症　　状＞

肺がんは，かなり進行するまでほとんど何の症状も現れず，症状が出たとしても，風邪などの症状と区別がつかないことが多い．もっとも一般的な最初の症状はせきがよくでる，時には血痰，ゼーゼー音，息切れなどである．次いで，気管支炎，肺炎，喀血などの症状がみられる．扁平上皮がんや小細胞がんが多い肺門型の肺がんでは，初期のうちからこれらの症状を示すことが多い．腺がんに多い肺野型の肺がんは，がんが小さいうちは症状が出にくい傾向があり，検診や人間ドック，他の病気で医療機関にかかっているときに見つかることが多い．肺がんが大きくなると，首や顔がむくんだり，肩こり，胸，肩，背中上部，腕，手などの痛み，全身的な脱力感を覚えることもある．また，脳転移による頭痛やけいれん，骨転移による腰痛や骨折といった症状が起こることもある．小細胞がんは種々のホルモンを産生するので，まれにクッシング（Cushing）症候群（満月様顔貌，

脂肪沈着，肥満，頭痛など）を引き起こすことがある．一方，大細胞がんでは，細胞増殖因子の産生により，白血球増多症や発熱，肝腫大などが現れることがある．

<原　　因>

　肺がんの大きなリスク因子は喫煙である．とくに小細胞がん，扁平上皮がんは因果関係が深く，喫煙指数（1日の本数×喫煙年数）が高い人（>600）や喫煙の開始年齢が低い人ほどリスクが高くなる．わが国では，男性肺がん罹患者の68％，女性では18％程度が喫煙によるものと推定されている．組織型別では，扁平上皮がんについては男性12倍，女性11倍であるのに対し，腺がんについては男性2.3倍，女性1.4倍のリスクが増すと推定されている．一方，受動喫煙によって，肺がん危険度が20〜30％程度高くなると推計されている．

　アメリカでは1980年から，来る10年間に達成すべき数値目標を設定したヘルシーピープル運動が開始され，その一貫として，禁煙キャンペーンが全米で展開された．その結果，喫煙率の減少とともに，1990年まで上昇していた肺がん死亡率が1991年以降減少し始めた．

　2004年度の集計では，わが国の男性の喫煙率は43.3％（厚生労働省「国民栄養の現状」），46.9％（日本たばこ産業），女性はそれぞれ12.0％，13.2％である．男性の喫煙率は年々減少しているが，諸外国と比べると，まだまだ高い状況にある．それに対して，女性の喫煙率は年々増加の一途をたどっている．とくに2005年では20歳代と30歳代女性の喫煙率は20.9％であった（日本たばこ産業）．

　その他，アスベストなどへの職業によるばく露や大気汚染（ディーゼル排ガスなど）なども肺がんのリスク因子である．

　喫煙者などハイリスク・グループに対して，抗酸化作用をもつβ-カロテンによる肺がんの化学予防が行われた．その二つの無作為化比較試験の成績では，β-カロテンを多く摂取（1日20〜30 mg）すると，かえって肺がんリスクが20〜30％程度高くなるという結果が得られた．このことより，喫煙者は高用量のβ-カロテンの摂取を控えるべきであることが明らかになった．

<治　　療>

　肺がんの治療法には手術，放射線療法，抗がん剤による化学療法がある．どの方法を選ぶかは，がんのある場所，がんの組織型，病期，患者の全身状態などを考慮して選択される．

非小細胞がん

　非小細胞がんの場合，根治がもっとも期待されるのは手術である．しかし，肺がんの発見時に根治可能なものは30％未満で，手術ができない場合には化学療法と放射線療法が併用される．近年，Ⅲ期A，Bの切除不能の場合やⅢ期Bで胸水貯留や遠隔転移のみられるⅣ期のがんの治療には，白金製剤（シスプラチンなど）とビンデシン（VDS），ビノレルビン（VNR），イリノテカン（CPT-11），ドセタキセル（DTX），パクリタキセル（PTX）などとの2剤併用療法を放射線療法と同時併用することでよい成績が得られている．さらに，これらの放射線療法と化

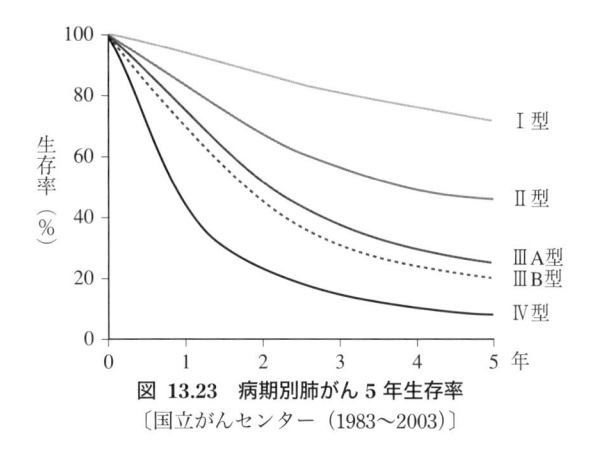

図 13.23 病期別肺がん5年生存率
〔国立がんセンター（1983～2003）〕

学療法の併用療法後の治療として、ドセタキセルの単剤療法が世界的に行われている．

最近、分子標的治療薬であるゲフィチニブ（上皮増殖因子受容体チロシンキナーゼ阻害剤）の第II相試験でよい成績が得られていて、非小細胞がんのドセタキセル治療後の選択肢の一つになってきている．IV期では、がんによる痛みや呼吸困難などの症状を緩和するための治療も重要である．

小細胞がん

小細胞がんの治療は抗がん剤による化学療法が第一選択である．小細胞がんは急速に進行し、致命的になるので、この病気に対する治療は強力に行う必要があり、そのため副作用も強く現れる．抗がん剤による副作用は、用いる抗がん剤の種類によって異なり、発現頻度・程度にも個人差がある．副作用には自覚的なもの（吐き気・嘔吐、食欲不振、口内炎、下痢、便秘、全身倦怠感、手足のしびれ、脱毛など）と、他覚的なもの（白血球減少、貧血、血小板減少、肝機能障害、腎機能障害、心機能障害、肺障害など）がある．

限局型小細胞肺がんの治療はシスプラチン（CDDP）とエトポシド（VP-16）（PE療法）療法単独より、放射線療法との同時併用療法が優れていて、5年生存率24%の成績が得られている．一方、進展型小細胞肺がんや限局型小細胞肺がんでも胸水の貯留している場合には、化学療法単独の療法が行われている．化学療法として前述のPE療法、また、最近ではCDDPとイリノテカン（CPT-11）の2剤併用療法である．これらの治療で2年生存率は、前者で5.2%、後者で19.5%が得られ、わが国ではCDDPとCPT-11併用療法が第一に選択される治療法であると考えられている．各病期における5年生存率を図13.23に示す．

13.4 女性のがん

●乳がん

乳がん（breast cancer）罹患率と死亡率は，毎年増加してきている．とくに罹患率の増加が著しい（図 13.24）．乳がん患者数は 37,389 人（2000 年），乳がん死者数は 10,721 人（2005 年）である．罹患率，死亡率ともに，40 歳代から急激に増大し，40～50 歳代をピークとする．

＜病態生理＞

乳房の腺組織（乳腺）は，乳頭を中心に腺葉が放射状に 15～20 個並び，各腺葉は多数の小葉（乳汁を分泌する小さな腺房の集まり）に分かれている．各腺葉からは乳管が 1 本ずつ出ていて，小葉や腺房と連絡し，主乳管となって乳頭に達する．

乳管，小葉は内腔側に一層の立方ないし円柱状の上皮細胞が配列し，その外側に筋上皮，基底膜が接する．乳腺の構成成分ごとに影響を受けるホルモンは違い，エストロゲンは乳管，間質に，プロゲステロンは小葉に作用する．プロラクチンは乳腺の発育促進，乳汁分泌の開始と維持に関与する．

乳がんは，この乳腺を構成している乳管から約 90％（乳管がん），小葉の内腔を裏打ちしている上皮細胞から 5～10％（小葉がん）発生する腺上皮由来の腺がんである．乳がんは通常片側に発生し，乳腺内では外側上部四分域にもっとも多い（図 13.25）．

乳がんの発生，増殖，浸潤などはホルモンに依存している場合が多いが，病状の進展に伴い徐々に依存性が消失していく．また，乳がんの増殖は緩やかであるために，臨床的症状を示すまで長期間かかることも，消化器がんと異なる点である．たとえば，根治手術後 5 年再発率が約 25％，10 年再発率が約 35％もある．一方，がんが比較的小さい時期から，がん細胞が乳腺組織からこぼれ落ち，リンパや血液の流れにのって乳腺から離れた臓器（肺，肝臓，骨など）に小さな転移巣（微小転移巣）をつくる場合がある．

＜症　　状＞

乳がんがある程度の大きさ（5 mm～1 cm）になると，注意深く触るとわかる「しこり」になる．多くの場合は，痛みを伴うことはない．しかし，「しこり」として触れるものすべてが乳がんではない．乳がんは皮膚やまわりの組織を巻き込むように大きくなることが多いので，皮膚近くまで達すると，えくぼのような「くぼみ」や「ひきつれ」，「乳首のへこみ」などがみられる．また表面の皮膚が，炎症を起こしたときのように赤くはれたり，乳頭から分泌物，時に血液の混じった分泌物が出ることがある．

乳がんは乳房の近傍にある領域リンパ節（腋窩リンパ節，内胸リンパ節，鎖骨上リンパ節，鎖骨下リンパ節）に転移を起こしやすく，これらのリンパ節が大きくなると，リンパ流がせき止められるので，腕のむくみ，腕のしびれが生ずる．

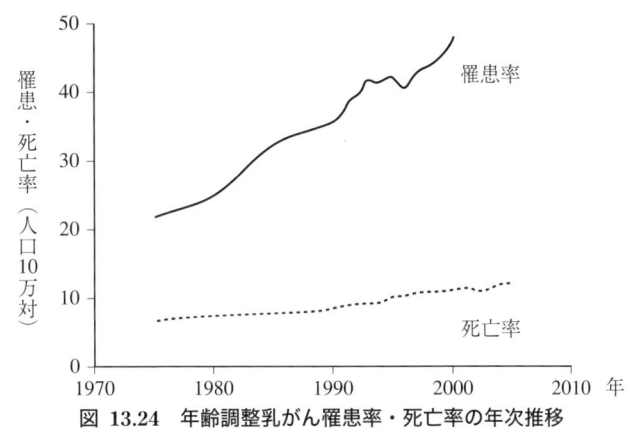

図 13.24 年齢調整乳がん罹患率・死亡率の年次推移
〔国立がんセンターがん対策情報センター，地域がん登録全国推計によるがん罹患データ（1975～2000）・人口動態統計によるがん死亡データ（1958～2005）〕

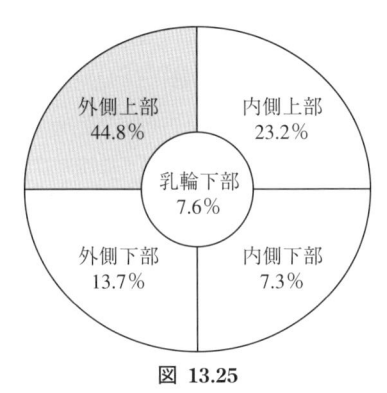

図 13.25
〔日本乳癌学会，全国乳癌患者登録調査報告　第 25 号（1999）〕

一方，遠隔転移の症状として，骨転移の場合は腰，背中，肩などの痛みが持続，肺転移の場合は咳，息が苦しいなど，肝臓転移の場合は腹部膨潤感，食欲不振などが現れることもある．

<原　　因>

　従来から，エストロゲンの作用と遺伝的背景が原因であると指摘されている．

　乳腺がエストロゲンの作用を受ける期間の長さと乳がんの発生には正の関係があるので，体内のエストロゲン・レベルに影響を与えるものがリスク要因である．たとえば，初経年齢が早い，閉経年齢が遅い，出産歴がない，初産年齢が遅いなどである．また，外来性エストロゲンとして，経口避妊薬の使用や閉経後のホルモン補充療法，エストロゲンによく似た構造の物質が含まれている排気ガス，殺虫剤などへのばく露もリスク要因である．さらに，食生活の欧米化，すなわち動物性脂肪摂取量の増加による閉経後の肥満も乳がんを誘発する一因である．

　血縁者に乳がんになった人がいる場合，リスク度は高まる．第一度近親者（親，

兄弟姉妹，子）に，本人を含めて3人以上の乳がん患者がいる，または，第一度近親者に本人を含めて2人以上の乳がん患者がおり，いずれかの乳がんが次のいずれかを満たす場合：① 40歳未満の若年性乳がん，② 両側の乳がん（同時でも，時間をおいてでも含まれる），③ 他臓器にもがん（同時でも，時間をおいてでも含まれる）．このような条件を満たす家族性乳がんは，全乳がんの5〜10％で，その多くは遺伝的素因で発症する遺伝性乳がんであると考えられている．原因遺伝子としては現在，*BRCA1*，*BRCA2* が知られている．これら *BRCA* 遺伝子が欠損した人，変異した *BRCA* 遺伝子をもっている人では，卵巣がんになるリスクも高く，男性では乳がんのほか，前立腺がんになるリスクも高いといわれている．

＜治　　療＞

乳がんの治療は通常，手術，放射線療法，化学療法およびホルモン療法をさまざまに組み合わせて行われる．どのように行うかは，病期，患者の全身状態や年齢，閉経状況，エストロゲンレセプター（ER）やプロゲステロンレセプター（PR），および HER2 受容体の状態などを考慮して選択される．

乳がんの治療も他の固形がんと同じように，手術が中心である．近年，手術範囲を縮小しても手術成績には大差がないことなどが明らかになるにつれ，とくに病期Ⅰ，Ⅱの患者には切除範囲を縮小する乳房温存術が施行されるようになってきた．この場合，手術後に，手術した側の乳房全体に放射線照射を行うことで，再発のリスクが減少する．

乳がんの約7割はホルモン受容体（エストロゲン受容体とプロゲステロン受容体）をもっている「ホルモン感受性乳がん」，「ホルモン依存性乳がん」である．このようながんはホルモン療法による治療効果が期待される（図 13.26）．ホルモン療法には，① エストロゲンの受容体への結合を阻害する抗エストロゲン剤，② 血中エストロゲン濃度を減少させる選択的アロマターゼ阻害剤，③ 黄体ホルモン分泌刺激ホルモン抑制剤，などがある．抗エストロゲン剤としては，タモキシフェン（TAM），トレミフェン，選択的アロマターゼ阻害剤としては，アナストロゾール，ファドロゾール塩酸などがある．黄体ホルモン分泌刺激ホルモン抑制剤（LH-RH アゴニスト）は脳下垂体の LH-RH 受容体を刺激し，一時的に LH，FSH の分泌を増大させるが，刺激を持続することで生体内のフィードバック機構により，脳下垂体の LH-RH 受容体が減少し，その結果として LH，FSH の分泌の減少，卵巣由来の血中女性ホルモンが低下するという機序に基づく．これにはゴセレリン，リュープロレリンがある．ホルモン療法の副作用は，化学療法にくらべて一般的にきわめて軽い．タモキシフェンの長期間使用者では子宮がんや血栓症のリスクが，選択的アロマターゼ阻害剤の場合には骨粗鬆症のリスクが高まる．また，ホルモン療法の効果は永続することが少なく，いずれ無効となり，再燃してくる．

一方，ホルモン受容体陰性の乳がんや陽性であっても悪性度が高く，急速に増大すると考えられる場合には抗がん剤が適用される．薬剤の投与時期として，術前化学療法と術後化学療法がある．従来，術前化学療法は，局所ならびに遠隔微小転移巣を治療することを目標に，局所進行がんに多く適用された．近年では，

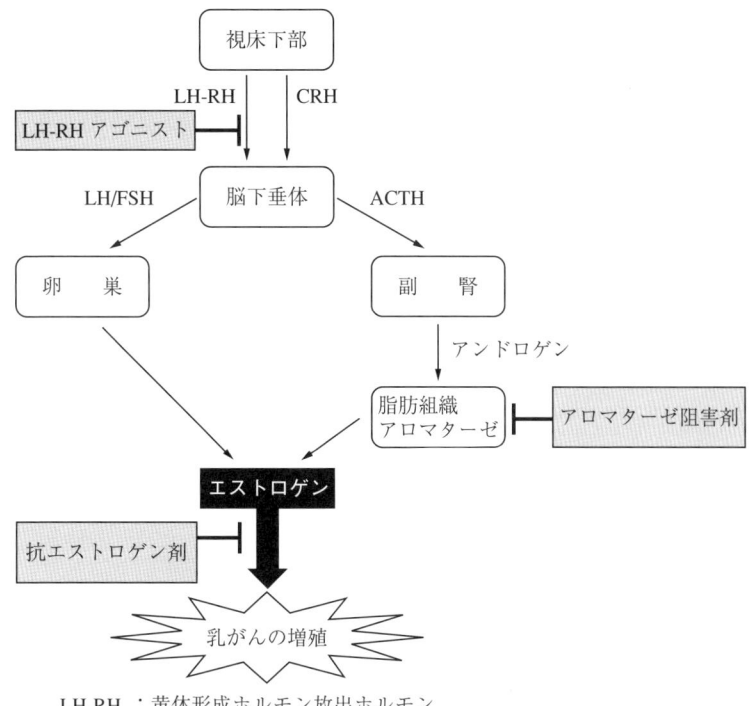

```
          視床下部
       LH-RH │ │ CRH
LH-RH アゴニスト ─┤ │
              脳下垂体
       LH/FSH │ │ ACTH
              │ │
         卵巣   副腎
                │ アンドロゲン
                │
              脂肪組織
              アロマターゼ ─┤ アロマターゼ阻害剤
              
          エストロゲン
抗エストロゲン剤 ─┤
          乳がんの増殖
```

LH-RH ：黄体形成ホルモン放出ホルモン
CRH ：副腎皮質刺激ホルモン放出ホルモン
LH   ：黄体形成ホルモン
FSH ：卵胞刺激ホルモン
ACTH ：副腎皮質刺激ホルモン

図 13.26 乳がんの薬物治療標的

乳房温存術の適応拡大を目指し，腫瘍を縮小させて，手術の縮小化をはかる目的でも施行されている．一方，術後化学療法は術後に残存するがん細胞を抑制することを目的にしている．

抗がん剤として乳がん治療によく使われているのは，ドキソルビシン（ADM）とメトトレキサート（MTX）である．たとえば，これらの抗がん剤と他の抗がん剤の併用療法，CAF 療法〔シクロホスファミド（CPA）＋ADM＋5-FU〕，CMF 療法（CPA＋MTX＋5-FU）などがある．また，ADM に耐性となったがんに対しては，タキサン系化合物〔パクリタキセル（PTX），ドセタキセル（DTX）〕が適用される．一方，わが国において，ACT 療法（ADM＋CPA＋TAM）が，進行再発乳がんの標準的治療法の一つとして評価されている．

乳がんのうち 20～30％は，乳がん細胞の表面に HER2 受容体が過剰に発現している．これは上皮増殖因子（EGF）受容体としてがん細胞の増殖を促進する作用にかかわる．この HER2 受容体に対するモノクローナル抗体であるトラスツズマブが，2001 年わが国で承認された．現在，精力的に臨床試験が行われていて，HER2 過剰発現進行乳がんには，第 2 相試験で単剤でもよい奏功率が得られ，また，第 3 相試験では AC（ADM＋CPA）や PTX との併用療法で，化学療法単独群より TTP（time to progression）の延長と高い奏功率が得られている．副作用として，

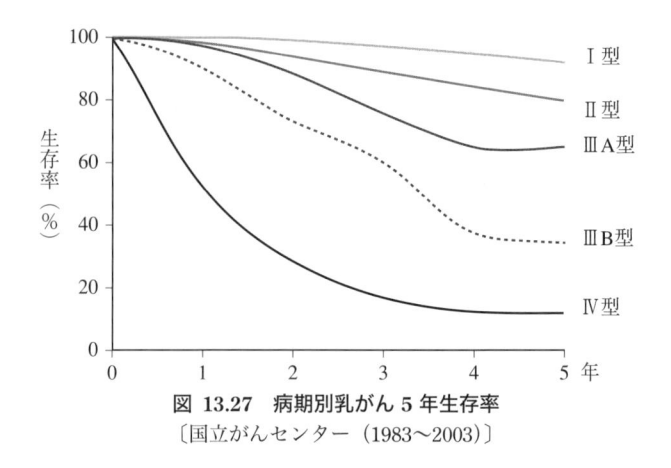

図 13.27　病期別乳がん5年生存率
〔国立がんセンター（1983〜2003）〕

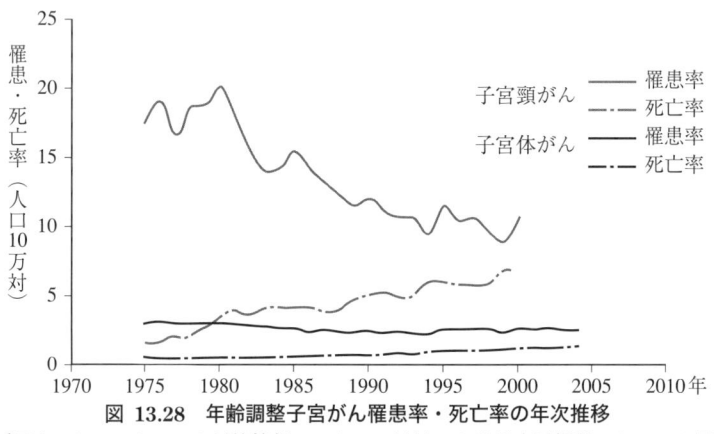

図 13.28　年齢調整子宮がん罹患率・死亡率の年次推移
〔国立がんセンターがん対策情報センター，地域がん登録全国推計によるがん罹患データ（1975〜2000）・人口動態統計によるがん死亡データ（1958〜2005）〕

心筋内にも HER2 受容体が発現しているので，とくに ADM との併用では心障害が問題となる場合が 3〜10％の患者にある．乳がんの病期ごとの 5 年生存率を図 13.27 に示す．

●子宮がん

子宮がん（uterine cancer）には，子宮の入り口にできる子宮頸（部）がんと子宮体部の内膜から発症する子宮体（部）がん（子宮内膜がん）がある．

子宮頸がんは女性のがん全体の 6％，子宮がんの約 7 割を占めている．子宮がん検診の普及により，ごく早期のがんが主体をなしてきている（図 13.28）．子宮頸がん患者数は 7,861 人（2000 年）で，子宮頸がん死者数は 2,494 人（2004 年）である．

子宮頸がんに比べて少ないものの，最近では子宮体がん患者数が増加傾向にある（図 13.28）．子宮体がん患者数は 5,609 人（2000 年）で，子宮体がん死者数は 1,436 人（2004 年）である．

13.4 女性のがん

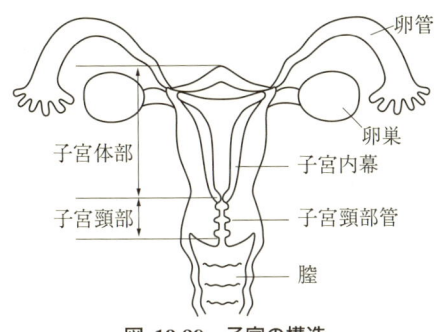

図 13.29 子宮の構造

<病態生理>

　子宮の上部 2/3 を占める部分が子宮体部，その下 1/3 を占め，子宮体部と膣とをつなぐ管の役割をもつ部分が子宮頸部である（図 13.29）.

　子宮は，粘膜（子宮内膜），子宮筋層，漿膜（子宮外膜）からなる．子宮体部粘膜は，子宮周期により変化する表層の機能層と変化の少ない基底層に分けられる．機能層は女性ホルモンの影響を受け，増殖，肥厚，剥離する．一方，子宮頸部粘膜は，女性ホルモンの影響で周期的に剥離することはない．子宮筋層は結合組織が混じる大量の平滑筋からなり，粘膜下層，血管層，血管上層に区分できる．子宮外膜は筋層に密着する薄い結合組織と外面を被う腹膜内皮からなる．

　子宮頸がんには，扁平上皮がんと腺がんの二つの型がある．ほとんどの子宮頸がんは扁平上皮がん（85〜90％）であるが，近年，腺がんが増加してきている．子宮頸がんは，異形成上皮（軽度→中等度→高度）→上皮内がん（病期：0 期）→浸潤がん（病期：I〜IV期）と進行していく．一般に，子宮頸がんは進行が遅い．診断時の症例で約 45％は限局しており，34％は周辺組織にがんが認められ，10％はすでに遠隔転移をしている．

　子宮体がんは胎児を育てる子宮の内側にある子宮内膜から発生する．子宮内膜増殖症のうちで，異型増殖症複合型が子宮体がんへ進展し，それ以外の増殖症は子宮体がんへと進行することは，ほとんどないと考えられている．子宮体がんは，近年増加傾向にあり，上皮内がん（子宮内膜異型増殖症複合症，病期：0 期）の段階で発見されることはまれである．ほとんどの子宮体がんは腺がん（内膜腺由来）である．

<症　状>

　子宮頸がんでは，がんが粘膜内にとどまっているうちは，ほとんど無症状である．がんが進行するにつれ，不正出血，白色や黄色，血の混じったおりもの，性交渉時の出血や痛みなどの症状が出る．子宮頸部がんは，外子宮口付近に発生することが多いので，婦人科の診察で早期発見されやすい．

　子宮体がんは比較的早期のうちから不正出血などの症状が現れることが多い．また，膿状・水っぽいなどのふだんとは違うおりもの，排尿痛または排尿困難，性交時痛，下腹部痛などである．閉経後の場合，少量ずつ長く出血が続くことが

ある.

<原　　因>

　子宮頸がんの扁平上皮がんの要因はヒトパピローマウイルス（human papilloma virus：HPV）感染である．しかし，HPV 感染していても全員がこのがんを生ずることはなく，免疫状態の低下などが関与していると考えられている．子宮頸部の細胞が変化し，「異形成（前がん病変）」となるのは，ウイルスに感染した人の約5％以下で，軽度の異形成の場合は，そのまま放置しても約90％の人は自然に消滅する．HPV 遺伝子型 16 型，18 型ウイルス感染では浸潤がんへの進展が起こりやすい．性的パートナーが多いなどの HPV 感染の機会が多くなることがリスク要因である．また，喫煙は HPV 感染期間を長引かせることにより，リスク要因となる．一方，腺がんの場合も，HPV 感染や経口避妊薬の多用との関連が指摘されている．

　子宮体がんでは，子宮内膜を増殖させる卵胞ホルモン（エストロゲン）と子宮内膜の増殖を抑える黄体ホルモン（プロゲステロン）のバランスが崩れ，エストロゲンへのばく露が多くなると，子宮内膜が異常に増殖し，体質などの要因が加わって，子宮体がんへと進行すると考えられている．リスク要因はエストロゲンへの長期にわたるばく露―初経年齢が早い，閉経年齢が遅い，出産歴がない，肥満など―や乳がんのタモキシフェン治療，更年期障害などに対するエストロゲン製剤によるホルモン補充療法などがある．また，大腸がん罹患者でこのがんの発生が高い傾向がある．

<治　　療>

　子宮がんの診断には細胞診が非常に重要である．この方法は侵襲も少なく，手技も簡単であるため，子宮がん（多くは子宮頸がん）の集団検診に採用されていて，子宮頸がんの診断率は 99％以上である．子宮体部細胞診は，コストや手技上の問題により集団検診ではあまり普及していないが，子宮体部細胞診の子宮体がんの正診率は約 90％である．

　子宮頸がんの治療は欧米では放射線療法が主流であるが，わが国では手術が多く行われている．とくに早期扁平上皮がんに対して，根治的治療法として子宮全摘が行われる．また最近では縮小手術（子宮保存手術；子宮頸部に対してのみ手術）で若い患者の QOL（quality of life，妊孕性保持）の維持がはかられている．手術療法の後に病期に応じ，放射線療法が適用される．Ⅲ期では放射線療法を主として，化学療法が併用される場合もある．Ⅳ期では化学療法が行われる場合が多い（表 13.8）.

　頸部腺がんは扁平上皮がんにくらべ，リンパ節や遠隔転移の頻度が高く，放射線感受性が低く，有効な化学療法がきわめて少ないので予後が不良である．

　子宮体がんでは手術が第一選択肢であり，子宮全摘，子宮周辺の組織を幅広く切除する方法がとられる．術後の再発危険度が高い場合（リンパ節転移，がんが子宮壁または腟壁に浸潤）には，術後放射線療法が行われる．最近，放射線療法の代わりに CAP 療法（表 13.8）などの術後補助化学療法が行われる．また，が

表 13.8 子宮がんに対する化学療法の例

子宮頸部扁平上皮がん
効果が期待できる抗がん剤にはシスプラチン（CDDP），イホスファミド（IFM）がある．
PVB 療法：CDDP＋ビンブラスチン（VLB）＋ブレオマイシン（BLM）
BOMP 療法：BLM＋ビンクリスチン（VCR）＋マイトマイシン C（MMC）＋CDDP
最近，ネダプラチン（254-S，シスプラチンの誘導体）が CDDP より効果が高いので，ネダプラチン＋イホスファミド（IFM）＋ペプロマイシン（PEP）（ブレオマイシンの誘導体）の併用が検討されている

子宮体部扁平上皮がん
効果が期待できる抗がん剤にはドキソルビシン（ADM），CDDP がある．
CAP 療法：シクロホスファミド（CPA）＋ADM＋CDDP
TAP 療法：CDDP＋ADM＋パクリタキセル（PTX）（日本では保険適応外）

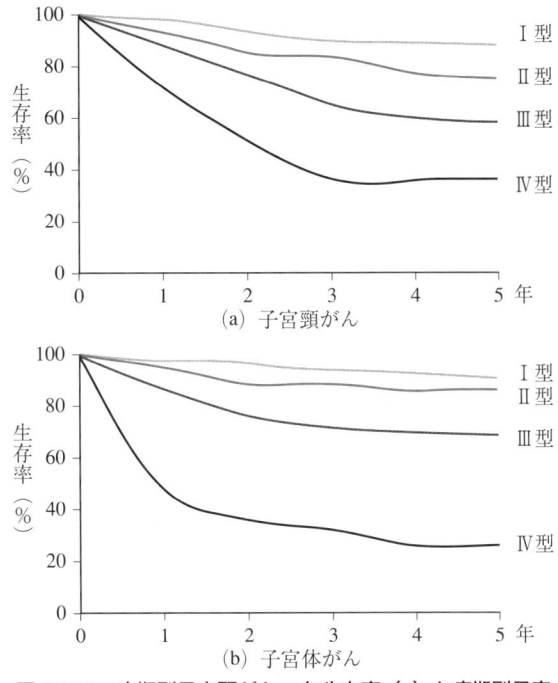

図 13.30 病期別子宮頸がん 5 年生存率（a）と病期別子宮体がん 5 年生存率（b）
〔国立がんセンター（1983～2003）〕

ん細胞がエストロゲン受容体，プロゲステロン受容体を発現している場合，術後にプロゲステロン療法が行われる．進行がんや再発がんには放射線療法があまり有効でないため，寛解導入には化学療法が重要であるが，その効果は一時的である．また，がん細胞がエストロゲン受容体，プロゲステロン受容体を発現している場合，メドロキシプロゲステロン酢酸塩（MPA）が使用される．最近，海外では進行，再発子宮体がんに対して TAP 療法が有望視されている．病期別の 5 年生存率を図 13.30 に示す．

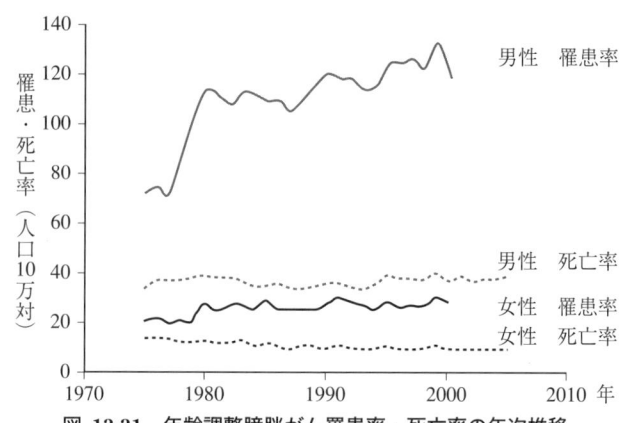

図 13.31　年齢調整膀胱がん罹患率・死亡率の年次推移
〔国立がんセンターがん対策情報センター，地域がん登録全国推計によるがん罹患データ（1975〜2000）・人口動態統計によるがん死亡データ（1958〜2005）〕

13.5　その他のがん

●膀胱がん

　尿路がん（腎盂，尿管，膀胱）の中で，膀胱がん（bladder cancer）がもっとも罹患数，死亡数が多く，罹患数では全体の約半分，死亡数では7割以上を占める．また，膀胱がんは，前立腺がんとともに高齢男性に多い泌尿器科の代表的ながんである（図 13.31）．

　膀胱がん患者数は 13,700 人（男性 10,127 人，女性 3,573 人，2000 年），膀胱がん死者数は 6,029 人（男性 4,141 人，女性 1,888 人，2005 年）であった．膀胱がんは年齢とともに増加し，男性では 50 歳代以降，女性では 60 歳代以降に急激に増加する．

＜病態生理＞

　膀胱は骨盤内にある臓器で，腎臓でつくられた尿が腎盂，尿管を経由して運ばれた後に，一時的に貯留する一種の袋の役割をもっている．尿路を形成する腎盂，尿管，膀胱は移行上皮が内面を覆っている．膀胱壁は粘膜上皮細胞，結合組織層（粘膜固有層，粘膜下組織），平滑筋組織，外膜組織からなる．

　膀胱がんは，組織学的には移行上皮のがん化による移行上皮がんが 90％を占める．膀胱がんの 70〜80％は表在性乳頭状膀胱がんで，一般に性質はおとなしく，膀胱の粘膜やその下の粘膜下層にとどまり，転移を起こすことは少ない．膀胱内に何度も前回同様の表在性がんが再発する．単発性の場合の再発率は約 30〜40％，多発性の場合の再発率は約 70〜90％である．

　一方，非乳頭状がんの多くが浸潤性（進行）がんである．膀胱上皮内がんは，正常な粘膜と，がんのばらまかれている粘膜との区別が不明で，進行は初期の段階では比較的遅いが，数年内に膀胱粘膜より粘膜下層，筋層へと浸潤し，転移し

たりする．浸潤性膀胱がんは，膀胱粘膜，粘膜下層を越えて筋肉の層以上の深さにまでがん細胞が浸潤しているがんである．一般的にがん組織の異型度が高いのが特徴で，浸潤が深ければ深いほど，リンパ節転移や他臓器への転移を起こしていることが多く，予後も悪くなる．

＜症　状＞

膀胱がんは他のがんと違って，比較的早期より症状が出やすいのが特徴である．肉眼的血尿は，膀胱がんの初発症状としてもっとも多く認められ，痛みを伴わない場合が多いが（この点が膀胱炎と異なる），排尿時痛や下腹部の痛みが出現する場合もある（膀胱炎症状）．膀胱がんが転移の症状で発見されることは比較的まれである．

＜原　因＞

膀胱がんの発生には尿中の各種の代謝産物が関係している．最大の要因は喫煙で，喫煙者は非喫煙者にくらべ，男性で2～3倍，女性で1.5～2.5倍死亡率が高い．アニリン色素による膀胱がんの発生が，最初に明らかにされた職業がんである．また，ベンチジンや4-アミノビフェニルなどの一連の芳香族アミンも発がん因子である．一方，発展途上国では，ビルハルツ住血吸虫症がリスク要因である可能性が非常に高い．慢性感染症の患者の尿中にはニトロソ化合物などがん原性物質が検出されている．これらの発がん物質による9番，17番染色体のがん抑制遺伝子の変異が，膀胱がんの発生と進展に関係していると考えられている．

＜治　療＞

膀胱がんは，基本的には内視鏡によってほとんどの場合診断ができる．しかし，上皮内がんは内視鏡ではわからないことが多いが，尿細胞診では早期より陽性率が高いため，臨床的にはきわめて有用性の高い検査法である．

膀胱がんが見つかった場合には，しばしば同じようながんが腎盂や尿管にもみられるので，腎盂・尿管をチェックする必要がある．

2004年度国立がんセンターで行われた膀胱がんの治療で，55.8％が内視鏡手術（経尿道的腫瘍切除術）であった．内視鏡手術は腫瘍の悪性度が低く，多発傾向の乏しい表在性乳頭状膀胱がんに対して行われ，通常，補助療法は行わない．一方，膀胱上皮内がん（BCG療法が無効なもの）や浸潤性膀胱がんに対しては，膀胱を全部取ることが標準的な治療法である．膀胱がんは見かけの腫瘍だけを切除しても他の膀胱粘膜にがん細胞が潜んでいることが多く，基本的には膀胱と骨盤内リンパ節の摘出を行う．さらに，男性では前立腺，精嚢，女性では子宮も同時に摘出する．

放射線療法の適応となるものは基本的に浸潤性の膀胱がんである．この療法は膀胱を温存できるメリットがあるものの，膀胱がんの放射線に対する感受性は各種がんの中でも中等度であるので，抗がん剤，内視鏡手術を組み合わせて行われている．

化学療法は転移のある進行した膀胱がんが対象となる．シスプラチン（CDDP）を中心とした多剤併用療法が一般的で，現在，M-VAC療法［メトトレキサート

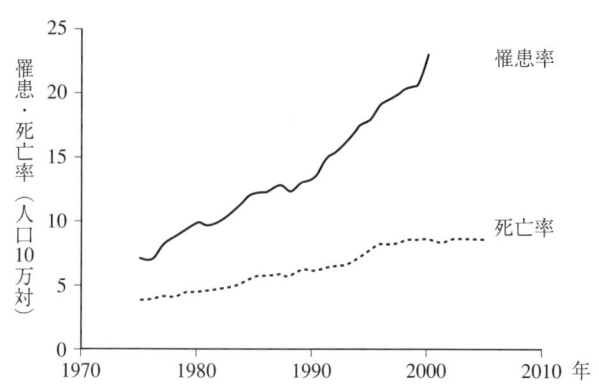

図 13.32　年齢調整前立腺がん罹患率・死亡率の年次推移
〔国立がんセンターがん対策情報センター，地域がん登録全国推計によるがん罹患データ（1975〜2000）・人口動態統計によるがん死亡データ（1958〜2005）〕

（MTX）＋ビンブラスチン（VBL）＋ドキソルビシン（ADM）＋CDDP〕が膀胱がんに対する標準化学療法といえる．この療法で使われるすべての抗がん剤は，2004年に膀胱がんの治療薬として保険の適用を受けるようになった．

　膀胱内注入療法は膀胱内に抗がん剤や BCG（いわゆる弱毒性結核菌）を注入してがんの治療あるいは再発予防をはかる治療法で，治療の対象はおもに膀胱上皮内がんであり，約 60% が治癒する．また，表在性膀胱がんの経尿道的手術後の再発予防としてこの治療を行うこともある．ただし，BCG の副作用は抗がん剤の膀胱内注入より症状が重く，頻尿・排尿痛，発熱，ひどい場合には結核感染症，高度なアレルギー反応，萎縮膀胱などを生じる場合がある．膀胱がん 5 年生存率は男女ともに 80% くらいである．

●前立腺がん

　前立腺がん（prostate cancer）は，欧米では男性がん死亡者の 10〜20%（2000〜2002 年）を占める頻度の高いがんであるが，わが国では 4.5%（2003 年）と比較的頻度の少ないがんである．しかし近年，わが国でも食事の欧米化および高齢人口の増加に伴い，その発生頻度は増加傾向にある．

　罹患率と死亡率の年次推移をみると，罹患率は毎年上昇しているが，死亡率は 1998 年より横ばい状態が続いている（図 13.32）．がん部位別死亡順位は 2005 年では 7 位で，患者数は 19,825 人（2000 年），死者数は 9,265 人（2005 年）であった．罹患率は 65 歳以上，死亡率は 75 歳以上で毎年増加してきている．

＜病態生理＞

　前立腺は膀胱のほぼ真下，恥骨の裏側に位置し，上部が太く下部が細くなっている栗の実のような形をしている．膀胱からはじまる尿道は前立腺の中を上下の方向につらぬいている．前立腺は尿道を中心として放射状に配列する単層上皮で覆われる 30〜50 の分岐管状胞状腺の集合で，15〜30 の導管をへて尿道前立腺部

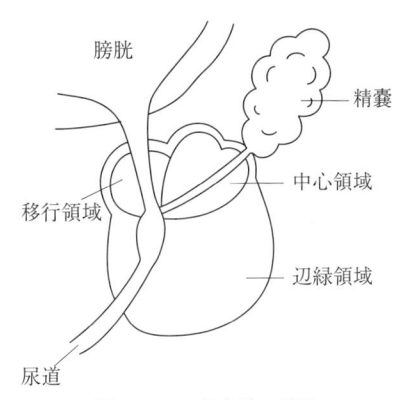

図 13.33　前立腺の構造

に開口する．腺房間には多量の間質が存在し，間質は弾性線維や平滑筋を含む結合組織である．前立腺の分泌物は精液の一部をなし，精子を保護し，精子に栄養を与え，精子の運動を助けている．前立腺の生理作用は男性ホルモン（アンドロゲン）の作用により維持されている．

前立腺は移行領域・中心領域・辺縁領域の三つに分けられる（図13.33）．前立腺がんはおもに辺縁領域（約70％，移行領域：約25％，中心領域：約5％）に発生し，ほかの臓器のがんとは異なり，ゆっくりと進行する（一般的に，治療を要するまでに40年近くかかる；ラテントがん，下記参照）．一方，前立腺肥大症は，ほとんど移行領域に発生する良性腫瘍であり，前立腺がんとは異なり，浸潤・転移をすることはない．また，前立腺肥大症から前立腺がんに進むことはないと考えられている．

参考　ラテントがんとは

がんの兆候はまったくなく，死後，剖検により見つかるようながんをラテントがんとよぶ．前立腺がんの場合，高齢者の30〜40％でみられる．

＜症　状＞

前立腺肥大症は移行領域（尿道を取り囲む部分）で発生するため，尿道が圧迫され狭くなることで，尿が出にくい，頻尿，残尿感などの自覚症状が現れる．一方，前立腺がんは，おもに辺縁領域（尿道から離れた部分）に発生するため，早期では自覚症状は現れない．がんが進行し，尿道や膀胱を圧迫するようになると，前立腺肥大症に伴う症状や血尿などが現れるようになる．

＜原　因＞

近年，わが国で前立腺がんが増加してきた原因として，「高齢化」，「食生活の欧米化」，「PSA検査の普及」などが考えられている．

高齢化が要因であることは確かであり，去勢男性や思春期以前のテストステロン値が去勢レベルの人は前立腺がんを発症しないことより，高い血清テストステロン値および低いエストロゲン値が，前立腺がんの危険因子と推測される．

人種と家族歴も重要な危険因子である．人種では黒人，白人，アジア人の順に前立腺がんの発生頻度は高い．また，乳がんや結腸がんと同様に，前立腺がんにも家族内集積性が報告されていて，5～10％が遺伝性のものであろうと考えられている．染色体 1q24-25 の *HPC1* 遺伝子，1q42.2-43 の *PCAP* 遺伝子，1p36 の *CAPB* 遺伝子などが前立腺がん感受性遺伝子と考えられている．

環境因子のうち，とくに欧米の食事の特徴である高カロリー，高脂肪は，前立腺がんの発症リスクを高める可能性が高いとみられている．喫煙が前立腺がんのリスクを増大させると示唆するデータもある．

＜治　療＞

前立腺がんの治療は，①発見時の PSA（prostate specific antigen：前立腺特異抗原）値，②腫瘍の悪性度（グリーソン（Gleason）スコア，分化度），③病期診断，④患者の年齢と期待余命（これから先の平均的生存期間）をもとに，手術療法，放射線療法，ホルモン療法，待機療法（特別な治療を実施せず，当面経過観察する），がある．

> **参考 グリーソン・スコアとは**
> 生検で採取したがん組織を顕微鏡で調べて，もっとも面積の多い組織像と，2番目に面積の多い組織像を選び，それぞれの組織像を 1（正常な腺構造に近い）～5（もっとも悪性度が高い）段階の組織分類に当てはめ，その 2 つの組織像のスコアを合計したもの．

ホルモン（内分泌）療法は，前立腺がんの治療としてもっとも基本となる治療法であり，精巣あるいは副腎からの男性ホルモンの分泌を抑え前立腺がんの増殖を抑制する方法である．それには精巣摘除術（去勢術）と薬物療法（内科的去勢術）がある．薬物療法としては LH-RH アゴニスト，抗アンドロゲン剤，女性ホルモン剤が用いられる（図 13.34）．LH-RH アゴニストとして，ゴセレリン，リュープロレリン，女性ホルモン剤（エストロゲン製剤）として，エストラムスチンリン酸ナトリウム，ホスフェストロール，抗アンドロゲン剤として，ステロイド性のプレドニゾロン，デキサメタゾン，非ステロイド性のビカルタミド，フルタミドなどがある．ホルモン療法の問題点は長く治療を続けていると，いずれは反応が弱くなり，落ち着いていた病状がぶり返すことである（再燃）．

化学療法は現時点では限局したがんであっても，初回の治療からとられる治療法ではない．その理由としては，多くの前立腺がん患者は高齢者で副作用が問題となることや，ホルモン抵抗性がんとなった場合，骨転移に伴う疼痛に対する治療を行い，患者の QOL を高めることが必要となることなどがあげられる．ただし，ホルモン療法が有効でない場合や再燃した場合で，化学療法の副作用が大きな問題とならないような場合には適用される．アンドロゲン非依存性前立腺がんの治療には，微小管を障害するパクリタキセル（PTX）やビンブラスチン（VLB）などが使用される．

がんが前立腺内に限局している場合の 10 年生存率は，手術をした場合は 90％

```
                    視床下部
         LH-RH      ↓    ↓
LH-RH アゴニスト ─┤   LH-RH  CRH
                    ↓
                   脳下垂体
              LH  ↓        ↓  ACTH
            ↓              ↓
          精 巣           副 腎
              女性ホルモン
              ↓        ↓
              ┤        ┤
                 ↓
              アンドロゲン
抗アンドロゲン剤 ─┤
                 ↓
              前立腺がんの
                増殖
```

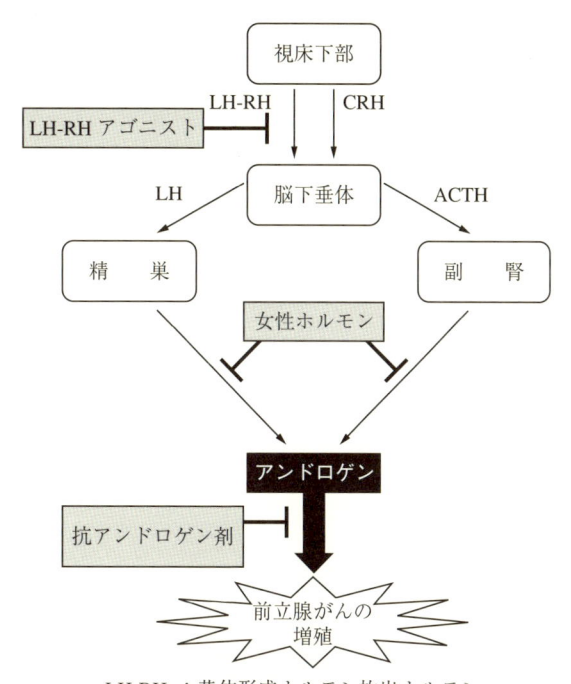

LH-RH ：黄体形成ホルモン放出ホルモン
CRH　 ：副腎皮質刺激ホルモン放出ホルモン
LH　　：黄体形成ホルモン
ACTH　：副腎皮質刺激ホルモン

図 13.34 前立腺がんの薬物治療標的

以上，放射線療法をした場合は 80％以上である．前立腺周囲に広がっている場合，手術を中心としホルモン療法などを併用した場合の 10 年生存率は 90％程度，放射線療法を中心とした場合は 8 年生存率は 75〜85％，ホルモン療法では 8 年生存率は 80％である．しかし，遠隔転移のある前立腺がんの 5 年生存率は 20〜30％と低下する（国立がんセンター）．

●腎 がん

腎臓に発生する腫瘍には，成人に発生するがんと小児に発生するウィルムス（Wilms）腫瘍（腎芽腫，0〜2 歳に発症ピークがあり，14 歳前後まで分布），さらにまれな腫瘍として肉腫がある．また，腎臓には良性の腫瘍が発生することもある．腎臓に発生する大人のがんは，発生する部位によって腎がん〔腎細胞がん（renal cell cancer）〕または腎腺がんともよばれ，腎臓に発生するがんの 90％を占める）と腎盂がん（腎臓に発生するがんの 5〜10％を占める）の二つに大別される．ここでは，おもに腎がんについて述べる．

腎がんは泌尿器のがんのなかで前立腺がん，膀胱がんに次いで 3 番目に多いがんである．わが国の腎がんの発生頻度は年々増加している（1980 年から 2000 年の 20 年間で，約 2 倍に増加）．これは，検査技術の進歩と人間ドック検診体制の普及により，偶然に発見される腫瘍径の小さい腎がん症例（偶発がん）が増加し

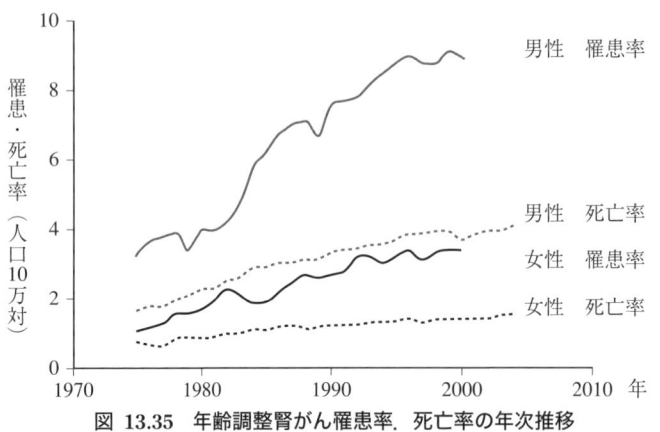

図 13.35　年齢調整腎がん罹患率，死亡率の年次推移
〔国立がんセンターがん対策情報センター，地域がん登録全国推計による
がん罹患データ（1975〜2000）・人口動態統計によるがん死亡データ
（1958〜2005）〕

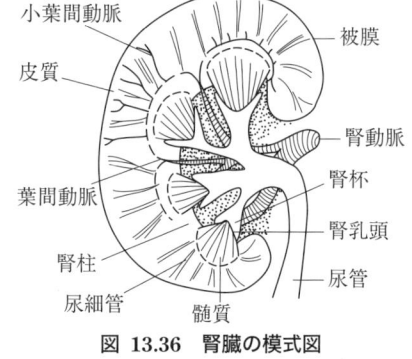

図 13.36　腎臓の模式図

たためである．世界各国の腎がんの発生頻度は，欧米，とくに北欧の国々がもっとも高く，アジアの国々は低いが，偶発がんの頻度が急増しているので，その国の医療水準に依存するところも大きいと考えられる．

　男女ともに罹患率は毎年増加しているが，とくに男性の増加は著しい．男性の死亡率は年々徐々に増加しているが，女性では微増である（図13.35）．腎がん（など）患者数は 10,837 人（男性 7,211 人，女性 3,626 人，2000 年）で，死者数は 5,925 人（男性 3,854 人，女性 2,071 人，2004 年）であった．腎がん（など）の発症平均年齢は男女とも約 60 歳で，70 歳以上で急増する．

＜病態生理＞

　腎臓実質は皮質と髄質からなる．皮質には，血液を濾過し浄化する糸球体（腎小体またマルピーギ小体中に存在）が多数存在する．生成した尿は腎小体より尿細管に入り，腎乳頭にいたる．腎乳頭は尿管の起こりである腎杯の内部に突出している．腎杯が互いに集まり腎盂となり，尿管へとつづく（図13.36）．

　腎臓はこのように尿を生成・排泄する腺器官で，不用の代謝産物の排泄を行うと同時に，身体中の水，電解質などの必要量の維持・調節を行っている．また，ビタミン D の活性化，血圧の調節や造血ホルモンの生成などにも関わっている臓器である．

　腎がんは尿を吸収・濃縮をする尿細管上皮から発生し，腎臓の一極に偏在することが多く，血行性転移を起こしやすく，肺，骨髄，他側腎臓の順に転移がみられる．腎がんのうちもっとも多い組織型は明細胞がん（約 80％）で，明細胞がんのほかには乳頭状がん，嫌色素性細胞がん，集合管がんなどの組織型がある．

　腎盂がんは尿をためる腎杯や腎盂から発生し，移行上皮がんが多く，扁平上皮がん，腺がんが約 10％ みられる．このがんは多くの点で膀胱がんと類似点をもつ．

<症　　状>

　早期あるいは偶発腎がんでは，無症状である．一方，進行がんの症状は，血尿，腹部腫瘤，腎臓部位の疼痛である．また，全身的症状として発熱，体重減少，貧血などがあり，まれに，腎がん細胞が産生する物質によって，赤血球増多症や高血圧，高カルシウム血症などが引き起こされることがある．このがんは，もともと静脈内に進展しやすく，下大静脈が閉塞すると，それに伴った症状（腹部体表静脈瘤や精巣静脈瘤）が起こることがある．腎がんの約2割で，肺（咳や血痰などの症状）や骨（痛みと骨折しやすさなど）に転移したがんが，最初に発見される場合もある．

<原　　因>

　腎細胞がんのリスク要因は，喫煙と肥満（とくに女性の肥満）である．また，フェナセチン含有鎮痛剤（とくに腎盂がんに多い）や女性では利尿剤，ほかに膀胱がんほど強い関連はないが，職業性ばく露（アスベストやテトラクロロエチレンなど）がリスク要因として指摘されている．また，長期間血液透析を受けている場合にも腎がんの発生頻度が高いことが知られている．

　遺伝性の腎がんも知られている．常染色体優性遺伝病のフォン・ヒッペル-リンダウ（von Hipple-Lindau）病（VHL）患者の約35％に明細胞型腎がんが発症し，このがんでは，第3染色体のp25-26に存在するがん抑制遺伝子 *VHL* に異常があることが知られている．また，第3染色体と第8染色体に転座のある家系でも明細胞型腎がんが発症する．一方，乳頭状に発育する乳頭状がん型腎がんでは，*VHL* 遺伝子異常や第3染色体短腕の欠失ではなく，第7番染色体のq31に存在する *Met* 遺伝子（HGFレセプター遺伝子）に異常がある．

<治　　療>

　腎がんは，既存の抗がん剤や放射線療法が効きにくいことも特徴の一つであるために，手術が中心的治療法となり，全身的補助療法として，免疫療法が行われている．腫瘍が多発したりしている場合は，免疫療法が主体となる．腎がんでは原発巣摘出後に転移巣が自然に消退したり，腎がん組織内に細胞傷害性Tリンパ球がみられたり，腎がん細胞が腫瘍特異的HLA拘束性抗原を発現しているなどがみられることより，免疫原性の高いがんと考えられる．そのため，各種免疫療法，とくにサイトカイン療法で，インターフェロン-α（IFN-α）やインターロイキン-2（IL-2）などが用いられている．しかし，現時点では，効果はまだ十分ではない（約15％患者に有効）．近年，各種の先端医療（遺伝子治療，樹状細胞療法など）が試みられている．

　腎細胞がんは外科治療以外に治癒を期待できる治療法がないため，病期Ⅰ期であれば5年生存率は90％程度であるが，腎細胞がん全体では5年生存率は約50～60％，10年生存率は約30～40％である．

● 膵臓がん

　膵臓がん（pancreatic cancer）は代表的な難治性がんである．有効なスクリーニ

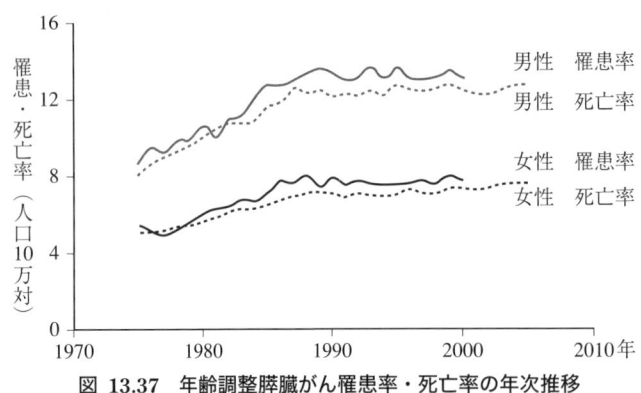

図 13.37　年齢調整膵臓がん罹患率・死亡率の年次推移
〔国立がんセンターがん対策情報センター，地域がん登録全国推計によるがん罹患データ（1975〜2000）・人口動態統計によるがん死亡データ（1958〜2005）〕

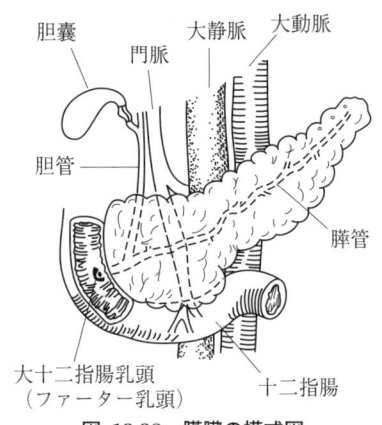

図 13.38　膵臓の模式図

ング検査法がないので早期診断が難しい（診断時にはすでに広範な脈管浸潤・肝転移がある），高危険群（膵臓がんになりやすいヒト）の設定が難しい，手術以外に有効な治療法がない，術後早期に再発することが多い，などによる．膵臓がんの予後はきわめて不良で，膵臓がんの 5 年生存率はわずか 9.7％（2002 年，「膵癌取扱い規約第 5 版」）である．

　膵臓がん罹患率および死亡率ともに，男女とも戦後から 1980 年代後半まで増加し，1990 年代以降は横ばい，または漸増傾向にあり（図 13.37），2005 年の膵臓がんの部位別死亡順位は 4 位（男性 5 位，女性 6 位）であった．男性の膵臓がん罹患率，死亡率ともに，女性の 1.7 倍くらいで，患者数は 20,045 人（男性 10,967 人，女性 9,078 人，2000 年）で，死者数は 22,927 人（男性 12,284 人，女性 10,643 人，2005 年）であった．年齢別にみた膵臓がんの罹患率および死亡率は，男女ともに 60 歳ごろから増加して，高齢になるほど高くなる．

　膵臓がん罹患率の国際比較では，日本人は国際的にみて高いレベルにあり，もっとも高いのはアメリカ黒人である．一方，国内では，膵臓がんは北日本と日本海側で死亡率が高い傾向にある．

＜病態生理＞

　膵臓は消化器系臓器に属する最大の外分泌腺組織であり，かつ内分泌腺組織である．

　膵臓は「へ」の字に似た形で，胃の後ろ，第 1 および第 2 腰骨の前にあり，後腹壁に付着している．右側は十二指腸に囲まれており，左の端は脾臓に接している．また，膵臓のすぐ後ろに腹大動脈，下大静脈，横隔膜の一部などがある（図 13.38）．膵臓の中央には膵管という膵液の通る道があり，途中で肝臓から出てくる胆汁の通路（胆管）と合流して，十二指腸にある乳頭に開口している．

　また，膵臓は神経が豊富で，格子状の神経網が組織内に広がっていて，膵液の分泌を調節するが，知覚神経も多く，膵炎や膵臓がんでは激しい痛みを伴う．

　膵臓にできるがんの 80〜90％は膵管上皮から発生し（膵管がん），膵臓がんと

表 13.9 膵臓がんの血液検査

区　　分	検　査　項　目
膵酵素	アミラーゼ（55-175 U）， リパーゼ（5-35 IU/L）， エラスターゼ 1（300 ng/dL 以下）など
肝機能	ビリルビン（0.3-1.2 mg/dL）， アルカリホスファターゼ（100〜330 IU/L）， γ-GTP（男性 11〜73 IU/L，女性 9〜49 IU/L）など
腫瘍マーカー	CEA（5.0 ng/mL 以下）， CA19-9（37 U/mL 以下）， DUPAN 2（150 U/mL 以下）など

しかし，早期の膵臓がんでは血液検査ではまったく異常が現れないことも少なくない．
（　）：基準値

いえばこの膵管がんのことである．残りは腺房細胞がん，島細胞腫瘍（がん）などである．膵管がんは悪性度がきわめて高く，ほとんどが浸潤性のがんとして発見され，血管やリンパ管への侵襲，神経，膵臓，胃周囲への浸潤を認め，肝臓，肺への転移を伴うことが多い．

＜症　　状＞

早期の膵臓がんに特徴的な症状はなく，何となくお腹がおかしい（上腹部不定愁訴）と感じることが多いようである．膵臓がんの 65％を占める膵頭部がんでは，ある程度がんが進行すると，心窩部痛，左上腹部痛や左背部痛などの症状や尿が赤くなったり，白目や手足などが黄色くなる黄疸が生じる．膵体部がんあるいは膵尾部がんでは解剖学的位置関係から主膵管が閉塞しても膵炎を起こす範囲が少なく，胆管から離れているので黄疸などの症状が出るまでに時間がかかり，食欲不振や腹痛などの症状が出る．

血清 CA19-9 などのマーカーは膵臓がん特異性が低いが，膵臓がん患者のほとんどで増大が認められる．

＜原　　因＞

膵臓がんの原因は不明である．しかし，喫煙はもっとも確実な危険因子で，非喫煙者より喫煙者が，男性では 1.5 倍，女性では 1.4 倍危険度が増し，膵臓がん死亡者のうち，男性では 28％，女性では 6％が喫煙に基づいていると予想されている．肥満は膵臓がんの危険因子と考えられている．そのほか，慢性膵炎や糖尿病の患者も膵臓がんのリスクが増大する．膵臓がん検体の 85％以上に K-*ras* 遺伝子の突然変異がみられる．

＜治　　療＞

腹部超音波検査で異常がある場合や，異常がはっきりしない場合でも，症状や血液検査（表 13.9）の結果で膵臓や胆管などに病気のある可能性があれば，さらなる精密検査により，膵臓がんの診断をする．

膵臓がんの進行度（病期）は大きさ，浸潤により規定され，日本膵臓学会では

図 13.39　病期別膵臓がん5年生存率
〔国立がんセンター（1990〜2002）〕

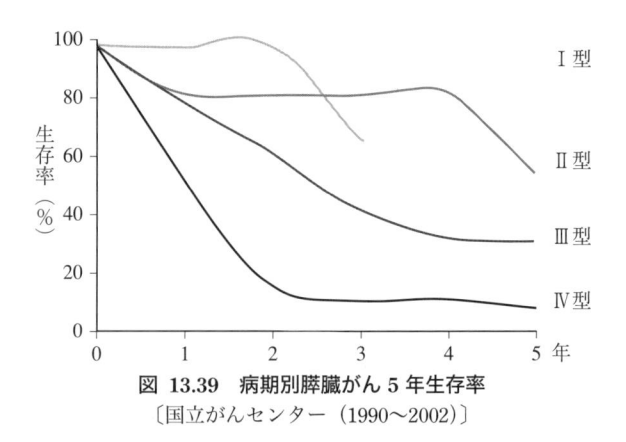

　病期をⅠ〜Ⅳまでの4段階に分けている．一般的に，病期Ⅰ〜Ⅲでは切除可能，病期Ⅳは切除不能である．1994年度の膵臓がん全国登録調査報告では，手術で切除された症例は44％にすぎず，姑息手術が28％で，そのほかは病巣が切除できないか，はじめから手術が不能な例である．手術された中では病期Ⅰが5％，病期Ⅱが6％，病期Ⅲが14％，病期Ⅳおよび不明が75％である（愛知県がんセンター）．

　膵臓がんの治療には，手術，放射線療法，化学療法，対症療法があり，がんの進行程度と全身状態などを考慮して，これらの一つ，あるいはこれらを組み合わせた治療（集学的治療）が行われる．

　膵臓がんの治療の中でもっとも確実な治療法は手術である．しかし，肝臓に転移を認める場合や，主要な動脈にがんの浸潤を認める場合は，抗がん剤による化学療法，原発巣に対する放射線療法，化学療法と放射線療法の併用療法，また，膵臓がんに対しては直接治療を行わず，黄疸や疼痛などの症状を和らげる緩和治療（対症療法）が選択される．膵臓がんの早期発見法の開発とならび，現状の膵臓がん患者の予後を少しでもよくするためには，化学療法の成績をあげる必要がある．

　現在，進行膵臓がんに対する第一選択の抗がん剤として世界的に認められているのはゲムシタビン（GEM）である．わが国でも2001年4月より膵臓がんに対する保険適応が承認された．進行膵臓がんに対する奏効率は10％前後，生存期間中央値は5〜6ヵ月前後である．

　5-フルオロウラシル（5-FU）は古くから膵臓がんに対して使用されている抗がん剤で，GEMとの併用が試みられたが，GEM単剤をしのぐ成績は得られなかった．最近，GEMとTS-1，あるいは白金製剤のオキサリプラチンの併用療法が検討されている．

　分子標的治療薬であるエルロチニブ（上皮成長因子受容体チロシンキナーゼ阻害剤，現在申請中）とゲムシタビンとの併用が，ゲムシタビン単剤よりも有意に生存期間を延長することが報告された．分子標的治療薬は，膵臓がんに対して現在もっとも注目されている薬剤の一つである．膵臓がんの病期別5年生存率を図13.39に示す．

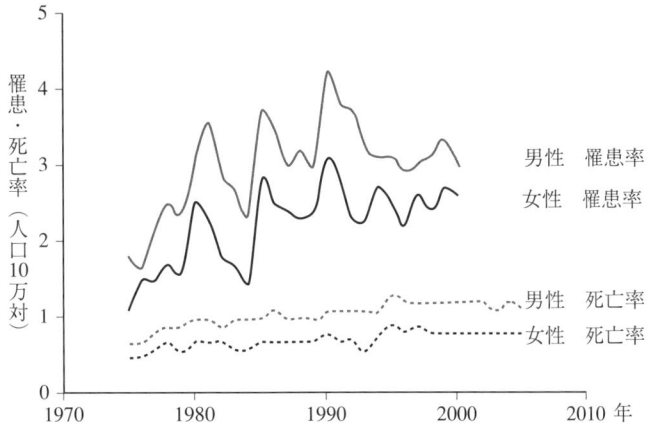

図 13.40　年齢調整中枢神経系がん罹患率，死亡率の年次推移
〔国立がんセンターがん対策情報センター，地域がん登録全国推計による
がん罹患データ（1975～2000）・人口動態統計によるがん死亡データ
（1958～2005）〕

13.6　脳　腫　瘍

●脳腫瘍

　脳腫瘍（brain tumors）とは頭蓋内にできるすべての腫瘍のことで，全原発性中枢神経系腫瘍の85～90％を占める．脳腫瘍には頭蓋内の組織が発生母地である原発性脳腫瘍と他の臓器のがんが脳へ転移してきた転移性脳腫瘍がある．原発性脳腫瘍は良性と悪性の2種類があり，その発生母地により組織学的に多くの種類に分類されている．

　脳腫瘍（中枢神経含む）罹患率は2000年では人口10万人に対して2.8人（標準人口：昭和60年モデル人口）で，死亡率は一貫して増加している（図13.40）．脳腫瘍罹患率・死亡率ともに，男性は女性より少し高く，患者数は4,392人（男性2,204人，女性2,188人，2000年）で，死者数は1,681人（男性938人，女性743人，2005年）であった．

　年齢別にみた脳腫瘍の罹患率・死亡率は，10歳代をピークにするものと（小児脳腫瘍），50歳ごろから増加するものとがある（成人脳腫瘍）．ここではおもに，成人脳腫瘍について述べる．

＜病態生理＞

　脳は大きく大脳・小脳・脳幹に分けることができ，髄膜とよばれる3層の膜（軟膜・クモ膜・硬膜）で覆われている．頭蓋内に収まる脳は脊柱に収まる脊髄とともに，中枢神経系を形成している．中枢神経系の組織は，神経細胞およびその突起（神経線維）と支持成分である神経膠細胞（グリア細胞）ならびに被膜，血管およびそれに伴う結合組織からなる．中枢神経系では，神経細胞の核周部（神経細胞体）が多く集まる灰白質と，神経線維が多く集まる白質に区別できる．一

表 13.10 脳腫瘍の種類と 5 年生存率

種類	割合（％）	良性/悪性	5 年生存率（％）
1．神経膠腫	28〜33.1	悪性	38
1-1 星細胞腫	11.2〜28	比較的良性	60〜70
1-2 悪性（退形成性）星細胞腫	5.6〜18	悪性	＜10〜23
1-3 膠芽腫	10.4〜32	悪性	6
1-4 髄芽腫	2.8〜4	悪性	
1-5 乏突起神経膠腫	2.4		70〜80
1-6 上衣腫	2.5		60〜70
1-7 その他	18		
2．髄膜腫	21.5〜26	良性（一部悪性）	93
3．下垂体腺腫	15〜17	良性	96
4．神経鞘腫	8.9〜11	良性	97
5．先天性腫瘍（頭蓋咽頭腫など）	5	比較的良性	
6．その他	13		
7．転移性脳腫瘍			13

〔国立がんセンターと脳腫瘍全国統計委員会（1987）より〕

方，神経膠細胞は，神経細胞体と神経線維の外周や，神経細胞と血管との間にあり，栄養や酸素を神経細胞に供給する役割をもっている．中枢神経膠細胞として，星状膠細胞，希突起膠細胞，小膠細胞，上衣細胞，末梢膠細胞として，外套細胞，シュワン（Schwann）細胞がある．

　脳腫瘍には，神経膠細胞から発生する神経膠腫（グリオーマ），脳を包む膜から発生する髄膜腫，脳からでる神経に発生する神経鞘腫，脳下垂体に発生する下垂体腺腫などがある（表 13.10，図 13.41）．脳腫瘍の場合，良性であっても，頭蓋内という限られたスペース内で大きくなると，正常な脳を圧迫し障害を起こすので，治療の対象になる．神経膠腫は，周辺の正常な脳の中にしみ込むよう（浸潤性）に発育していき，再発の際，悪性変化をきたすことが多いのが特徴である．星細胞腫は成人では大脳半球に多く，小児では小脳に発生しやすい．膠芽腫は神経膠腫の中でももっとも悪性度が高い．また小児期の脳腫瘍発生頻度は，白血病に次いで多い．

　原発性脳腫瘍が他臓器に転移することはほとんどないが，肺がんの 50％，乳がんの 15〜20％，原発不明がんの 10〜15％，メラノーマの 10％，および結腸がんの 5％で，脳転移がみられる（転移性脳腫瘍）．脳への転移の 80％は大脳半球で生じ，15％は小脳，5％は脳幹で生じる．肺がんの転移は脳実質とよばれる脳の内部に，乳がんの転移は硬膜などの膜組織に定着しやすい性質をもっている．また，転移性脳腫瘍の特徴として，転移箇所が複数存在し，脳との境目がはっきりしている．

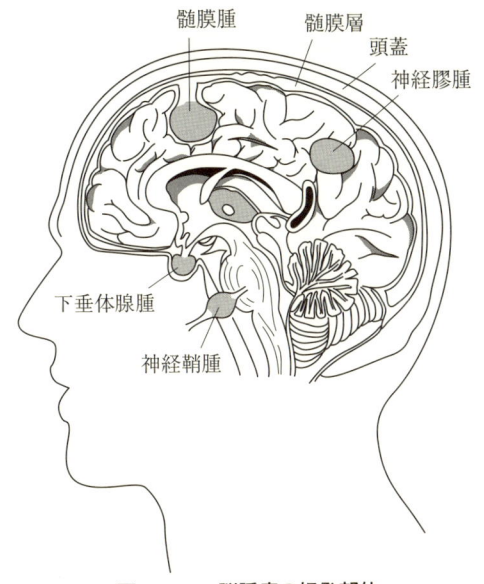

図 13.41 脳腫瘍の好発部位

<症　状>
　症状は腫瘍の発生する場所や性質によりさまざまなので，ある特有の症状を呈した場合には，そのことで脳腫瘍の発生部位や性質を類推することもできる．一般的に，脳腫瘍は何らかの症状が現れたときには，すでに腫瘍はある程度の大きさに成長し，脳浮腫を起こしている場合がほとんどで，頭蓋内圧亢進症状（頭痛・嘔気・嘔吐）を引き起こす（脳腫瘍の三徴候）．

<原　因>
　脳腫瘍の詳しい発生原因はまだ明らかになっていない．塩化ビニルへのばく露と神経膠腫，EB ウイルス感染と中枢神経系原発リンパ腫，移植レシピエントおよび後天性免疫不全症候群と中枢神経系原発リンパ腫との関連の可能性が報告されている．

　最近，多くの発がん遺伝子・がん抑制遺伝子の異常が脳腫瘍の発生に関与していることが報告され，家族性に発生する脳腫瘍についても遺伝子レベルでの解析が進んできた（表 13.11）．

<治　療>
　脳腫瘍の場合，脳ドックを除いて他のがんで行われているような検診制度はないので，上に述べた自覚症状が現れた場合，CT，MRI などの精密検査を受ける必要がある．

　WHO では脳腫瘍を TNM 分類ではなく，腫瘍の組織学的特徴に基づいた悪性度分類を用いている．わが国でも，悪性腫瘍でもっとも多い神経膠腫を例にとると，その組織学的悪性度により，もっとも悪性度の低いグレード 1〜2 の星細胞腫，グレード 3 の悪性（退形成性）星細胞腫，グレード 4 の神経膠芽腫と 4 段階に分類している．

表 13.11　おもな家族性脳腫瘍

症候群	原因遺伝子	染色体	合併する脳腫瘍
神経線維腫症 1	NF1	17q11	星細胞腫，神経膠芽腫など
神経線維腫症 2	NF2	22q12	髄膜腫，神経膠腫，神経鞘腫，上衣腫など
L-Fraumeni 症候群	TP53	17p13	星細胞腫など
Gorlin 症候群	PTCH	9q31	髄芽腫
多発性内分泌腫瘍症 1 型	MEN-1	11q13	下垂体腺腫
網膜芽細胞腫	RB	13q14	悪性星細胞腫

〔宇都宮譲二 監修 (1998)：家族性腫瘍，中山書店より抜粋〕

　脳腫瘍治療の基本は手術である．とくに脳の実質以外から発生した良性腫瘍の場合は，多くの場合手術で完全に腫瘍を切除することが可能である．しかし，脳の実質に発生する神経膠腫などは，周囲の脳にしみ込むように広がっていき，正常脳との境界が不鮮明である．そのため，患者の生命や QOL (quality of life) の観点より，腫瘍以外の部分を他のがんのように除去できないので，腫瘍を手術で完全に摘出することはできない．このような場合には，放射線療法，化学療法が必要となる．

　放射線療法は悪性脳腫瘍の全部，あるいは比較的良性の腫瘍の一部に対して，重要な治療法の一つである．放射線療法は手術との併用や単独で行われる場合もあるが，再発を防ぐために化学療法と併用される．最近では，ガンマナイフ治療（ガンマ線を局所に集中させる治療法）が，小さな神経鞘腫，髄膜腫，転移性脳腫瘍に対し行われている．

　一般に，抗がん剤は脳血管関門（脳への毒物や病原体の侵入を防ぐための機構）を通り抜けにくいため，脳腫瘍には化学療法が効きにくい．ニトロソウレア系の薬剤は脳血管関門の通過性にすぐれ，欧米を中心にカルムスチン（BCNU），ロムスチン（CCNU）が，わが国では水溶性のニムスチン（ACNU），ラニムスチン（MCNU）が使用されている．

　神経膠腫には IAR（IMR）療法［インターフェロン-β（IFN-β），ACNU，または MCNU，放射線（radiation）］が行われている．グレード 4 の神経膠芽腫には効果が認められないが，グレード 3 の悪性（退形成性）星細胞腫には有効である．インターフェロン-β は脳腫瘍を直接傷害することに加え，腫瘍血管新生抑制，腫瘍の放射線感受性増幅作用，免疫系細胞の不活化による間接的抗腫瘍効果が期待される．

　近年，アルキル化剤のテモダールが，脳腫瘍，とくに悪性（退形成性）星細胞腫に有効であることが欧米で確認された．この薬剤は経口投与で血液脳関門を通過し，脳への有効な移行性を示す．わが国では 2006 年 7 月にテモダールが新規の治療薬として認可され，悪性神経膠腫の治療に使われ始めた．また，神経膠腫に含まれる稀突起細胞腫は放射線療法や化学療法に感受性が高い腫瘍である．化学療法としてプロカルバジン（PCZ），CCNU，ビンクリスチン（VCR）の 3 種類

の抗がん剤を併用する PCV 療法が欧米では使用されている．わが国では CCNU が未承認であるので，CCNU に代えて ACNU，MCNU を用いても同様な結果が得られている．また，稀突起細胞腫は高頻度に第 1 染色体短腕と第 19 染色体長腕に遺伝子異常が認められ，それらの遺伝子異常がある稀突起細胞腫は，とくに PCV 療法が有効である．いくつかの脳腫瘍の 5 年生存率を表 13.10（p.318）に示す．

演習問題

問 1　悪性腫瘍を，由来する組織に基づき大きく 3 分類せよ．

問 2　ヒトがん細胞を誘発する最低限の遺伝子変化を述べよ．

問 3　ヒトがんの原因となる大きな因子を述べよ．

問 4　がんの病期を決める TNM 分類は何に基づいているのか．

問 5　主要ながん治療法をあげ，化学療法はどのような状態に適用されるか述べよ．

問 6　咽頭がんを誘発する主要原因因子は何か．

問 7　わが国では東北地方の日本海側で胃がん患者が多い．なぜか．

問 8　近年，わが国では大腸がん患者が増加してきた．この原因として考えられる要因を述べよ．

問 9　わが国で，肝がんを誘発する要因をあげよ．

問10　1993 年以来，わが国では肺がんの死亡率がトップになった．このような状態を改善するにはどのようにしたらよいと考えるか．

問11　ホルモンに依存性の悪性腫瘍を列挙し，ホルモン療法について述べよ．

問12　乳がん高危険グループに対して取られる方法とは何か．

問13　膵臓がんは難治がんの代表である．その理由を述べよ．

問14 脳腫瘍の化学療法を行う場合，脳血管関門が最大の障害になる．この関門を通過する抗がん剤をあげよ．

問15 代表的な腫瘍マーカーをあげよ．

14 救急・救命医療

【総　論】

　救急・救命医療の現場には各種疾患の急性期の患者が運ばれてくる．患者の病態は刻一刻と変化していくが，その状況に応じた迅速な対応を取り，患者の命を救い，怪我や病気の悪化を防ぎ，早期の回復につながるような処置をすることが必要になってくる．

　近年，患者が病院に到着する前から行う救命処置が重要視されており，救急救命士による気管挿管・アドレナリン投与や非医療従事者による自動体外式除細動器（AED）の使用などが行われるようになってきている．十分なメディカルコントロール体制の下で，適切な病院前救護を行うことが患者の命を救うことに直結する（図 14.1）．

　一般に救命処置は，まず意識レベル，呼吸状態，血圧と脈拍数，体温といったバイタルサイン（表 14.1）を確認し，必要に応じて，気道の確保，心肺蘇生法（CPR）の実施，血管の確保などの対応を行うことになる．さらに，動脈血ガス分析，血算，心電図，X線撮影，超音波検査などの緊急検査を行うことで，より具体的な病状の把握が可能になる．身体所見とともに，意識障害がない場合には発症の状況や既往歴の聴取も行いつつ，検査と治療とを並行して進めていくのが救命医療の特徴である．

　本章では多岐にわたる救急・救命医療のうち，他の章ではあまり触れていない病態としてショック，熱傷，急性中毒を取り上げる．

14.1　シ　ョ　ッ　ク

＜概　念＞

　ショック（shock）とは，急激な全身性の末梢循環不全により，生命を維持するために必要な主要臓器に機能障害が生じた状態である．通常，血圧が低下して組織への十分な酸素と血液の供給が行われなくなる．このため，早期に適切な治療が行われないと，不可逆的な細胞障害および壊死が生じて重症の臓器障害に進展し，死に至る．

14 救急・救命医療

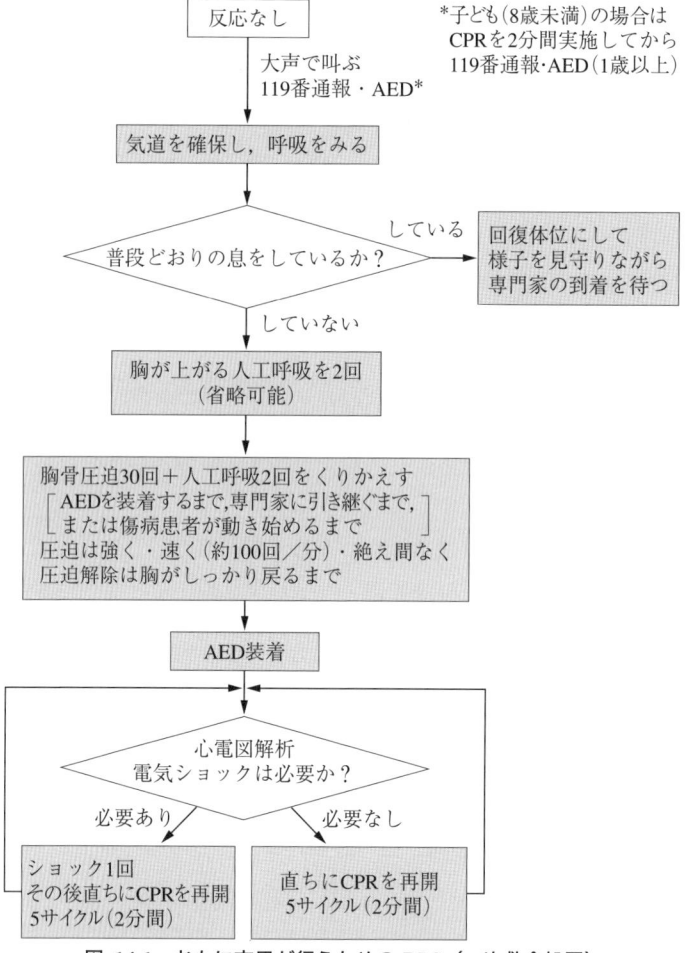

```
                    ┌──────┐
                    │反応なし│
                    └──┬───┘
                   大声で叫ぶ
                   119番通報・AED*        *子ども(8歳未満)の場合は
                       │                   CPRを2分間実施してから
                       ▼                   119番通報・AED(1歳以上)
               ┌────────────┐
               │気道を確保し,呼吸をみる│
               └──────┬─────┘
                       ▼
                   ◇普段どおりの息をしているか?◇ ──している──▶ 回復体位にして
                       │                                      様子を見守りながら
                     していない                                専門家の到着を待つ
                       ▼
               ┌────────────┐
               │胸が上がる人工呼吸を2回│
               │    (省略可能)       │
               └──────┬─────┘
                       ▼
         ┌──────────────────────┐
         │胸骨圧迫30回+人工呼吸2回をくりかえす │
         │[AEDを装着するまで,専門家に引き継ぐまで,]│
         │[または傷病患者が動き始めるまで]      │
         │圧迫は強く・速く(約100回/分)・絶え間なく│
         │圧迫解除は胸がしっかり戻るまで       │
         └──────────┬───────────┘
                       ▼
                  ┌──────┐
                  │AED装着│
                  └──┬───┘
                       ▼
              ◇心電図解析 電気ショックは必要か?◇
              必要あり ↙            ↘ 必要なし
         ┌──────────┐      ┌──────────┐
         │ショック1回      │      │直ちにCPRを再開│
         │その後直ちにCPRを再開│      │5サイクル(2分間)│
         │5サイクル(2分間)   │      └──────────┘
         └──────────┘
```

図 14.1 おもに市民が行うための BLS(一次救命処置)

病院外で心肺機能停止になった人を救うためには,現場に居合わせた一般市民が図に示した手順で適切な心肺蘇生法(CPR)を行うことが重要である.

〔日本救急医療財団 監修(2006):救急蘇生法の指針(市民用)第3版,へるす出版〕

表 14.1 バイタルサイン

バイタルサイン	目安となる正常範囲(成人)
呼 吸	14〜20 回/分
血 圧	収縮期血圧で 100〜140 mmHg
脈 拍	50〜80 回/分
体 温	36.0〜37.0℃
意 識	呼びかけや痛み刺激に対する反応 質問に対する正常な応答

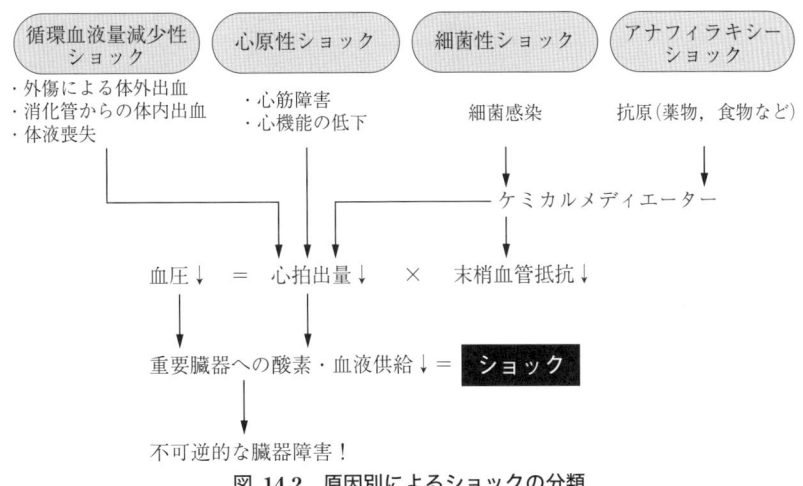

図 14.2 原因別によるショックの分類

＜分類と病態生理＞

ショックはその原因別に以下のように分類できる（図14.2）．

1．循環血液量減少性ショック（出血性ショック）

外傷などにより循環血液量が低下したときに起こるショックである．血圧は心拍出量と総末梢血管抵抗との積で表されるが，有効な循環血液量の減少により，心拍の亢進にも関わらず心拍出量が低下するため，低血圧となる．外傷による体外への出血のほか，消化管・血管などからの体内への出血，極度の体液喪失（重症下痢，嘔吐，熱傷，熱射病，腹膜炎など）でも起こる．

2．心原性ショック

心臓に原因があり心拍出量が低下したときに起こるショックであり，その経過は急で死亡率が高い．心筋自体の障害による場合と，心機能の低下による場合とがある．心筋障害のもっとも多い原因は急性心筋梗塞によるものであるが，ほかに心筋炎，薬物による障害などの場合もある．心機能の低下は，不整脈（頻脈や徐脈），心タンポナーデ（心嚢腔内への液体充満による心臓圧迫），肺塞栓症，急性僧帽弁逆流などで起こる．

3．細菌性ショック

細菌感染が原因となるショックで，敗血症性ショック（septic shock）ともいう．グラム陰性菌の菌体内毒素（エンドトキシン）により引き起こされる場合が多いが，ブドウ球菌などのグラム陽性菌の菌体外毒素によっても生じる．エンドトキシンが血中に入ると，ヒスタミン，セロトニン，ブラジキニン，インターロイキン-2などのケミカルメディエーターの放出が引き起こされ，末梢血管抵抗が低下する．このため，典型的な病初期では皮膚が温かい．

4．アナフィラキシーショック

薬物，食物，ハチ毒など（表14.2）による全身性の重症即時型アレルギー反応によるショックである．以前にその抗原により感作され，特異的免疫グロブリン

表 14.2 アナフィラキシーを起こす可能性のある物質

薬　物	ペニシリン系抗生物質 非ステロイド性抗炎症薬* 造影剤*	セフェム系抗生物質 各種ワクチン
食　物	卵　　　　イクラ ピーナッツ　くるみ そば　　　小麦	エビ・カニ 牛乳 大豆
自然毒など	ハチ毒	天然ゴム

*正確にはアナフィラキシー様反応を起こす．

(IgE) を産生している患者が再び同じ抗原に接した場合に急激な免疫応答が起こる．肥満細胞の放出するヒスタミン，ロイコトリエンなどのケミカルメディエーターにより末梢血管が拡張して，末梢血管抵抗が低下する．また，血管透過性の亢進により，血漿成分が組織に流出するため，循環血液量が減少することもショックの一因となっている．

＜臨床症状＞

1．身体所見

皮膚：顔や手足が蒼白である（細菌性ショックやアナフィラキシーショックの初期を除く）．冷や汗をかいている．

精神：不安，興奮，意識混濁．あるいは無感動，傾眠状態にある．

脈拍：頻脈で弱いか，脈が取れない．

呼吸：浅くて速い呼吸．末期には緩徐になる．

2．検査値の変化

血圧：収縮期血圧が 90 mmHg 以下，あるいは平常値から 30 mmHg 以上の急激な低下

尿量：30 mL/hr 以下の乏尿

血液：動脈血乳酸濃度の進行性上昇または炭酸水素イオン低下によるアシドーシス

＜治　療＞

どのタイプのショックにおいても基礎疾患への対処が必要となるが，治療のおもな目標は重要臓器への循環動態の早急な回復にある（図 14.3）．

呼吸管理：酸素マスクあるいは気管挿管による酸素吸入を直ちに行う．

輸液療法：左室容量負荷サインがある心原性ショック以外では，初期の急速・大量輸液が必要である．輸液の量および種類については個々の患者の基礎疾患，血圧，尿量，心拍出量，ヘマトクリット値，血液ガス分析値などに応じて，乳酸リンゲル液，酢酸リンゲル液，生理食塩液，血漿代用剤，輸血，炭酸水素ナトリウ

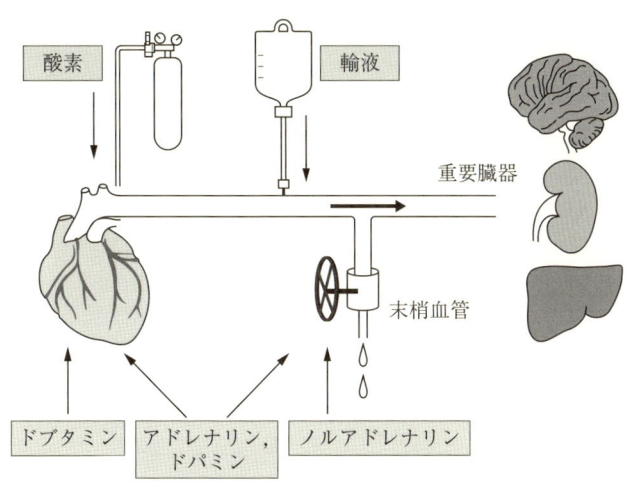

図 14.3 ショックの治療

ム溶液などを使い分ける．

薬物療法：強心薬と血管収縮薬とが薬物療法の中心となる．β受容体刺激作用の強いドブタミンが強心薬として使われる．一方，α受容体刺激作用をもつノルアドレナリン，アドレナリン，ドパミンが血管収縮薬として使われるが，アドレナリン，ドパミンはβ受容体刺激作用も併せもつので，心拍出量増加も期待できる．

14.2 熱　　傷

＜概念と原因＞

外部の何らかの熱エネルギーとの接触による皮膚などの組織損傷をいう．傷害の程度は熱源の温度と熱源への接触時間で決まり，組織タンパク質の変性，血管透過性の亢進による浮腫と循環血液量の減少が起きる．

熱傷（burns）は発生頻度の高い，ありふれた外傷である．しかし皮膚のもつ保護作用，体温調節機能，知覚機能などが障害されるため，傷害範囲が広い場合には，熱傷ショックや敗血症などの可能性も生じる．

熱傷の原因として一般的なのは火炎，熱い液体（熱湯），熱い固体への接触である．さらに，放射線（太陽の紫外線やX線），化学薬品，電撃や雷撃などによる熱傷もある．また，瞬時には熱傷を起こさない比較的低温の固体や液体によって生じる低温熱傷は，比較的深い部位までの組織損傷を伴うことが多い．なお火災の際には，火炎による熱傷のほかに燃焼によって生じる熱気や化学物質を吸入することによって気道が損傷する場合がある．気道熱傷は重症度の判定が行いにくく，また生命維持に対して影響が大きいので注意が必要である．

図 14.4　熱傷の病態生理

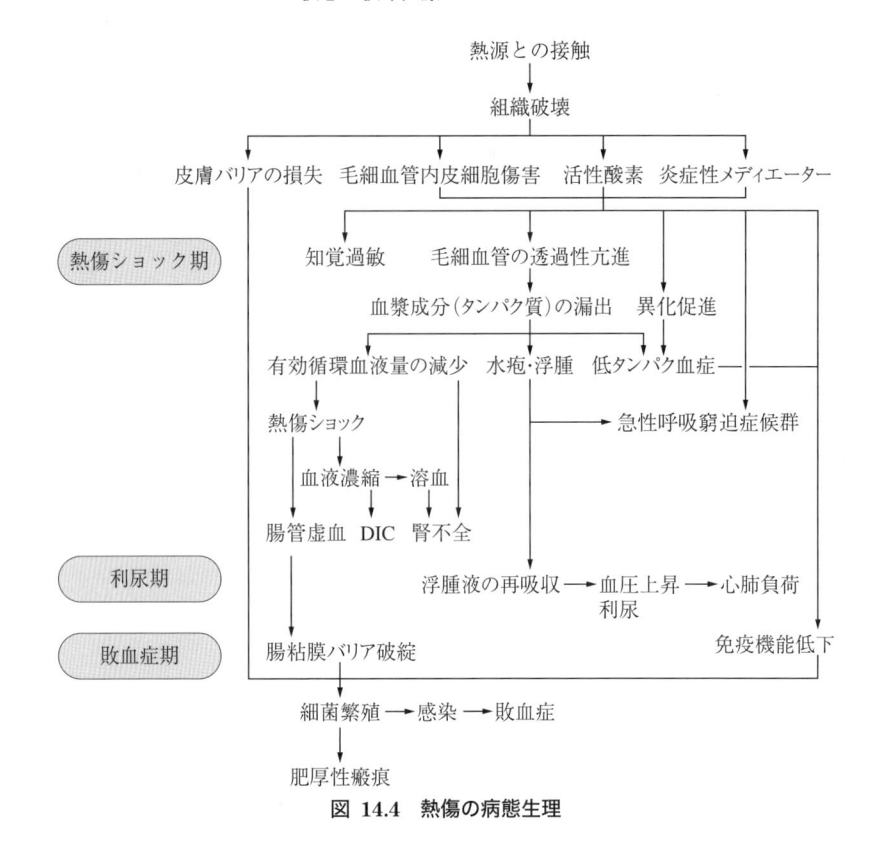

＜病態生理＞

熱傷の病態はその時間経過に応じて，熱傷ショック期，利尿期，敗血症期の三つに分けられる（図 14.4）．

1．熱傷ショック期（受傷後 0～48 時間）

熱傷初期の病態で大きな位置を占めるのは血管透過性の亢進である．熱源との接触部位近辺の毛細血管の内皮細胞が傷害されるとともに，傷害部位におけるサイトカインなどの炎症性メディエーターの放出亢進や活性酸素種の増大が起こる．これらの因子は内皮細胞間隙を異常に拡大するため毛細血管の透過性亢進がおき，血漿成分が血管外に漏出し水疱・浮腫が形成される．

とくに受傷面積が体表面積の 25％以上の広範囲に及ぶ場合には，その影響は受傷部位以外の全身に及び，血管透過性の亢進による低タンパク血症と有効循環血液量の減少が起きるため，熱傷ショック（循環血液量減少性ショックの一つ）に陥ることがある．このとき，急激な循環血液量の減少と溶血によるヘモグロビン尿から急性尿細管壊死が起こり，腎不全になりやすい．また，炎症性メディエーターによる急性呼吸窮迫症候群が急速に進行することがある．循環血液量の減少は血液凝固活性の亢進と相まって血栓形成を引き起こし，これによる血小板や血液凝固因子の消費が播種性血管内凝固症候群（DIC）を引き起こす．

熱傷を受けた皮膚は物理的損傷とともに炎症性メディエーターにより知覚神経が過敏になるため，受傷部位が回復するまでの長期にわたり強度の疼痛が生じる．

2．利尿期（受傷後 48 時間～5 日）

ショックから離脱する時期になると，浮腫液が循環系に再吸収され（refilling 現象），循環血液量過多になる．このため，血圧の上昇と利尿が始まる．ショック時に補液を大量に行うとこの時期に心肺負荷が増し，肺水腫や心不全を起こす原因となる．

3．敗血症期（受傷後 5 日以降）

皮膚の物理的損傷は細菌侵入からのバリアの欠落を意味するため，感染防御機能が低下する．また，受傷した皮膚や気道組織の壊死は細菌繁殖の温床となりやすい．受傷部位以外でも，免疫機能の低下，熱傷ショック期の腸管虚血による腸粘膜バリア機能の破綻により，腸内細菌を始めとした病原菌の侵入が起こりやすくなっている．感染から全身性炎症が広がり敗血症に進展すると，しばしば臓器不全やショックが引き起こされる．このため，感染症は初期蘇生で回復した熱傷患者の死因の多数を占めている．

熱傷後数日をピークに基礎代謝が正常時の 2 倍近くまで上昇する．その原因については明確にはなっていないが，水分・熱損失に対する生理的応答，視床下部の温度制御の変化，疼痛との関連，オータコイドやホルモンの影響などさまざまな要因が関係していると考えられている．基礎代謝の亢進による異化が持続しているときに十分な栄養補給が行われないと，筋グリコーゲン，タンパク質，脂肪の分解が進展し，体重の減少とともに免疫防御機能の著しい低下を引き起こす．これらは感染を悪化させ，創面の治癒を遅らせることにつながる．

皮膚損傷が回復する際には，熱傷が表皮表面にとどまる浅いものの場合には比較的早く新生表皮の形成が進み瘢痕も残らずに治癒する．しかし，基底層まで傷害された場合には，欠損部は肉芽組織の増殖によって埋められる．この肉芽組織の毛細血管が消失して線維組織が形成されると瘢痕になり，皮膚は弾力性を失い運動制限をきたす．損傷が深く，また創面の細菌感染や栄養不良などにより表皮増生に時間がかかるほど肥厚性瘢痕が起こりやすい．

＜重症度評価＞

熱傷の重症度は受傷深度，受傷面積，受傷部位に加え，年齢，合併症，既往症などから総合的に判断する．

1．受傷深度

熱傷の深度は熱による損傷が皮膚のどの深さまで及んでいるかを，肉眼的な概観や疼痛の有無などから判断する（図 14.5，表 14.3）．

2．受傷面積

受傷面積（全体表面積に対するパーセント）の測定には種々の方法がある．簡便な方法としては 9 の法則があるが，四肢に比べて頭部の割合の大きい小児には

図 14.5 熱傷の受傷深度

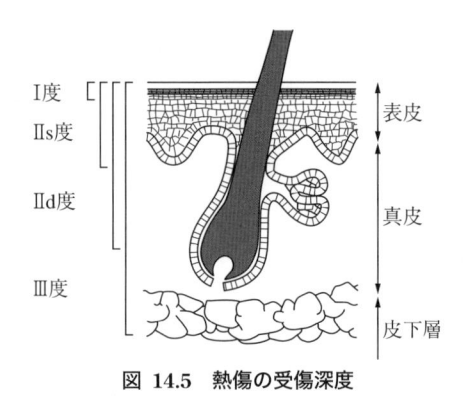

表 14.3 熱傷の深度分類

分類	傷害層	外見	疼痛	治療期間と瘢痕
Ⅰ度熱傷	表皮	発赤，紅斑	疼痛，熱感	数日 瘢痕なし
浅達性Ⅱ度熱傷 （Ⅱs度）	真皮乳頭層まで	水疱形成（底面がピンク），びらん	強い疼痛，灼熱感	1〜2週間 色素沈着程度
深達性Ⅱ度熱傷 （Ⅱd度）	真皮まで	水疱形成（底面が蒼白）	熱感または知覚鈍麻	3〜4週間 軽度の瘢痕
Ⅲ度熱傷	皮膚全層と皮下組織	蒼白，羊皮紙様，黒色炭化	知覚喪失	4週間以上 瘢痕残る

適用できず代わりに5の法則が用いられる．算出が煩雑ではあるが正確な方法としてはLund and Browderの法則がある（図14.6）．また，比較的小範囲の熱傷を簡便に算出する方法として，患者の手掌の大きさを体表面積の1%として計算する方法もある．

3．重症度判定

熱傷指数（Burn Index）：$1/2 \times$Ⅱ度熱傷面積＋Ⅲ度熱傷面積で表され，この値が10〜15以上であれば重傷とする．

Artzの基準（表14.4）：救急現場で治療施設を決定するためによく用いられる．

＜治　　療＞

1．受傷直後の処置

受傷時にまず行うのが熱傷面の冷却である．流水，冷たい濡れタオル，氷嚢などで30分程度冷却することにより，疼痛・浮腫・受傷深度の深達化を抑制できる．ただし，広範囲熱傷や幼少児の場合には低体温を起こしやすいので注意する．

2．受傷部の治療

受傷部はその受傷深度に応じて，局所保護，感染防止および表皮形成促進の目的に合う処置を行う．

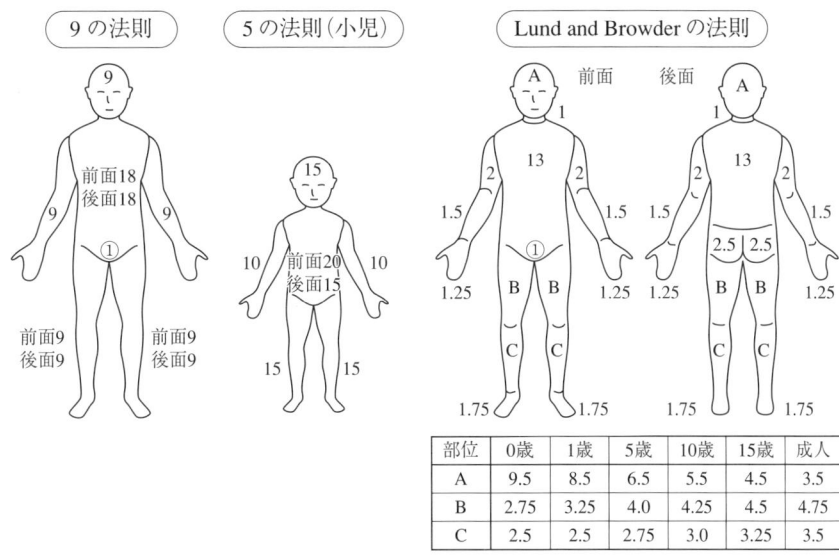

図 14.6 受傷面積の判定法

部位	0歳	1歳	5歳	10歳	15歳	成人
A	9.5	8.5	6.5	5.5	4.5	3.5
B	2.75	3.25	4.0	4.25	4.5	4.75
C	2.5	2.5	2.75	3.0	3.25	3.5

表 14.4　Artz の基準

重症熱傷：総合病院か熱傷専門病院での入院加療を要する
・Ⅱ度熱傷が 30% 以上
・Ⅲ度熱傷が 10% 以上
・顔面，手足，陰部の熱傷
・気道熱傷の疑いあり
・軟部組織損傷，骨折を伴うもの

中等度熱傷：一般病院での入院加療を要する
・Ⅱ度熱傷が 15〜30%
・Ⅲ度熱傷が 10% 未満

軽度熱傷：外来通院
・Ⅱ度熱傷が 15% 未満
・Ⅲ度熱傷が 2% 未満

　Ⅰ度熱傷の場合には，ワセリン基剤やステロイド含有軟膏の塗布により局所保護を行えば数日で治癒する．浅達性Ⅱ度熱傷の場合には，抗菌薬入りのワセリン軟膏を塗布し，非固着性ガーゼで浸出液を吸収する．創傷被覆材の使用も早期の表皮形成に結びつく．深達性Ⅱ度熱傷やⅢ度熱傷の場合には，感染の機会が多いため，抗菌力の高いスルファジアジン銀軟膏などの塗布を行う．また自然治癒による表皮形成は困難であることから，早期の壊死組織の除去（デブリドメント）に続いて植皮手術の適用となる場合も多い．

3．全身状態の管理

　受傷面積が広範囲にわたる場合には熱傷ショックの危険性があることから，呼吸管理，輸液による循環管理が必要である．輸液量は少なすぎれば腎不全をきたし，多すぎれば利尿期に心肺負荷が高じるため，初期治療のキーポイントとなる．

ショック期離脱後には，栄養管理と感染症対策が患者の生命予後を左右する．受傷部，喀痰，尿などの細菌培養結果に基づいた適切な抗菌薬の全身投与が必要である．

14.3 急性中毒

●急性アルコール中毒

<概念と原因>

血中エタノール濃度が高く，酩酊，嘔吐，意識障害などの中毒（poisoning）症状を呈しているものをいう．通常，飲酒による大量のアルコール摂取に起因するが，小児が飲用した場合には比較的少量であっても起こる．また，メタノール，プロピレングリコール，イソプロピルアルコールなどでもエタノールと類似の急性中毒症状を引き起こすが，メタノールはその代謝物であるギ酸が視力障害を含む中枢神経障害に結びつくので注意が必要である．

<病態と臨床所見>

エタノールによる中枢神経抑制作用が中心である．神経細胞への詳しい作用メカニズムは不明であるが，旧来からいわれている細胞膜の流動性への影響よりも，生理活性物質の受容体やイオンチャネルのようなシグナル伝達を構成するタンパク質への特異的な影響であると考えられている．エタノールの中枢神経系への影響は大脳皮質に始まり，小脳，延髄，脊髄へと及ぶ．したがって低用量あるいは初期の段階では自制心が低下することによる言動の活発化や興奮がみられ，判断力の低下が起こってくる．血中エタノール濃度の上昇とともに，知覚や反射の低下が起き，小脳機能の抑制から歩行や言語などの運動障害がみられるようになる．さらに延髄や脊髄の抑制に進むと，昏睡・体温低下や呼吸麻痺から死に至る場合も出てくる（表 14.5）．

エタノールは局所のタンパク質凝固作用と脱水作用をもつため，とくに比較的濃い濃度のエタノールを空腹時に飲用すると胃粘膜を傷害する．また抗利尿ホルモンの分泌を抑制して利尿を引き起こし，脱水症状につながる．そのほか，心房細動などの不整脈，心筋抑制，低血糖などを起こすことがある．

エタノールはおもに肝臓においてアルコール脱水素酵素の働きによりアセトアルデヒドに酸化され，さらにアルデヒド脱水素酵素により酢酸に代謝される（図14.7）．アセトアルデヒドは血管拡張作用を有し，エタノールの中枢抑制作用による血管拡張とともに皮膚の熱感や紅潮を引き起こす．アセトアルデヒドは悪心，嘔吐，頭痛などのいわゆる二日酔いの症状の原因でもある．日本人の半数程度はアルデヒド脱水素酵素の活性が低く，アセトアルデヒドによる顔面紅潮などが現れやすい．急性アルコール中毒の症状は，このような代謝酵素の活性度における個人差のほかに，血中エタノール濃度と薬理作用との関係にも個人差が大きいことが知られている．

表 14.5 血中エタノール濃度と症状の関係

エタノール濃度 （mg/100 mL）	症状と徴候
～25	気分良好，熱感，多弁，自信，軽度協調障害（ほろ酔い）
25～50	多幸感，判断力低下
50～100	知覚低下，失調，反応時間の遅延，反射低下，感情の変調
100～250	小脳・前庭の失調，歩行障害，昏迷，錯乱，嘔気，嘔吐
250～400	昏睡，失禁，呼吸抑制
>400	呼吸麻痺，低体温，死亡

個人差が大きく，あくまでも目安である．
〔矢崎義雄ほか 編（2006）：薬剤師・薬学生のための臨床医学−なぜこう処方するのか病態をふまえた薬物治療の strategy を理解する，文光堂から一部改変〕

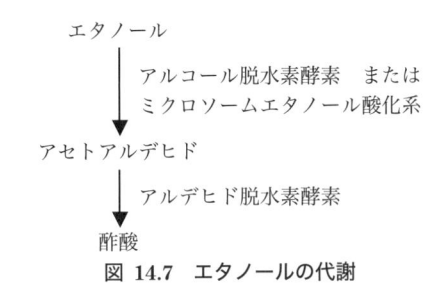

エタノール
↓ アルコール脱水素酵素　または
　 ミクロソームエタノール酸化系
アセトアルデヒド
↓ アルデヒド脱水素酵素
酢酸

図 14.7 エタノールの代謝

> **参考 法律上の急性アルコール中毒**
>
> 「道路交通法」では刑罰の適応となる酒気帯び運転の基準として呼気中アルコール濃度を 0.15 mg/L，血中アルコール濃度を 0.3 mg/mL 以上としている．一方，酒酔い運転については濃度に無関係に身体状況で判断する．

<治　療>

　死につながる要因は呼吸抑制・嘔吐による窒息がほとんどなので，体位に注意し呼吸管理を行う．飲酒直後であれば胃洗浄も有効であるが，摂取後 1 時間以上経過していれば無意味である．脱水・低血糖・電解質異常・代謝性アシドーシスの補正のために，必要に応じて乳酸リンゲル液，ブドウ糖加酢酸リンゲル液などの各種輸液剤の点滴を行う．

● 急性薬物・農薬中毒

<概念と原因>

　どのような医薬品でも，その適切な用量を超えて，あるいは不適切な用法によって用いた場合には中毒症状を引き起こす可能性がある．その症状は原因物質により千差万別であるが，原因物質を特定できれば適切な対応に結びつけられる．
　小児の場合は急性中毒事故のほとんどが誤飲によるものである．家庭にある代表的な医薬品である鎮痛薬，解熱薬，抗ヒスタミン薬，抗生物質，消化器系薬物

などが原因である．これらの中毒事故の多くは毒性発現も少なく終結し，初期治療のみで改善できる．一方，成人や青年の中毒事故の場合は，自殺企図や薬物乱用による故意のものが多く，小児の中毒に比べて罹患率も死亡率も高い．参考までに財団法人日本中毒情報センターの中毒110番に2005年1月から12月までに寄せられた問い合わせのうち，薬物・農薬に関するものを表14.6にまとめた．

＜治　　療＞

治療を行うにあたり，まず必要なのは以下の情報を得ることである．
- 原因物質の名称，成分，濃度，形状
- 摂取量，摂取経路
- 摂取からの経過時間
- 症状が原因物質から推測されるものと一致しているか
- 患者の年齢と体重
- 既往歴と治療歴

その上で，まず共通の初期治療を行い，原因物質が特定できれば特異的な治療法を加えることになる．しかし，原因特異的な治療法はそれほど多くはなく，原因物質の排泄を待つ間，呼吸・循環など全身状態の維持・改善に努めるほかはない場合も多い．

共通の初期治療

急性中毒に対する共通の初期治療は，原因物質の吸収を抑制し，排泄を促進することである．皮膚または眼についた原因物質の洗浄は比較的容易に行えるが，服用した原因物質の吸収抑制は，胃洗浄，活性炭による吸着，下剤による排泄促進のいずれかによる．医療機関に行く前の初期治療では催吐も行われる．一方，すでに吸収してしまった原因物質の排泄促進は強制利尿や血液浄化法によるが，効果が得られる原因物質はあまり多くない．

胃洗浄：太い胃管を口から挿入し，体温程度に暖めた温水または生理食塩水で洗浄する．昏睡時には必ず気管挿管してから行い，誤嚥性肺炎に注意する．服用後1時間以上経過している場合は原因物質が胃を通過している可能性が高いため，効果が期待できない．

活性炭：ほとんどの物質を高率に吸着するとともに，胃洗浄とは異なり腸管まで移動した原因物質も吸着可能である．腸管閉塞や消化管穿孔がある場合を除き，迅速な活性炭の投与が推奨される．ただし，強酸，強アルカリ，エタノール，エチレングリコール，リチウム，ヒ素，ヨウ素などは活性炭に吸着されない．

下剤：下剤単独での効果については明確な報告はないが，塩類下剤やソルビトールを活性炭と一緒に用いることで，活性炭と原因物質の複合体の排泄を促進すると考えられている．下剤を連続投与する場合には水分と電解質異常に留意する．

特異的な治療法

原因物質が特定できる場合には，共通の初期治療に加えて特異的な治療が可能になる（表14.7）．それぞれの原因物質に関する情報は，医薬品添付文書，各種書籍，Webページ，電話相談などで得られる．

医薬品添付文書：「過量投与」の項目に急性中毒時の症状と対処法

書籍：西玲子ほか著（2003）：薬・毒物中毒救急マニュアル，医薬ジャーナル社．

表 14.6 日本中毒情報センターへの問い合わせ件数（2005 年）

	年齢層	5 歳以下	6〜19 歳	20〜64 歳	65 歳以上
起因物質分類別	医療用医薬品				
	中枢神経系用薬	657	133	554	46
	外皮用薬	991	12	45	99
	呼吸器官用薬	351	33	35	16
	循環器官用薬	173	20	33	22
	その他	1,319	100	116	37
	一般用医薬品				
	中枢神経系用薬	689	110	234	4
	外皮用薬	838	14	33	33
	感覚器官用薬	272	17	29	2
	消化器官用薬	229	15	12	5
	その他	402	24	74	24
	農薬	83	17	387	239
発生状況	不慮の事故（誤飲，労災など）	24,319	924	2,288	1,511
	故意（自殺企図など）	0	244	1,354	200
連絡時における症状の有無	医療用医薬品				
	症状あり	335	140	570	88
	症状なし	3,094	147	182	118
	一般用医薬品				
	症状あり	173	98	276	28
	症状なし	2,239	73	93	39
	農薬				
	症状あり	15	9	325	197
	症状なし	67	8	55	36

〔(財) 日本中毒情報センター (2006): 2005 年受信報告. 中毒研究, **19** (2), 173〜203 から改変〕

大垣市民病院薬剤部著 (1996): 急性中毒情報ファイル, 廣川書店.
日本中毒情報センター編 (1999): 急性中毒処置の手引―必須 272 種の化学製品と自然毒情報, 薬業時報社.
Ford MD ほか編 (2002): 化学物質毒性ハンドブック臨床編, 丸善.
内藤裕史著 (2001): 中毒百科―事例・病態・治療, 南江堂.
Web ページ：UMIN (大学医療情報ネットワーク) 中毒情報 http://www.umin.ac.jp/chudoku/
財団法人日本中毒情報センター http://www.j-poison-ic.or.jp/homepage.nsf
電話相談：財団法人日本中毒情報センター　中毒 110 番（大阪，つくば）

●有害動物による中毒

毒ヘビによる咬傷

日本には約 40 種類のヘビが生息しており，このうちニホンマムシ，ハブなど

表 14.7 薬物中毒に対する特異的な治療法（例）

原因物質	おもな中毒症状	解毒薬	作用機序
ベンゾジアゼピン系催眠薬・鎮静薬	意識障害，呼吸抑制，血圧低下	フルマゼニル	中枢神経系のベンゾジアゼピン受容体の特異的拮抗により覚醒効果を示す．
アセトアミノフェン	重症肝障害	アセチルシステイン	グルタチオンに代謝され，アセトアミノフェンの有害代謝物質を解毒する．
β-ブロッカー	低血圧，うっ血性心不全，不整脈，抑うつ	グルカゴンまたはドブタミン	心収縮力を増強し，徐脈に対して拮抗する．
あへん・ヘロイン	縮瞳，嗜眠，低血圧，徐脈，昏睡，呼吸抑制	ナロキソン	オピオイド受容体において麻薬と競合的に拮抗する．
メタノール	視力障害，意識障害，けいれん，代謝性アシドーシス	エタノール	エタノールはアルコール脱水素酵素への親和性が高いので，メタノールの代謝を抑制し，ギ酸の産生を抑える．
有機リン系農薬	縮瞳，気道分泌亢進，悪心，嘔吐，下痢，頻脈，高血圧，脱力感	プラリドキシム アトロピン	コリンエステラーゼからリン酸基をはずして活性を回復させる． 蓄積したアセチルコリンの作用を阻害する．

のクサリヘビ科およびエラブウミヘビなどのコブラ科に属するヘビとヤマカガシが毒をもっている．なかでもその分布域の広さの点からマムシによる咬傷中毒の発生件数が断然多い．ヤマカガシも本州・四国・九州に広く分布するが，性質がおとなしくマムシのような上顎骨先端の毒牙をもたないため，中毒件数は少ない．しかし，上顎の奥にある毒腺の毒は比較的強いために注意が必要である．咬まれたヘビの種類を正確に同定することが正しい治療につながる．

＜病　態＞

マムシ毒およびハブ毒にはプロテアーゼ，ホスホリパーゼ，ヒアルロニダーゼなどの多くの酵素が含まれ，血管透過性亢進と血小板減少を引き起こす．このため，激しい疼痛とともに局所の出血，腫脹，壊死が起こる．また，重症の場合には，意識混濁，血圧低下，播種性血管内凝固症候群（DIC），急性腎不全などを引き起こすこともある．

ヤマカガシの毒には強いプロトロンビン活性化作用をもつ物質が含まれており，凝固系の亢進による凝固因子の減少と二次的な線溶系の亢進により全身の出血傾向がみられ，その半数は DIC や急性腎不全につながる．

＜治　療＞

現場での処置：咬傷部位より中枢側を軽く緊縛し，毒素を吸引，洗浄後，安静を保つ．

医療機関での処置：十分な輸液の投与を行うとともに，軽症の場合にはセファランチンを，咬傷部位以外に症状が広がっている場合には毒蛇の種類に応じた抗毒

素を用いる．また，感染予防のために広域スペクトルの抗生物質，破傷風トキソイドなどを投与する．

ハチによる刺傷

日本において人を刺すハチはスズメバチ類，アシナガバチ類，ミツバチ，マルハナバチなどである．年間30人前後の死亡者が報告されているが，その8割はスズメバチによるものである．

ハチ毒には多種類のアミン類（ヒスタミン，セロトニン，カテコールアミン，アセチルコリンなど），低分子ペプチド（メリチン，アパミン，キニン，マストパランなど），タンパク質（ホスホリパーゼ，プロテアーゼ，マンダラトキシンなど）が含まれており，その成分や含有量はハチの種類により異なっている．ハチ毒の直接作用としては，局所に強い炎症と腫脹，疼痛を引き起こす．多数のハチに襲われた場合には，頻脈やけいれん，悪心・嘔吐などの全身症状が現れる場合もある．一方，毒の注入量に関わりなくアナフィラキシー反応が起こる場合があり，その際には血圧低下，呼吸困難から死に至る場合もある．

局所的な治療法は，針を抜いた後に局所を冷却し，抗ヒスタミン軟膏やステロイド軟膏を塗布する．全身症状を認めた場合には，アナフィラキシーショックに備えて輸液路を確保し，必要に応じて酸素吸入，エピネフリン投与などを行う．

クモによる刺傷

在来種のクモのほとんどは，咬まれてもその時に痛いだけですむ場合が多い．在来種でもっとも毒性が強いのはカバキコマチグモであり，局所の疼痛やしびれ感が数日から2週間程度まで続く場合もあり，発熱，頭痛，悪心など全身症状が起こる場合もある．治療法としては，洗浄後に抗ヒスタミン軟膏やステロイド軟膏を塗布する．

近年，外来種であるゴケグモ類（セアカゴケグモ，ハイイロゴケグモ，クロゴケグモ）が一部地域で生息していることがわかり，非特異的に神経伝達物質の遊離を引き起こす神経毒を有していることから注意が喚起されている．刺傷直後の痛みの後に鈍い疼痛が再発し，局所の硬化や腫脹がみられる．また，全身性の激しい筋肉痛や筋けいれんが起こり，悪心，嘔吐，発熱，呼吸困難が数時間から数日続く．重症例では抗毒素血清による治療が有効であるが，それ以外は対症療法を行うことになる．

演習問題

問1　次にあげる症状のうち，典型的なショックの症状ではないものはどれか．
　　a　血圧低下　　b　冷や汗　　c　脈拍上昇
　　d　頻尿　　　　e　呼吸困難

問2　アナフィラキシーショックに関する記述のうち正しいものはどれか．

a 細菌感染が原因となるショックである．
b 特異的IgAによる急激な免疫応答である．
c ペニシリン系抗生物質と異なり，セフェム系抗生物質は原因にはなりにくい．
d ショック時の初期治療として，アドレナリンの投与が第一選択である．

問3　熱傷の病態に関する記述のうちもっとも適切なものはどれか．
a 熱傷ショックは受傷面からの細菌感染により起こる細菌性ショックである．
b 熱傷創付近の毛細血管が傷害により柔軟性を失うため，受傷初期に急激な血圧上昇が起こる．
c 受傷面積が広範囲に及んだ場合には，炎症性メディエーターの影響により受傷部以外でも血管透過性の亢進が引き起こされる．
d 受傷後数日をピークに基礎代謝が低下するので，それを補うために栄養補給が不可欠である．
e 受傷初期に過剰な輸液処置を行うと，その後に浮腫液が循環系に再吸収されて利尿が促進されるため，腎不全に陥りやすくなる．

問4　浅達性II度熱傷の特徴としてもっとも適切な語句はどれか．
a 表皮のみが損傷を受ける．
b 底面がピンク色の水疱が形成される．
c 知覚が麻痺して疼痛は弱い．
d 瘢痕が残ることが多い．
e 軟膏で局所保護をしておけば数日で完治する．

問5　急性アルコール中毒の諸症状について誤っているのはどれか．
a 血中アルコール濃度が低い状態のときには，中枢神経抑制作用が逆に活発な行動を引き起こす場合がある．
b アルコールによる呼吸抑制作用は，延髄の機能抑制によるものである．
c エタノールはアルコール脱炭酸酵素でアセトアルデヒドに代謝される．
d アセトアルデヒドは末梢血管を拡張させるために皮膚が赤くなる．
e 急性アルコール中毒により低血糖になることがある．

問6　急性薬物中毒の初期治療について誤っているのはどれか．
a どのような場合であっても，まず胃洗浄を行う．
b 活性炭による薬物の吸着は，薬物が胃を通過した後でも期待できる．
c リチウムは活性炭にあまり吸着されない．
d 下剤を用いるのは，薬物の吸収を抑制するためである．
e 吸収後の薬物の排泄促進法として強制利尿がある．

参　考　書

第1章　総　論

後藤由夫（2004）：医学概論，文光社．

日野原重明（2005）：医学概論，医学書院．

下条文武，齋藤　康　監修（2003）：ダイナミックメデイシン1，西村書店．

第2章　中枢神経疾患，感覚器疾患，運動機能性疾患

「5学会合同脳卒中ガイドライン」（2005）．

水島　裕　編（2007）：「今日の治療薬2007」，南江堂．

髙橋三郎，大野　裕，染矢俊幸　訳（2003）：「DSM-IV-TR 精神疾患の分類と診断の手引」，医学書院．

「病気と薬の説明ガイド」，薬局58巻4号，増刊号，（2007）．

精神科薬物療法研究会（2003）：「気分障害の薬物治療アルゴリズム」，じほう．

百瀬弥寿徳　編集（2003）：「ファーマシューティカルノート―疾病と病態生理・薬物治療学―」，医学評論社．

日本神経学会（2002）：「パーキンソン病治療ガイドライン」．

日本神経学会（2002）：「てんかん治療ガイドライン」．

日本眼科学会：「緑内障治療ガイドライン」，日本眼科学会雑誌107巻3号（2003）．

日本眼科学会：「アレルギー性結膜炎疾患診療ガイドライン」，日本眼科学会雑誌110巻2号（2005）．

日本神経学会（2002）：「頭痛治療ガイドライン」．

The International Classification of Headache Disorders：2nd Edition, Headache Classification Subcommittee of The international Headache Society, Cephalalgia 24（suppl. 1）；1-160（2004）．

「重症筋無力症（Myasthenia gravis：WG）の治療ガイドライン」，神経治療学20巻4号（2003）．

第3章　循環器疾患

日本循環器学会：慢性心不全治療ガイドライン（2005年改訂版）．

日本循環器学会：急性心不全治療ガイドライン（2006年改訂版）．

高久史麿他，（2002）：新臨床内科学，第8版，医学書院．

日本高血圧学会：高血圧治療ガイドライン（2004）．

第4章　呼吸器疾患

伊東　進，森　博愛　編著（2006）：コメディカルのための内科学第3版，医学出

版社.

橋本隆男, 佐藤隆司, 豊島 聰 編集 (2006): 疾病と病態生理改訂第2版, 南江堂.

日本薬学会 編 (2002): 薬学生・薬剤師のための知っておきたい病気100, 東京化学同人.

北田光一, 百瀬弥寿徳 編著 (1998): シリーズ医療薬学2 薬物治療学, 朝倉書店.

第5章 免疫疾患

木本雅夫, 阪口薫雄, 山下優毅 編 (2004): 免疫学コア講義, 南山堂.

大橋京一, 小林真一, 橋本敬太郎 監訳 (2006): ローレンス臨床薬理学, 西村書店.

水島 裕 編 (2007): 今日の治療薬, 南江堂.

第6章 血液疾患

山木和彦, 村松譲兒, 多久和陽 (2002): 人体の正常構造と機能VII, 血液・免疫・内分泌, 日本医事新報社.

高橋茂樹 編著 (2005): 感染症・血液 (第2版), STEP内科②, 海馬書房.

橋本久邦 編 (2006): 器官別病態生理と治療薬第2版, じほう.

大内尉義, 伊賀立二 編 (2004): 疾患と治療薬改訂第5版, 南江堂.

五幸 恵 (1996): 血液疾患, 病態生理できった内科学Part 3, 医学教育出版社.

第7章 消化器疾患

大橋京一, 小林真一, 橋本敬太郎 監訳 (2006): ローレンス臨床薬理学, 西村書店.

三澤美和, 吉田 正 編著 (2003): 症例で学ぶ臨床薬学, 丸善.

第8章 内分泌疾患

大内尉義, 伊賀立二 編 (2005): 疾患と治療薬―医師・薬剤師のためのマニュアル第5版, 南江堂.

井村裕夫 編集 (2005): わかりやすい内科学第2版, 文光堂.

矢崎義雄, 乾 賢一 編集主幹 (2005): 薬剤師・薬学生のための臨床医学, 文光堂.

Hardman, J.G, Limbird, L.E. (eds) (2001): Goodman and Gilman's The Pharmacological Basis of Therapeutics, 10th ed., McGraw-Hill.

橋本隆男, 佐藤隆司, 豊島 聰 編 (2006): 疾病と病態生理第2版, 南江堂.

百瀬弥寿徳 編 (2003): ファーマシューティカルノート―疾病と病態生理・薬物治療学, 医学評論社.

第9章　代謝疾患

大内尉義, 伊賀立二 編 (2005)：疾患と治療薬―医師・薬剤師のためのマニュアル第5版, 南江堂.

井村裕夫 編集 (2005)：わかりやすい内科学第2版, 文光堂.

矢崎義雄, 乾 賢一 編集 (2005)：薬剤師・薬学生のための臨床医学, 文光堂.

Hardman, J.G, Limbird, L.E. (eds) (2001)：Goodman and Gilman's The Pharmacological Basis of Therapeutics, 10th ed., McGraw-Hill.

橋本隆男, 佐藤隆司, 豊島 聰 編 (2006)：疾病と病態生理第2版, 南江堂.

百瀬弥寿徳 編 (2003)：ファーマシューティカルノート―疾病と病態生理・薬物治療学, 医学評論社.

福地 坦 監訳 (2005)：クリニカル・ファーマシーのための疾病解析第7版, 医薬ジャーナル社.

第10章　感染症

井村裕夫 編 (2005)：わかりやすい内科学, 文光堂.

金澤一郎, ほか 編 (2006)：内科学, 医学書院.

吉田 直, ほか 編 (2005)：Pharmacotherapy, ネオメディカル.

百瀬弥寿徳 編 (2003)：ファーマシューティカルノート―疾病と病態生理・薬物治療学, 医学評論社.

第11章　皮膚疾患

金澤一郎, ほか 編 (2006)：内科学, 医学書院.

吉田 直, ほか 編 (2005)：Pharmacotherapy, ネオメディカル.

百瀬弥寿徳 編 (2003)：ファーマシューティカルノート―疾病と病態生理・薬物治療学, 医学評論社.

第12章　婦人科疾患

武谷雄二 総編集, 岡村均 編集 (1998)：新女性医学大系, 第12巻　排卵と月経, 中山書店.

丸尾猛・岡井 崇 編集 (2004)：標準産科婦人科学, 医学書院.

武谷雄二 総編集, 麻生武志 編集 (1998)：新女性医学大系, 第21巻　更年期・老年期医学, 中山書店.

武谷雄二 総編集, 植木實 編集 (1998)：新女性医学大系, 第39巻　産婦人科の良性腫瘍, 中山書店.

第13章　がん・悪性腫瘍

福井次矢, 黒川 清 監修 (2003)：ハリソン内科学　原著第15版, メディカル・サイエンス・インターナショナル.

田村和夫 著 (2005)：悪性腫瘍のとらえかた, 文光堂.

宇都宮譲二 監修（1998）：家族性腫瘍，中山書店．
中川恵一 著（2006）：がんの教科書，三省堂．
小川一誠 編（2004）：抗癌剤の選び方と使い方 改訂第3版，南江堂．
田村和夫 編（2003）：がん治療 副作用対策マニュアル，南江堂．
水島裕 編（2007）：今日の治療薬 2007，南江堂．
秦 順一 監修（2006）：標準病理学 第3版，医学書院．
がんの統計編集委員会 編（2005）：がんの統計 '05，財団法人がん研究振興財団．
がん情報サービス，国立がんセンターがん対策情報センター http://ganjoho. ncc. go. jp/professional/index. html（情報取得：2006年11月～2007年2月）
がん情報サイト，http://cancerinfo. tri-kobe. org/（情報取得：2006年11月～2007年2月）
がんの知識，愛知県がんセンター，http://www. pref. aichi. jp/cancer-center/200/index. html 情報取得：2006年11月～2007年2月）

第14章 救急・救命医療

岡元和文 編（2006）：特集救急・集中治療ガイドライン―最新の治療指針―，救急・集中治療，**18**（5-6）．
Beers MK, Berkow R 編（2006）：メルクマニュアル第18版日本語版，日経BP社．
矢崎義雄，ほか 編（2006）：薬剤師・薬学生のための臨床医学―なぜこう処方するのか病態をふまえた薬物治療の strategy を理解する，文光堂．
Herfindal ET, Gourley DR 編（2005）：クリニカル・ファーマシーのための疾病解析第7版，医薬ジャーナル社．
日野原重明，阿部正和 編（2006）：今日の治療指針2006年版（Vol. 48）私はこう治療している，医学書院．
Katzung BG 編（2002）：カッツング・薬理学原書8版．丸善．

演習問題解答

第1章 総論
問1 c
病名を告知する必要はない．

問2 b
aのメタボリック・シンドロームの治療は心循環器病の死亡を減少させる．cのモルヒネの使用は積極的に行うべき．dの治療法にはEBMで証明されていないものも含まれる．

問3 a
ヒトを対象とする医学研究は必ず被験者または後見人の同意を必要とする．

問4 d

問5 c

問6 b

問7 b
副交感神経遮断薬（抗コリン薬）を下痢止め，喘息などで使うと排尿困難が起こりうる．

第2章 中枢神経疾患，感覚器疾患，運動機能性疾患
正答表

問1	2	3	4	5	6	7	8	9
6	2	4	5	2	5	3	1	3

第3章 循環器疾患
問1 7
心不全では腎血流量の減少が著しく，また循環血液量も増大する．心臓は拡張と肥大（容積の増大）を示す．

問2 1
心房，心室細動ともに心電図の振幅は粗動よりも小さい．不整脈の診断は心電図による検査が一般的である．

問3 10
異型狭心症は，冠動脈の攣縮が原因である．労作性狭心症は，動脈硬化が原因である．不安定狭心症による胸痛の軽減はニトログリセリンは効果を示しさない．

問4　1
　　　手術後には，血栓が生じやすい．プラスミノーゲンは血栓を溶解する．ビタミンKは，ワルファリンの作用を減弱させる．
問5　1
　　　妊娠中毒の症状として，高血圧が発生することがある．ISA（−）のβ遮断薬の心拍数減少作用は，ISA（＋）の薬剤より強い．ループ利尿薬は，低K+血症をおこす

第4章　呼吸器疾患

正解は，全問○

問1　結核は，結核菌の空気感染で起こり，肺に浸潤性または増殖性の炎症を起こす．初感染巣に引き続き，肺門リンパ節が腫脹し，初期変化群を形成する（一次結核）．初期感染が鎮静化した後，過労，免疫力低下などが原因で結核が発症する（二次結核）．リンパ行性，管内性，血行性に広がり肺結核症などの臓器結核症に進展する．

問2〜4　市中肺炎は通常健常人に見られる院外発症の肺炎で，おもに幼児や高齢者に発症する．肺炎球菌やウイルス（インフルエンザウイルス，水痘ウイルス，パラインフルエンザウイルス，RSウイルス，アデノウイルスなど）がおもな原因となる．カリニ肺炎はヒト免疫不全ウイルス（HIV）に感染した患者がAIDSを発症したことを示す最初の徴候の一つである．発熱，息切れ，乾性の咳が起こる．マイコプラズマ肺炎では乾性の咳（細気管支炎）が確認される．マイコプラズマ肺炎は軽症であることが多く，大部分は治療せずに回復する．

問5〜6　気管支喘息は，広範な気道の狭窄によって起こる呼吸困難を主徴とし，喘鳴や咳を伴う．気道狭窄は，気管支平滑筋の収縮，血管拡張と透過性亢進による気管支粘膜の浮腫，粘液腺細胞の分泌亢進による粘調分泌物の貯留によって発生する．喘息発作は夜間や早朝に起きることが多い．

問7　アスベスト肺は，アスベストの粉塵を吸いこんだために起こる肺組織の広範囲に及ぶ瘢痕化である．アスベストを吸いこむと，瘢痕化，胸膜プラーク，アスベスト胸水になる．アスベストは，胸膜内に中皮腫を起こす．通常，中皮腫は30〜40年後から発症する．肺がんもアスベストによって起こる．

問8　肺高血圧症とは，肺動脈内の血圧が異常に高くなる病気である．毛細血管は肥厚し，酸素と二酸化炭素のガス交換が障害され，血中酸素濃度の低下が肺動脈の狭窄を増強し，肺動脈圧を上昇させる．肺動脈圧の正常値は，収縮期圧30〜15 mmHg，拡張期圧8〜2 mmHg，平均圧18〜9 mmHgである．肺高血圧の定義は，収縮期圧で30 mmHg以上，平均圧で20 mmHg以上である．

問9　肺血栓塞栓症は，血栓が肺動脈につまり，血流が低下あるいは血管が閉塞

する病気をいう．徴候は，急な呼吸困難，胸の不快感，咳，不整脈，発熱，発汗，チアノーゼなどである．

第5章　免疫疾患

問1　Ⅰ型反応は，肥満細胞あるいは好塩基球表面の高親和性 Fcε 受容体に固着した IgE 抗体が特異抗原と反応することにより，それらの細胞より遊離される化学伝達物質により惹起される生体反応である．遊離される化学伝達物質には，あらかじめ産生されて顆粒に貯蔵されているヒスタミン，セロトニン，ヘパリン，トリプターゼなどや，刺激に応じて新たに生合成されるロイコトリエン類，プロスタグランジン類，血小板活性化因子（PAF）や種々のサイトカインがある．Ⅰ型反応は，この化学伝達物質が血管透過性亢進，粘液腺分泌亢進，平滑筋収縮などを惹起することで起こる．

問2　じんま疹は，突然出現し，数時間後に消退する一過性，局在性，表在性の浮腫であり，限局性の痒みと発赤を伴う膨疹である．体中に点状，線状，円形，世界地図のように膨らんだ発疹が出没し，また移動していく．深在性，つまり真皮下層の皮下脂肪に出現した浮腫を，とくに血管浮腫とよび，広範に皮膚が硬結し，痒みは少なく，眼瞼や口唇に多くみられる．臨床経過より，急性型と4週間以上続く慢性型に分けられる．

問3　抗原となりやすい食品成分は，タンパク質である．原因となる食品として，卵，牛乳，大豆，小麦，米の五大アレルゲン以外に，ソバ，豚肉，鶏肉，エビ，カニ，カキ，サバなどがある．しかし，食品中のタンパク質ですべての人がアレルギーを起こすわけではなく，起こしやすい人と，そうでない人がいる．また，アレルギーになりやすい体質は遺伝するともいわれている．

問4　ステロイド外用薬使用に際して，顔面にはなるべく使用しない．用いる場合，可能な限り弱いものを短期間にとどめる，毛細血管拡張や皮膚萎縮などの副作用は使用期間が長くなると起こりやすい，強度と使用量をモニターする，長期使用後突然中止すると皮疹が急に増悪することがあるので中止あるいは変更は医師の指示によく従う，急性増悪した場合は必要かつ十分に短期間使用する，などの留意点がある．

問5　治療の目標は，症状の軽減である．抗ヒスタミン薬は，通常はよく出現する症状である発疹，じんま疹や痒みを軽減する．プレドニゾロンあるいは他の局所性副腎皮質ステロイド薬も使用されることがある．アドレナリン作用性の気管支拡張薬は，喘息様の症状を軽減するために処方されることがある．吸入用アドレナリン（エピネフリン）あるいは注射用アドレナリンは，アナフィラキシーの治療に使用される．アレルギーを起こす可能性のある薬物の投薬は，避けるべきである．ペニシリンアレルギーは，減感作療法で改善する場合もある．

問6　スギなどの花粉が鼻のなかに吸い込まれると，抗原性物質が花粉から溶け

出し，抗原特異的なIgE抗体が産生される．このIgE抗体は，肥満細胞表面の高親和性IgE受容体（FcεRI）に結合し，再度侵入した抗原と反応してヒスタミンなどの化学伝達物質を遊離する．基本的にはI型アレルギー反応であり，I型アレルギー反応の代表的疾患の一つである．ヒスタミンなどにより，くしゃみが起きたり，鼻水が流れることにより，抗原を体外に追い出す．鼻部の血管は刺激により拡張し，血管透過性が亢進して粘膜の腫脹を誘発し，鼻づまりが起こる．この結果，抗原を含んだ空気が入りにくくなる．

問7　生体を構成する正常な組織・細胞と異なる物質や細胞を排除し，生体を防御する機構が免疫系であるが，この生体防御機構が破綻した状態を免疫不全症といい，種々の微生物による反復感染や感染の長期化を招くのみならず，自己免疫疾患や悪性腫瘍の危険性も増大させる．ヒト免疫不全ウイルス（human immunodeficiency virus：HIV）などのウイルス感染，抗がん剤や免疫抑制剤などの薬物，栄養障害などに続発して起こるものを続発性免疫不全症といい，続発性免疫不全症のなかで，HIVによって引き起こされるものを後天性免疫不全症候群（acquired immunodeficiency syndrome：AIDS）という．これは，$CD4^+$ T細胞減少を伴う高度の免疫不全がみられ，日和見感染とカポジ肉腫を伴う．

問8　慢性関節リウマチの治療は，患者教育，生活指導，変形予防運動を中心とした基礎療法に加え，関節炎の抑制，骨破壊の進行を抑制するため，薬物の反応性や副作用を考慮し，治療を変更していく．疼痛対策には，非ステロイド性抗炎症薬（NSAIDs）あるいはステロイド薬が用いられる．また，RAの免疫異常を是正するために，疾患修飾性抗リウマチ薬（disease-modifying anti-rheumatic drugs：DMARDs）が用いられる．

問9　シェーグレン症候群は，乾燥性角結膜炎，口腔乾燥などの乾燥症状を主徴とし，これにリウマチ性関節炎など多種多様の臨床症状および免疫血清学的異常が高頻度に認められる全身性疾患である．病因としては，自己免疫機序が考えられている．

問10　SLEは臨床症状の多様性による不安定な多システム疾患であり，自己抗原に対する異常な免疫性機能と抗体の産生が病因の基礎をなしている．SLEの特質は，慢性炎症性自己免疫疾患に至る細胞核構成成分に対する自己抗体の発現である．

第6章　血液疾患

問1　5

　a　誤

　慢性感染症や関節リウマチでは，鉄欠乏状態でなくても血清鉄値は低下する．

　b　正

c　正
　　　d　正
　　　e　誤
　　鉄剤の経口投与が第一選択である．

問2　3
　　　a　正
　　　b　誤
　　再生不良性貧血は，骨髄における肝細胞が障害され，造血能が低下する汎血球減少症で，網状赤血球も減少し，相対的にリンパ球は増加する．
　　　c　正
　　　d　正
　　　e　誤
　　溶血性貧血は末梢血中の赤血球が減少して起こる貧血であり，先天性のものと後天性のものがある．赤血球破壊亢進により貧血，黄疸，脾腫が認められる．

問3　2
　　　a　正
　　　b　正
　　　c　誤
　　白血病裂孔を示すのは急性白血病で，慢性白血病は示さない．
　　　d　誤
　　慢性骨髄性白血病は数年単位で慢性の経過をたどるが，数年後，移行期を経て，もしくは突然急性転化することがあり，この場合はきわめて予後不良である．
　　　e　正

問4　6
　　ベスナリノン（強心薬）とペニシラミン（抗リウマチ薬）の添付文書には無顆粒球症の警告がある．プロピルチオウラシル（抗甲状腺薬）の重大な副作用に無顆粒球症がある．メチルプレドニゾロンは，徐々に体内に停滞して酸化コレステロールに変成し，さらに酸化物質として交感神経を刺激して顆粒球増多を起こす．フィルグラスチム〔顆粒球コロニー刺激因子（G-CSF）製剤〕は骨髄中の顆粒球系前駆細胞に作用し，好中球を増加させる．

問5　6
　　表6.2参照

問6　4
　　　a　正
　　　b　誤
　　血友病Aの原因は第VIII因子の活性低下である．

c 誤

血友病Aでもっとも顕著にみられるのが関節内出血である．設問の記述はvon Willebrand病に関する記述である．

d 誤

第IX因子もビタミンK依存性に産生される．

e 正

第7章　消化器疾患

問1　食道アカラシアとは，食道の運動異常による疾患である．噴門には，食物をのみこんだときに弛緩して食物を通す働きがあるが，食物が通るときに弛緩する働きが失われて，食物がつかえたり，食道が拡張した状態になる疾患を「食道アカラシア」という．

問2　逆流性食道炎は，胃の内容物（おもに胃酸）が食道に逆流するために起こる食道の炎症である．食道は胃と異なり胃酸を防御する働きがないため，胃酸が逆流すると炎症が起きやすくなる．炎症が強いと潰瘍が生じて，出血や狭窄の原因になる．

問3　薬物療法には，攻撃因子を抑制する薬と防御因子を増強する薬がある．攻撃因子抑制薬には，胃液分泌抑制薬（抗コリン，抗ガストリン，抗ヒスタミン薬），抗ペプシン薬，強力に胃酸分泌を抑制するヒスタミンH_2受容体拮抗薬やプロトンポンプ阻害薬がある．また，防御因子増強薬には，粘膜保護薬や組織再生促進薬などがあり，胃酸分泌抑制薬との併用により潰瘍治療の促進および治癒の質を高めると報告されている．一方，ヘリコバクター・ピロリ菌の除菌には，プロトンポンプ阻害薬とペニシリン系のアモキシシリンとマクロライド系のクラリスロマイシンの三者併用の1週間投与が行われ，良好な除菌成績が得られている．

問4　潰瘍性大腸炎は，大腸の粘膜および粘膜下層がびまん性，連続的に侵される原因不明の非特異性炎症性疾患であり，ほとんどの症例で，直腸より上行性，連続性にびらん，潰瘍，浮腫，充血，炎症性ポリープなどを形成する．抗体依存型細胞障害と即時型アレルギーの自己免疫疾患である．心理学的要因の関与もあり，脅迫的性格の人がなりやすい．

問5　肝炎ウイルスには，A型，B型，C型，D型，E型などがあり，日本に多いのはA型，B型，C型の3種類で，D型やE型はほとんどみられない．また，肝硬変や肝臓がんといった重い肝臓疾病へ移行していくのは，B型肝炎とC型肝炎である．おもな感染経路は，A型，E型は汚染された食物や水で，B型は血液媒介，親子（垂直），性行為（水平），C型はウイルスの混入した血液を介したもの（輸血や集団予防接種の注射針の回し射ち，刺青など）である．C型肝炎の性行為での感染，母子感染はまれであるとされている．

問6　薬剤性肝障害とは，薬剤が原因となる肝障害のことであり，肝における薬

物代謝の過程で起こる．アレルギー性機序により起こる薬剤過敏性肝障害と，肝毒性機序により起こる薬剤中毒性肝障害に大別される．前者は過敏性機序であり肝障害を予知できないが，後者は用量依存性であり，肝障害を予知できる．

問 7　胆石ができやすい条件としては，胆汁成分の変化，胆汁のうっ滞，胆道の感染などがあげられ，胆石の形成を促進する因子として，脂肪を中心とする食事のとりすぎ，肥満，回虫や肝ジストマなどの寄生虫，運動不足などがあげられる．

問 8　急性膵炎の誘因としては，胆石症，胆道炎，脂肪の豊富な食物の過食，アルコールの長期摂取や過剰摂取，腹部外傷，腹部手術，慢性膵炎，膵囊胞，膵臓がん，胃・十二指腸潰瘍，回虫症，流行性耳下腺炎などさまざまのものがあるが，胆石症とアルコール摂取が二大成因として重要である．

第 8 章　内分泌疾患

問 1　e

バセドウ病の代表的な臨床症状は，甲状腺腫，眼球突出，頻脈の三症候である．

問 2　c

成長ホルモン，甲状腺刺激ホルモン，副腎皮質刺激ホルモン，黄体形成ホルモンは下垂体前葉から，抗利尿ホルモンは下垂体後葉から分泌される．

問 3　d

中枢性尿崩症ではバソプレシン値は低値を示すが，腎性尿崩症では正常値である．

問 4　b

アルドステロン症は副腎皮質からのアルドステロンの過剰分泌により引き起こされる疾患である．

問 5　c

男性性腺機能低下症の治療でテストステロンを投与すると，テストステロンは視床下部−下垂体系にネガティブフィードバックをかけ（図 8.4 参照），黄体形成ホルモン（LH），卵胞刺激ホルモン（FSH）を低下させるため精子形成は抑制される．

第 9 章　代謝疾患

問 1　a

糖尿病でよくみられる慢性合併症として腎症，網膜症，神経障害が糖尿病性三大合併症として知られている．

問 2　b

インスリンが作用するおもな標的臓器は，骨格筋，肝臓，脂肪組織である（表 9.2 参照）．

問3　a：220, b：140, c：150, d：40
問4　d
　　　高脂血症が長期にわたると黄色腫や動脈硬化症を生じる．また，トリグリセリドの著明な上昇は急性膵炎を引き起こす（表9.13参照）．
問5　c
　　　ほとんどの高尿酸血症は原発性であるが，大部分は原因不明であり，一般的には尿酸産生亢進あるいは尿酸排泄低下の遺伝因子に，高カロリー食，アルコール摂取，ストレス，激しい運動などの環境因子が加わり生じるものと考えられている．

第10章　感染症

問1　ヒトの免疫機能が様々な原因により易感染性となった状態で，重篤な感染症である敗血症になりやすくなる．原因としては，担がん状態，多彩な合併症を有する状態あるいは肝硬変非代償期などの内因性のものと，抗がん剤治療，放射線治療，大量免疫抑制剤療法などの外因性のものがあり，重症感染症に罹患すると抗生物質の奏功性が極端に減弱する．

問2　人口の増加，生活様式の変化，都市化，貧困と密集化した生活状況，気候と生態系の変化，病原微生物の変異と進化，公衆衛生学的基盤の崩壊，近代化された交通網と貿易の発達など，さらに地球温暖化現象などが複雑に絡み合って，再興感染症の発生がみられるものと考えられている．

問3　ヒトは，出生後はじめて結核菌に曝され個人差があるが，ある年齢までにはおもに肺に初期病巣としての陰影が残る．すなわち，結核菌に感作した状態を意味し，これはツベルクリン反応にて判定可能となる．一般に，肺結核症は，咳，痰，微熱，寝汗などの自覚症状に加え，胸部レントゲン線撮影にて異常陰影を認めることにより，疑いが持たれる．確定診断は，喀痰中に結核菌を同定することであり，それには直接塗抹によるものと，数週間かかる培養検査法がある．

問4　インフルエンザは，トリからの感染症であり，現在のインフルエンザが人類に猛威を振るったのは1918年のスペインかぜであり，ヨーロッパを中心に全世界で約5,000万人が死亡した．このスペインかぜをベースに今世紀まで続いたのが弱毒性インフルエンザであるが，H5N1などは人類が経験したことのない強毒性のインフルエンザであるため，さらにウイルスは比較的簡単に変異するため現有の治療薬が奏功しないことが多いことも，人類にとって脅威になりやすい．

問5　ヒト乳幼児に罹患しやすいウイルス性疾患の一つに水痘があり，その予防法として小児期でのワクチンが実施されている．一方，帯状疱疹は水痘ウイルスが体内に侵入した後に，青年期以降に末梢神経にウイルスが移行し，体力が減弱した際に末梢神経に沿ってウイルスが顕在化して皮膚の炎症を起こしたのが帯状疱疹となる．一般に，健常人では帯状疱疹に罹患す

ることは少なく，免疫抑制剤使用，放射線治療や担がん状態などの免疫異常状態で発症しやすくなる．

問6 日本国内でのマラリアの発生源はなく，年間約100例ほどの患者は全て海外で感染した輸入感染症である．このことは，欧米の先進諸国も同様であるが，地球温暖化による温帯地域の熱帯化や低開発諸国間とのヒトの移動の増加等は，今後の国内での患者発症の増加ならびに国内での感染者発症が危惧されている．世界中で数億人のマラリア患者ならびに保菌者が存在するにもかかわらず，必ずしもその特効薬はなく，依然としてマラリアは適切な特効薬が未開発の neglect disease の範疇にあり，新規薬剤の開発が求められている．

第11章 皮膚疾患

問1 皮膚の表皮細胞間を埋めている脂質性物質で，アトピー性皮膚炎では減少することが知られている．アトピー性皮膚炎の増悪因子は，様々なことが知られているが，近年の研究成果から生体内の免疫異常を獲得した病態が最重要事項とされてきたが，掻痒に伴う掻破による皮膚障害は，セラミドを顕著に減少させ，このために皮膚炎が増悪するとする説が有力視されている．当然のことながら，このセラミドを取り巻く環境は高温多湿ならびに乾燥や埃などが悪化因子となる．

問2 アナフィラキシーショック，気管支喘息，じんま疹，花粉症などがⅠ型アレルギー機序により発症することが知られている．近年，これら疾患は世界的なレベルで増加傾向にあり，地球環境の悪化，世界的規模の社会構造の変化，貧富の格差などが関与するとされている．アナフィラキシーショックは，様々な症候の中で声帯浮腫が致命的となる極めて予後不良な病態であり，救急的に気管切開も辞さないと救命しにくいことがある．

問3 結核症診断の一つとして用いられるツベルクリン反応検査は，結核菌菌体を皮内注射して，遅延型反応が成立する48時間後に，その結果を判定することがⅣ型アレルギー反応の根拠となる．一方，妊婦，重症の消耗性疾患あるいは免疫抑制剤使用時では，ツベルクリン反応検査が偽陰性を呈することがあり，これは本来の結核の罹患の有無を反映せずアネルギーとよぶ．

問4 被疑性の各種物質や分子をアレルゲンとして用いた検査が種々ある．皮内検査，点眼検査，パッチテスト，吸入テストならびに DNCB テスト等の *in vivo* 検査と，患者血清中の IgE 値，好酸球数などの臨床検査がある．血中 IgE 測定値は，非特異的 IgE 値を測定する RIST 法と特異的アレルゲンに対する IgE 値を測定する RAST 法があり，当然のことながら後者が原意の同定には優れている．

第12章　婦人科疾患

問1　c
月経における性ステロイドホルモンの分泌周期は脳下垂体から性腺刺激ホルモン（ゴナドトロピン, gonadotropin），さらに上位の視床下部からのゴナドトロピン放出ホルモン（gonadotropin releasing hormone, GnRH）により調節されている．

問2　d
不定愁訴が認められても，更年期障害であるかどうかの判断には，卵巣機能の衰退を考慮しなければならない．

問3　d
過多月経症状：鉄欠乏性貧血は子宮筋腫における症状である．

問4　b
子宮筋腫は良性腫瘍であるため，筋腫が小さく，症状がない場合は特別な治療の必要はない

問5　b
子宮筋腫の超音波検査には，腹部に超音波を送受信するトランスデューサーで超音波を照射し，その反射の程度によって内部の断面を画像に映し出す経腹超音波検査方法と，小型の細い発振器を，腟内に挿入して子宮筋腫を検査する経腟超音波検査方法の2種類がある．

第13章　がん・悪性腫瘍

問1　がんはその発生臓器，組織により，造血器由来，非上皮細胞由来（肉腫, sarcoma），上皮細胞由来（がん腫, carcincma）に大別できる．

問2　正常細胞ががん細胞に変化するには，がん遺伝子，がん抑制遺伝子，DNA修復遺伝子が最低限変異する必要がある．ただし，臨床的なレベルのがんに進展するには，いくつもの遺伝子の変異が積み重なる必要がある．

問3　アメリカでは，食事，喫煙がそれぞれ30％の要因となっている．日本でもほぼこれに準ずると考えられる．

問4　TNM分類は，局所でのがんの広がり（T），リンパ節（部位を含めた）への転移の有無（N），遠隔転移の有無（M）に基づいている．

問5　がんの治療には外科療法（手術），放射線療法，薬物療法（化学療法）がある．化学療法には抗がん剤，ホルモン剤，最近では分子標的治療薬などが用いられる．外科療法，放射線療法は局所療法で，とくに肺がん，乳がん，胃がんなどの固形がんの治療に適している．一方，白血病などや全身に転移した固形がんなどのような場合には化学療法が適用される．また，外科療法を適用しやすくするために，術前に化学療法が行われることもある（がん病巣を縮小させることを目的としている）．

問6　上咽頭がん，中咽頭がんはわが国ではまれであるが，中咽頭がん，下咽頭がんはヘビースモーカーで大酒のみの人に多くみられる．上咽頭がんは中

国，台湾など東南アジア地区で伝統的に食べられる塩蔵魚でリスクが高くなる．

問 7 食塩および高塩分食品については，胃がんのリスクを高めるとする疫学研究，またそれを支持する動物実験研究も多い．食塩そのものには発がん性はないものの，胃の中で食塩濃度が高まると，胃粘膜が傷害を受け，胃炎が発生し，発がん物質の影響を受けやすくなる．

問 8 家族性大腸腺腫症と遺伝性非ポリポーシス性大腸がん家系は，遺伝的なリスク要因である．一方，生活習慣では，過体重と肥満で結腸がんリスクが高くなる．わが国での大腸がんの増加は，主として結腸がんの増加が影響していることより，大腸がんの予防は，過体重と肥満をさけるような運動を行うことである．

問 9 もっとも重要なのは，肝炎ウイルスの持続感染で，肝がんと関係があるのはおもに B，C の 2 種類である．感染以外の肝がんのリスク要因としては，大量飲酒と喫煙，さらに食事に混入するカビ毒のアフラトキシンが要因である．

問 10 喫煙習慣は肺がんのリスク要因の中で非常に重要である．日本人を対象とした疫学研究（2006 年）では，男性で 4.4 倍，女性で 2.8 倍も喫煙が肺がん死亡率を増大させている．このことから考えられることは，日本人の喫煙率を下げる方策が，将来的な肺がん罹患率の減少に結びつくと考えられる．事実，アメリカでは 1970 年代半ば頃より，大々的な禁煙キャンペーンを行い 1990 年後半より肺がん死亡率が減少してきている．

問 11 代表的なホルモン依存性のがんは乳がん，前立腺がんである．乳がんは女性ホルモン（エストロゲン）により増殖が促進されるので，抗エストロゲン剤やアロマターゼ阻害剤が治療に使用される．その際，乳がん細胞がエストロゲン受容体陽性である必要がある．一方，前立腺がんは男性ホルモン（アンドロゲン）により増殖が促進されるので，エストロゲン薬，黄体形成ホルモン放出ホルモン類似薬，抗アンドロゲン薬が適用される．

問 12 乳がんの危険因子として，初潮が早い，閉経が遅い，出産未経験（含む未婚）や豊かな食生活（とくに高脂肪食）を伴う肥満により，閉経後の脂肪組織でエストロゲン産生持続などエストロゲンにばく露される期間の長さが重要である．また，一方で遺伝性の素質を受け継いでいる人がいる．たとえば，*BRCA1* 遺伝子，*BRCA2* 遺伝子などの突然変異をもっている人は高危険群に属する．抗エストロゲン作用があるタモキシフェンは乳がん高危険群において乳がんを予防することがアメリカで確かめられた．

問 13 身体の中で膵臓が存在する場所，膵臓がんのリスク要因が明らかでない早い段階での特徴的な症状がない，などの理由で，早期に発見することがきわめて困難で，発見されたときにはすでに手遅れということが多く，現在，手術以外に有効な治療法がないことが主因である．

問 14 脳血管関門はある程度の大きさ以上の物質は通らないようにできているの

で，大きい分子量の抗がん剤は通りにくい．現在，分子量の小さなニトロソウレア系抗がん剤，ラニムスチン，ニムスチンなどがインターフェロン-βとの併用で使用されている．また，最近，アルキル化剤のテモダールが悪性（退形成性）星細胞腫に有効であることが欧米で確認されている．

問 15 腫瘍マーカーとはがん細胞が大量に産生する物質であるが，がん細胞に反応して正常細胞が産生するものもある．血液中の腫瘍マーカーを検査して，患者の中でのがんの状態をモニターすることを目的としている．しかし，がんに特異的マーカーは現在知られていない．よく知られたものとしては前立腺がんの PSA や肝がんの AFP などがある．

第 14 章 救急・救命医療

問 1 d

血圧低下が原因となり，通常 30 mL/hr 以下の乏尿になる．

問 2 d

アナフィラキシーショックは特異的免疫グロブリン（IgE）による免疫応答で，ペニシリン系，セフェム系のいずれの抗生物質原因となる．a は細菌性ショックの記述である．

問 3 c

熱傷ショックは熱傷初期に観察される循環血液量減少性ショックの一つであり，急激な循環血液量の減少から血圧が低下する．このときに適切な輸液処置が行われないと腎不全に陥りやすくなるが，過剰な輸液処置を行った場合には心肺負荷が増し，肺水腫や心不全を起こす原因となる．熱傷後には基礎代謝が正常の 2 倍近くまで上昇するので，適切な栄養補給が必要である．

問 4 b

浅達性 II 度熱傷は，真皮乳頭層まで傷害が達して底面がピンク色の水疱が形成され，強い疼痛と灼熱感がある．抗菌薬入りのワセリン軟膏の塗布の他，非固着性ガーゼや創傷被覆材による保護により 1〜2 週間程度で治癒する．瘢痕はほとんど残らない．

問 5 c

エタノールはアルコール脱水素酵素によりアセトアルデヒドに代謝される．

問 6 a

薬物服用による急性中毒の初期治療では，原因物質の吸収を抑制するために胃洗浄が行われるが，服用後 1 時間以上経過している場合には効果が期待できない．

索　引

和文索引

あ

アウエル小体　147
悪性新生物　269
悪性リンパ腫　150
アジソン病　195
アスピリン　129, 141
アスピリン喘息　105
アスピリン様障害　154
アスベスト肺　112
アスペルギルス症　237
アセトアルデヒド　332
アッシャーマン症候群　258
アデノシン　88
アテローム　14
アテローム血栓性脳梗塞　14
アトピー型喘息　105
アトピー性体質　243
アトピー性皮膚炎　121, 127, 128, 243
アドレナリン　124, 129
アナフィラキシー　121, 123, 129
アナフィラキシー型反応　244
アナフィラキシーショック　325
アナフィラトキシン　122, 125
アニサキス症　238
アフラトキシン　293
アポタンパク　212
アミノグリコシド系薬物　185
アミノ配糖体系抗生物質　227
アムホテリシンB　237
アメーバ症　238, 241
アモキシシリン　163
アルコール性肝炎　179
アルコール性肝硬変　179
アルコール性肝障害　178, 179, 180
アルコール性脂肪肝　179
アルコール性代謝酵素　248
アルコール脱水素酵素　178
アルサス反応　122
アルツハイマー型老人性痴呆　29
アルツハイマー病　29
アルテプラーゼ　15
アルドステロン　192, 195
アルドステロン症　195
アルブミン値　181
アレキサンダー・フレミング　222
アレルギー　119
　Ⅰ型──反応　119, 130
　Ⅱ型──反応　121
　Ⅲ型──反応　121
　Ⅳ型──反応　122
アレルギー性結膜炎　60
アレルギー性肺障害　113
アレルギー反応　244
アレルゲン　244
アロマターゼ阻害剤　300
アンドロゲン　195
アンピシリン　222
アンピシリン＋アミノグリコシド系薬物　185

い

胃液分泌抑制薬　162
胃がん　283
異型狭心症　91
意識消失　9
胃・十二指腸潰瘍　162
萎縮性胃炎　165
異常行動　9
胃静脈瘤形成　160
異所性ACTH産生腫瘍　193
胃洗浄　334
痛み　4
遺伝性非ポリポーシス性大腸がん　290
遺伝的素因　300
イトコナゾール　236
イレウス　169
インスリノーマ　211
インスリン　205, 207
インスリン抵抗性　207
インターフェロン　173, 294
インターフェロン-α　313
インターロイキン　169
インターロイキン-2　313
咽頭がん　278
インドシアニングリーン値　181
インフォームド・コンセント　2
インフルエンザ　101

う

ウイルス　229
ウイルス感染症　229
ウイルス性肝炎　171, 181
ウイルス性結膜炎　59
ウイルス性肺炎　102
ウィルムス腫瘍　311
ウォームショック　223
うっ血性心不全　71
うつ病　26
うつ病の発症モデル　27
ウロキナーゼ　15

え

エキノコッカス症　238, 240
エコノミークラス症候群　92
エストラジオール　199
エストロゲン　199, 298
エストロゲンレセプター　300
エストロゲン・レベル　299
エタノール　332
エダラボン　16
エピネフリン→アドレナリン

塩酸キニーネ 239, 241
炎症性腸疾患 167
炎症性マーカー 236
炎症性メディエーター 328
エンプティセラ症候群 257
エンベロープ 230

お

嘔気 5
黄色腫 212
黄体形成ホルモン 197
黄体ホルモン 199
嘔吐 5
小川培地 228

か

開放性結核 104
潰瘍性大腸炎 167
カイロミクロン 212
化学放射線療法 282
拡張療法 160
下垂体性小人症 192
かぜ（風邪） 100
画像診断 273
家族性大腸腺腫症 290
褐色細胞腫 94, 196
活性化部分トロンボプラスチン時間 154
活性炭 334
カテコールアミン 82
過敏性肺炎 107
カプシド 229
花粉症 129
カポジ肉腫 132
かゆみ 10
ガラクトマンナン 237
カリニ肺炎 103
顆粒球減少症 151
カルシウム拮抗薬 21
カルベニシリン 222
カルマン症候群 197, 256
川崎病 140, 141
がん 269
がん遺伝子 271
肝炎ウイルス 171, 293
肝がん 292
肝吸虫症 239
肝硬変 180, 181, 182
肝細胞がん 292
肝細胞障害型 177

カンジダ症 234, 237
間質性肺炎 108
がん腫 270
肝障害度分類 293
感情障害→気分障害
完全静脈栄養療法 166
肝動脈塞栓療法 293
がんの進行状態 273
がんの治療 274
肝庇護療法 175
感冒 100
ガンマナイフ治療 320
がん抑制遺伝子 271
簡略更年期指数 259, 261, 262
寒冷じんま疹 248

き

9 の法則 329
気管支喘息 105
喫煙指数 296
気道過敏症 106
気道分泌液 99
気分 4
気分障害 24
──の治療薬 30
気分変調性障害 28
逆流性食道炎 161
急性アルコール中毒 332
急性間質性肺炎 108
急性膵炎 186
急性ストレス障害 54
急性虫垂炎 168
急性転化 149
急性肺性心 117
急性白血病 147
急性薬物中毒 333
救命処置 323
狭心症 88, 89
蟯虫症 239
胸痛 7
強迫性障害 53
恐怖性障害 53
胸膜炎性胸痛 114
虚血性心疾患 88
巨赤芽球性貧血 144
筋ジストロフィーの分類 66

く

クインケ浮腫 247
偶発がん 311

クームス試験 146
クッシング症候群 193
クッシング病 193
クッパーマンの更年期指数 261
クモによる刺傷 337
クモ膜下出血 19
クラインフェルター症候群 197, 198
グラム染色 222
クラリスロマイシン 163
グリア細胞 317
グリオーマ 318
グリセオフルビン 236
クリッピング術 21
クリプトコッカス 235
クリプトコッカス症 234, 237
クルヴォアジェ症候 224
グルカゴン 210
クレチン症 189
クローン病 166
クロム親和性細胞 196
クロロキン 139

け

経管成分栄養療法 166
経験的治療 228
珪肺症 111
稽留熱 223
けいれん 9
けいれん性イレウス 169
劇症肝炎 174
血圧 11
血液アンモニア 175
結核菌群 228
血管奇形 19
血管透過性の亢進 328
月経異常 253
──の分類 254
月経血量の異常 258
月経困難症 258
月経持続日数の異常 258
月経周期の異常 258
月経随伴症状の異常 258
血腫 17
血小板無力症 155
血清アルブミン値 175
血清トランスアミナーゼ値 174
血栓溶解療法 15
血中濃度モニタリング 49, 81
結腸がん 287

結膜炎　59
血友病　155
ゲムシタビン　316
下痢　5
原発性アルドステロン症　94
原発性脳腫瘍　317
原発性肺高血圧症　116
原発性無月経　255
　　——の分類　255
原発性免疫不全症　131, 132

こ

5の法則　330
コイル塞栓術　21
抗アレルギー薬　123
抗アンドロゲン剤　310
広域ペニシリン　185
抗がん剤　287
抗がん剤治療の対象　275
交感神経β遮断薬　82
抗凝固療法　175
高血圧症　94
抗血栓療法　16
抗原抗体反応　106
抗原抗体反応物　133
膠原病　133
光抗原　250
抗コリン薬　165
好酸球性肺炎　107
高脂血症　212
鉱質コルチコイド　192
甲状腺機能亢進症　94
甲状腺刺激ホルモン　189
甲状腺疾患　189
甲状腺ホルモン　190
高親和性IgE受容体　120
光線過敏症　250
拘束性障害　109
好中球アルカリホスファターゼ　149
抗てんかん薬　43, 46, 51
後天性免疫不全症候群　132
喉頭がん　275
光毒性　250
高尿酸血症　218
更年期　259
更年期障害　259
更年期症状の分類　260
抗脳浮腫療法　16
抗パーキンソン病薬　35

高比重リポタンパク　212
抗ヒスタミン薬　126, 127, 128, 129
抗不整脈薬　81, 84, 86
抗ペプシン薬　162
抗利尿ホルモン　191
高齢化とがん死亡率　269
呼吸器　99
呼吸器感染症　100
呼吸困難　6
呼吸細気管支炎関連性間質性肺疾患　110
呼吸促迫症候群　229
呼吸中枢　99
黒質-線条体ドパミン神経系　33
固形腫瘍　270
骨吸収　203
骨形成　203
骨粗鬆症　203
ゴナドトロピン　197, 199, 253
ゴナドトロピン放出ホルモン　197, 199, 253
コルチゾール　192, 195, 210
コレステロール　212
コレステロール胆石　183
混合型　177
コンプロマイズド宿主　221

さ

細菌感染症　222
細菌性結膜炎　59
細菌性ショック　325
再興感染症　224
再生不良性貧血　144
サイトカイン　121, 134, 136
サイトカイン療法　133, 313
サイトメガロウイルス　229
細胞障害　113
細胞診　304
細胞壁合成阻害　226
サルファ剤　166
三者ないし四者療法　228
三者併用　163

し

シェーグレン症候群　134
視覚障害　9
色素胆石　183
ジギタリス　88
子宮がん　302
子宮筋腫　263

　　——の検査方法　265
　　——の症状　265
　　——の発生部位　264
子宮頸がん　303
子宮体がん　303
自己抗体　135, 136
自己免疫疾患　119
痔疾患　170
ジストマ症　239
シスプラチン　277, 282
施設内感染肺炎　103
市中感染肺炎　102
弛張熱　223
疾患修飾性抗リウマチ薬　134
自動能不整脈　79
集学的治療　275, 316
住血吸虫症　242
重症急性呼吸器症候群　103
重症筋無力症　64
終末期医療　225
出血　10
出血時間　154
出血性ショック　325
腫瘍壊死因子　169
腫瘍マーカー　273, 274
循環血液量減少性ショック　325
消化性潰瘍　162
症候　4
小児脳腫瘍　317
上皮増殖因子受容体チロシンキナーゼ阻害剤　297
職業性疾患　111
食事療法　163
食道アカラシア　159, 160
食道胃静脈瘤　160
食道がん　280
食道静脈瘤　161
食道内圧　160
食品アレルギー　126
除細動　78
女性化乳房　198
女性性腺機能低下症　199
女性ホルモン剤　310
ショック　323
新キノロン系薬物　185
心筋梗塞　88, 91
心筋酸素消費量　72
心筋チャネル　77
心筋肥大　72
神経膠腫　318

神経症　52
心原性ショック　325
心原性脳塞栓症　14
新興感染症　225
人工肝補助療法　175
人工じんま疹　250
進行性筋ジストロフィー　65
深在性真菌症　234
腎細胞がん　311
浸潤　271
腎性貧血　144
振戦　8
心臓性喘息　115
深達度　284
心的外傷後ストレス障害　53
心電図　11
シンドローム X　217
塵肺　111
深部静脈血栓症　92
心不全　71
心房性ナトリウム利尿ペプチド　73
じんま疹　124, 246

す

膵β細胞　205
膵炎　212
膵管がん　314
膵臓がん　313
水中自由遊泳幼虫　242
水痘　233
水頭症　20
睡眠　9
膵ランゲルハンス島β細胞　205
スキルスがん　285
すくみ足症状　39
頭痛　8
スティーヴンズ-ジョンソン症候群　244
ステロイド　128
ステロイドパルス療法　142
ステロイド薬　134
スピロヘータ　224
スポロトリコーシス　235
スルファドキシン・ピリメタシン　239
スルファドキシン・ピリメタミン　241

せ

生活スタイルとがん　272
制酸薬　165
成人 T 細胞白血病　147
精神分裂病→統合失調症
性腺刺激ホルモン　253
成長ホルモン　192, 210
咳　6
赤芽球癆　144
絶食試験　211
接触性皮膚炎　246
セフェム系抗生物質　185
セラミド　245, 246
セルカリア　242
線維化　72
線維芽細胞病巣　109
線維素溶解　153
潜血反応検査　290
腺腫性ポリープ　289
穿刺療法　293
全身性エリテマトーデス　135, 251
仙痛　5
全般性不安障害　53
潜伏感染　104
線溶　153
前立腺がん　308
前立腺特異抗原　310
前立腺肥大症　309

そ

躁うつ病　26
双極性障害　28
躁病　28
続発性肺高血圧症　116
続発性無月経　256
続発性無月経の分類　257
粟粒結核　105
組織トロンボプラスチン　153

た

ターナー症候群　199, 256
大うつ病　27
体温　11
体重　10
代償性肝硬変　182
帯状疱疹　233
大腸がん　287
大動脈瘤　93
多剤併用療法　275
多段階発がんモデル　271
脱毛　10
タバコとがん　272
多毛　10
タモキシフェン　300
痰　6
胆管炎　185
胆汁うっ滞型　177
男性性腺機能低下症　197
男性ホルモン　309
胆石　183
胆石症　184
胆石仙痛発作　184
胆道炎　184
胆嚢炎　185
タンパク合成阻害　226

ち

中間尿　226
中間比重リポタンパク　212
中性脂肪　212
中毒性皮膚剥奪症　244
調子　4
超低比重リポタンパク　212
腸閉塞　169
直腸がん　287
痔瘻　170
チロキシン　190
チロシンキナーゼ　149

つ

痛風　218
痛風腎　219
ツベルクリン反応　228

て

低血圧症　94
低血糖　205, 210
低比重リポタンパク　212
テオフィリン　123
デキサメサゾン試験　194
テストステロン　197
デスモプレシン　191
鉄芽球性貧血　144
鉄欠乏性貧血　143
転移　271
転移性脳腫瘍　317, 318
てんかん　41
　──の薬物療法　45
てんかん重積症　50
てんかん発作　41
　──の国際分類　42
伝染性単核症　233

と

動悸　7
統合失調症　22
　　――の診断基準　24
　　――の治療薬　25
糖質コルチコイド　192
糖尿病　205
洞房結節　75
動脈硬化症　212
トキソプラズマ症　238, 241
ドキソルビシン　287
特発性間質性肺炎　109
特発性閉塞性細気管支炎　110
特発性門脈圧亢進症　160
毒ヘビによる咬傷　335
ドパミン誘発性ジスキネジア　34
トラスツズマブ　301
トランスフェリン　143
トリインフルエンザ　221, 231
トリグリセリド　212
トリヨードチロニン　190

な

内視鏡的食道静脈瘤結紮術　161
内視鏡的食道静脈瘤硬化療法　161
ナルコレプシー　63
難治性がん　313

に

肉腫　270
西ナイル熱　229, 233
ニトログリセリン　88
ニトロソウレア　320
日本住血吸虫症　242
乳がん　298
乳管がん　298
ニューモシスチス-カリニ　235
ニューモシスチス症　238
ニューヨーク心臓財団　73
尿細胞診　307
尿着色　8
尿崩症　191
認知障害　9
認知症の原因疾患　31
認知症の診断基準　32

ね

熱傷　327
　　――の重症度　329

熱傷指数　330
熱傷ショック期　328
粘膜防御因子増強薬　165
粘膜保護薬　165
年齢調整死亡率　270

の

脳血管関門　320
脳血管障害　13
脳血管攣縮　20
脳血栓症　13
脳梗塞　13
脳出血　13, 17
脳腫瘍　317
　　――の三徴候　319
脳性ナトリウム利尿ペプチド　73
脳塞栓症　13
脳動静脈奇形　19
脳動脈瘤　19
脳トキソプラズマ症　242
脳ドック　319
脳内出血　17
脳保護療法　16
農薬中毒　333

は

バーキットリンパ腫　147, 233
パーキンソン病　32
ハーゲマン因子　218
肺炎　101
肺炎球菌性肺炎　102
肺外結核　104
肺がん　294
肺結核　104
敗血症期　329
肺血栓塞栓症　114
肺高血圧症　115
肺梗塞　114
肺水腫　115
肺性心　116
肺塞栓症　114
バイタルサイン　323
肺胞換気　99
白癬菌　234
白内障　58
剥離性間質性肺炎　109
橋本病　189
バセドウ病　189, 190
バソプレシン　183, 191
ハチによる刺傷　337

白血病　146
パッチテスト　252
パニック障害　53
パフォーマンス・ステータス　273
破裂脳動脈瘤　20
播種性血管内凝固症候群　148

ひ

非アトピー型喘息　105
光抗原　250
光毒性　250
微小転移巣　298
非心原性肺水腫　115
ヒス束　75
ヒスタミン　120, 130, 133
ヒスタミン H_1 拮抗薬　130
ヒスタミン H_2 受容体拮抗薬　162
非ステロイド系抗炎症薬　138
非ステロイド性抗炎症薬　134
非代償性肝硬変　182
ビタミン K 欠乏症　156
非定型抗酸菌感染症　228
ヒトパピローマウイルス　304
ヒト免疫不全ウイルス　131
ヒドラジン　138
ヒドロキシクロロキン　139
皮膚テスト　122
皮膚バリヤー　225
ピペラシリン　222
ヒポクラテス　1
非ホジキンリンパ腫　150
肥満　215
肥満細胞　244
病院内感染肺炎　103
病期　273
表在性真菌症　234
表在性乳頭状膀胱がん　306
表層性胃炎　165
日和見感染　132
日和見感染症　224
びらん性胃炎　165
ビリオン　229
ビリルビン胆石　183
ビリルビン値　181
ビルハルツ住血吸虫　242
貧血　143
貧血症　138
頻尿　7

ふ

不安障害 52
フィブリン 153
フィラデルフィア染色体 148
フェリチン 143
フォン・ヴィルブランド因子 152
フォン・ヒッペル-リンダウ病 313
副腎皮質ステロイド 124, 166
副腎皮質ステロイド薬 123, 129, 130, 167
副腎皮質ステロイド療法 137, 139
副腎皮質ホルモン 192
腹痛 5
不整脈 7, 75, 78
物理性じんま疹 248
不定愁訴 261
プラジカンテル 242
プラスミン 153
プランマー-ヴィンソン症候群 145
フリーラジカル捕捉薬 16
プリオンタンパク 221
プリン塩基 218
5-フルオロウラシル 277, 282, 287, 291
プルキンエ線維 75
フルコナゾール 236
フルシトシン 237
プレドニゾロン 129
プロゲステロン 199
プロゲステロンレセプター 300
プロスタグランジン 125, 169
プロトロンビン時間 154, 174
プロトンポンプ阻害薬 162
分子標的治療薬 297
噴門けいれん症 159

へ

ペア血清 230
ペナンブラ 15
ペニシリンアレルギー 129
ペニシリン系抗生物質 129
ペプチドグリカン 222
ヘリコバクター・ピロリ 286
ヘリコバクター・ピロリ菌 162, 165
ヘルシーピープル運動 296
ヘルシンキ宣言 1
ヘルパー1型T細胞 128
ヘルペスウイルス 233
変色 10
ベンジルペニシリン 222
片頭痛 62
便潜血反応陽性 166
便着色 6
便秘 6

ほ

防御因子と攻撃因子のバランス 164
膀胱がん 306
房室結節 75
包虫症 238, 239
ポール-バンネル法 233
ボールマンⅠ型 284
ボールマン分類 285
ホジキン細胞 150
ホジキン病 150
ホジキンリンパ腫 150
母趾中足趾関節 218
補体 121, 125, 133
補体系 123
勃起 8
発作性夜間呼吸困難 115
骨のリモデリング 203
ポリオ 229
ポルフィリン症 250
ホルモン依存性乳がん 300
ホルモン感受性乳がん 300

ま

マイコバクテリウム感染症 224
マイコプラズマ 224
マイコプラズマ感染症 228
マイトマイシンC 287
マクバーニー(圧痛)点 168
麻痺性イレウス 169
マラリア 238, 241
マルピーギ小体 312
慢性胃炎 165
慢性関節リウマチ 133
慢性甲状腺炎 189, 190
慢性骨髄性白血病 148
慢性膵炎 186
慢性肺性心 117
慢性閉塞性肺疾患 223
慢性リンパ性白血病 149
マンソン住血吸虫 242
マンニトール 176

み

ミエロペルオキシダーゼ 147
ミクロソームエタノール酸化系酵素 178
ミコナゾール 236
ミコバクテリア感染症 228
ミラシジウム 242

む

無顆粒球症 151
無月経 255
ムコール症 235
無自覚性低血糖 211

め

メタボリック・シンドローム 92
メタボリックシンドローム 217
メチラポン試験 194
メドロキシプロゲステロン酢酸塩 305
メトロニダゾール 239
メニエール病 61
めまい 8, 61
免疫複合体 123, 133, 135
免疫不全症 119, 131
免疫不全状態 225
免疫療法 313

も

門脈圧亢進 160
門脈圧亢進症 182, 183

や

ヤールの重症度分類 34
薬剤過敏症 128
薬剤過敏性肝障害 176
薬剤性間質性肺炎 112
薬剤性肝障害 176
薬剤中毒性肝障害 176, 177
薬物過敏性障害 177
薬物中毒に対する治療法 336

ゆ

輸入感染症 226
夢 9

よ

溶血性貧血 144, 145
葉酸代謝阻害 226

ヨウ素系X線血管造影剤　129

ら

ラクナ梗塞　13
ラテントがん　309
卵胞刺激ホルモン　197
卵胞ホルモン　199

り

リード-スタンバーグ細胞　150
リエントリー不整脈　80
利尿期　329
リポタンパク　212
リモデリング　72

硫酸クロロキン　241
領域リンパ節　298
緑内障　55
　——の分類　56
臨床試験　3
リンパ球性間質性肺炎　110

れ

レアギン　244
レジオネラ感染症　227
裂肛　170
レッシュ-ナイハン症候群　219
レニン-アンギオテンシン系　195
レビィー小体　32

レプチン　216

ろ

ロイコトリエン　125, 169
労作性狭心症　90
老人病　269
狼瘡　135
ロキタンスキー-キュスター-ハウ
　ザー症候群　255
ロングフライト症候群　92

わ

ワルダイエル輪　151

欧文索引

A

α-フェトプロテイン　293
A 型肝炎　171
A 型肝炎ウイルス　171
achalasia　159
acquired immunodeficiency syndrome　132
ACT 療法　301
acute appendicitis　168
acute pancreatitis　186
Addison's disease　195
ADH　178, 191, 248
AFP　293
agranulocytosis　151
AIDS　132
alcoholic liver disease　178
Alexander Fleming　222
allergy　119
ALT　173
Alzheimer disease　29
AML　147
Anaphylaxis　123
anemia　143
angina pectoris　88
ANP　73
anxiety disorders　52
aortic aneurysm　93
AP　88
APTT　154
ARDS　229
Arthus 反応　122
Artz の基準　330, 331
Asherman 症候群　258
AST　173
ATL　147
atopic dermatitis　127
ATP　88
Auer 小体　147

B

β₃-アドレナリン受容体　216
β 刺激薬　123
β 遮断薬　87
β マンナン　237
B 型肝炎　172
B 型肝炎ウイルス　172

Banti 症候群　160
Basedow 病　189
BC　149
BCG　308
BCM　287
Biochemical modulation　287
bladder cancer　306
BMI　215
BNP　73
body mass index　215
Borrmann　284
brain infarction　13
brain tumors　317
BRCA1　300
BRCA2　300
breast cancer　298
bronchial asthma　105
Burkitt リンパ腫　147, 233
Burn Index　330
burns　327

C

C 型肝炎　172
C 型肝炎ウイルス　172
CAF 療法　301
CAP 療法　304
carcinoma　270
cardiac failure　71
Ca 拮抗薬　82
Ca 拮坑薬　87
CDDP　277, 282
cell mediated type allergy　122
cerebral apoplexy　13
cerebral hemorrhage　17
CF　71
CHF　71
cholangitis　185
cholecystitis　185
cholelithiasis　184
chronic gastritis　165
chronic pancreatitis　186
CLL　149
CMF 療法　301
CML　148
collagen disease　133
colorectal cancer　287
common cold　100

congestive heart failure　71
Coombs 試験　146
COPD　223
cor pulmonale　116
Courvoisier 症候　224
Crohn's disease　166
Cushing's disease　193
Cushing's syndrome　193
Cushing 症候群　94
cytotoxis or cytolytic type allergy　121

D

deep venous thrombosis　92
delayed-on 現象　38
diabetes mellitus　205
DIC　148
diphasic dyskinesia　39
disease-modifying anti-rheumatic drugs　134
DMARDs　134
DMD　66
DNA 修復遺伝子　271
drug allergy　128
drug-induced interstitial pneumonia　112
drug-induced liver injury　176
DSM-IV　23, 52
Duchenne muscular dystrophy　66
Duodenal ulcer　162
DVP　92
DXA 法　204
dysmenorrhea　258

E

EBM　3
ED　166
effector　287
EIS　161
elemental diet　166
empiric therapy　228
epileptic seizure　41
ER　300
erythemateux　135
esophagus cancer　280
Evidence Based Medicine　3
EVL　161

F

FAB 分類　148
FAM 療法　287
FcεRI　120
FL 療法　291
FOLFOX 療法　291
food allergy　126
free radical scavenger　16
French-American-British 分類　148
FSH　197
5-FU　277, 282, 287, 291
fulminant hepatitis　174

G

γグロブリン血症　149
γグロブリン大量療法　141
γグロブリン置換療法　132
gastric cancer　283
gastric ulcer　162
GH　192
GnRH　197, 253
gonadotropin　253
GOT　172, 173, 177, 179
GOT 値　181
gout　218
GPT　172, 173, 177, 179
GPT 値　181

H

H1N1 型　231
H5N1 型　233
Hageman 因子　218
HbA_{1c}　207
HBV　171, 172
HCV　172
HDL　212
Helicobacter pylori　286
hematoma　17
hemophilia　155
hemorrhoidal disease　170
HER2 受容体　300
His bundle　75
HIV　131
HIV 感染症　229
Hoehn and Yahr の重症度分類　34
HPV　304
human immunodeficiency virus　131
human papilloma virus　304
hyperlipemia　212

hypertension　93
hyperuricemia　218
hypoglycemia　205, 210
hypotension　94

I

IBD　167
ICD-10　52
ICG 値　181
IDL　212
IFN-α　313
IgE　128
IgE 抗体　119, 123, 125
IgE 抗体測定　122
IHD　88
IL-2　313
ileus　169
immediate type allergy　119
immune complex disease　121
immunodeficiency　131
inflammatory bowel disease　167
influenza　101
interstitial pneumonea　108
ischemic heart disease　88

K

Kチャネル抑制薬　87
K-ras 遺伝子　315
Kallmann 症候群　197, 256
Killip の分類　91
Klinefelter 症候群　197
Kupperman's Menopause Index　261

L

laryngeal cancer　275
LDL　212
Legionella pneumophilia　228
Lewy 小体　32
LH　197
LH-RH　197
LH-RH アゴニスト　300, 310
liver cancer　292
liver cirrhosis　180
LSD　22
Lund and Browder の法則　330
lung asbestosis　112
lung cancer　294

M

mast cell　244

McBurney（圧痛）点　168
Meniere disease　61
MEOS　178
MI　88
migraine　62
mood disorders　25
MPO　147
MRSA　224
M-VAC 療法　307
myasthenia gravis　64
Mycobacterium tuberculosis complex　228
Mycoplasma pneumoniae　228
myocardial infarction　88

N

NAP　149
narcolepsy　63
Naチャネル抑制薬　82, 83
neurosis　52
New York Heart Association　73
no-on 現象　38
NSAIDs　134, 138
NYHA　73
NYHA 分類　74

O

obesity　215
off period dystonia　39
OGTT　207
on-off 現象　38
Osserman 分類　65
osteoporosis　203
overdrive suppression　79

P

P 波　75
pancreatic cancer　313
Paul-Bunnell 法　233
PCV 療法　321
peak-dose dyskinesia　38
pharyngeal cancer　278
PIE 症候群　107
PIVKA　156
pllinosis　129
Plummer-Vinson 症候群　145
pneumoconiosis　111
pneumonia　101
portal hypertension　182
PR　300

progressive muscular dystrophy　*65*
prostate cancer　*308*
prostate specific antigen　*310*
PSA　*310*
PSA 検査　*309*
PT　*154*
pulmonary edema　*115*
pulmonary embolism　*114*
pulmonary hypertension　*115*
pulmonary infarction　*114*
pulmonary silicosis　*111*
pulmonary tuberculosis　*104*
Purkinje fiber　*75*

R

RA　*133*
RAST 法　*246*
Reed-Sternberg 細胞　*150*
refilling 現象　*329*
reflux esophagitis　*161*
respiratory infection　*100*
rheumatoid arthritis　*133*
RIST 法　*246*
Rokitansky-Küster-Hauser 症候群　*255*
RS 細胞　*150*

S

sarcoma　*270*
SARS　*103, 229, 234*
shock　*323*
Sicilian Gambit　*81*
Simplified Menopause Index　*261*
Sjögren's syndrome　*134*
SLE　*135, 136, 137, 251*
SMI　*259, 261, 262*
SNRI　*17*
SP 合剤　*241*
SSRI　*17*
Stevens-Johnson 症候群　*244*
ST 合剤　*239*
subarachnoid hemorrhage　*19*
systemic lupus erythematosus　*135*

T

T₃　*190*
T₄　*190*
TDM　*49, 81*
Th1-リンパ球　*106*
Th2-リンパ球　*106*
Th1 細胞　*128, 136*
Th2 細胞　*128, 136*
thrombasthenia　*155*
TIA　*14*

TNF　*169*
TNM 分類　*273*
total parenteral nutrition　*166*
TPN　*166*
triggered activity　*80*
TS-1　*287*
TSH　*189*
Turner 症候群　*199, 256*

U

ulcerative colitis　*167*
urticaria　*124*
uterine cancer　*302*

V

varices of the esophagus and stomach　*160*
viral hepatitis　*171*
virus　*229*
VLDL　*212*
von Hipple-Lindau 病　*313*
von Willebrand factor　*152*
vWF　*152*

W

Waldeyer 輪　*151*
wearing-off 現象　*37*
Wilms 腫瘍　*311*

編者略歴

百瀬弥寿徳(ももせやすのり)

1971年　東邦大学薬学部卒業
現　在　東邦大学薬学部教授
　　　　医学博士

橋本敬太郎(はしもとけいたろう)

1965年　東京大学医学部卒業
現　在　横浜薬科大学教授
　　　　山梨大学名誉教授
　　　　医学博士

疾病薬学

定価はカバーに表示

2007年11月20日　初版第1刷発行
2015年 9月18日　　　第4刷発行

編　者　百瀬弥寿徳
　　　　橋本敬太郎

発　行　みみずく舎
〒169-0073
東京都新宿区百人町1-22-23　新宿ノモスビル2F
TEL:03-5330-2585　　FAX:03-5389-6452

発　売　株式会社 医学評論社
〒169-0073
東京都新宿区百人町1-22-23　新宿ノモスビル2F
TEL:03-5330-2441(代)　FAX:03-5389-6452
http://www.igakuhyoronsha.co.jp/

印刷・製本：三報社印刷　／　装丁：安孫子正浩

ISBN 978-4-87211-836-0 C3047